U0251515

Complex Cases in Total Knee Arthroplasty

复杂膝关节置换术

原著 （美）阿尔弗雷德·杰·特里亚（Alfred J.Tria）

（美）贾尔斯·瑞·斯库代里（Giles R.Scuderi）

（美）弗雷德·德·卡什纳（Fred D.Cushner）

主译 张怡元 冯尔宥

辽宁科学技术出版社

·沈阳·

First published in English under the title

Complex Cases in Total Knee Arthroplasty: A Compendium of Current

Techniques edited by Alfred J.Tria, Giles R. Scuderi and Fred D. Cushner

Copyright © Springer International Publishing AG, 2018

This edition has been translated and published under license from

Springer Nature Switzerland AG.

图书在版编目（ＣＩＰ）数据

复杂膝关节置换术 ／（美）阿尔弗雷德·杰·特里亚，
贾尔斯·瑞·斯库代里， 弗雷德·德·卡什纳原著 ； 张怡
元， 冯尔宥主译 . — 沈阳 ：辽宁科学技术出版社，2021.1
ISBN 978-7-5591-1713-7

Ⅰ．①复… Ⅱ．①阿… ②贾… ③弗… ④张… ⑤冯…
Ⅲ．①人工关节－膝关节－移植术（医学）Ⅳ．① R687.4

中国版本图书馆 CIP 数据核字 (2020) 第 152679 号

出版发行：辽宁科学技术出版社
　　　　　（地址：沈阳市和平区十一纬路25号　邮编：110003）
印 刷 者：辽宁新华印务有限公司
经 销 者：各地新华书店
幅面尺寸：210mm×285mm
印　　张：24.5
插　　页：4
字　　数：500千字
出版时间：2021年1月第1版
印刷时间：2021年1月第1次印刷
责任编辑：寿亚荷
封面设计：刘冰宇
版式设计：袁　舒
责任校对：王春茹

书　　号：ISBN 978-7-5591-1713-7

定　　价：328.00元

编辑电话：024-23284370
邮购热线：024-23284502
邮　　箱：syh324115@126.com

译者名单

主译　张怡元　冯尔宥
译者（按姓氏汉语拼音排序）

陈庆煌　陈奕忠　冯尔宥　李章来

林飞太　林丽琼　林文韬　江文锦

柯景文　沈凯魏　王茂林　吴宇顺

翁　艳　肖莉莉　肖　垚　许奕莹

尤龙木　杨　巍　余荣国　朱　曦

卓有光　张怡元　张永芄

原著序言

全膝关节置换术可以说是 20 世纪最成功的骨外科手术——在数量、社会影响和寿命方面，甚至超过了 Charnley 创造性的全髋置换手术。在该手术影响力的鼓舞下，如今已把它的适应证扩展到更年轻、更年长、更复杂的患者。尤其是在过去的 20 年中，机械力学和材料方面已经获得了很大的成功。但从生物学的角度来看，仍然存在更多的挑战，比如金属过敏、特殊的骨溶解及感染，在某些方面我们都束手无策。

然而，在取得显著进步的同时，在手术前我们要面临很多抉择或方法上的困惑，以及要面对当我们的假体（或患者因素）在最后失败时所带来的灾难性后果。作为外科医生，我们必须明白"种瓜得瓜、种豆得豆"的道理。

本书极具优势，因为全书内容包含了很多热门的问题。本书内容不是教条指令，而是提供了解决问题的方法以及如何做出决策。本书的作者由国际上一些极具天赋的骨科医生组成，他们努力研究和完善标准的解决方案与技术，以致力于解决在全膝关节置换术中不断出现的挑战。

编辑们根据特殊的标准选出了这些杰出的作者，一是因为他们用高超的技术解决了特殊问题，并作为治疗的标准范本而广受欢迎；二是在面对很多复杂、有争议的问题和挑战时，他们勇于挑战，并且卓有成效。

这些努力非常符合我们共同的导师、现代膝关节置换术之父 John N. Insall 的精神，他将非常自豪地见证本书。本书应该是每位有思想的膝关节外科医生必备之书，因为这些骨科医生将不可避免地遇到这些特殊的关节置换的问题。

Robert E. Booth Jr, MD

Aria-3B Orthopaedics, Jefferson Health

Philadelphia, PA, USA

原著前言

　　全膝关节置换术已成为治疗膝关节骨性关节炎的常规手术方法，且手术技术的可重复性越来越强，但也有复杂的病例给外科医生带来挑战。这本书是以临床病例为基础，为骨科医生提供处理这些具有挑战性的病例的策略和手术选择。本书分为初次人工全膝关节置换术和人工全膝关节翻修术两个部分，每一章首先简要介绍，然后通过几个病例研究说明不同的手术方法，提供多个方法处理特定的膝关节情况。为了帮助我们编写这本书，我们召集了引领全膝关节置换术领域的专家，并请他们与我们分享他们在初级手术和翻修手术中处理复杂问题的经验。我们感到荣幸的是，他们每一个人都帮助我们完成了基于实际情况的全膝关节置换术方法，这一方法旨在为住院医师和关节外科医生提供资源。我们也很荣幸有 Robert E. Booth 博士为本书作序，并感谢我们的导师 John N. Insall 对我们的事业和教育方面深远的影响。

Alfred J. Tria　Somerset, NJ, USA

Giles R. Scuderi　New York, NY,USA

Fred D. Cushner　New York, NY,USA

原著作者名单

Nirav H. Amin, MD Department of Orthopedic Surgery, Loma Linda University Medical Center, Loma Linda, CA, USA

Casey R. Antholz, DO Department of Orthopaedic Surgery, Hofstra-Northwell School of Medicine, Northwell Health Orthopaedic Institute at Southside Hospital, Bayshore, NY, USA

Michael J. Assayag, MD, FRCSC Limb Lengthening and Complex Reconstruction Service, Department of Orthopaedic Surgery, Hospital for Special Surgery, Weill Cornell Medicine, Cornell University, New York, NY, USA

Andrea Baldini, MD, PhD I.F.C.A. Institute, Florence, Italy

Marcel A. Bas, MD Department of Orthopaedic Surgery, Lenox Hill Hospital, New York, NY, USA

Dexter K. Bateman, MD Department of Orthopaedic Surgery, Saint Peter's University Hospital, New Brunswick, NJ, USA

Walter B. Beaver, MD OrthoCarolina Hip and Knee Center, Charlotte, NC, USA

Keith R. Berend, MD Joint Implant Surgeons, Inc., New Albany, OH, USA

Richard A. Berger, MD Department of Orthopedic Surgery, Rush University Medical Center, Chicago, IL, USA

Jonathan L. Berliner, MD Adult Reconstruction and Joint Replacement, Hospital for Special Surgery, New York, NY, USA

Zachary P. Berliner, MD Department of Orthopaedics, Lenox Hill Hospital, New York, NY, USA

Joshua Bingham, MD Department of Orthopedic Surgery, Mayo Clinic, Phoenix, AZ, USA

James A. Browne, MD Adult Reconstruction, Department of Orthopaedics, University of Virginia, Charlottesville, VA, USA

Tiffany N. Castillo, MD Department of Orthopaedic Surgery, Massachusetts General Hospital, Harvard Medical School, Boston, MA, USA

Mustafa Citak, MD, PhD Department of Orthopaedic Surgery, Helios Endo-Klinik Hamburg, Hamburg, Germany

Henry D. Clarke, MD Department of Orthopedic Surgery, Mayo Clinic, Phoenix, AZ, USA

Jacob M. Conjeski, MD Department of Orthopaedic Surgery, Lenox Hill Hospital, New York, NY, USA

Grayson P. Connors, DO Rubin Institute for Advanced Orthopedics, Sinai Hospital of Baltimore, Baltimore, MD, USA

H. John Cooper, MD Division of Hip and Knee Reconstruction, Department of Orthopedic Surgery, Columbia University Medical Center, New York Presbyterian Hospital, New York, NY, USA

David A. Crawford, MD Joint Implant Surgeons, Inc., New Albany, OH, USA

Fred D. Cushner, MD Northwell Health Orthopedic Institute, New York, NY, USA

Michele D'Amato, MD 1st Orthopaedic and Traumatologic Clinic, Rizzoli Orthopaedic Institute, Bologna, Italy

Brian Darrith, BS Department of Orthopedic Surgery, Rush University Medical Center, Chicago, IL, USA

Ronald E. Delanois, MD Rubin Institute for Advanced Orthopedics, Sinai Hospital of Baltimore, Baltimore, MD, USA

Craig J. Della Valle, MD Division of Adult Reconstructive Surgery, Department of Orthopedic Surgery, Rush University Medical Center, Chicago, IL, USA

Douglas A. Dennis, MD Colorado Joint Replacement, Porter Adventist Hospital, Denver, CO, USA

Department of Biomedical Mechanical and Materials Engineering, University of Tennessee, Knoxville, TN, USA

Department of Orthopedics, University of Colorado School of Medicine, Aurora, CO, USA

Christopher Dodd, FRCS, MB ChB Oxford Knee Group, Oxford Orthopaedics, Manor Hospital, Oxford, UK

Vincenzo Franceschini, MD Department of Orthopaedics and Traumatology, Sapienza University of Rome, Latina, Italy

James F. Fraser, MD, MPH Department of Orthopaedic Surgery, Rothman Institute, Sidney Kimmel Medical College, Thomas Jefferson University, Philadelphia, PA, USA

Andrew A. Freiberg, MD Department of Orthopaedic Surgery, Massachusetts General Hospital, Harvard Medical School, Boston, MA, USA

Nicholas B. Frisch, MD, MBA Department of Orthopedic Surgery, Rush University Medical Center, Chicago, IL, USA

Thorsten Gehrke, MD Department of Orthopaedic Surgery, Helios Endo-Klinik Hamburg, Hamburg, Germany

Jeffrey A. Geller, MD Division of Hip and Knee Surgery, Department of Orthopedic Surgery, Center for Hip and Knee Replacement, Columbia University Medical Center, New York, NY, USA

Oren Goltzer, MD Department of Orthopedic Surgery, Mayo Clinic, Phoenix, AZ, USA

William L. Griffin, MD Adult Reconstruction, OrthoCarolina Hip and Knee Center, Charlotte, NC, USA

George N. Guild III, MD Department of Orthopaedic Surgery, Emory University School of Medicine, Atlanta, GA, USA

Chukwuweike U. Gwam, MD Rubin Institute for Advanced Orthopedics, Sinai Hospital of Baltimore, Baltimore, MD, USA

Steven B. Haas, MD Adult Reconstruction and Joint Replacement, Hospital for Special Surgery, New York, NY, USA

Arlen D. Hanssen, MD Department of Orthopedic Surgery, Mayo Clinic, Rochester, MN, USA

Matthew S. Hepinstall, MD Department of Orthopaedic Surgery, Lenox Hill Hospital, New York, NY, USA

Stephen M. Howell, MD Department of Biomedical Engineering, University of California at Davis Methodist Hospital, Sacramento, CA, USA

Kirsten Jansen, MD Department of Orthopaedic Surgery, Indiana University School of Medicine, Fishers, IN, USA

Jason M. Jennings, MD Colorado Joint Replacement, Porter Adventist Hospital, Denver, CO, USA

Irena Karanetz, MD Division of Plastic and Reconstructive Surgery, Hofstra Northwell School of Medicine, New Hyde Park, NY, USA

Michael A. Kelly, MD Department of Orthopedic Surgery, Hackensack University Medical Center, Hackensack, NJ, USA

Anton Khlopas, MD Department of Orthopaedics, Cleveland Clinic, Cleveland, OH, USA

Raymond H. Kim, MD Colorado Joint Replacement, Porter Adventist Hospital, Denver, CO, USA

Department of Mechanical and Materials Engineering, University of Denver, Denver, CO, USA

Department of Orthopedic Surgery, Joan C. Edwards School of Medicine at Marshall University, Huntington, WV, USA

Gregg R. Klein, MD Department of Orthopedic Surgery, Hackensack University Medical Center, Hackensack, NJ, USA

Oren Z. Lerman, MD Department of Plastic Surgery, Lenox Hill Hospital, Northwell Health System, New York, NY, USA

David G. Lewallen, MD Department of Orthopedic Surgery, Mayo Clinic, Rochester, MN, USA

Adolph V. Lombardi Jr, MD Joint Implant Surgeons, Inc., New Albany, OH, USA

Mount Carmel New Albany Surgical Hospital, Ohio State University Wexner Center, New Albany, OH, USA

Jess H. Lonner, MD Department of Orthopaedic Surgery, Rothman Institute, Sidney Kimmel Medical College, Thomas Jefferson University, Philadelphia, PA, USA

Michel Malo, MD, FRCSC Department of Surgery, University of Montreal, Montréal, QC, Canada

Department of Orthopedics, CIUSSS du Nord-de-l'île-de-Montréal, Montréal, QC, Canada

Antonio G. Manocchio, DO Joint Implant Surgeons, Inc., New Albany, OH, USA

David J. Mayman, MD Adult Reconstruction and Joint Replacement, Hospital for Special Surgery, New York, NY, USA

R. Michael Meneghini, MD Department of Orthopaedic Surgery, Indiana University School of Medicine, Fishers, IN, USA

Mark E. Mildren, MD Adult Reconstruction, Department of Orthopaedics, University of Virginia, Charlottesville, VA, USA

Jaydev B. Mistry, MD Rubin Institute for Advanced Orthopedics, Sinai Hospital, Baltimore, MD, USA

Michael A. Mont, MD Department of Orthopaedics, Cleveland Clinic, Cleveland, OH, USA

Michael P. Nett, MD Adult Reconstruction, Orthopedic Surgery, Northwell Health System @ Southside Hospital, Bayshore, NY, USA

Germán A. Norambuena, MD, MSc Orthopedic Department, University of Chile, Independencia, Santiago, Chile

Adam W. Norwood, DO Department of Orthopaedic Surgery, Lenox Hill Hospital, New York, NY, USA

Dror Paley, MD, FRCSC Paley Orthopedic and Spine Institute, St. Mary's Medical Center, West Palm Beach, FL, USA

Hemant Pandit, FRCS (Orth), DPhil (Oxon) Department of Orthopaedics, Chapel Allerton Hospital, Leeds, West Yorkshire, UK

Paraskevi (Vivian) Papas, BS Clinical Research, Department of Orthopedic Surgery, Lenox Hill Hospital, New York, NY, USA

Bertrand W. Parcells, MD Department of Orthopedics, Rutgers – Robert Wood Johnson University Hospital, New Brunswick, NJ, USA

Thomas J. Parisi, MD, JD Colorado Joint Replacement, Porter Adventist Hospital, Denver, CO, USA

Brian S. Parsley, MD Department of Orthopedic Surgery, McGovern Medical School at the University of Texas Health Science Center, Houston, TX, USA

Javad Parvizi, MD, FRCS Department of Orthopedic Surgery, Rothman Institute at Thomas Jefferson University, Philadelphia, PA, USA

Kevin I. Perry, MD Department of Orthopedic Surgery, Mayo Clinic, Rochester, MN, USA

Stephen Petis, MD, FRCSC Department of Orthopaedic Surgery, Mayo Clinic, Rochester, MN, USA

Danielle Y. Ponzio, MD Adult Reconstruction and Joint Replacement, Hospital for Special Surgery, New York, NY, USA

Jared S. Preston, MD, MBA Department of Orthopedics, Robert Wood Johnson University Hospital, New Brunswick, NJ, USA

Amar S. Ranawat, MD Adult Reconstruction and Joint Replacement, Hospital for Special Surgery, New York, NY, USA

Chitranjan S. Ranawat, MD Adult Reconstruction and Joint Replacement, Hospital for Special Surgery, New York, NY, USA

Keith R. Reinhardt, MD Department of Orthopaedic Surgery, Hofstra-Northwell School of Medicine, Northwell Health Orthopaedic Institute at Southside Hospital, Bayshore, NY, USA

Michael D. Ries, MD Reno Orthopaedic Clinic, Reno, NV, USA

Aldo M. Riesgo, MD Adult Reconstruction, OrthoCarolina Hip and Knee Center, Charlotte, NC, USA

José A. Rodriguez, MD Department of Orthopaedics, Lenox Hill Hospital, New York, NY, USA

David Rodriguez-Quintana, MD Department of Orthopedic Surgery, McGovern Medical School at the University of Texas Health Science Center, Houston, TX, USA

S. Robert Rozbruch, MD Limb Lengthening and Complex Reconstruction Service, Department of Orthopaedic Surgery, Hospital for Special Surgery, Weill Cornell Medicine, Cornell University, New York, NY, USA

Richard W. Rutherford, MD Colorado Joint Replacement, Porter Adventist Hospital, Denver, CO, USA

Trevor P. Scott, MD Adult Reconstruction and Joint Replacement, Hospital for Special Surgery, New York, NY, USA

Giles R. Scuderi, MD Northwell Health Orthopedic Institute, New York, NY, USA

David N. Shau, MD, MBA Department of Orthopaedic Surgery, Emory University School of Medicine, Atlanta, GA, USA

Trevor J. Shelton, MD Department of Orthopaedic Surgery, University of California at Davis Medical Center, Sacramento, CA, USA

Mark J. Spangehl, MD, FRCSC Department of Orthopedic Surgery, Mayo Clinic, Phoenix, AZ, USA

Stephen Stephan, MD Department of Orthopaedic Surgery, Cedars Sinai Medical Center, Los Angeles, CA, USA

Majd Tarabichi, MD Department of Orthopedic Surgery, Rothman Institute at Thomas Jefferson University, Philadelphia, PA, USA

Michael Taunton, MD Department of Orthopaedic Surgery, Mayo Clinic, Rochester, MN, USA

Alfred J. Tria, MD Orthopedic Center of New Jersey, Somerset, NJ, USA

Robert Trousdale, MD Department of Orthopaedic Surgery, Mayo Clinic, Rochester, MN, USA

Kelly G. Vince, MD, FRCSC Department of Orthopedic Surgery, Whangarei Medical Centre, Northland District Health Board, Whangarei, New Zealand

Chad D. Watts, MD OrthoCarolina, Hip and Knee Center, Charlotte, NC, USA

Leo A. Whiteside, MD Missouri Bone and Joint Center, Missouri Bone and Joint Research Foundation, Des Peres Hospital, St. Louis, MO, USA

Russell E. Windsor, MD Department of Orthopaedic Surgery, Hospital for Special Surgery, Weill Cornell University Medical College, New York, NY, USA

Jason Wong, MD Department of Orthopedic Surgery, Columbia University Medical Center, New York, NY, USA

Akos Zahar, MD Department of Orthopaedic Surgery, Helios Endo-Klinik Hamburg, Hamburg, Germany

目　录

第 1 部分　初次人工全膝关节置换术

第 7 章　化脓性感染后的人工全膝关节置换术 …………… 121

Fred D. Cushner, Nicholas B. Frisch, Brian Darrith, Craig
J. Della Valle, Casey R. Antholz, Keith R. Reinhardt

第 8 章　关节外畸形的全膝关节置换术 ………………… 136

Giles R. Scuderi, Steven B. Haas, Jonathan L. Berliner,
Michael J. Assayag, S. Robert Rozbruch, Anton Khlopas,
Grayson P. Connors, Chukwuweike U. Gwam, Jaydev B.
Mistry, Ronald E. Delanois, Michael A. Mont, Bertrand
W. Parcells, Dexter K. Bateman, Jared S. Preston, Alfred
J. Tria

第 2 部分　人工全膝关节翻修术

第 9 章　人工全膝关节置换术后感染的处理 ……………… 160

Alfred J. Tria, Joshua Bingham, Mark J. Spangehl, Henry
D. Clarke, Thorsten Gehrke, Akos Zahar, Mustafa Citak,
Majd Tarabichi, Javad Parvizi, David N. Shau, George N.
Guild Ⅲ

第 1 部分

初次人工全膝关节置换术

第1章 内翻膝

Giles R.Scuderi, Trevor P. Scott, Amar S. Ranawat,
Chitranjan S. Ranawat, Chad D. Watts,
Walter B. Beaver, Trevor J. Shelton,
Stephen M. Howell

概述

固定的冠状位成角畸形是全膝关节置换术（TKA）中恢复正常力线需要特别考虑的。合并内翻畸形的骨关节炎是目前全膝关节置换术最常见的畸形之一。最近的一项纵向研究显示，58%的膝关节骨性关节炎患者表现为内翻畸形，对比而言只有18%为外翻畸形。病理和外科检查显示，固定内翻畸形与胫骨和股骨内侧的骨缺损以及内侧支持结构的挛缩有关，这些内侧支持结构包括内侧副韧带的浅层和深层以及后内侧关节囊。

目前，有多种方法可以用来矫正固定内翻畸形，但普遍认为，精准的软组织平衡以及膝关节机械轴力线的恢复对于获得成功的结果至关重要。Insall和Ranawat首先提出了传统的软组织的松解方法。然而，显而易见的是，内侧副韧带的过度松解可能导致潜在的关节不稳以及关节线的抬高。随着时间的推移，软组织的松解技术逐渐提高，使内侧支撑结构的松解更加有序和可控。Verdonk描述了使用拉花（pie-crusting）松解技术对内侧副韧带松解矫正内翻畸形，Ranawat通过从内到外的拉花（inside-out pei-crusting）松

解技术可控地松解内外侧韧带，结合在胫骨截骨水平下松解内侧关节囊来矫正内翻畸形。

畸形的角度或大或小，但严重的膝关节固定内翻畸形是一个极具挑战性的问题，可能需要在远端完全松解内侧副韧带的浅层和鹅足区或行股内侧副韧带止点截骨术。内侧副韧带过度松解且可能导致潜在的内侧不稳定，此时可能需要一个限制型假体以提供足够的稳定性。由于假体的选择以及软组织松解对成功的全膝关节置换术是至关重要的，因此下面的病例报告将描述治疗骨关节炎合并内翻畸形的各种手术技术。

方案1：固定内翻膝内侧副韧带拉花松解技术

病例介绍

病史

患者，男性，72岁。左膝疼痛，进行性加重3年。疼痛主要局限于膝关节内侧，活动或爬楼梯时明显。由于疼痛的影响，他一次活动仅局限在3～5个街区，非甾体类抗炎药无法完全缓解膝关节疼痛。最近的一次皮质类固醇关节腔注射

是在6个月前，疼痛得到了暂时缓解。否认髋部或腰脊部疼痛。左膝既往无外伤史或手术史。

体格检查

患者是一位72岁的男性健康运动员。患者行走时呈现疼痛步态，左膝皮肤完好无破损，股四头肌见轻度萎缩，膝关节有10°的不可复内翻畸形，膝关节活动度为15°～105°，内翻应力时见外侧结构松弛。触诊时内侧有压痛，外侧轻度压痛。髌骨研磨试验阳性。左下肢神经、血管正常。

影像学检查

X线片显示三间室骨关节炎与膝内翻（图1.1）。

手术入路

腰麻与神经阻滞后，患者取仰卧位，并在大腿根部放置止血带。在止血带水平放置一个柱状物作为支撑，在胫骨中部放置一个沙袋，以帮助术中维持膝关节屈曲位。从髌骨上方两指宽的位置至胫骨结节底部做纵向正中切口，最初的显露是在不使用止血带的情况下进行的。膝关节屈曲，用手术刀切开皮肤，电刀用于止血和进一步显露，用电刀进行标准的髌旁内侧入路切开关节囊，并进一步止血。我们在膝关节屈曲时拉开内侧软组织袖套，并注意保护内侧副韧带浅层和鹅足。切除交叉韧带和残存的半月板。外翻髌骨，之后胫骨在股骨前侧使用"Ransall"动作，包括膝关节过度屈曲、前伸和外旋（图1.2）。这些动作可以显露整个胫骨的关节面。

使用后稳定型（PS）人工膝关节假体（DePuy Synthers，Warsaw，IN，USA）。显露关节后，沿胫骨长轴放置胫骨髓外定位杆并进行

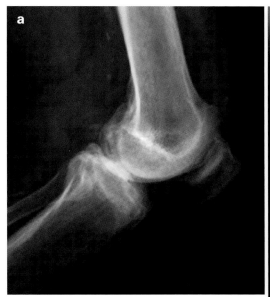

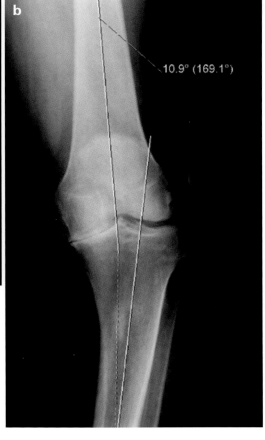

图1.1　患者膝关节正位X线片（AP）（a）和侧位X线片（b）显示明显的内翻畸形

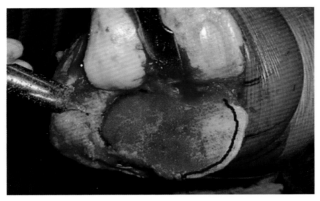

图1.2 利用过度屈曲和外旋的"Ran-sall"手法显露整个胫骨关节面，标记出外侧皮质，切除由蓝线标志的内侧骨赘

90°截骨，从受影响较小的外侧胫骨平台的最高点对胫骨平台进行8~10毫米的截骨。如果发现外侧软组织松弛超过1厘米，比如活动中出现内翻倾向或正位X线片上股骨内侧半脱位，那么应用更小的厚度进行截骨（6~8毫米）。膝关节严重畸形时较厚的胫骨截骨可能会导致非常大的伸直间隙，这可能导致屈曲时难以平衡。用力线杆对胫骨截骨进行评估，以检查截骨角度是否确实为90°。准确截骨后，开始去除内侧骨赘，然后按照传统的方式进行髌骨准备。

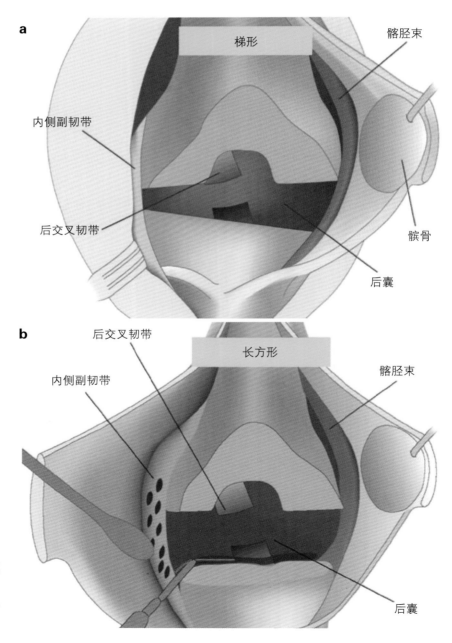

图1.3 a.挛缩的内侧软组织将形成一个梯形的伸直间隙。
b.后内侧关节囊的松解，以形成一个矩形的伸直间隙

在股骨侧置入股骨髓内定位指引器，在多数病例中通常采用 5° 外翻截骨，远端截骨厚度设置为8～10毫米，只有在极少数严重屈曲挛缩的情况下，才会进行更多的股骨远端截骨，因为这可能会抬高关节线，造成屈曲不稳。

此时，伸直膝关节，在伸直间隙置入间隔器，如果此时出血过多，可以使用止血带。关键是要判断间隔器是否与膝关节外侧间隙相匹配，如果匹配，说明截骨的深度是合适的。接下来的关键步骤在于内侧软组织袖套的松解，将撑开器预放入伸直间隙，该伸直间隙由于内侧结构的紧张而呈梯形（图1.3）。使用电刀在胫骨水平松解残余的后交叉韧带（PLC）和后内侧关节囊。松解由前往后推进直至内侧副韧带浅层的后缘（图1.4），采用骨膜剥离器检查松解的程度。

此时可以轻松置入间隔器，同时检查内翻和外翻应力下的稳定性，应注意到膝内翻畸形内侧结构经常是紧张的。在这种情况下，使膝关节外翻应力，用触诊来判断内侧副韧带浅层紧张的部分。使用11号刀片采用拉花松解技术松解紧张的部分（图1.5）。一般应做3～5个斜形的切口，

之后膝关节伸直位置入间隔器，在外翻应力作用下检测膝关节的稳定性。目标是无论是内侧还是外侧都有2～3毫米的张开度（图1.6），如果仍然不能获得平衡，则可略微调整外侧的松弛度。

最后，将膝关节屈曲90°，并利用后参照截骨模块，采用"与胫骨平行"的截骨技术进行股骨前后截骨（图1.7）。注意股骨前髁不要出现凹痕（notch）。可以在这时清除股骨后髁的骨赘，剩余部分的截骨按标准方式完成截骨。

术后放置无菌敷料，常规使用阿司匹林预防深静脉血栓，如果患者存在血栓栓塞高危因素，可以使用华法林进行抗凝。围术期24小时内给予预防性抗生素，术后当天患者可进行负重和物理治疗。

手术结果

患者术后恢复顺利，并于术后第3天出院。术后6周可在没有外界帮助的情况下开始行走。术后第1次X线片显示膝关节假体位置及对线良好，体格检查无内侧或外侧不稳定（图1.8）。

临床结果

内翻畸形是全膝关节置换术中最常见的力线异常，常伴随屈曲畸形。全膝关节置换术的三

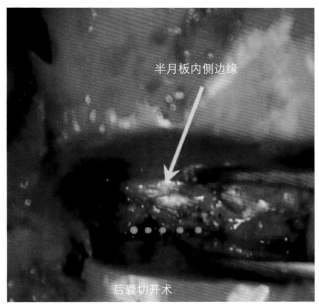

图1.4 内侧的松解在胫骨水平面沿后内侧关节囊进行，松解可延伸至内侧副韧带浅层的后缘

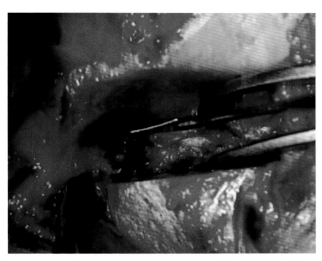

图1.5 膝关节伸直位时采用撑开器撑开关节间隙，并使用11号刀片斜刺入紧张的内侧副韧带浅层段

大基本原则包括：建立等量的矩形屈曲间隙和伸直间隙、膝关节力线及内外侧软组织平衡。对于畸形程度较小的膝关节，处理是相对简单的，可以通过准确的截骨来实现。然而，对于更严重的病例，如胫骨平台内侧和股骨髁内侧骨缺损、内

侧软组织袖套的挛缩或外侧软组织松弛，单独的截骨可能无法达到良好的平衡。此时通常采用Insall等在1979年提出的方法解决，包括松解后内侧关节囊、半膜肌腱、远端附着的内侧副韧带浅层，偶尔可至鹅足。然而，这样可能导致内侧结构的过度松解，因为要达到精准的松解具有一定的挑战性。此外，骨膜下松解可能导致血肿、术后疼痛和关节线抬高。与伸直的软组织松解相比，屈曲间隙的软组织松解其可控性更差，如果发生过度的松解，需要使用限制型假体。这可能是因为在严重的内翻畸形中，内侧袖套的松解通常涉及内侧副韧带浅层的远端附着点，而它们有助于膝关节的内侧稳定。

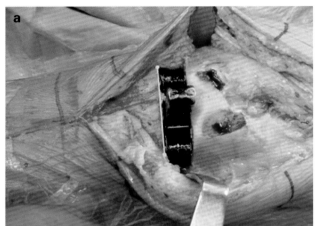

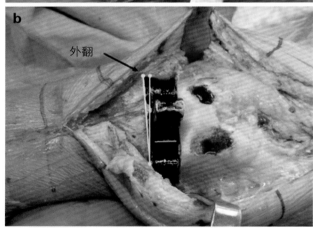

外翻

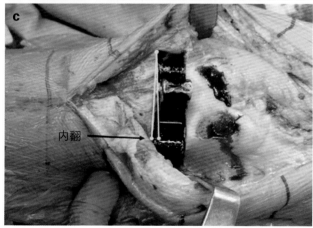

内翻

图1.6　a.松解后膝关节置入间隔器。b.显示在外翻应力下内侧张开2～3毫米。c.显示在内翻应力下外侧张开2～3毫米

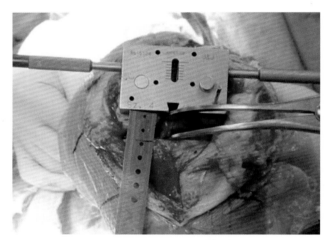

图1.7　"与胫骨平行"技术控制股骨假体的旋转

一位资深术者采用拉花松解技术用于膝关节外翻畸形，松解外侧软组织结构紧张有着丰富的经验。为了解决传统内侧松解技术存在的问题，我们将这些原则应用于固定内翻膝的内侧松解。在一项用这项技术治疗31例膝关节的研究中，我们发现能够纠正术前21.1°±4°的内翻畸形角度和10°±3.5°的屈曲挛缩畸形，改善4.5°±1.6°外翻畸形，并且除了3例患者外，其他患者均能完全解决屈曲挛缩（每例均小于5°的残余挛缩角度）。在这项研究中，只有2例需要TC3限制型聚乙烯假体，均由于残留了外侧松

图1.8 a、b.术后X
线片显示假体位置及
对线良好

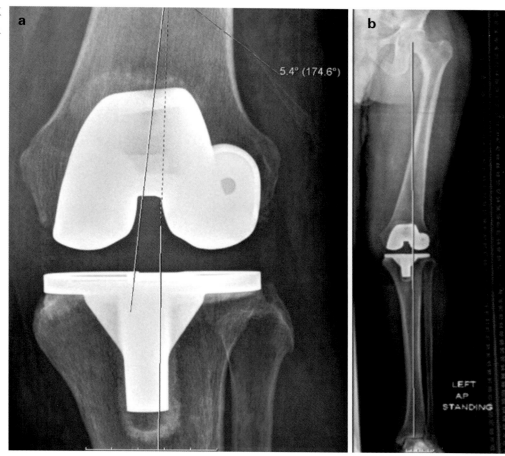

弛这种情况。

其他学者也曾提出过类似的拉花松解技术。Engh在2003年建议采用类似的方法在关节线上松解内侧副韧带浅层，但他强调单独地松解内侧副韧带浅层，而不是联合松解后内侧关节囊。Verdonk等推荐在轻度内翻膝需要松解的程度小于6毫米时，使用11号刀片对内侧副韧带浅层用拉花松解技术进行松解；如果需要更大的松解空间，则进行内侧副韧带浅层的骨膜下松解。尽管他们在文章中没有直接提到屈曲挛缩，但他们提到，在研究中，63%的膝关节由于残留的屈曲挛缩畸形需要松解半膜肌。他们对359例术前内翻角度小于11°的膝关节进行了研究，发现能够准确地恢复冠状位中立位力线和改善膝关节协会评分（KSS）。Bellemans等提出了一种类似的

技术，使用19号针头，用于内侧副韧带浅层和深层的拉花松解技术，他们在屈曲位、伸直位或者两者同时，根据膝关节的紧张度采用拉花松解技术进行松解。他们发现使用这项技术能够纠正35例中的34例膝关节平均术前12.5°的畸形，但存在1例过度松解的病例。

我们仍然认为软组织平衡应该在伸直位的情况下完成。最近的一项仅进行内侧副韧带的拉花松解技术的尸体试验研究表明，伸直位的拉花松解技术可引起屈曲间隙和伸直间隙内侧的相对增加而松弛，而屈曲位的拉花技术容易导致屈曲间隙的过度松解。

拉花松解技术的一个问题是内侧副韧带浅层的过度松解和潜在的断裂。Meneghini等进行了一项尸体研究，使用15号刀片拉花松解技术松

图1.9 条形图显示了研究组和对照组手术限制型假体的情况（来自Goudarz Mehdikhani等）

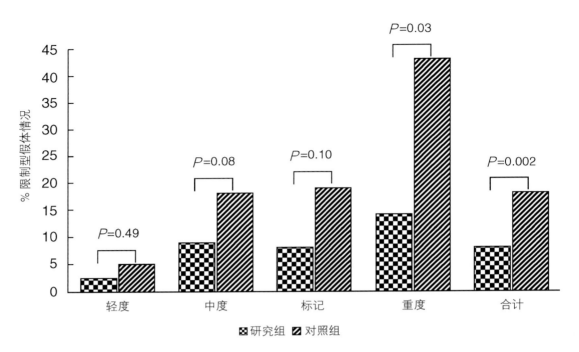

解内侧副韧带，发现与传统的松解术式不同，拉花松解后的内侧副韧带逐步地在关节线水平失效。然而，传统松解组与拉花松解组相比，内侧副韧带的机械强度并无明显差异。值得注意的是，他们是在残留内侧副韧带的尸体上进行了这项研究，他们使用的是15号刀片，而不是11号刀片。Mihalko等进行的一项不同的生物力学尸体研究中，传统的骨膜下松解术和拉花松解技术在失败方面没有差别，而采用拉花松解技术的膝关节内旋的不稳定性显著降低。临床研究表明，用这种技术在手术中过度松解的病例较少。据我们所知，临床上还没有关于内侧软组织晚期松弛的报道。事实上，最近的一篇研究（图1.9）表明，与传统的松解方法相比，采用拉花松解技术的显著区别在于胫骨侧可以植入低限制型聚乙烯衬垫，并且这些病例的畸形角度更大。

总之，内侧副韧带浅层的拉花松解技术和在胫骨截骨水平松解后内侧关节囊都是安全有效的方式，可以处理内翻膝的所有病例，更重要的是可以对膝内翻和屈曲挛缩进行可靠的矫正。

关键点

·膝内翻合并屈曲挛缩是常见的膝关节畸形。

·从胫骨缘松解后内侧囊，用11号刀片在伸直位使用拉花松解技术松解内侧副韧带浅层可以有效、安全地矫正屈曲挛缩畸形和内翻畸形，且无晚期的不稳定。

方案2：内翻膝内侧松解术

病例介绍

病史

患者，男性，66岁。左膝内侧半月板切除术后30年。在过去的5年里，疼痛和内翻畸形进行性加重，目前在两个街区间走动困难，最近日常生活能力下降。患者采取了适当的保守治疗，包括非甾体类抗炎药、多种注射和物理治疗。最近的类固醇注射持续了不到2周，现在考虑外科手术治疗。

体格检查

患者身高174厘米，体重85千克，体重指数（BMI）29.5。疼痛步态，有内翻倾向，中度关节腔积液，膝关节活动度10°～95°。患者7°的内翻固定畸形，外翻应力不能矫正。内–外翻应力稳定。他的髌骨轨迹在运动过程中有捻发音，蹲下或从椅子上起来时有明显的疼痛，股四头肌肌力4级。

影像学检查

术前拍摄全长X线片测量股骨解剖轴与机械轴之间的间距度数，以确定股骨远端的截骨角度（图1.10）。

手术入路

在本例中，标准的髌旁内侧入路在近端离股四头肌内侧肌腱1毫米的位置切开，关节切开远端延伸到胫骨结节水平。内侧半月板前角被切除，并在胫骨内侧骨膜下形成一个三角组织瓣，以显露内侧副韧带（MCL）深层结构，其是造成固定内翻畸形张力最大的结构（图1.11）。

沿着内侧关节线使用弧形骨刀松解内侧副韧带深层的纤维结构（图1.12）。在骨刀仍然保留并充当牵开器的情况下，使用电刀充分松解内侧副韧带的深层结构。

根据术前站立位下肢全长片的测量，确定股骨远端外翻5°截骨。从切迹上松解前交叉韧

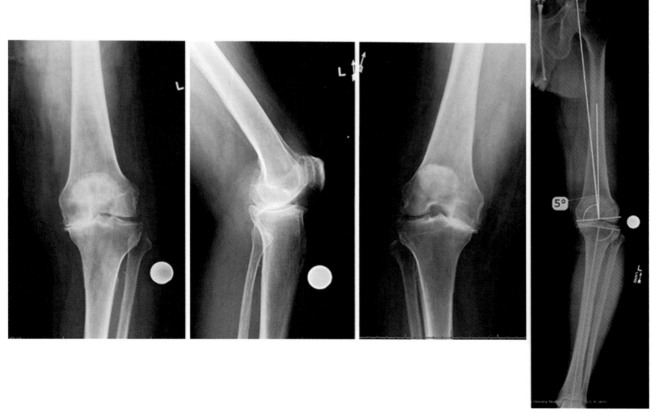

图1.10 术前左膝正位、侧位、后髁位和下肢全长X线片（左至右）。X线片显示1例膝关节内翻畸形伴胫骨内侧骨缺损，在站立位下肢全长片中，我们测量了患者左下肢机械轴和股骨解剖轴二者形成的角度为5°

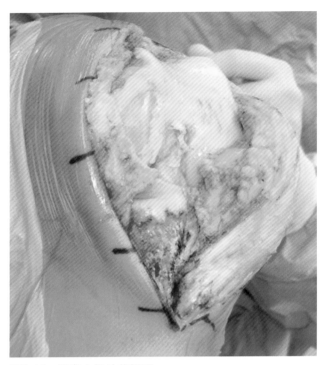

图1.11 髌旁内侧关节切开

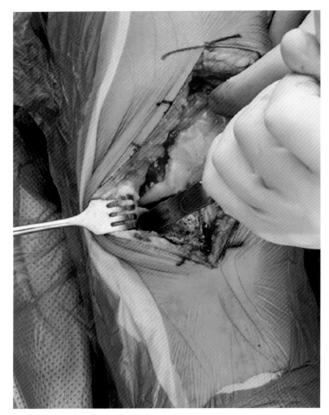

图1.12 松解内侧副韧带深层

带（ACL）和后交叉韧带，使胫骨前移和外旋，同时进一步在关节线下松解内侧囊。必须松解在关节线或关节线附近的内侧关节囊。内侧向远端松解至鹅足附着点，可能会导致过度松解，引起内侧屈曲间隙松弛。后侧放置一个拉钩帮助胫骨前移、显露，用一尖头髋臼拉钩在内侧关节囊结构松解时施加张力，胫骨近端前移、显露充分后，用髓外定位杆平行于胫骨轴线进行垂直截骨（图1.13）。

　　膝关节伸直位时放置间隔器，同时，放置一个力线杆以确定胫骨冠状位和矢状位截骨后的力线情况（图1.14）。应用内-外翻应力，我们发现内侧间隙略小于外侧间隙。再次半脱位并外旋胫骨，用咬骨钳去除胫骨内侧骨赘，内侧骨膜下松解延伸至膝关节后侧，逐步松开内侧后角、后斜韧带和后侧关节囊。再次在膝关节伸直位时放置间隔器，判断内侧、外侧间隙是否对称和紧张度。如果存在间隙对称性松弛，逐渐增加间隔

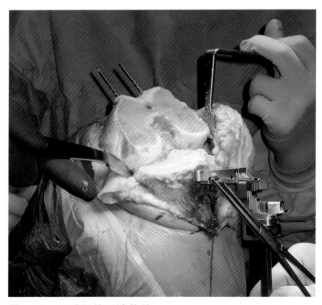

图1.13 显露胫骨近端截骨

器厚度，直到内-外翻应力时膝关节没有松弛。在严重固定性畸形中，这种松解可能不能充分纠正膝关节伸直位时冠状位的力线。如果关节间隙仍不平衡，下一步就是做胫骨内侧重复截骨，即

图1.14　膝关节置入间隔器和力线杆

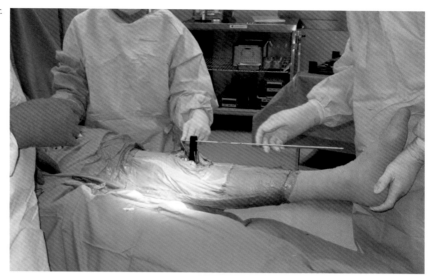

图1.15　使用间隙张力平衡装置紧张侧副韧带和设置股骨旋转角度

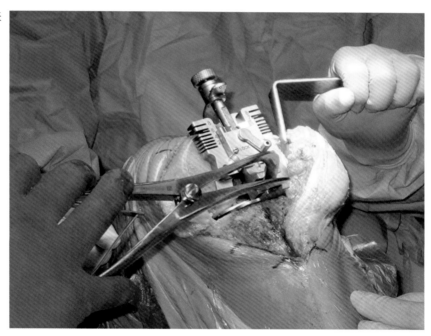

用摆锯或咬骨钳逐渐去除胫骨内侧骨赘。如果这样还不足以平衡膝关节，我们才会考虑松解鹅足或对内侧副韧带浅层用拉花松解技术进行松解，此时可能需要植入限制型假体。

将膝关节屈曲至90°，并使用一个间隙张力平衡装置来设置股骨截骨模块的旋转，其间距与我们在伸直时确定的间隙大小相同（图1.15）。

在进行任何股骨截骨之前，屈曲膝关节，在四合一截骨模块后面插入一个间隔器，内-外旋髋关节，以确保内侧和外侧间隙在屈曲时是对称平衡的，没有任何偏倚（图1.16）。

在股骨上进行前侧、后侧、斜面和髁间截骨，适当地外旋胫骨，胫骨平台有一个内侧缺损，胫骨近端未被完全切除。可在胫骨内侧植入两枚松质骨螺钉，作为胫骨平台内侧的支撑。然后放置胫骨假体试模，修整髌骨（图1.17）。

术中测试髌骨轨迹。取出所有的假体试模，在准备好骨水泥后，放置假体（图1.18）。

图1.16 间隔器用于在四合一截骨模块截骨后检查屈曲间隙平衡

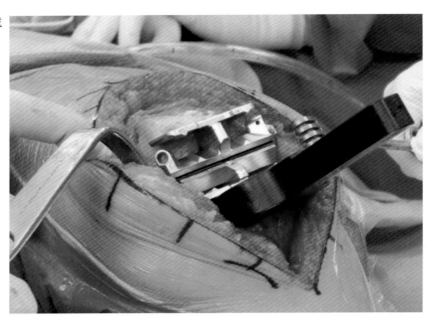

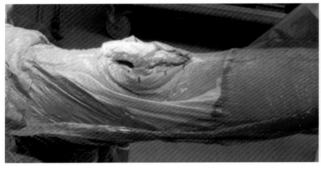

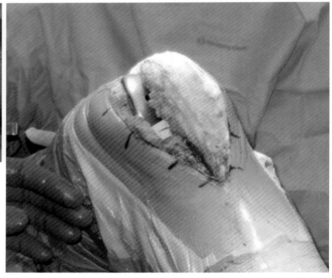

图1.17 放置胫骨假体试模以评估膝关节活动性、稳定性和髌骨轨迹

手术结果

患者恢复良好，术后3个月恢复了日常生活活动能力，可步行3～6千米。他的膝关节活动度0°～128°，且关节稳定（图1.19）。

临床结果

对于大多数患者来说，初次全膝关节置换术的效果非常好。在初次全膝关节置换术中，有多种纠正固定内翻畸形的方法，几乎没有任何科学证据支持某一种特定的方法优于其他方法。

Krackow和Mihalko描述了在尸体松解膝关节内侧各种结构的不同效果，但在固定性畸形患者身上比较数据更加困难。无论选择何种技术，建议采取逐步深入的方式，以在术中获得充分矫正，而不过度松解内侧组织。Whiteside等指出，松解内侧副韧带前侧面鹅足肌腱区特别容易造成过度松解，膝关节屈曲60°和90°时内侧松弛明显增加，此时易产生屈曲间隙的不平衡。当使用间隙平衡技术时，一个梯形的屈曲间隙会导致股骨内旋和随后的髌骨问题，与使用测量截骨法时股骨

图1.18 最后假体骨水泥固定，仔细去除多余的骨水泥

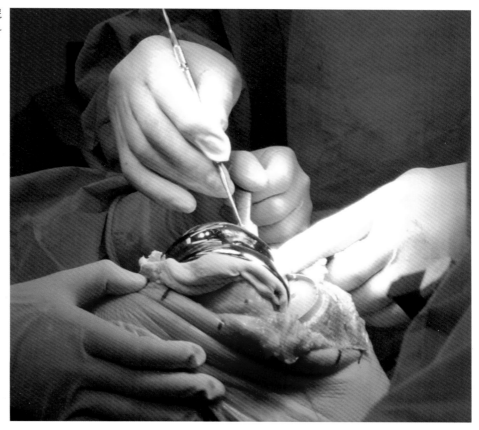

图1.19 术后3个月的X线片显示假体位置固定良好

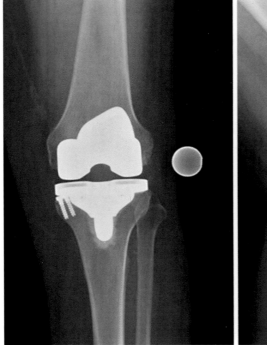
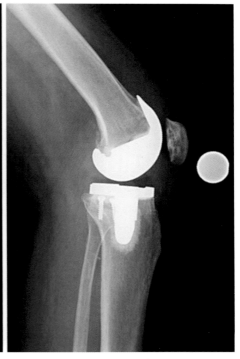

髁截骨抬高有关。

我们目前所介绍的优选技术避免了大多数患者的内侧副韧带浅层和鹅足肌腱的松解。有

时候，内侧副韧带深层、内侧后角、后斜韧带（POL）、后关节囊（PC）和半膜肌胫骨止点并不能完全恢复伸直位冠状位的平衡。对于这样的

膝关节，我们的下一步是胫骨缩减截骨术，在不影响假体长期存活率的情况下，能有效地松解胫骨内侧。假体设计是影响固定畸形患者全膝关节初次置换术疗效的另一个因素。虽然后稳定型和后交叉保留型（CR）假体仍存在争议，一些研究报告了对于内翻畸形的患者而言，后稳定型假体能更好地恢复功能且假体生存率更长。由于后交叉韧带是膝关节固定性内翻的形成因素，我们更喜欢使用后稳定型假体，因为它使软组织的管理更加一致和可预测。

关键点

· 松解鹅足肌腱或位于内侧副韧带浅层前侧，可导致过度松解，引起内侧屈曲间隙松弛。

· 当使用间隙平衡术评估股骨旋转时，内侧过度松解可能导致股骨内旋。

· 如果内侧副韧带深层、内侧后角和后斜韧带以及半膜肌止点的松解并不能完全平衡内外侧伸直间隙，那么在松解鹅足肌腱和内侧副韧带浅层之前，胫骨内侧缩减截骨术是我们下一个首选的步骤。

· 对于小于5毫米的胫骨内侧骨缺损，可以标准的方式安装假体。对于深度在5～10毫米的缺损，我们使用螺钉加强骨水泥固定，缺损超过1厘米则应使用胫骨垫片。

方案3：动力学对线全膝关节置换不松解软组织技术，矫正严重内翻畸形和屈曲挛缩，恢复自然力线

病例介绍

病史

患者，男性，58岁。创伤术后左膝骨关节炎伴严重内翻畸形和屈曲挛缩，24岁时因摩托车祸伤致左膝关节创伤，当时进行了关节切开术，前交叉韧带撕裂未修复。48岁再次受伤导致内侧半月板撕裂，进行关节镜下半月板切除术。10年后，患者出现严重内翻畸形20°，屈曲挛缩15°，不能走路，丧失日常活动能力。术前，他的牛津膝关节评分（OKS）为11分（0分最差，48分最佳），膝关节协会评分（KSS）为31分，膝关节协会功能评分（KSFS）为40分。

此病例为严重的内翻畸形伴屈曲挛缩，处理时使用手术器械，一般不松解软组织，这给动力学对线全膝关节置换术带来了潜在的挑战。第一个问题是内侧副韧带是否挛缩；第二个问题是内侧可能需要垫块。然而，动力学对线全膝关节置换术恢复了股骨远端和后关节线本身力线，有计划地对胫骨进行截骨，以恢复膝关节伸直位可忽略不计的内-外翻松弛，一般克服这两个挑战，则不需要垫块或松解内侧副韧带。

体格检查

患者的左髋关节在主动活动和被动活动范围内无疼痛，静止时膝关节有20°固定性内翻畸形（图1.20）和15°屈曲挛缩。膝关节活动度受限在15°～90°，患者在0°和30°时有相对正常的内-外翻松弛，预示内侧副韧带和外侧副韧带（LCL）是完好无损的。患者拉赫曼（Lachman）试验和后抽屉试验阳性，表明慢性前交叉韧带损伤和后交叉韧带功能不全。

影像学检查

左膝站立侧位和正位X线片显示严重退行性骨关节炎，包括内侧骨赘形成严重、硬化、囊性变和明确的骨性畸形，骨关节炎符合Kellgren-Lawrence 4级（图1.21）。前侧、后侧骨赘限制了膝关节的正常屈伸。

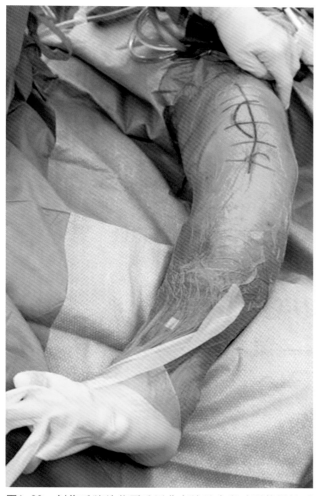

图1.20 创伤后膝关节严重屈曲挛缩及内翻畸形伴慢性后交叉韧带功能不全

手术入路

股内侧肌下入路显露膝关节，见骨赘增生明显，前交叉韧带缺失，后交叉韧带薄弱。首先，采用动力学对线，股骨假体的位置与天然的股骨远端和后侧关节线成切线。通常，这时屈膝90°，用卡尺测量股骨远端内后侧髁到胫骨前侧的前后偏心距（图1.22）。然而，由于后交叉韧带薄弱，该测量方式不适用。完全显露膝关节后，评估股骨远端软骨磨损程度。使用环形刮勺清除所有磨损的软骨。在股骨髁间窝顶部插入8~10厘米的定位杆，确定股骨假体安装的位置，使其平行于股骨远端前表面，并垂直于股骨前侧皮质（图1.23）。使用一次性远端参考导向器设置股骨的内-外翻旋转、近-远端移位，当膝内翻、股骨远端内侧髁软骨磨损时，补偿2毫米；当膝外翻、股骨远端外侧髁软骨磨损时，补偿2毫米。股骨假体的前后平移和内-外旋转的放置是通过参照股骨后髁连线旋转0°来设定的（图1.24）。后髁参考的位置很少需要纠正，因为通常在后内侧/后外侧股骨髁上有一些正常厚度的软骨，即使在关节炎最严重的膝关节上也可以适用。

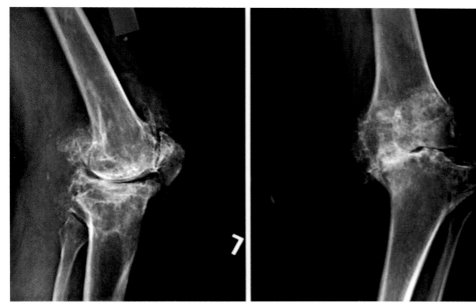

图1.21 术前站立侧位（左）和正位（右）X线片显示创伤后左侧膝关节严重屈曲挛缩内翻畸形、大量骨赘、硬化、囊性变、骨畸形，骨关节炎符合Kellgren-Lawrence 4级

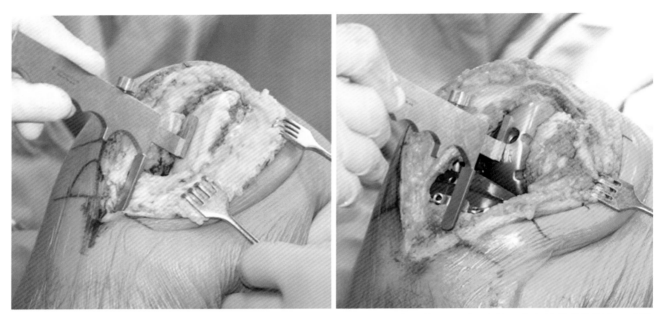

图1.22 术中照片显示了右侧膝内翻畸形在屈曲90°时，在股骨的远端后内侧磨损处测量胫骨正常向前偏移的距离，以及膝关节显露时（左）和复位时的股骨假体表面（右）。补偿股骨远端软骨缺损2毫米，调整胫骨前后倾角和胫骨假体的厚度，直到股骨远端内侧髁的胫骨前侧移动距离与膝关节在伸直时假体的偏移量相吻合为止，并设置胫骨内-外旋转约14°，恢复膝关节屈曲90°的松紧度

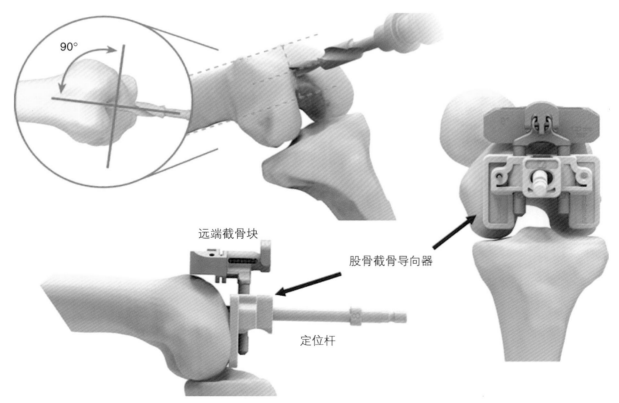

图1.23 显示了使用一次性器械（蓝色），采用动力学对线确定股骨屈-伸、内-外翻和近-远端移位的方法。将1根8~10厘米的定位杆插入位于髁间窝顶部和前皮质之间的1个孔隙中，并平行于前表面和垂直于股骨远端关节面，确定股骨假体的屈-伸旋转。将远端截骨块组件置于股骨远端截骨导向器中，补偿股骨髁上2毫米的软骨缺损，放置在与股骨远端接触的定位杆上，设置股骨假体的内-外翻旋转及近-远端的移位（经许可，引自Howell和Hull）

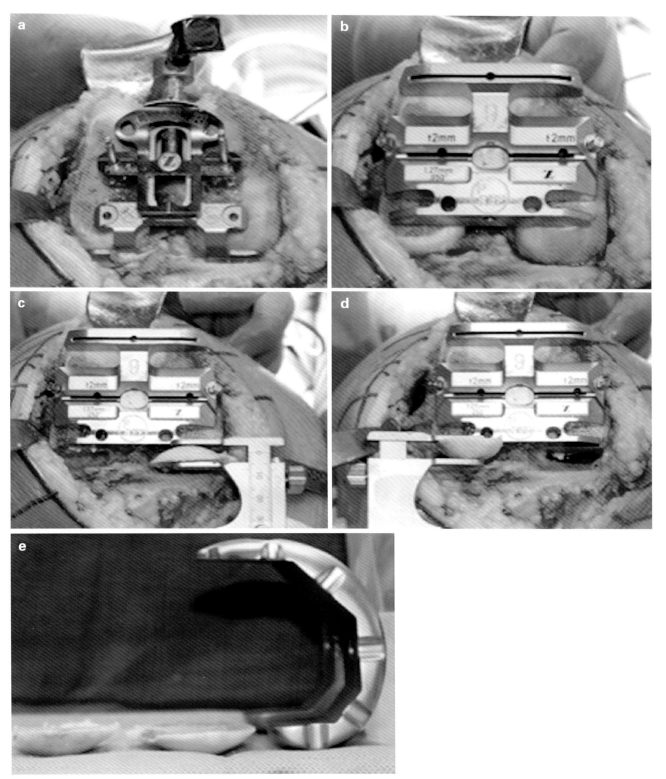

图1.24 右膝关节内翻畸形合并关节炎,演示了在屈曲90°时对股骨侧应用动力学对线进行截骨的步骤。安装参考导向器与股骨后髁接触并固定,设置0°外旋(a),安装合适大小的截骨块(b),用卡尺测量股骨内后侧髁(c)和股骨外后侧髁(d)的厚度。这些步骤确定股骨假体的内-外旋和前-后位置,股骨后髁恢复其天然的关节面(e)

术中有5个步骤依次用于确认股骨和胫骨假体是否遵循动力学对线的原则放置，即股骨假体与股骨天然远端及后方关节线相切。第一个，检查是否最大限度减少股骨的屈曲，在股骨髁间窝顶部插入定位杆，并使定位杆平行于股骨前侧皮质（见图1.23）。第二个，通过卡尺测量股骨远端和后髁的截骨厚度，在补偿软骨磨损、锯片厚度后。与股骨假体厚度相差 ±0.5毫米以内（见图1.24），以此保证股骨假体与正常的股骨关节面的动力学对线。机械轴对线（MA）膝关节置换中定位股骨假体的参考轴线（例如股骨机械轴、髓腔、通髁线和股骨前后轴），这些参考轴线在使用膝关节动力学对线时是无效的。

以下步骤与天然胫骨内–外翻角和后倾角一致进行胫骨截骨。应用胫骨截骨导向器，使其内翻2°左右。在内侧槽内使用一个镰刀片评估软骨磨损和锯片厚度后，平行于内–外翻角度进行保守截骨。胫骨内–外旋可以参考胫骨外侧平台的中轴，或参考胫骨平台运动法。胫骨髓外定位杆确定胫骨内–外翻、屈曲–伸直和近远端位置（图1.25～图1.27）。对于该患者，使用胫骨平台运动法定位胫骨假体的内–外旋转；选择胫骨皮质轮廓内的最大可用尺寸，与前内侧皮质边缘匹配（见图1.27）。5名关节置换外科医生、3

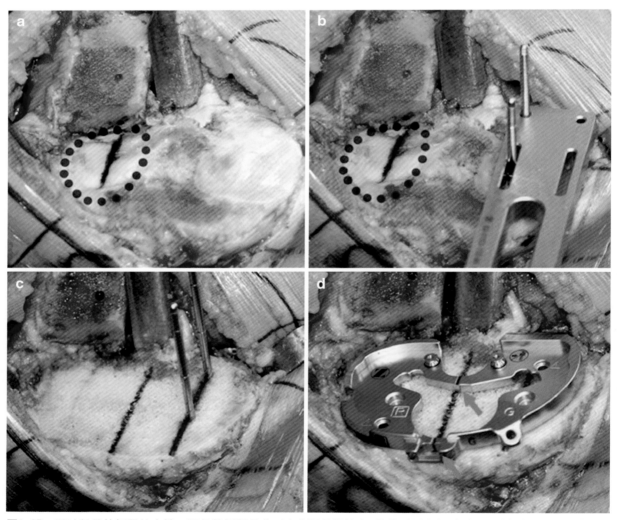

图1.25 通过胫骨外侧髁的中轴、胫骨外侧髁关节面确定胫骨假体内–外旋（黑点）（a），近椭圆形边界的前后轴（蓝线）进行动力学对线。导向器通过胫骨内侧关节面和平行中轴（b）的方式钻2孔，胫骨关节面截骨后移除，通过识别这2个钻孔并绘制出与钻孔平行的线（c），线性标记（绿色箭头）表示胫骨平台的前后轴是平行于这些线的（d）

名骨科医生/住院医师和3名学生体外胫骨平台运动学法进行了166次重复性评估，胫骨平台运动法胫骨前后轴与膝关节屈伸平面间有轻微的偏倚（外旋0.7°）和可接受的精确度（±4.6°）。体内试验评估了一位关节外科医生的63例动力学对线手术，显示胫骨和股骨组假体前后轴之间可以忽略不计的偏差（外旋0.2°）和可接受的精确度（±3.6°）（注：该研究未发表）。

第三个确保术中质量的步骤为通过运用胫骨外髁长轴或胫骨平台运动法检查胫骨假体内-外旋平面是否与膝关节屈伸平面平行。第四个确保术中质量的步骤为检查胫骨截骨的内-外翻，直到测试假体在伸膝时内-外翻间隙可以忽略不计，以恢复天然胫骨关节线、膝关节对线与下肢对线。最后一个确保质量的步骤是调整胫骨截骨平面的前-后倾斜角或胫骨屈-伸截骨，直到股骨在胫骨的接触面居中，这是根据胫骨在股骨的前侧偏心距来测量的（图1.22）。在此病例中，后交叉韧带不全，故根据其膝关节大小偏心距估计为15毫米。

当不满足上述任何条件时，对线算法将逐步调整以实现动力学对线（图1.28）。此算法的基本原则是这些调整需要根据微调胫骨截骨平面内-外翻、屈伸或后倾角以及近远端的位置来重新截骨，而不是重新进行股骨截骨或松解侧副韧带。

在用骨水泥固定假体前准备好髌骨并完成假体的测试。由于该例后交叉韧带撕裂，使用了后交叉韧带替代型假体。内侧副韧带无短缩，无须软组织松解，也无须用内侧垫块以恢复天然胫-股关节面、膝关节和下肢力线、天然的膝关节张力。

手术结果

动力学对线膝关节置换在无软组织松解情况下矫正了严重20°内翻畸形、15°屈曲挛缩（图1.29）。术后患者的内翻畸形从术前20°减少到6°。假体的前后轴线平行于矢状运动平面（图1.30）。

尽管患者在术前不能行走，但术后1周患者可以不借助任何辅助设备行走。术后6周，患者膝关节活动度为5°～110°（术前

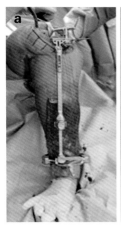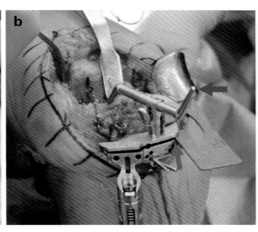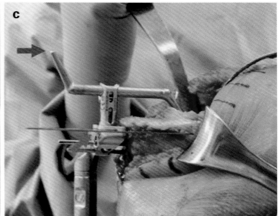

图1.26　以动力学对线的方式确定胫骨假体位置。一种常规胫骨髓外定位杆附带10毫米胫骨偏置切除仪（酒红色箭头），"天使的翅膀"用于脚踝（a）。胫骨截骨的内-外翻角度是通过在截骨导向器的脚踝末端调整滑杆的内-外侧方向来确定的，直到锯槽平行于胫骨关节面，目测后，补偿软骨磨损和骨缺损表面。胫骨的截骨高度是通过调整锯槽的水平位置来确定的，直到10毫米胫骨刮片和未磨损胫骨平台表面中心（b）之间有接触。胫骨假体的屈伸旋转是通过调整与内侧关节线（c）平行的"天使的翅膀"的倾斜度来设定的。这些步骤使胫骨假体的远-近端高度、内-外翻和屈伸旋转能够平行于天然胫骨关节面

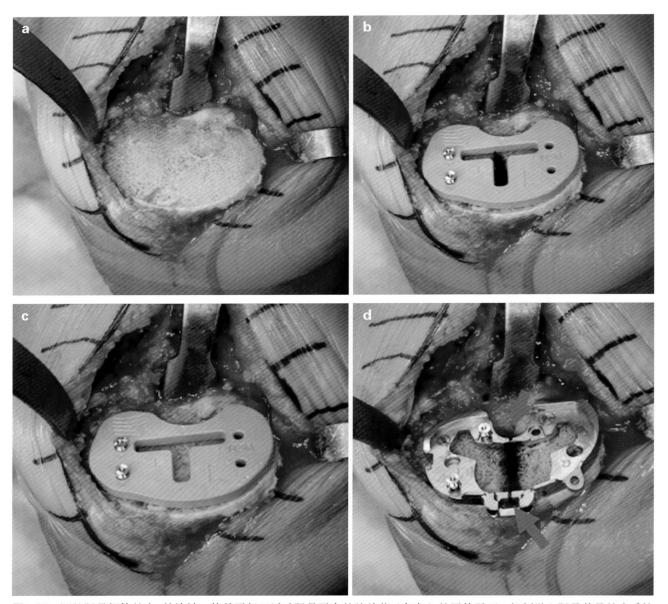

图1.27 调整胫骨假体的内–外旋转，使其平行于活动胫骨平台的膝关节（灰色）的屈伸平面。解剖学上胫骨截骨的皮质轮廓（a）。从7个胫骨活动平台中选出最大尺寸的胫骨活动平台，并能与皮质轮廓（b）相匹配，胫骨活动平台的前后轴标记（蓝线）（c），线性标记（绿色箭头）表明胫骨平台的前后轴平行于蓝色线（d）

15°～90°）。他的牛津膝关节评分（OKS）提高到44分（增加33分），膝关节协会评分（KSS）提高到89分（增加58分），膝关节协会功能评分（KSFS）提高到60分（增加20分）。

术后2年，患者恢复良好，无活动困难和疼痛。患者膝关节活动度提高到0°～115°，临床预后评分有所提高，牛津膝关节评分（OKS）45分，膝关节协会评分（KSS）98分，膝关节协会

功能评分（KSFS）70分（表1.1）。

临床结果

动力学对线是膝关节置换中的一项新技术，旨在恢复天然的胫骨–股骨关节面，膝关节和下肢正常对线，以及膝关节天然的张力，而非整体术后中立位的下肢力线。这些目标是通过与天然关节线相切对齐来实现的，使它们平行并垂

表1.1 膝内翻患者术前、术后6周、术后2年伸直、屈曲、牛津膝关节评分、膝关节协会评分和膝关节协会功能评分

	术前	术后6周	术后2年
伸直	15°	5°	0°
屈曲	90°	110°	115°
牛津膝关节评分（OKS）	11	44	45
膝关节协会评分（KSS）	31	89	98
膝关节协会功能评分（KSFS）	40	60	70

动力学对线膝关节的平衡方法

屈伸紧张	屈曲紧张伸直平衡	伸直紧张屈曲平衡	伸直平衡屈曲松弛	伸直时内侧紧张外侧松弛	伸直时内侧松弛外侧紧张
使用较薄的衬垫	增加胫骨后侧角，在屈曲90°时恢复正常的前后偏心距	去除后侧骨赘	增加垫片厚度，重新检查膝关节是否完全伸直	清除内侧骨赘	清除侧面骨赘
		重新评估	当膝关节不能完全伸直时，检查后交叉韧带张力	重新评估	重新评估
切除胫骨并移除更多的骨头		剥离后侧关节囊	若后交叉韧带不完整，考虑后稳定型（PS）假体或UC垫片	胫骨截骨使膝关节内翻2°	胫骨截骨使膝关节外翻2°
				增加2毫米厚度垫片	增加2毫米厚度垫片

图1.28 动力学对线膝关节的平衡方法，顶行列出了6种膝关节运动不稳状态，并列出了相应的调整措施。需要注意的是，通过适当调整胫骨截骨部位和厚度、内-外翻及屈伸（后倾）旋转进行矫正，而不是通过股骨截骨（经许可，引自Howell和Hull）

直于正常膝关节的3个运动轴。第一条轴是股骨通髁线，胫骨围绕股骨屈曲和伸直。第二条轴是股骨中的横轴，屈曲和伸直位的髌骨围线。第三条轴是胫骨的内-外轴线，胫骨在股骨上的内-外旋转。这些轴与胫骨-股骨关节线平行或垂直。

目前人们对动力学对线膝关节置换表现出浓厚的兴趣，随着随机双盲试验和一项国家多中心研究显示，与使用机械轴对线治疗的患者相比，使用特殊器械进行动力学对线的患者疼痛缓解明显，功能和感觉的改善更加显著，膝关节感觉更趋于正常。另外两项随机试验显示动力学对线和机械轴对线膝关节置换之间存在类似的临床结果。有一种观念认为胫骨假体在动力学对线中较为失败，因为75%~80%的胫骨假体安装时内翻，相较于垂直胫骨力学轴线存在偏倚；然而，一些研究表明，使用特殊器械进行动力学对线患者的假体在术后2年、3年和6年时具有较高的生存率。

关键点

·质量保证检查1：股骨假体降到最小角

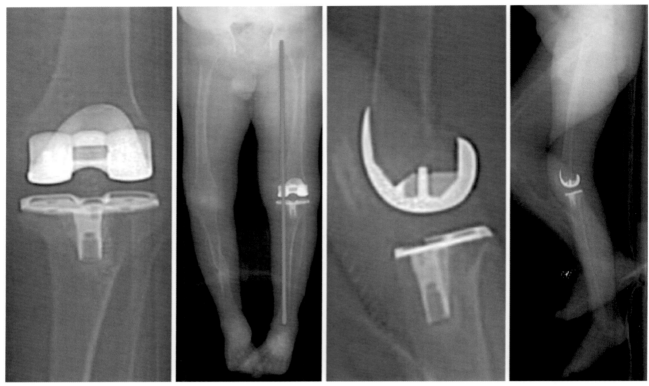

图1.29 术后下肢计算机断层扫描显示假体对线一致。患者术前内翻20°，术后膝关节内翻6°（绿色线表示髋关节-膝关节-踝关节角为0°）。动力学对线膝关节置换恢复天然的力线，膝关节紧张且无内侧副韧带松解，因为后交叉韧带损伤的缘故，采用后交叉韧带替代型假体

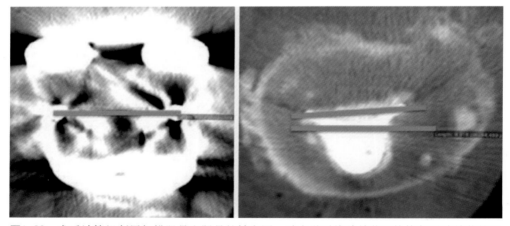

图1.30 术后计算机断层扫描股骨和胫骨的轴向图。动力学对线膝关节置换恢复了膝关节的天然力线和旋转，而没有松解内侧副韧带。因为后交叉韧带损伤的缘故，采用后交叉韧带替代型假体

度，与股骨解剖轴垂直的0°～5°以内。

· 质量保证检查2：股骨远端和股骨后髁截骨与假体股骨髁厚度相差（0±0.5）毫米的范围内，以恢复股骨远端和后侧天然关节线，补偿软

骨磨损部分和1毫米锯片厚度。

· 质量保证检查3：通过设置胫骨假体的内-外旋转在股骨假体的（0°±10°）范围内，使其能平行于正常膝关节屈伸平面。

·质量保证检查4：通过补偿胫骨磨损、胫骨内-外翻截骨角度，恢复胫骨关节线的天然外翻角，以在伸直膝关节时最大限度地减少内-外翻松弛的程度。

·质量保证检查5：通过补偿胫骨关节磨损来匹配胫骨在显露时的前部偏移以恢复胫骨关节线的后倾角，吻合正常的关节线。

参考文献

[1] Sharma L, Song J, Dunlop D, et al. Varus and valgus alignment and incidence and progressive knee osteoarthritis[J]. Ann Rheum Dis, 2010;69(11):1940–1945.

[2] Insall J, Scott WN, Ranawat CS. The total condylar knee prosthesis. A report of two hundred and twenty cases[J]. J Bone Joint Surg, 1979;61(2):173–180.

[3] Verdonk PC, Pernin J, Pinaroli A, et al. Soft tissue balancing in varus total knee arthroplasty: an algorithmic approach[J]. Knee Surg Sports Traumatol Arthrosc, 2009;17(6):660–666.

[4] Meftah A, Blum YC, Raja D, et al. Correcting fixed varus deformity with flexion contracture during total knee arthroplasty: the inside- out technique: AAOS exhibit selection[J]. J Bone Joint Surg Am, 2012;94(10): 66.

[5] Engh GA, Ammeen D. Results of total knee arthroplasty with medial epicondylar osteotomy to correct varus deformity[J]. Clin Orthop Relat Res, 1999;367:141–148.

[6] Insall J, Walker P. Unicondylar knee replacement[J]. Clin Orthop Relat Res, 1976;120:83–85.

[7] Goudarz Mehdikhani K, Morales Moreno B, Reid JJ, et al. González Della Valle A. An algo-

rithmic, pie crusting medial soft tissue release reduces the need for constrained inserts in patients with severe varus deformity undergoing total knee arthroplasty[J]. J Arthoplasty, 2016;31(7):1465–1469.

[8] LaPrade RF, Engebretsen AH, Ly TV, et al. The anatomy of the medial part of the knee[J]. J Bone Joint Surg Am, 2007;89(9):2000–2010.

[9] Ranawat AS, Ranawat CS, Elkus M, et al. Total knee arthroplasty for severe valgus deformity[J]. J Bone Joint Surg Am, 2005;87(Suppl 1; Pt 2):271–284.

[10] Engh G. The difficult knee: severe varus and valgus[J]. Clin Orthop Relat Res, 2003;416:58–63.

[11] Bellemans J, Vandenneucker H, Van Lauwe J, et al. A new surgical technique for medial collateral ligament balancing: multiple needle puncturing[J]. J Arthroplasty, 2010;25(7):1151–1156.

[12] Koh IJ, Kwak DS, Kim TK,et al. How effecttive is multiple needle puncturing for medial soft tissue balancing during total knee arthroplasty? A cadaveric study[J]. J Arthroplasty, 2014;29(12):2478–2483.

[13] Meneghini RM, Daluga AT, Sturgis LA, et al. Is the pie-crusting technique safe for MCL release in varus deformity correction in total knee arthroplasty? [J]. Arthoplasty, 2013;28(8):1306–1309.

[14] Mihalko WM, Woodard EL, Hebert CT, et al. Biomechanical validation of medial pie-crusting for soft tissue balancing in knee arthroplasty[J]. J Arthroplasty, 2015;30(2):296–299.

[15] Ha CW, Park YB, Lee CH, et al. Selective

medial release technique using the pie-crusting method for medial tightness during primary total knee arthroplasty[J]. J Arthroplasty, 2016;31(5):1005-1010.

[16] Krackow KA, Mihalko WM. The effect of medial release on flexion and extension gaps in cadaveric knees: implications for soft-tissue balancing in total knee arthroplasty[J]. Am J Knee Surg, 1999;12(4):222-228.

[17] Whiteside LA, Saeki K, Mihalko WM. Functional medial ligament balancing in total knee arthroplasty[J]. Clin Orthop Relat Res, 2000;380:45-57.

[18] Hanada H, Whiteside LA, Steiger J, et al. Bone landmarks are more reliable than tensioned gaps in TKA component alignment[J]. Clin Orthop Relat Res, 2007;462:137-142.

[19] Daines BK, Dennis DA. Gap balancing vs measured resection technique in total knee arthroplasty[J]. Clin Orthop Relat Res, 2014;6(1):1-8.

[20] Martin JR, Jennings JM, Levy DL,et al. What preoperative radiographic parameters are associated with increased medial release in total knee arthroplasty? J Arthroplasty. 2016. pii: S0883-5403(16)30520-4. doi: https://doi.org/10.1016/j.arth.2016.08.018. [Article in press].

[21] Niki Y, Harato K, Nagai K, et al. Matsumoto M[J]. J Arthroplasty, 2015;30(12):2116-2120.

[22] Mullaji AB, Padmanabhan V, Jindal G. Total knee arthroplasty for profound varus deformity: technique and radiological results in 173 knees with varus of more than 20 degrees[J]. J Arthroplasty, 2005;20(5):550-561.

[23] Laskin RS. Total knee replacement with posterior cruciate ligament retention in patients with a fixed varus deformity[J]. Clin Orthop Relat Res, 1996;331:29-34.

[24] Dennis DA, Komistek RD, Mahfouz MR. In vivo fluoroscopic analysis of fixed-bearing total knee replacements[J]. Clin Orthop Relat Res, 2003;410:114-130.

[25] Howell SM, Papadopoulos S, Kuznik KT, et al. Accurate alignment and high function after kinematically aligned TKA performed with generic instruments[J]. Knee Surg Sports Traumatol Arthrosc, 2013;21(10):2271-2280.

[26] Roth JD, Howell SM, Hull ML. Native knee laxities at 0 degrees, 45 degrees, and 90 degrees of flexion and their relationship to the goal of the gap-balancing alignment method of total knee arthroplasty[J]. J Bone Joint Surg Am, 2015;97(20):1678-1684.

[27] Nam D, Nunley RM, Barrack RL. Patient dissatisfaction following total knee replacement: a growing concern? [J].Bone Joint J, 2014;96-B(11 Suppl A):96-100.

[28] Howell SM, Hull ML. Kinematic alignment in total knee arthroplasty. In: Scott S, editor. Insall and Scott surgery of the knee[M]. 6th ed. Philadelphia: Churchill Livingstone, Elsevier, 2017.

[29] Eckhoff DG, Bach JM, Spitzer VM, et al. Three-dimensional mechanics, kinematics, and morphology of the knee viewed in virtual reality[J]. J Bone Joint Surg Am, 2005;87(Suppl 2):71-80.

[30] Howell SM, Papadopoulos S, Kuznik K, et al. Does varus alignment adversely affect implant survival and function six years after kine-matically aligned total knee arthroplasty? [J].

Int Orthop, 2015;39(11):2117–2124.

[31] Nedopil AJ, Howell SM, Hull ML. Does malrotation of the tibial and femoral components compromise function in kinematically aligned total knee arthroplasty? [J].Orthop Clin North Am, 2016;47(1):41–50.

[32] Nedopil AJ, Howell SM, Rudert M, et al. How frequent is rotational mismatch within 0 degrees +/–10 degrees in kinematically aligned total knee arthroplasty? [J]. Orthopedics, 2013;36(12):e1515–1520.

[33] Calliess T, Bauer K, Stukenborg-Colsman C,et al. PSI. kinematic versus non–PSI mechanical alignment in total knee arthroplasty: a prospective, randomized study[M]. Knee Surg Sports Traumatol Arthrosc, 2016.

[34] Dossett HG, Estrada NA, Swartz GJ, et al. A randomised controlled trial of kinematically and mechanically aligned total knee replacements: two–year clinical results[J]. Bone Joint J, 2014;96–B(7):907–913.

[35] Young SW, Walker ML, Bayan A, et al. The Chitranjan S. Ranawat Award: no difference in 2–year functional outcomes using kinematic versus mechanical alignment in TKA: a randomized controlled clinical trial[J]. Clin Orthop Relat Res, 2017;475(1):9–20.

[36] Waterson HB, Clement ND, Eyres KS, et al. The early outcome of kinematic versus mechanical alignment in total knee arthroplasty: a prospective randomised control trial[J]. Bone Joint J, 2016;98–B(10):1360–1368.

[37] Howell SM, Howell SJ, Kuznik KT, et al. Does a kinematically aligned total knee arthroplasty restore function without failure regardless of alignment category? [J].Clin Orthop Relat Res, 2013;471(3):1000–1007.

[38] Nedopil AJ, Howell SM, Hull ML. What clinical characteristics and radiographic parameters are associated with patellofemoral instability after kinematiccally aligned total knee arthroplasty? [M].Int Orthop, 2016.

第 2 章　固定外翻畸形

Alfred J. Tria, Oren Goltzer, Mark J. Spangehl,

Henry D. Clarke, Jacob M. Conjeski,

Giles R. Scuderi, Leo A. Whiteside,

David Rodriguez-Quintana, Brian S. Parsley

概述

外翻膝的关节置换是具有挑战性的全膝关节置换手术。外翻畸形比内翻畸形更少见，需要更多的松解来矫正畸形。内侧入路比较常见，因为是外科医生熟悉的入路；然而，外侧入路可以提供更好的术野。可以通过紧缩和松解技术来处理韧带的不平衡，但是松解技术对于外科医生来说更加熟悉。本章病例将描述多点切开技术和解剖结构松解，它们都有各自的优点和风险。

方案 1：拉花松解技术在初次人工全膝关节置换术中治疗固定外翻畸形

病例介绍

病史

患者，女性，69岁。左侧膝关节外侧进行性疼痛多年，与活动密切相关。膝关节进行性X形腿畸形，导致跛行和蹒跚。25年前她做过一次左膝关节关节镜检查，无其他严重的健康问题。

体格检查

体重指数（BMI）为28，左膝关节屈曲挛缩15°，屈曲115°。约有20°的外翻畸形且不能用人为的内翻应力矫正。外翻应力时内侧有2~3毫米的松弛。皮肤、血管及神经完整无受损。髋关节活动无疼痛。

影像学检查

膝关节站立正位X线片示左膝外翻畸形，内侧关节间隙变宽意味着内侧软组织松弛（图2.1）。术前外观显示左膝外翻畸形，内翻应力无法矫正（图2.2）。

手术方法

采用拉花松解技术松解外侧组织结构进行全膝关节置换。然而，由于严重的固定畸形，这种技术并不能完全矫正外侧挛缩。因此，进行额外的腘肌腱松解。尽管大范围松解后膝关节仍是稳定的，但外科医生依然选择使用限制型假体来防止外侧的不稳定。术后，患者恢复良好，下肢力线得到恢复和稳定。在随后的图示中将详细介绍该病例。

图2.1　站立正位X线片显示左膝外翻畸形，内侧软组织松弛

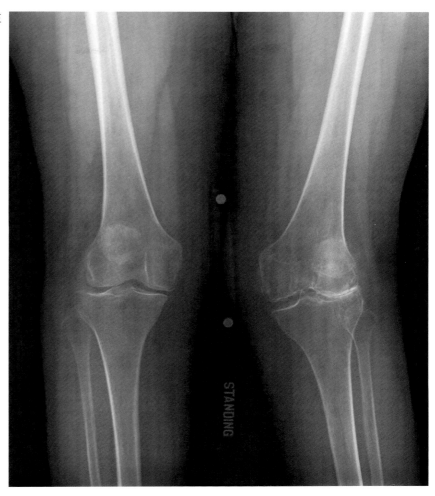

手术入路

拉花松解技术手术

选择标准的髌旁内侧入路。既往研究表明髌旁外侧入路可以更好地松解外侧挛缩的软组织。此外，如果需要额外的松解，可以直接对外侧的软组织进行松解。但缺点是包括外科医生缺乏对膝关节外侧入路的熟悉，为内侧入路设计的器械，以及担心如果脂肪垫保护不好，软组织很难闭合。

在手术切开过程中，胫骨近端内侧骨膜邻近的软组织松解高度限制在3～4厘米，以免加重减退内侧副韧带功能。

截骨是通过器械引导或者计算机辅助导航下完成的。

如果发现股骨外髁发育不全和缺损，股骨的远端截骨外侧髁通常都选择最小的（1～2毫米）。

应该注意胫骨平台后外侧的缺损。

股骨假体旋转应平行于经股骨上髁轴，因为股骨外侧髁发育不良将导致股骨后髁轴内旋。同样，由于外翻膝关节滑车的异常，AP线（Whiteside线）可能难以准确识别，因此，使用此解剖学参考可能导致外翻膝关节的旋转不良。

一般来说，在外翻膝中，经股骨髁上轴是主要的旋转标志，经股骨后髁轴和AP线为次要参考。

在松解软组织前，使用轴向载荷的薄间隔器来评估胫骨截骨厚度和膝关节的机械轴进行评估（图2.3）。然后在伸直位用间隔器评估内侧和外侧软组织的张力（图2.4、图2.5），并施加

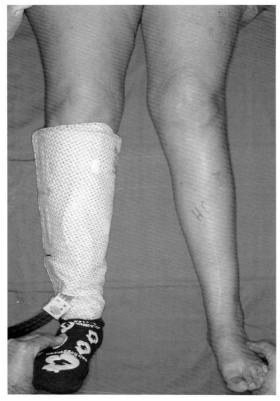

图2.2　术前外观显示左膝外翻畸形，内翻应力无法矫正

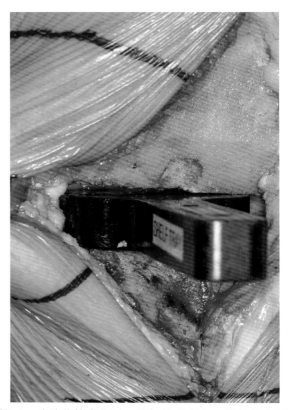

图2.4　膝关节伸直位时，施加外翻应力。膝关节内侧张口，外侧紧张

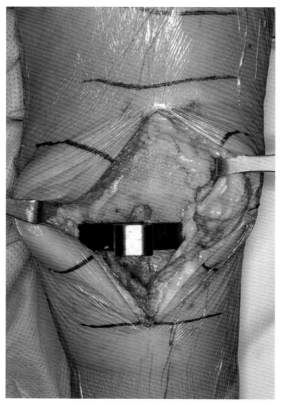

图2.3　已进行股骨远端和胫骨近端截骨。插入薄间隔器，并轴向施加压力，以便观察下肢力线

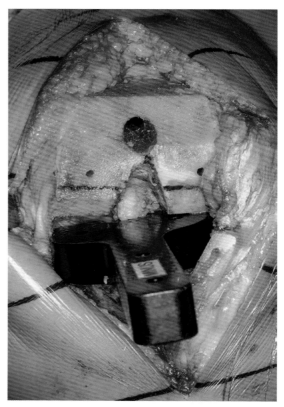

图2.5　膝关节屈曲状态并施加外翻应力，屈曲位膝关节内侧较伸直位明显松弛，膝关节外侧仍然紧张

以内翻和外翻的应力。

如果外侧与内侧相比是紧的，则我们倾向于使用拉花松解技术或多点切开技术松解外侧软组织，方法如下所述。其他的技术，包括内侧副韧带的紧缩，也已经被报道过。

拉花松解技术

膝关节伸直位内侧胫股关节间隙插入撑开器（图2.6）。

腘肌腱在整个手术过程中都应受到保护，因为它在膝关节活动中具有重要的稳定作用，特别是在膝关节屈曲时。同样，虽然外侧副韧带和后外侧关节囊在使用拉花松解技术中常常被松解延长，但要注意防止完全切断（图2.7）。

首先，在胫骨截骨水平，使用15号刀片对

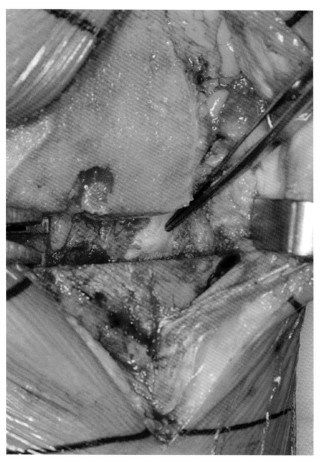

图2.7　位于膝关节后外侧角的腘肌腱

后外侧关节囊进行横向切开，从腘肌腱的前方开始（图2.8、图2.9）。

紧接着，在关节线以及邻近关节线水平对髂胫束（ITB）、外侧副韧带和外侧关节囊进行多点水平切开，直到获得内侧–外侧软组织的平衡。需要注意的是，在此过程中，刀片的尖端不应穿透软组织超过5毫米，以尽量减少损伤腓总神经的风险。在膝关节的外侧面松解延长之后，将第2把撑开器插入膝关节外侧间隙，轻柔地撑开，判断软组织结构的紧张程度（图2.10～图2.12）。

在外侧松解延长之后，在伸直位使用大小合适的间隔器来评估内侧和外侧的平衡（图2.13）。通常，该间隔器将比在软组织松解之前使用的初始间隔器厚2～4毫米，但取决于初始的不平衡和外翻畸形的严重程度以及在麻醉下的初始评估的畸形是否可被矫正。

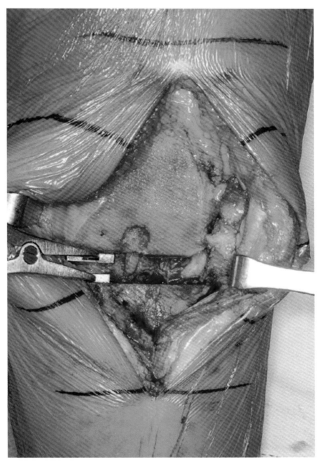

图2.6　膝关节伸直位，在内侧放置撑开器并撑开，以期使用拉花松解技术进行外侧软组织松解

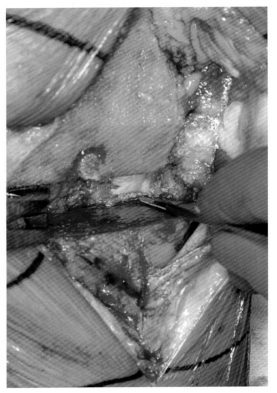

图2.8 使用15号刀片，在胫骨水平切开后外侧关节囊，起自腘肌腱前面并向前侧至髂胫束

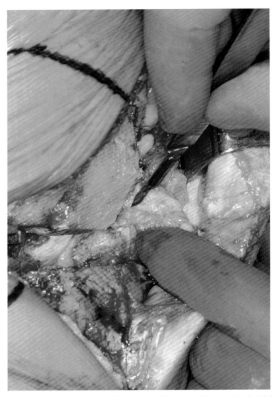

图2.10 紧接着，采用拉花松解技术，通过刀片尖端松解紧张的外侧结构，包括外侧关节囊、髂胫束和外侧副韧带，逐渐松解所需要外侧软组织。用食指指尖触诊，识别需要依次松解的紧张外侧软组织

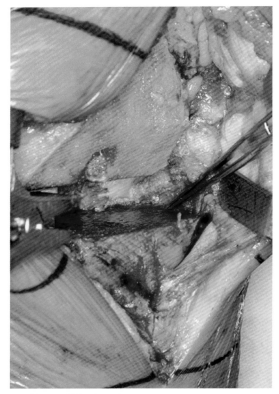

图2.9 横切后外侧关节囊

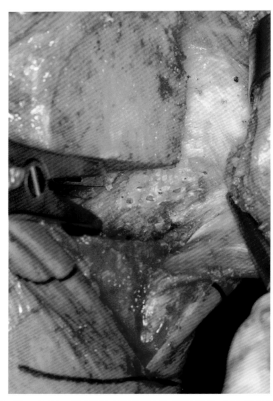

图2.11 在另一种情况下证明了拉花松解技术松解外侧结构的最终结果

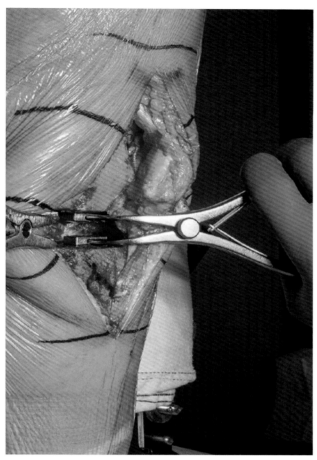

图2.12　在用拉花松解技术松解后，可以在外侧插入第2把撑开器，逐渐张开紧张剩余的外侧结构。如果已经获得矩形间隙，则可以插入更厚的间隔器，并且可以评估内侧和外侧软组织张力以及屈曲位间隙对称性。如果需要进一步松解，则在内侧重新插入撑开器并用拉花松解技术进行松解

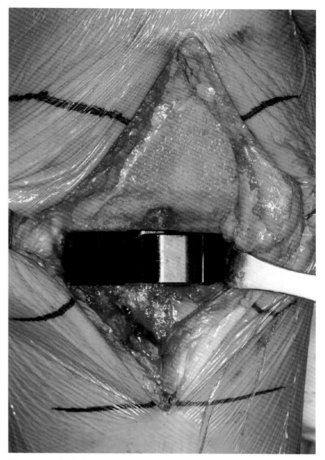

图2.13　外侧拉花松解后，插入较大的间隔器，外翻应力下内侧间隙开口小于1毫米

　　然后屈曲膝关节并评估屈曲间隙和伸直间隙的平衡性（图2.14）。

　　如果软组织张力不平衡（差异大于2毫米），则用和上述相同的方式再次采用拉花松解技术进行松解。

　　在本章介绍的病例中，膝关节屈曲位外侧紧张度超过了伸直位，并且手术医生认为进一步采用拉花松解技术不足以纠正该畸形。因此，腘肌腱在膝关节活动过程中起到外侧稳定的作用，且在屈曲时具有更重要的作用，使用电刀将其从股骨中松解出来（图2.15）。值得注意的是，在外翻畸形较重（通常外翻角度超过15°～20°）

的情况下，额外的松解可能是需要的，比如股骨外上髁截骨术，或从股骨外侧髁依次松解外侧副韧带和腘肌腱，其次是后侧关节囊和腓肠肌的外侧头。

　　腘肌腱松解后，可以插入更大的间隔器。一旦软组织松解，即可证实从初始间隔器到最终间隔器厚度增加（图2.16）。

　　用拉花松解技术松解后外侧关节囊的切口和腘肌腱后，屈曲间隙和伸直间隙（图2.17、图2.18）内侧与外侧是对称的。通过截骨和软组织松解实现下肢良好的力线（图2.19）。

　　当进行大量松解时，膝关节的外侧可能不稳定，在这些情况下，可能需要限制型假体。

　　术后没有受到限制。

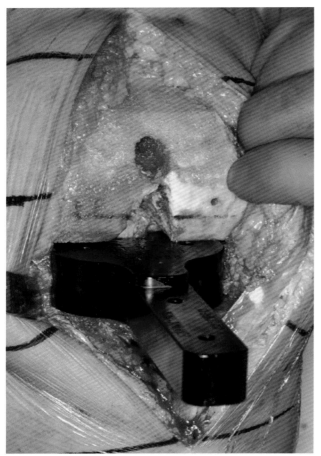

图2.14 膝关节屈曲位使用相同大小的间隔器并施加外翻应力，内侧松弛而外侧紧张

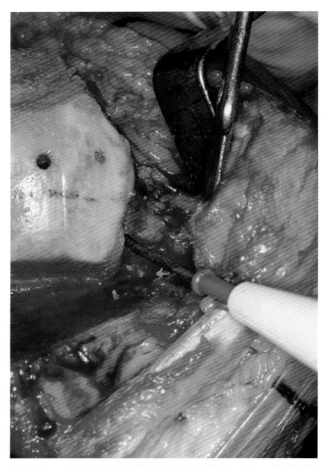

图2.15 由于屈曲位较伸直位外侧更紧张，进一步采用拉花松解技术不能实现间隙对称，决定进行另一种方法松解外侧软组织。由于膝关节在屈曲时横向收紧而不是伸直，外科医生选择接下来松解腘肌腱，在整个膝关节活动过程中起到外侧稳定作用，但在屈曲位时作用更大。使用电刀将腘肌腱从股骨松解出来

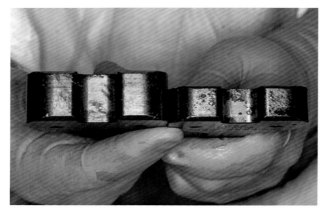

图2.16 腘肌腱松解后，可以插入更大的间隔器。图片显示软组织松解后从初始间隔器到最终间隔器厚度的增加

手术结果

术后照片（图2.19）和X线片（图2.20）显示使用限制型假体矫正了膝关节外翻畸形，并得到了满意的下肢力线。

临床结果

在外翻膝全膝关节置换术中，矫正畸形和准确的软组织平衡对于肢体功能和假体存活率至关重要。软组织挛缩通常是膝关节炎中存在的病理学的一部分。这些挛缩在手术中得到处理，以平衡屈曲间隙和伸直间隙。在外翻膝中，外侧软组织包括阔筋膜张肌、髂胫束、外侧副韧带、腘肌腱和后外侧关节囊挛缩；随着畸形的增加，相应的内侧软组织也可能变得松弛。虽然已经有许多的软组织平衡方法报道用来处理外翻膝置换，但最终目标都是获得膝关节的稳定和平衡。我们

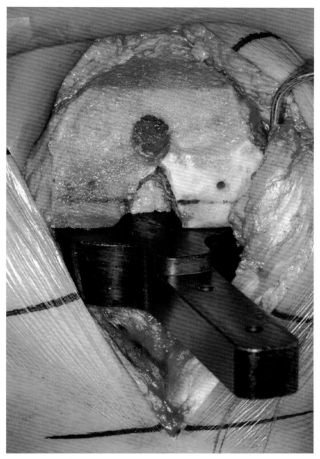

图2.17　用拉花松解技术松解后外侧关节囊和腘肌腱后，屈曲间隙内侧和外侧对称

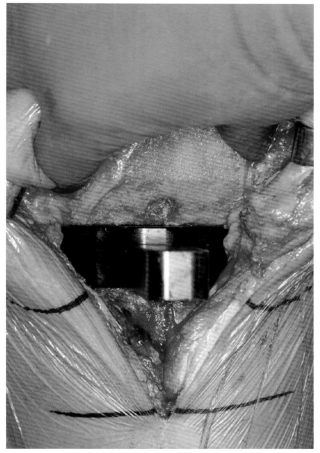

图2.18　伸直间隙也是对称的。由于通过松解腘肌腱进行广泛的外侧软组织松解（通常在拉花松解技术中保留腘肌腱以保证外侧稳定性），外科医生选择使用限制型假体，是为了防止术后晚期关节不稳定，即使目前关节是稳定的

更喜欢用上述的拉花松解技术进行松解。这种方法可以保留腘肌腱，因为腘肌腱对屈曲稳定性至关重要，可以防止侧向抬起并降低PS凸轮脱位的风险。

Insall和Ranawat分别描述了用于松解外侧紧张结构的拉花（或多点切开）技术。该技术的目的是通过如上文在外科手术方法中描述的采用可控的多点横向切开方式系统地松解延长外侧挛缩的软组织。该技术根据使用撑开器张开后组织的紧张度，逐步松解紧张的组织结构，直到获得间隙平衡。

Clarke等报道了他们连续24例外翻膝关节拉花松解技术处理并结合巩固后稳定型的全膝关节置换术的临床结果。随访（平均54个月，范围24～69个月）结果没有临床失败、松动或磨损的病例，也没有残留的膝关节不稳的病例。膝关节功能良好，平均KSS评分为97分（范围87～100分），平均膝关节活动度为121°（范围100°～145°）。

在Miyasaka等的一项研究中，采用类似手术技术的患者，52例膝关节中只有3例（6%）在术后平均7年时表现出轻微程度的不稳定。

Elkus等对于外翻膝全膝关节置换术中接受拉花松解技术的患者进行分析，结果显示出良好的效果。在随访至少5年的42例膝关节中，平均冠状位力线从术前外翻15°矫正至术后5°外

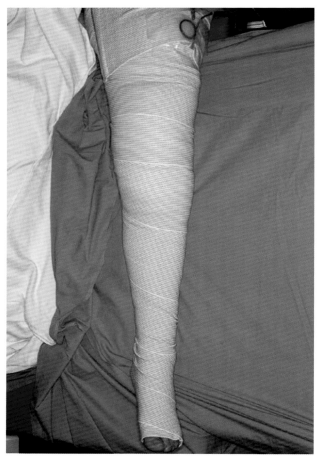

图2.19 术后下肢力线

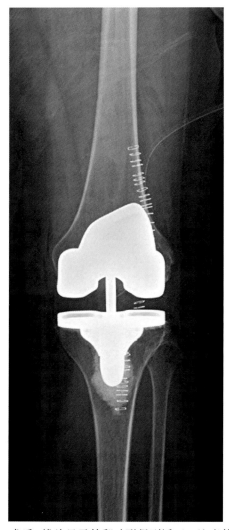

图2.20 术后X线片显示外翻畸形得到矫正，注意使用了限制型假体

翻，没有1例出现延迟的不稳定。在随访中，总共有3例与多点切开技术无关（1例为迟发感染、1例早期聚乙烯磨损和1例髌骨假体松动）。Aglietti等随访了48例患者，共53例外翻膝，随访时间平均8年（范围5～12年），结果是类似的。在53例中，51例（96%）术后力线在5°以内，无翻修病例，1例术后并发症是短暂性腓神经麻痹并且得到完全的恢复，1例在内翻应力下X线片评估时内侧不稳定大于10°。

上述研究采用的是PS假体，McAuley等采用了与Elkus等类似的技术，他们称为"inside-out"技术，并与交叉韧带保留型假体相结合。他们发现，使用"inside-out"技术保留腘肌腱或外侧副韧带，假体97%无须翻修的10年生存率，以及术后至少5年的KSS评分在（89±13）分。

在关节线水平处对后外侧关节囊进行拉花松解技术的一个理论上的担忧可能对邻近的腓神经造成医源性损伤。Bruzzone等对20例尸体标本研究，结果显示，后外侧角距离腓神经的平均距离为1.35厘米。他们将腘肌腱、胫骨截骨平面和髂胫束后部纤维组成的区域定义为"危险区域"，应特别小心。同样，Clarke等利用MRI进行研究证实腓神经距离胫骨角平均距离1.49厘米（范围0.91～2.18厘米），但总是通过外侧腓肠肌与骨分开。他们的结论是，虽然腓神经得到了充分的保护，但仍应小心进行拉花松解技术操作。Ranawat倡导在后外侧关节囊使用电刀进行操作。当外科医生使用电刀太靠近腓神经时，可刺激腓神经，从而警告外科医生并可能避免医源性损伤。然而，来自电刀的热量可能会超出电刀的尖端，并在直接接触之前对瘦小患者的神经或皮肤造成热损伤。没有明确的研究证明手术刀和电刀的使用在临床实践中哪一种更安全，并且任何一种设备的使用都应该以可控的方式，还要详细了解膝关节的后外侧解剖结构后进行松解。

关键点

· 拉花松解技术是在关节线水平对外侧挛缩的软组织进行系统的多点切开松解。

· 根据文献报道，外翻膝使用拉花松解技术可以获得良好的临床结果和较低的术后症状性不稳定风险。

· 腘肌腱在整个手术过程中都受到保护，因为它在膝关节屈曲时起到了重要的稳定作用。只有在与伸直位相比较时，屈曲位内翻应力下紧张时对其进行松解。

· 当保留腘肌腱和肌肉时，使用拉花松解技术不会导致术后不稳定。

· 在外侧软组织松解时，应了解腓神经与膝关节后外侧角的解剖关系。

· 当术前胫股角超过20° 外翻时，应该考虑替代技术，如股骨外上髁截骨术或从股骨外侧髁顺序依次松解髂胫束、后关节囊、腓肠肌外侧头、外侧副韧带和腘肌腱。

· 如果在软组织松解和外翻畸形矫正后关节仍不稳，特别是如果3个主要的外侧稳定结构（LCL、腘肌腱和后外侧囊）都已经松解，请考虑使用限制型假体。除了伸直位时内-外翻松弛外，应在屈曲位内翻下评估膝关节稳定性，以确保膝关节在此位置的稳定性。这在屈曲位外侧不稳定时使用后稳定型假体尤其重要，因为

在该位置假体凸轮可能发生移动，导致膝关节脱位。

方案 2：股内髁上截骨技术在人工全膝关节置换术中矫正固定外翻畸形

病例介绍

病史

患者，男性，75岁。负重活动时持续性右膝关节疼痛，即使在休息时症状仍持续。几年前他进行了右膝关节关节镜外侧半月板部分切除术，并进行了几次可的松关节内注射。口服非甾体类抗炎药症状无缓解，并且膝关节功能障碍，运动受限，膝关节不稳和肿胀。

体格检查

查体时发现走路时右侧伴有内侧推力。右膝关节有15° 固定外翻畸形和15° 屈曲挛缩伴轻度关节积液。膝关节活动度为15° ～120° ，活动过程伴有疼痛和捻发音。膝关节稳定，股四头肌力量良好。

影像学检查

术前X线片（图2.21）显示外翻畸形、外侧关节间隙变窄、骨赘形成和髌股关节炎。

手术入路

根据该患者的病史、体格检查和影像学检查结果，确定他需要接受全膝关节置换术，采用股骨外上髁截骨术来矫正外翻畸形和屈曲挛缩。

麻醉后，以无菌方式覆盖左膝关节后准备行全膝关节置换术。使用前正中皮肤切口并通过皮下组织游离暴露伸膝装置。采用髌旁内侧关节切开术暴露膝关节，小心保护内侧副韧带。在髌骨外侧半脱位后，用常规器械对胫骨近端和股骨

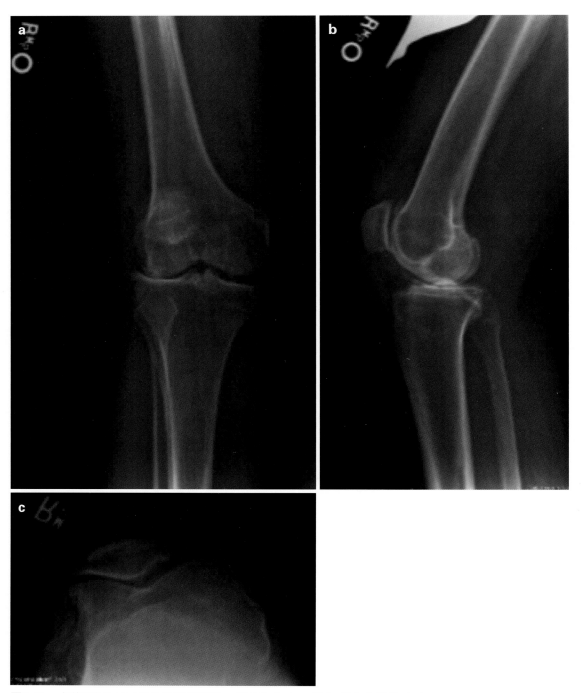

图2.21　术前X线片显示膝关节外翻畸形：前后位（a）、侧位（b）和轴位（c）

远端进行准备。在股骨和胫骨截骨后，用间隔器检查屈曲和伸直间隙。需要注意的是，由于外侧支撑结构的挛缩与固定外翻畸形，关节间隙是不对称的。

膝关节屈曲90°，髌骨复位，股骨外上髁即轻松识别（图2.22a）。将3/4的骨凿放置在外上

髁的远端前缘（图2.22b）。将外上髁包括腘肌腱、外侧副韧带和后关节囊的一块骨头凿下（图2.23）。这样松解了挛缩的外侧支撑结构后，对膝关节外侧结构进行延长。松解后，用间隔器检查膝关节屈曲间隙和伸直间隙的平衡（图2.24）。获得满意的畸形矫正并且膝关节稳定

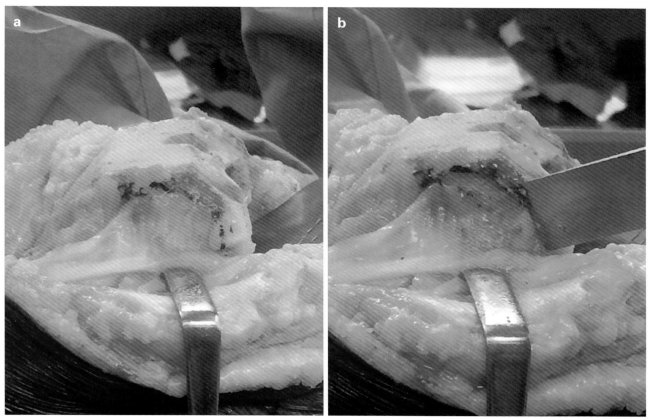

图2.22　股骨外上髁外观（a），3/4的骨凿放置在外上髁的远端（b）

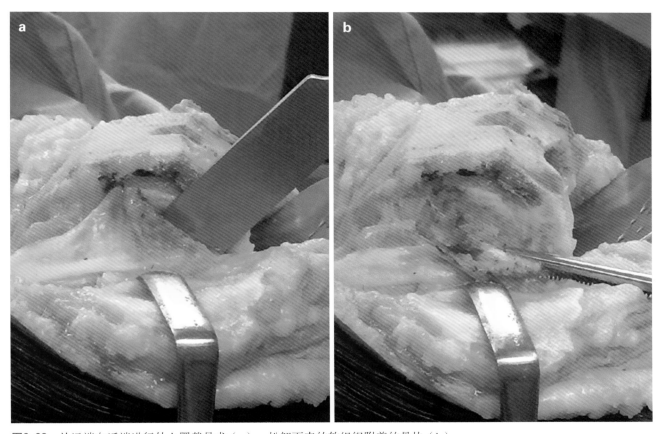

图2.23　从远端向近端进行外上髁截骨术（a），松解下来的软组织附着的骨块（b）

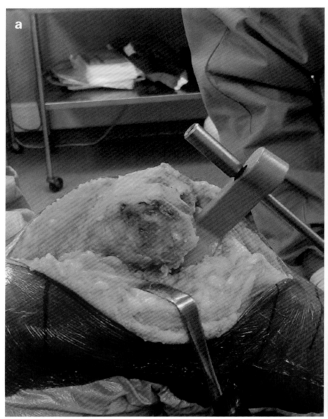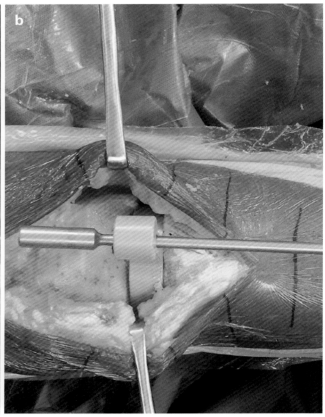

图2.24　外侧结构松解后，屈曲间隙（a）和伸直间隙平衡（b）

后，进行最后的准备以放置后稳定型假体。

　　用骨水泥将最终假体安置在适当位置，并植入合适的聚乙烯垫片，股骨外上髁截骨不需要内固定，然后以常规方式对膝关节进行缝合。

手术结果

　　术后患者接受常规的康复治疗，无并发症发生，术后第3天患者出院。2年时随访，患者膝关节活动度为0°～130°，无膝关节不稳，肌力良好。X线片显示假体位置良好，股骨外上髁截骨术的纤维愈合对齐（图2.25）。

临床结果

　　在初次全膝关节置换术期间固定外翻畸形的矫正独特且具有挑战性，并且关节畸形和不稳的矫正临床效果不一。已报道有多种方法用以平衡膝关节，包括利用髌旁外侧入路、外侧支持结构由内向外的拉花松解技术、内侧副韧带重建，以及使用限制型股骨髁假体。虽然已经证明外翻膝采用由内向外的拉花松解技术松解挛缩的外侧支持结构是一种安全有效的技术，可以重建下肢力线，但已经观察到这种技术在严重的固定外翻畸形或伴有屈曲挛缩的情况下，不足以恢复下肢力线。

　　Insall最早描述松解股骨外侧的韧带、关节膜和筋膜附着固定装置矫正外翻畸形，与内翻畸形胫骨内侧的软组织松解相反。在这种技术中，外侧关节囊、外侧副韧带和腘肌腱从股骨外侧髁突切开，有时还分离腓肠肌外侧头。在伴有严重外旋畸形情况下，髂胫束也被分离。虽然这种外侧支持结构的松解矫正了外翻畸形，但外侧软组织的愈合是不可预测，偶尔会出现旋转不稳或屈曲不稳的情况。当术中观察到这些情况时，建议使用限制型假体。Scuderi和Insall在1995年时首

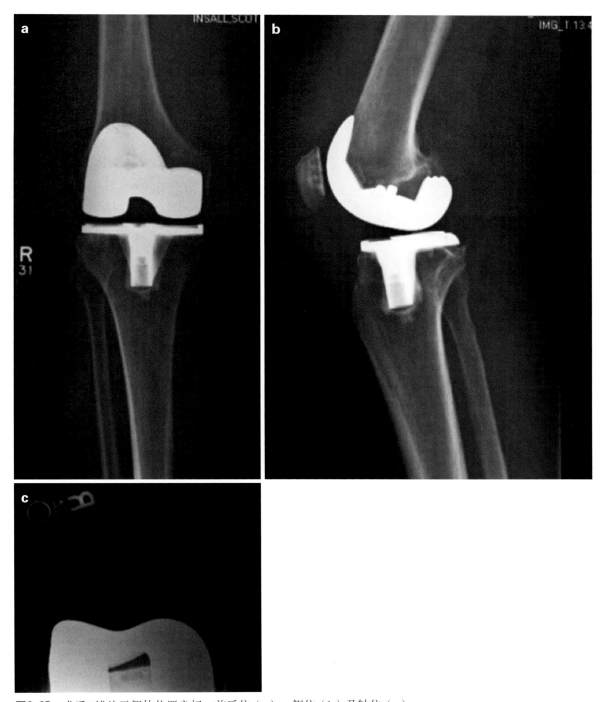

图2.25　术后X线片示假体位置良好：前后位（a）、侧位（b）及轴位（c）

次提出了外上髁截骨术，用以不可矫正的大于20°的固定外翻畸形。他们还观察到，膝关节具有屈曲挛缩和较小的外翻畸形，可能需要股骨外上髁截骨术来恢复下肢力线。该技术通过将其中一块骨头从股骨外上髁凿开，松解挛缩的外侧支持结构，包括外侧副韧带、腘肌腱和后外侧关节

囊。存在相关的屈曲挛缩时，后关节囊和腓肠肌的外侧头需要松解。屈曲间隙和伸直间隙平衡后，将小骨块将向远侧滑动，从而使膝关节的外侧支持结构延长。该技术不需要固定外侧髁的截骨，限制型假体的选择取决于平衡屈伸间隙和伸直间隙的能力。在最近一项对12例患者（5例男

性和7例女性）的13例膝关节外翻畸形需要股骨外上髁截骨术矫正的回顾分析，我们能够恢复下肢力线和膝关节稳定性。所使用的假体包括7例膝关节后稳定型假体、4例膝关节髁间限制型假体和2例膝关节股骨髁限制型假体。在所有情况下，膝关节协会功能评分都有所改善。无术后膝关节不稳。X线检查显示假体位置良好，下肢机械轴恢复以及股骨外上髁截骨块纤维愈合。有1例术前膝关节固定外翻畸形为28°的患者术后出现短暂的腓神经麻痹，6个月的随访后神经完全恢复。

这种用股骨外上髁截骨释放外侧支持结构以矫正固定外翻畸形的技术比股骨外侧髁滑动截骨术的技术更简单。这些技术需要对股骨外侧髁远端进行计算截骨，向远侧滑动，以延长外侧软组织结构，并通过内固定，固定在所选位置。

总之，股骨外上髁截骨术是一种安全、有效的矫正严重固定外翻畸形或与外翻畸形合并屈曲挛缩畸形的技术。

关键点

· 当遇到固定的外翻畸形时，应该决定外侧的拉花松解技术能否提供足够的松解，或者是否需要进行股骨外上髁截骨术，因为我们不希望同时进行这两种手术。

· 固定外翻畸形＞20°或不可矫正的外翻畸形合并屈曲挛缩畸形通常需要股骨外上髁截骨术。

· 外上髁截骨术延长了外侧支持结构，不需要内固定或术后使用支具保护。

· 如果术中出现任何冠状位或旋转不稳，则应采用限制型假体。

方案3：经髌旁内侧入路治疗外翻膝关节的对线和韧带平衡技术

病例介绍

病史

患者，男性，68岁。右膝外翻畸形15°。走路和休息时膝关节疼痛10余年。接受过药物、物理治疗、关节腔注射和支具治疗。

体格检查

患者扶拐行走，右侧疼痛步态，站立位步态阶段股骨与胫骨接触。膝关节轻度过伸，屈曲130°，伴随髌骨轻微外侧移位，但无脱位。临床外翻角度15°，完全伸直位时外侧紧张而内侧松弛，但可被外翻应力纠正。神经、血管查体正常，髋关节检查正常。

影像学检查

站立位X线片显示外翻畸形，解剖轴15°，机械轴8°。膝关节内侧间隙在站立位X线片略微张开。侧位X线片显示髌骨（图2.26）。

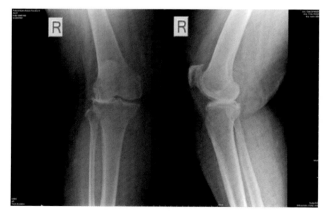

图2.26 站立位X线片显示解剖轴15°，机械轴12°。膝关节内侧间隙在站立位X线片略微张开。侧位X线片显示髌骨

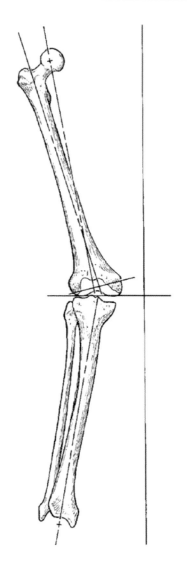

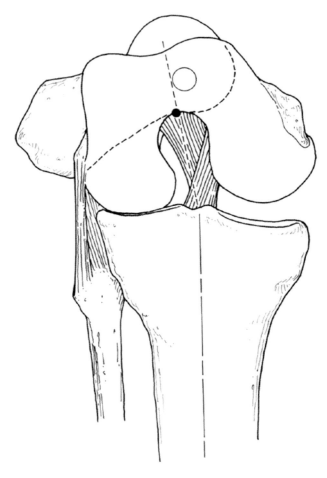

图2.28 开口点位于髌骨沟凹槽中线的内侧，使髓内定位杆与股骨的长轴平行

图2.27 外翻角度测量：股骨干中心轴的位置，关节面内侧与髌骨沟之间（经许可，引自Whiteside，with permission）

手术入路

截骨

髌旁内侧入路简单且安全，沿髌骨内侧边缘切开，在股内侧肌和股中间肌之间向近端延伸，向远端延伸至髌腱与胫骨结节的连接处，使髌骨向外侧半脱位暴露股骨外侧髁。

虽然通常可以简单地通过使用股骨髓内定位杆和胫骨髓外定位杆器械来管理定位膝关节力线，但是外翻膝通常在股骨干轴具有外翻曲率（图2.27），并且这必须在选择股骨的髓内定位

杆的开口点位置前解决。股骨中轴线经髌骨沟内侧表面延伸至关节。髌骨沟最深部分内侧入口点允许髓内定位杆进入股骨的髓腔，与股骨干的长轴直接平行（图2.28），并允许准确的股骨远端截骨矫正外翻膝。髓内定位杆开口位置位于髌骨沟中心略微内侧，并且截骨模块设置5°外翻角度以使关节表面垂直于股骨的机械轴线且平行于上髁轴线。股骨远端截骨厚度为假体的厚度，股骨远端外侧截骨量较少，或者不需要外侧截骨（图2.29）。

在选择合适尺寸的股骨部件后，参考股骨前后轴（AP）线安置截骨导向器，使四合一截骨模块垂直于股骨AP轴并与股骨上髁轴线平

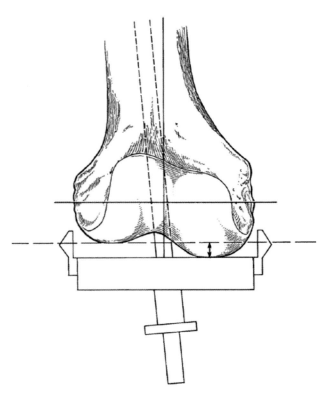

图2.29 通过入口点轻微内移，以保证正确的外翻截骨角度。股骨远端内侧面测量截骨的厚度（经许可，引自Whiteside，with permission）

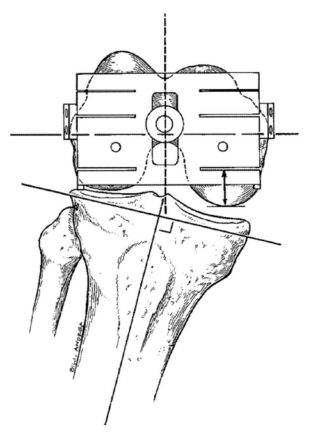

图2.30 使用截骨导向器，股骨截骨垂直于股骨髁的前后轴，对股骨后髁进行截骨，外侧截骨量较内侧少。这矫正了股骨前后侧关节面冠状位畸形（经许可，引自Whiteside，with permission）

行，完整的股骨内侧髁截骨切除假体的厚度，缺损的外侧截骨厚度少于内侧（图2.30）。将关节面置于解剖位置以矫正屈曲时的外翻，并将髌骨沟正确地放置在下肢的机械轴上。在固定外翻畸形时，外侧韧带仍然是紧张，在股骨远端截骨并移除骨碎片后，股骨仍由于挛缩的韧带而保持在外旋位置（图2.31）。

胫骨平台冠状位垂直于胫骨长轴，并在矢状平面后倾4°进行截骨。因为外翻膝足部通常相对于胫骨向外旋转（图2.32），所以胫骨髓外定位杆的远端不应与足部对齐，而应直接对准踝关节前表面，可能在下肢力线的正常位置的内侧（图2.33）。与股骨截骨一样，完整的胫骨内侧应切除平台假体的厚度。

韧带评估和平衡

截骨后，放置假体组件评估膝关节伸直位和屈曲位稳定性。为了理解稳定的重要性，需要对膝关节外侧韧带如何实现稳定有一个清晰的认识。髂胫束前部和后部的功能在屈曲位与伸直位是不同的。伸直位时后部紧张，而前部松弛；屈曲位时，髂胫束前部通过髌骨和股四头肌附着点向前滑动，并且当膝关节屈曲时紧张。外侧副韧带、腘肌腱和后外侧关节囊（与外侧腓肠肌相连）附着在股骨上，靠近胫骨旋转中心，因此对膝关节屈曲和伸直都有影响。然而，它们并非全部同时附着于股骨，而是在股骨外上髁从前到后形成斜线。膝关节伸直位时，腘肌腱是相对松弛的，因其股骨附着点靠近膝关节关节面。在该位置在伸直的膝关节位置，外侧副韧带紧张，后外侧关节囊、腓肠肌与后关节囊也一起紧张（图

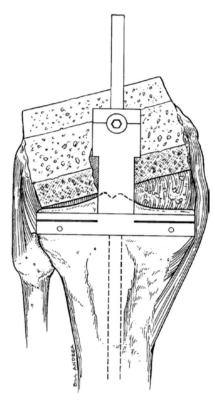

图2.31　股骨表面截骨后，由于外侧副韧带的挛缩和内侧副韧带的松弛，畸形仍然存在。然后将垂直于胫骨的长轴进行胫骨截骨

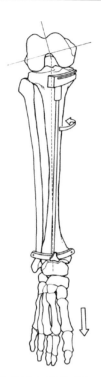

图2.33　调整胫骨截骨导向器使其与胫骨的前表面对齐。如果截骨导向器与外旋转足对齐，则胫骨表面将内翻截骨

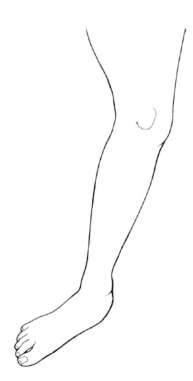

图2.32　典型的外翻包括股骨与胫骨的外翻角度以及足的外翻和外旋

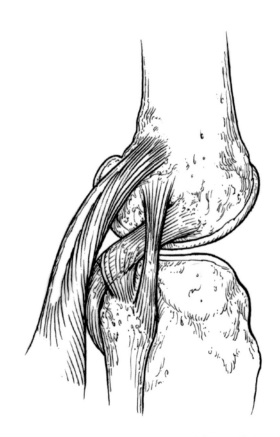

图2.34　附着于外上髁区域的3个稳定结构在屈曲位和伸直位功能不同。伸直位后外侧关节囊和外侧副韧带紧张，而腘肌腱松弛

2.34）。膝关节屈曲位时，腘肌腱附着点远离关节面，腘肌腱紧张。在该位置时外侧副韧带松弛，后外侧关节囊进一步松弛，因为其附着点贴近关节面（图2.35）。因此，外侧副韧带和后外侧关节囊在伸直位作用更明显，而腘肌腱在屈曲位作用更显著，但它们在整个屈曲过程中都有一定的作用。后关节囊仅在伸直位时起到膝关节外侧稳定的作用。

评估膝关节屈曲和伸直位内翻、外翻、旋转、前侧和后侧的稳定性。为了测试屈曲位稳定性，用一只手抓住脚踝，另一只手稳住膝关节。然后，肢体通过髋关节向外旋转，直到外侧韧带受压（图2.36）。然后向内旋转，直到内侧韧带受压（图2.37）。

该病例中，膝关节屈曲位时外侧紧张，而内侧张口8毫米（图2.38），还围绕外侧韧带结构旋转，这表明外侧副韧带或腘肌腱复合体或两者都很紧张。膝关节伸直位稳定性尚未确定，因为这些结构在屈曲中作用更显著。然后将膝关节

完全伸直，并重复内翻、旋转和前后稳定性测试。在这种情况下，膝盖外侧紧张，内侧松弛（图2.39）。外侧副韧带、腘肌腱、髂胫束和后外侧关节囊可能参与伸直位稳定性。从屈曲稳定性测试中已经知道外侧副韧带、腘肌腱、后外侧角或三者都很紧张。事实上，这3种结构由于附着于股骨外上髁附近，在伸直位和屈曲位都是有效的，可能是膝关节中唯一紧张的结构，因此应该首先解决屈曲位软组织紧张，因为髂胫束和后关节囊松解可能是没有必要的。

为了松解外上髁结构，将膝关节屈曲至90°。首先通过触诊评估腘肌腱。如果非常紧张，并且使胫骨内旋，则应将其松解。使用刀片直接从股骨松解腘肌腱并使其缩回（图2.40）。

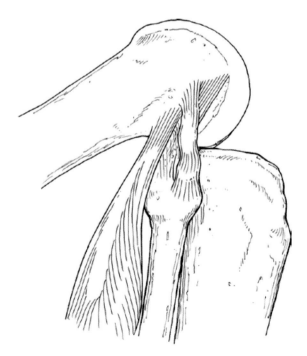

图2.35　膝关节屈曲时，腘肌腱紧张，外侧副韧带稍微松弛，后外侧关节囊进一步松弛

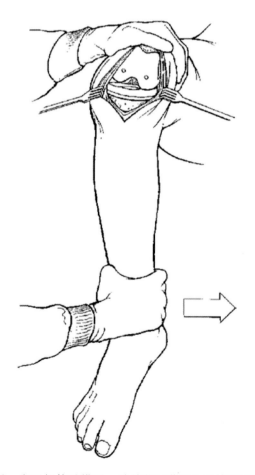

图2.36　安置假体试模后，膝关节屈曲90°评估稳定性。髋关节完全外旋，然后施加内翻应力试图使膝关节外侧张口（经许可，引自Whiteside，with permission）

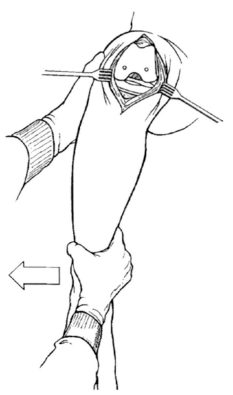

图2.37　然后评估外翻应力稳定性，髋关节完全内旋，并施加外翻应力（经许可，引自Whiteside，with permission）

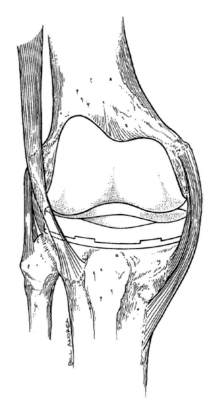

图2.39　接下来，膝关节伸直位，评估内翻和外翻应力下关节的稳定性。内侧间隙张口8毫米，外侧为0（经许可，引自Whiteside，with permission）

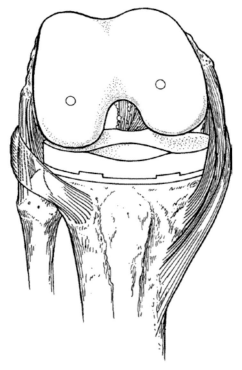

图2.38　膝关节屈曲位时外侧紧张而内侧松弛。当施加应力时，内侧间隙张口约10毫米，外侧间隙为0（经许可，引自Whiteside，with permission）

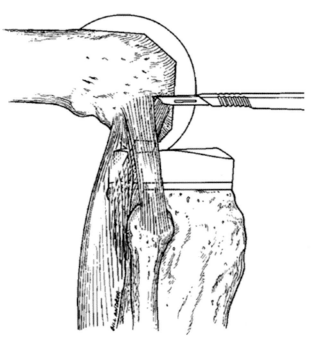

图2.40　使用刀片将腘肌腱直接从骨附着点松解（经许可，引自Whiteside，with permission）

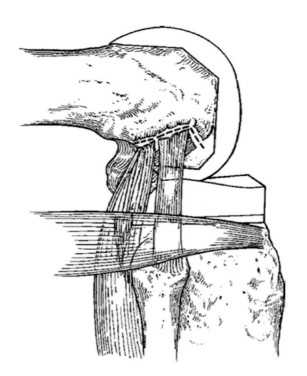

图2.41　外侧副韧带和后外侧角也可以松解，但需要非常保守，最好采用拉花松解技术（经许可，引自Whiteside，with permission）

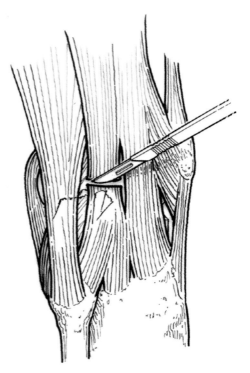

图2.42　伸直位时仍紧张的结构，暴露髂胫束的后部并松解，如果可能的话完整保留滑膜

　　由于其附着于关节囊和外侧副韧带，PT仅可回缩5～10毫米。因此应再次测试膝关节以评估松解腘肌腱的效果。如果膝关节屈曲位外侧仍然很紧，应该对外侧副韧带进行评估，如果外侧副韧带紧张则应对其进行松解。LCL很容易看见，可以通过18号针头采用多点切开技术进行松解，也可以直接从骨附着点松解，保留完整的关节囊附着。如果松解还不充分，则应继续松解后外侧关节囊（图2.41）。这种结构有时是附着在上髁表面的最后一个韧带，因此很少应该完全松解。非常保守的多点切开技术更适合。

　　现在已经松解了外侧副韧带、腘肌腱和后外侧关节囊，它们仍然有部分附着在周围的关节和滑膜上，因此继续起到外侧稳定的作用。腘肌腱、外侧副韧带和后外侧关节囊的松解总是纠正膝关节屈曲位外侧韧带的紧张，这些是膝关节屈曲位起外侧稳定作用唯一的结构。在膝关节处于伸直位时，髂胫束仍然可以起外侧稳定的作用，因为它通过与髌骨的附着向前牵拉。髂胫束和后关节囊作为膝关节伸直位外侧稳定的结果，可能仍会是造成膝关节畸形的因素，但仅限于膝关节伸直位时（图2.42）。

　　当必须松解后关节囊时，需要通过移除胫骨间隔器并在膝关节屈曲90°的情况下进行。后关节囊可以在关节线水平横切（图2.43），或者用弯骨凿将其从股骨后表面进行松解（图2.44）。由于存在损伤腓神经的风险，不应该从胫骨松解后外侧关节囊。膝关节现在在屈曲位和伸直位是平衡的，但由于内侧韧带的松弛以及外侧韧带的松解，内侧和外侧都比较松，因此需要较厚的胫骨平台聚乙烯垫片。在极少数情况下，膝关节在伸直位外侧仍然紧张，并且需要松解最后的后外侧关节囊结构。

　　在松解外侧支持结构后，插入更厚的胫骨间隔器使内侧韧带紧张。延伸外侧韧带使之与屈曲位和伸直位内侧结构相匹配。

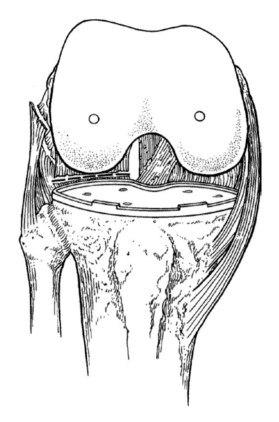

图2.43　屈曲膝关节，在直视下进行后关节囊松解（经许可，引自Whiteside，with permission）

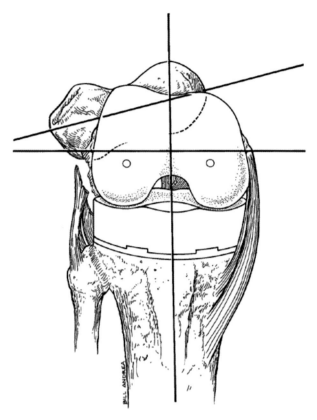

图2.45　屈曲位力线是正确的。膝关节屈曲90°时前后平面穿过股骨头、髌骨沟中心，向下穿过胫骨干中心轴

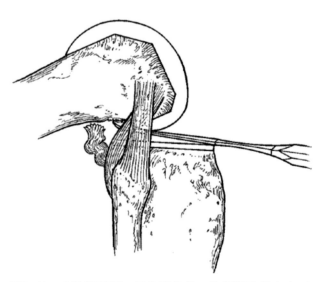

图2.44　少数情况下，屈曲膝关节，并使用半英寸（1.27厘米）大小的弯骨凿将后关节囊连同肌腱附着点从股骨上松解下来。必须松解后关节囊以完全矫正膝关节畸形，尤其是在髂胫束松解后仍然存在屈曲挛缩

在屈曲时，韧带保持良好的平衡并且通过较厚的间隔器适当地张紧。此时股骨髁前后轴穿过

股骨头的中心，并与胫骨的长轴平行（图2.45）。

偶尔会发现膝关节外侧在伸直位和屈曲位都很紧，尤其是在伸直位。外侧副韧带在伸直位作用更大，而腘肌腱在屈曲位作用更大。在这种情况下，仅对外侧副韧带进行松解。这种松解是用刀完成的，将外侧副韧带直接从骨头上分离，但是仍然附着于周围的关节囊和腘肌腱上（图2.46）。这也可以通过运动关节时使用骨凿使韧带紧张并通过拉花松解技术进行松解。

在伸直位，膝关节仍然由髂胫束、后关节囊、腘肌腱和后外侧角支撑。髂胫束、腘肌腱和后关节囊主要在伸直位起稳定作用。

在屈曲位，外侧副韧带松解可能具有比较小的影响，因为外侧副韧带通常在屈曲位时是松弛的。屈曲位时腘肌腱、后外侧角和后外侧关节囊继续提供外侧稳定作用。

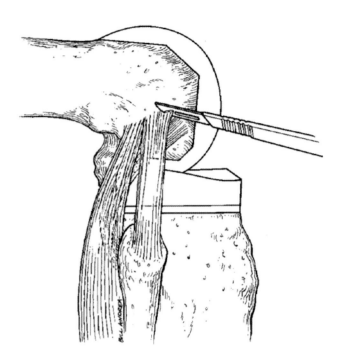

图2.46　用刀直接从外侧副韧带股骨附着点松解外侧副韧带。同时保留腘肌腱和后外侧关节囊的完整性

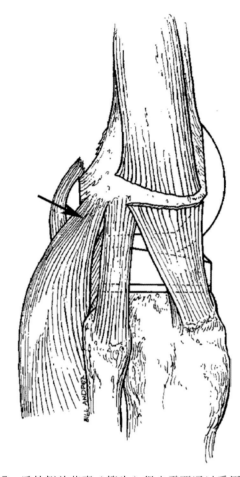

图2.47　后外侧关节囊（箭头）很少需要通过采用拉花松解技术进行松解以矫正伸直位外侧的持续紧张

　　在许多情况下，正确松解、插入间隔器或试验假体后，发现膝关节在伸直位时外侧紧张，但在屈曲位时具有正常的稳定作用。

　　然而，当膝关节屈曲到90°时，假体正确放置在关节表面，并且关节在外翻应力与内翻应力内侧间隙和外侧间隙正常打开，这表明髁上韧带张力是正常的。

　　矫正膝关节伸直位外侧紧张的首要条件步骤是松解髂胫束的后部，暴露皮下的髂胫束并标记紧张髂胫束的后部。使用刀片沿着与髂胫束纤维一致的方向扎刺，从髂胫束的下表面直接切开滑膜，并且从前到后横向切开髂胫束直至暴露股二头肌的肌纤维。这也可以通过拉花松解技术来完成。有时，股二头肌在完全伸直位时也会紧张，可以在这种暴露方式情况下直视进行部分松解。腓神经位于股二头肌和肌腱后面，因此应注意不要将股二头肌肌纤维松解范围延伸至后部。此时膝关节完全伸直位时内侧无自发间隙，并且纠正了胫骨外旋的趋势。

　　在少数情况下，髂胫束松解后膝关节仅在完全伸直位时外侧仍然紧张，甚至可能有轻微的屈曲挛缩。在这种情况下，后外侧关节囊是下一个要松解的结构。移除聚乙烯衬垫，将膝关节弯曲约90°，并使股骨和胫骨分开。将弯曲的半英寸（1.27厘米）骨刀牢固地放置在LPC的股骨附着点上，并用锤子或手掌轻轻敲击骨刀，将后外侧关节囊附着点完全从股骨松解下来（图2.44）。

　　此时膝关节在伸直位时是稳定的。外侧副韧带、髂胫束、后外侧关节囊和后关节囊都已经松解，因此它们仍然附着在周围的软组织结构上，并且仍然起到外侧稳定作用。在极少数情况下，需要进一步使用拉花松解技术松解后外侧关节囊（图2.47）。

在某些情况下，膝关节在屈曲位时外侧紧张，但是伸直位时稳定。膝关节屈曲90°时进行测试时，外翻应力试验内侧关节间隙张开，但在内翻应力下外侧无张口。在完全伸直位时，膝关节外翻应力下内侧关节间隙轻微张口，内翻应力下外侧关节间隙张口更大。

因为髂胫束屈曲位时起到的作用比伸直位更大，因此首先松解髂胫束。松解用刀片完成，直接对纤维附着点从骨头上进行松解，使肌腱附着在周围的滑膜、关节囊和外侧副韧带上。

髂胫束被松解后向远侧滑动但仍保持外侧稳定结构的功能。应再次测试膝关节，如果松解不足以使膝关节在屈曲时获得正确的外侧松弛，则应部分松解外侧副韧带。这可以通过在股骨上髁处松解其附着点并使其向远侧滑动或通过拉花松解技术松解韧带及其周围的纤维囊附着物来实现。最后，如果膝关节外侧仍不够松弛，可以使用拉花松解技术松解后外侧关节囊和腓肠肌外侧头，可以使用撑开器将股骨髁撑开，通过用18号针头多次扎刺韧带来完成，或者使用弯骨凿，楔入股骨外侧髁假体和聚乙烯衬垫部件之间。这些股骨外上髁结构的松解应该谨慎地通过拉花松解技术进行，或者使它们的附着点仍部分附着于股骨。

与髂胫束一样，当外侧副韧带和后外侧角附着点各自从股骨外侧髁松解时，仍然附着在周围致密的纤维囊和滑膜上。当然，通过髂胫束的前部附着点及其与髌骨的附着，膝关节屈曲位时外侧仍是稳定的。由于外上髁结构是唯一能够起到膝关节屈曲位外侧稳定作用的结构，因此此种松解总能矫正屈曲位外侧韧带的挛缩。当然，重要的是，使用允许韧带延长并保持外侧稳定作用的松解技术，小心地松解外上髁的3个韧带。

完全伸直位时，髂胫束和外侧副韧带起到膝关节稳定作用。如果髂胫束的前部尚未松解，则它也可以提供膝关节屈曲位稳定作用。

后交叉韧带是一种内侧结构，经常被拉伸

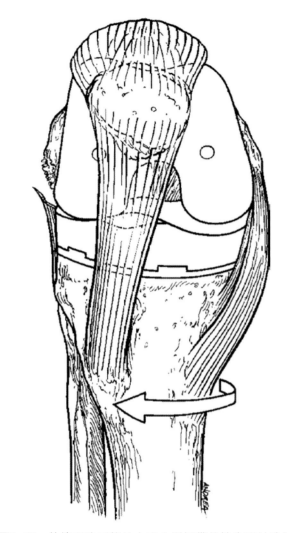

图2.48　外旋不稳可能是由于上髁韧带的缺失而导致的，并且可能导致胫骨结节的侧向化并因此引起髌骨问题

和变形，并且后交叉韧带在这些情况下功能是不足的。髂胫束、外侧副韧带以及后外侧关节囊在一定程度上是次一级的后稳定结构，因此在外翻膝韧带平衡后胫骨可能向后滑动。这使股四头肌处于不利地位。

如果外侧上髁韧带已经得到松解，膝关节运动学将由于外侧副韧带、腘肌腱和后外侧关节囊的外旋稳定作用的丧失而引起进一步的异常，导致胫骨在负重时外旋，使旋转不稳定。这可能导致膝关节的症状性不稳定和髌骨向外侧移位（图2.48）。

对于后外侧关节囊和股骨外上髁韧带两者

结合的不足，最简单的解决方案之一是使用高度一致的聚乙烯衬垫。这种深聚乙烯衬垫可以阻止胫骨向前滑动，防止胫骨后半脱位，因此可以改善股四头肌功能。由适合的聚乙烯衬垫提供的旋转稳定作用防止胫骨外旋半脱位，并允许胫骨结节轨迹在其正常的中心位置，从而使髌骨轨迹正常。当胫骨向外旋转时，股骨髁沿着合适的聚乙烯衬垫前斜面上滑，造成外侧韧带的骨附着点分开，使剩余的髂胫束和韧带紧张，从而改善松解挛缩和变形的韧带后膝关节外侧的稳定性。

髌韧带平衡通常是外翻膝全膝关节置换术中软组织平衡的主要部分之一。由于在外翻膝中股骨外侧髁的前部和远侧通常是缺损的，因此恢复膝关节这部分结构的正常轮廓增加了髌骨外侧韧带异常高的张力，引起髌骨外移和倾斜。通过紧缩髌骨的内侧韧带和股四头肌附着点并不能克服这个问题，只能通过重建髌骨内侧和外侧韧带的张力平衡来解决。这需要松解髌骨的外侧支持带结构，并且通常需要部分松解股外侧肌的髌骨附着点。通过解剖髌骨上的邻近结构以暴露髌骨外侧支持带。通常，在支持带松解过程中，可以识别和保留上外侧膝动脉的髌骨分支（图2.49）。髌股韧带的松解应该从最小开始，髌骨支持带松解过程中，反复测试髌骨轨迹，直到髌骨在膝关节屈曲20°时自然滑入髌骨沟并且在之后的屈曲过程中停留在轨迹中，髌骨内侧不向上倾斜。

手术结果

右侧膝关节通过髌旁内侧入路切开并且仅松解髂胫束。使用带有髓内杆的假体，但由于有限的松解需要，采用的胫骨聚乙烯衬垫是非限制型的（图2.50）。

临床结果

力线是全膝关节置换术中最重要的部分，并且由于外翻膝的独特性，恢复下肢力线的过程

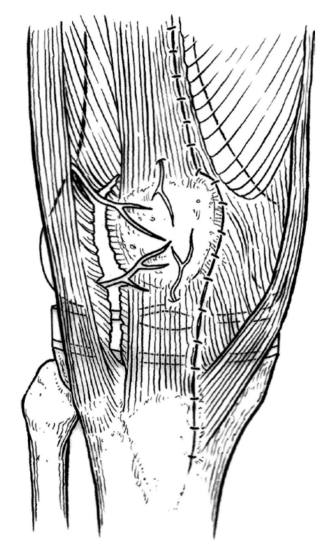

图2.49　髌骨外侧支持带的广泛松解应尽可能多地保留外侧的血供

应该更细致和精准。外翻膝关节最好从髌旁内侧入路，这样髌骨和股四头肌腱可以沿着髌骨轨迹的方向移开。基于可靠的骨骼标志，假体的尺寸、测量截骨和定位以将关节表面假体置于最佳位置，并在膝关节整个活动范围内实现正确的韧带平衡。这些情况一旦被确定，根据其功能评估和管理（松解或修复）韧带组织。

附着于外上髁附近的韧带在整个屈曲活动过程中都是有效的，但三者在屈曲位和伸直位所起的作用则有些不同。外侧副韧带被认为是屈曲位和伸直位的稳定结构，但通常在完全伸直时比

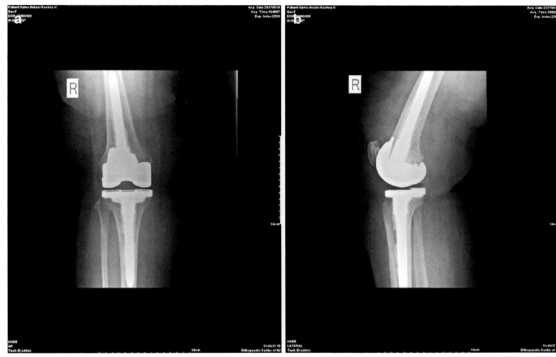

图2.50　a、b. 术后X线片显示图2.26中患者术后假体位置良好且力线良好

在屈曲时紧张，并且它具有旋转以及外翻稳定作用。腘肌腱复合体具有被动内翻稳定作用，并且在屈曲时紧张。它还在胫骨相对于股骨的外旋稳定中起到显著的作用。后外侧关节囊与腓肠肌肌腱，在伸直位时张力最大，但在屈曲位时也有一定的作用，特别是当其他两个外上髁附着结构被松解后。在仔细评估之后，这3种结构都可以从骨附着点松解出来或通过拉花松解技术延长，以实现屈曲位和伸直位的平衡。

附着于胫骨后部和股骨远离膝关节旋转中心的韧带仅在伸直位时起作用。当膝关节伸直时，髂胫束的后部与关节表面的垂线平行，因此当膝关节伸直时可以起到膝关节外侧稳定作用。但是当膝关节屈曲到90°时，髂胫束后部松弛并且不能使膝关节抵抗内翻应力起到稳定作用。髂胫束的前部通过其与髌骨和股四头肌腱的附着而紧张，可以在膝关节屈曲时起到有效的第二外侧稳定作用。后外侧关节囊结构仅在完全伸直时紧张，并且在膝关节屈曲时松弛。后关节囊或髂胫束任一的松解仅对于在伸直位时外侧紧张的膝关节或在实现外侧韧带平衡后伴有持续的屈曲挛缩才起到旋转稳定作用。二者的松解对屈曲位膝关节的外侧稳定性几乎没有影响。

因此，在全膝关节置换术后，屈曲位和伸直位时膝关节外侧的紧张将在屈曲位时松解外侧副韧带和髂胫束而完全矫正。没有其他结构能够在屈曲时提供外侧稳定作用，因此需要松解这两种结构以纠正外侧韧带挛缩带来的影响。然而，在伸直位中，髂胫束和后外侧关节囊是有效的外侧稳定结构，并且可能仍然需要松解。由于髂胫束易于接近，膝关节伸直位外侧紧张时，则它是下一个松解的外侧稳定结构。如果在髂胫束松解后膝关节外侧仍然紧张，那么后关节囊可以被松解以矫正外侧韧带的紧张。

伸直位时膝关节的稳定性对于良好的功能是绝对必要的，因此这两个外侧稳定结构（髂胫束和后外侧关节囊）应该作为最后松解的手段。如果首先松解它们，则在屈曲位测试外侧松弛时，并且松解外侧副韧带和腘肌腱实现屈曲时的韧带平衡，则不会留下任何可以提供伸直位稳定的结构。

由于可能与膝关节外侧畸形的差异有关，在假体安置或放置张紧器后，膝关节有时候仅在伸直位时外侧紧张。在这些情况下，不应松解外侧副韧带和腘肌腱，应仅仅松解腘肌腱后部和后外侧关节囊以实现韧带平衡。不常见的是，外翻膝需要松解所有静态外侧稳定结构，以完全纠正畸形和韧带的不平衡。在这些情况下，直到关节囊愈合后，髂胫束的前部、股二头肌、腓肠肌和深筋膜起到稳定膝关节外侧的作用。

关键点

· 根据假体正确的位置和正确的力线截骨，然后平衡韧带使假体安置在正确的位置。

· 髂胫束的前部和后部及其延伸部分在屈曲位与伸直位的功能不同。

· 外侧副韧带、腘肌腱和后外侧关节囊（与外侧腓肠肌相连）附着在股骨靠近胫骨旋转中心附近，因此它们在屈曲位和伸直位都起作用。

· 伸直位膝关节紧张时应首先松解髂胫束后部，然后松解后外侧角，必要时松解后关节囊以纠正不平衡。

· 屈曲位和伸直位膝关节外侧紧张应首先松解腘肌腱和外侧副韧带。如果这不能解决伸直位时的问题，那么应该松解影响伸直位时的结构。

方案 4：经髌旁外侧入路人工全膝关节置换术治疗固定外翻畸形

病例介绍

病史

患者，男性，71岁。健康肥胖，体重99千克，右膝关节酸痛。20世纪80年代早期接受过右膝关节手术，但不记得接受的确切手术。患者在没有使用任何辅助设施的情况下走进诊所，主诉在行走时右膝疼痛程度5/10，尝试运动或者长时间活动时疼痛达7/10～8/10。保守治疗无效，包括抗炎药和几次皮质类固醇关节腔注射。

体格检查

经检查，膝关节有两个陈旧性手术切口。第一个为前外侧纵向切口，用作我们的手术切口，另一个位于膝关节的前内侧（图2.51）。在检查中注意到膝关节中度肿胀以及12°固定外翻畸形。膝关节活动过程伴有捻发音，屈曲挛缩15°，最大屈曲角度78°。拉赫曼试验和前抽屉试验阴性，后抽屉试验阳性。髌研试验阳性。

影像学检查

膝关节负重位前后位X线片、膝关节屈曲90°侧位X线片和髌骨轴位片（图2.52）显示膝

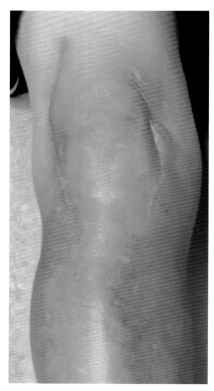

图2.51 图片显示患者既往陈旧性切口。将前外侧纵向切口用作我们的手术切口

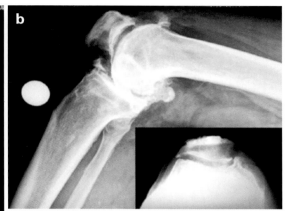

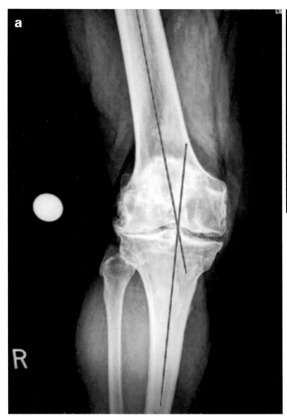

图2.52 负重位前后位X线片（AP）（a）和屈曲90°侧位X线片和轴位X线片（b）显示患者膝关节严重的三间室骨性关节炎伴外翻畸形

关节三间室晚期骨关节炎，膝关节外侧关节间隙和内侧关节间隙完全消失，软骨下硬化和大量骨赘形成。外翻畸形12°。髌骨轴位X线片显示髌股关节骨关节炎中至重度。屈曲90°侧位X线片显示股骨在胫骨上过度后滚。

手术入路

术前计划

当使用髌旁外侧入路处理膝关节非固定和固定外翻畸形时，膝关节外侧解剖结构是矫形外科医生必须考虑的。术前，外科医生需要拍摄下肢全长片，以计算垂直于股骨机械轴（MAF）截骨的准确外翻角度。由于股骨远端外侧和后外侧常常发育不全，股骨远端截骨量和外翻截骨角度对于避免术后过伸同时允许恢复患者的关节线是重要的。膝外翻通常与术前过伸有关，并且应避免术后出现过伸的情况。因此，对股骨远端和胫骨近端进行保守截骨至关重要。

术前临床评估还应关注外翻畸形是否为非固定性。与更常见的内翻畸形相反，外翻畸形经常意味着不同模式的骨缺损。连同上述股骨远端外侧和后外侧的缺损，胫骨截骨必须考虑到外侧的缺损，并建议进行保守截骨。股骨外侧和胫骨外侧骨缺损，以及外侧软组织，导致了膝关节非固定外翻畸形。当外侧结构挛缩时，会发生固定的畸形，并且需要松解诸如髂胫束等外侧结构。髌旁外侧支持带Z形切开联合Gerdy结节（GT）截骨术将有助于外侧结构的特性，同时为膝关节置换提供充分且安全的暴露。

手术暴露

腰麻后将膝关节屈曲70°～90°，在胫骨结节的外侧1/3和髌骨外侧1/3做纵向手术切口。在不影响内侧皮瓣的情况下切开外侧皮瓣（图

2.53）。然后在髌骨的外侧边缘3～4厘米处切开外侧支持带。该距离根据畸形的严重程度和灵活性而变化。小心切开外侧支持带浅层，保护深层的关节囊结构。关节囊将从Gerdy结节和胫骨结节之间打开，从而暴露下面的滑膜层（图2.54a）。一旦滑膜层暴露，在关节囊/支持带层

和滑膜层之间进行Z形切开，直到达到髌骨的外侧边界（图2.54b、c）。一旦Z形切开到达髌骨的外侧缘，即通过髌骨外侧边缘切开滑膜层进入关节腔，留下关节囊表/前层和深层的滑膜层以供稍后闭合关节（图2.55）。在关节切开术过程中，重点要保留外侧滑膜包膜的外侧脂肪垫，这对于最后的关节闭合至关重要（图2.56）。

由于畸形的凸性和获得的矫正程度，在外翻膝髌旁外侧入路暴露关节Z形切开是重要的。通过Z形切开松解外侧支撑带也有利于髌骨关节的复位（图2.56b）。紧接着，切口的远端部分向下延伸到Gerdy结节和胫骨结节之间到外侧间室。继续暴露Gerdy结节和外侧间室的筋膜。使用半英寸（1.27厘米）的骨凿进行Gerdy结节截骨术，使外侧肌筋膜和髂胫束附着在结节上。随后将其包括外侧侧室肌肉在内的组织向外侧腓骨

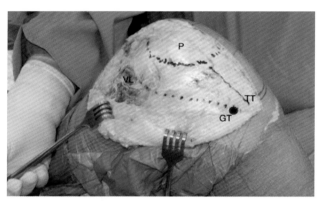

图2.53 完整暴露外侧皮肤和皮下组织，保留内侧皮肤的完整性。标记髌骨（P）、胫骨结节（TT）、Gerdy结节（GT）、股外侧肌（VL）和关节囊预计手术切口

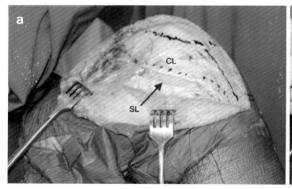

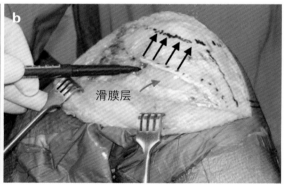

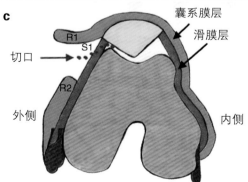

图2.54 a.利用刀腹切开外侧关节囊膜层（CL），暴露下面的滑膜层（SL）。b.在关节囊层（R1）和滑膜层（S1）之间进行Z形切开。c.在内侧囊层后面进行剥离，直到髌骨的外侧边缘。通过切开位于髌骨外侧缘的滑膜层来进行关节切开术

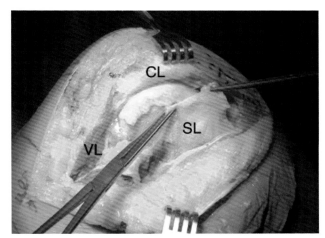

图2.55　通过邻近髌骨边缘的滑膜层进入关节腔。关节切开术留下浅囊膜层（CL）和深滑膜层（SL）。注意侧脂肪垫是如何与滑膜层一起保留的，这对以后膝关节缝合至关重要。在这个图中，保留内侧囊层3~4厘米并缩回。VL：股外侧肌

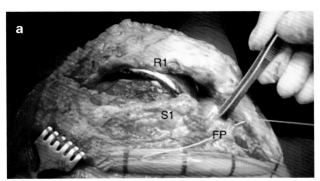

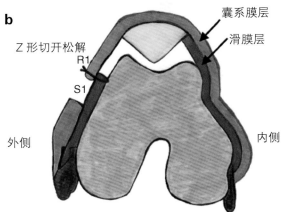

图2.56　a、b. 注意剩余的浅层/前层胶囊和后部深层滑膜。在关节切开闭合期间（R1至S1），两个层都是端端闭合的。FP：脂肪垫；S1：滑膜层；R1：关节囊层

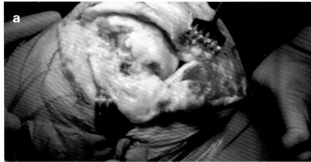

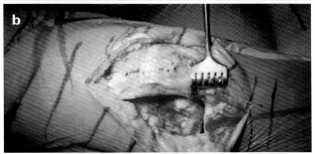

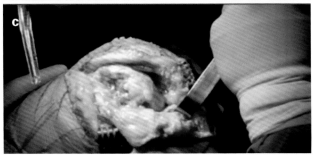

图2.57　a、b. Z形切开，关节切开术后膝关节的外侧观。用半英寸（1.27厘米）的骨凿进行 Gerdy结节截骨术，并且与部分外侧肌肉组织一起从外侧胫骨平台抬高。c.髂胫束/外侧间室的高度，并部分矫正固定畸形

头方向抬高（图2.57）。这种截骨方法不直接松解挛缩的外侧结构（类似于髌旁内侧入路中的胫

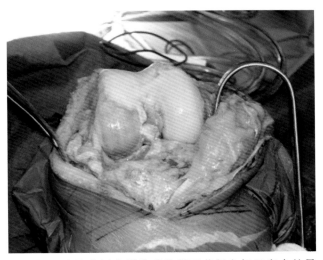

图2.58　髌骨内侧半脱位或外翻可获得良好且安全的暴露，且无须胫骨结节截骨或股四头肌切断

骨近端内侧暴露），但仍保持髂胫束和外侧肌筋膜稳定的动力学因素。近端，通过沿着髌骨外侧切开股肌腱和股直肌筋膜，完成髌旁外侧关节切开术。此时，如果需要，通过松解胫骨结节附近的髌腱附着点以及外侧的软组织包膜。在暴露整个股骨远端并保护髌腱的同时可以安全地将髌骨外翻或内侧半脱位（图2.58）。

股骨远端和胫骨近端截骨

膝关节充分暴露后，股骨远端外翻5°～6°保守截骨。根据外翻畸形和外侧股骨发育不全的程度，股骨远端外侧截骨是可变的并且通常比较薄。重要的是股骨远端不要过度截骨以避免术后可能的膝关节过伸。通常比股骨远端内侧髁截骨量减去2毫米进行股骨远端截骨。股骨远端截骨后，胫骨前半脱位以充分暴露。垂直于胫骨解剖轴对胫骨近端进行保守截骨，注意上述外侧缺损并避免内翻截骨。胫骨后倾角度大小应取决于所选的假体种类，是使用后交叉韧带保留型（CR）假体还是后稳定型（PS）假体。如果前后交叉韧带完整，后交叉韧带长度正常，CR假体是一个很好的选择。如果使用CR假体，匹配解剖结构和后倾角。使用PS假体，切除后交叉韧带（PCL）后，选择较小的后倾角进行截骨以增加关节的预期屈曲度。典型的是3°后倾角。

股骨远端和胫骨近端截骨后，使用间隔器评估伸直位平衡并确保截骨量足够。评估冠状位机械轴的恢复程度。通常，穿过间隔器的长杆应近端指向股骨头并且远端沿着胫骨的长轴。确保伸直位韧带平衡。对紧张的凸形结构按顺序松解，直到实现内侧的平衡。采用结合Gerdy结节截骨术这种方法，很少需要额外的松解来实现伸直位平衡。如果更严重畸形需要额外的松解，则使用18号针头对紧张的外侧结构进行松解延长。采用撑开器识别外侧间室中需要松解的结构。应首先松解最紧张的结构，然后根据需要松解额外

的结构来实现冠状位的平衡。

股骨旋转和屈曲间隙平衡

应根据外科医生的偏好进行股骨假体尺寸大小的测量。由于股骨外侧髁发育不全，因此股骨假体的旋转尤为重要。应使用多个参考来确定股骨合适的旋转。应画出Whiteside线和经股骨上髁轴线、胫骨截骨线，设置股骨旋转角度以获得矩形屈曲间隙。确定AP轴和合适的旋转之后，根据股骨内侧髁确定股骨假体尺寸。一旦确定了合适的尺寸和旋转，首先进行股骨前髁截骨，应避免出现凹痕。然后应进行后髁内侧和外侧截骨，应充分保护侧副韧带。通常，股骨外侧后髁截骨量是最少的。移除截骨块，使用垫块确保矩形屈曲间隙。根据需要进行后外侧和外侧松解，以获得屈曲间隙平衡。

关节囊切开与缝合

由于外侧平台比内侧平台软组织附着更少，髌旁外侧关节切开术的充分闭合技术对于预防术后潜在的缝隙是至关重要的。这对于切口的远端部分尤其是关节线附近的切口尤为重要，这是潜在遗漏的最常见位置。通常在膝关节屈曲30°～50°时对关节囊进行缝合，并且必须首先注意胫骨前筋膜和外侧间室筋膜之间的缝合。首先缝合GT与胫骨结节之间的区域，采用单纯间断缝合将胫骨基底骨质和外侧间室筋膜、髌下脂肪垫以及支持带缝合固定到胫骨近端。这种缝合方法可以缝合没有软组织附着物的区域，额外的缝合是缝合切开关节囊的关键步骤。然后将髌下脂肪垫与股外侧肌腱在之前的Z形切开游离边缘之间进行缝合。这是Z形切开的浅层和滑膜层的内侧边缘的端端修复（图2.56b）。由于外翻畸形的矫正，在这个水平上切开的外侧按照端端闭合是不可能的，但是Z形切开层可以实现。然后采用"八"字缝合方法修复切开的股外侧肌和股

图2.59　术后X线片显示假体和力线情况

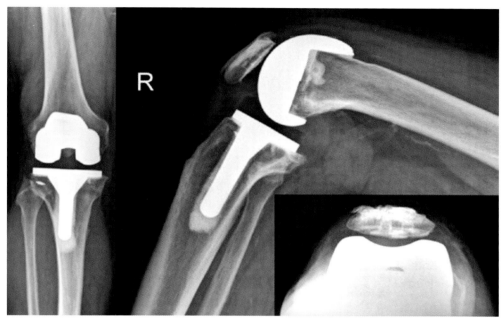

直肌的腱性部分。

　　需要注意的是Gerdy结节并不是直接重新附着到原位，允许其在修改的位置瘢痕愈合，同时为膝关节外侧提供动态稳定作用。接下来，膝关节经过一系列屈伸活动以评估任何潜在的泄漏区域，并进行相应的修补。对所有接受髌旁外侧入路的患者使用引流管，以防止体液积聚并使早期伤口渗漏的可能性降到最小。

手术结果

　　术后X线片显示假体位置良好，并恢复下肢机械轴（图2.59）。临床评估显示伤口愈合良好，术后膝关节活动度得到显著改善。鉴于术前屈曲挛缩15°，术后膝关节可完全伸直，屈曲角度达110°。

临床结果

　　膝关节外翻畸形在全膝关节置换术史上对手术技术要求是比较高的，当从"松弛"的内侧入路暴露膝关节实现最佳的平衡有时会导致医源性的不稳。采用髌旁外侧入路用于全膝关节置换已在既往文献中描述，利用不同的技术来保护伸

膝装置。更早技术描述使用股四头肌切断或胫骨结节截骨术（TTO），而更新的技术通过外侧Z形切开术甚至是Gerdy结节截骨术避免损伤伸膝装置。LPA的基本原理是直接暴露紧张的外侧结构，暴露过程本身可以松解最紧张的结构，并允许在最后的膝关节平衡步骤中进行直接调整。这包括关节囊和外侧支持带的松解，后者还允许更加容易地对伸膝装置重新调整。该方法避免了损伤薄弱的内侧软组织结构并且防止外翻膝中过度松解外侧支持带的可能。当外翻膝采用髌旁内侧入路时，超过35%的病例可能需要增加外侧支持带的松解。结果导致内侧和外侧软组织的损伤，并增加血管和伸膝装置损伤的可能性。

　　髌旁内侧入路和髌旁外侧入路两种方法的对比研究结果显示二者术后力线的恢复，临床结果和术后功能性评分相似。考虑到这一点，通过采用髌骨外侧入路联合Z形切开和Gerdy结节截骨术，可以更容易地恢复冠状位力线和伸膝装置的重建。文献中报道的髌旁外侧入路存在的问题包括手术技术难度高，假体植入后关节缝外侧结构与解剖不一致，以及可能需要胫骨结节截骨术。髌旁外侧入路与胫骨结节截骨术一起使用，笔者

已经显示出极好的结果，包括低截骨骨不连发生率在内的较少的并发症发生。

为了避免胫骨结节截骨术及其可能的并发症的发生，外侧支持带Z形切开术可保护伸膝装置，同时松解外侧紧张的软组织结构。这些技术通常利用股四头肌切开而非胫骨结节截骨术，以防伸膝装置在暴露期间仍然可能受到损伤。本次病例所采用的技术，未进行所谓的胫骨结节截骨术，并且通过外侧支持带Z形切开松解外侧关节囊。Z形切开外侧软组织袖套也有利于关节囊的缝合，从而完成对关节囊的缝合。该技术还能有效地松解外侧软组织袖套并且有助于髌股关节的重建。最后，Gerdy结节截骨避免横向切断髂胫束，避免了医源性的不稳和肌肉功能的丧失。既往的研究已经报道了没有切断髂胫束和外侧间室结构的Gerdy结节截骨术。

总之，采用髌旁外侧入路结合Z形切开和Gerdy结节截骨术可为非固定与固定外翻畸形的关节成形术提供充分且可重复的方法。尽管该技术要求很高，但该方法可以避免使用胫骨结节截骨术和股四头肌切断，比较容易获得平衡和改善髌股关节。通过在Gerdy结节截骨部位缝合，大大改善了关节切开术关节囊难以缝合的困境，解决了膝关节的无缝闭合且无须长时间伤口引流的问题。

关键点

· 在胫骨结节外侧1/3处切开，保持内侧皮瓣的完整。

· 外侧关节囊Z形切开与Gerdy结节截骨抬高。

· 保留髌骨脂肪垫。

· 截骨顺序。
  - 股骨远端截骨外翻角度6°。
  - 保守的胫骨截骨。

· 密切关注关节囊缝合。
  - 缝合的固定结位于胫骨侧的远端，用于髂胫束和外侧间室筋膜的缝合。
  - 端端缝合Z形切开的滑膜边缘。

参考文献

[1] Keblish PA.The lateral approach to the valgus knee.surgical technique and analysis of 53 cases with over two year follow-up evaluation[J].Clin Orthop Relat Res,1991:271:52-62.

[2] Krackow KA,Jone MM,Teeny SM,et al.Primary total knee arthroplasty in patients with fixed valgus deforminty[J].Clin Orthop Relat Res,1991;(273):9-18.

[3] Stern SH,Moeckel BH,Insall JN.Total knee arthroplasty in valgus knees[J].Clin Orthop Relat Res,1991;(273):5-8.

[4] Aglietti P,Lup D,Cuomo P,et al.Total knee arthroplasty using a pie-crusting technique for valgus deforminty[J].Clin Orthop Relat Res,2007;464:73-77.

[5] Whiteside LA.Selective ligament release in total knee arthroplasty of the knee in valgus[J].Clin Orthop Relat Res,1999;367:130-140.

[6] Clarke HD,Scuderi GR.Correction of valgus deformity in total knee arthroplasty with the pie-crust technique of lateral soft-tissue releases[J].J Knee surg,2004;17(3):157-161.

[7] Keblish PA.The lateral approach to the valgus knee.Surgical technique and analysis of 53 cases with over two-year follow-up evaluation[J].Clin Orthop,1991;271:52-62.

[8] Healy WL,Iorio R,Lemos DW.Medial reconstruction during total knee arthroplasty for severe valgus deformity[J].Clin Orthop,1998;356:161-169.

[9] Kanamiya T,Whiteside LA,Nakamura T,et al.Ranawat Award paper.Effect of selective lateral ligament release on stability in knee arthroplasty[J].Clin Orthop Relat Res,2002;404:24–31.

[10] Clarke HD,Schwartz JB,Math KR,et al.Anatomic risk of peroneal nerve injury with the"pie crust"technique for valgus release in total knee arthroplasty[J].J Arthroplasty,2004;19(1):40–44.

[11] Easley ME,Insall JN,Scuderi GR,et al.Primary constrained condylar knee arthroplasty for the arthritic valgus knee[J].Clin Orthop,2000;380:58–64.

[12] Ranawat AS,Ranawat CS,Elkus M,et al.Total knee arthroplasty for severe valgus deforminty[J].J Bone Joint Surg Am,2005;87(Suppl 1 Pt 2):271–284.

[13] Fang DM,Ritter MA,Davis KE.Coronal alignment in total knee arthroplasty:just how important is it?[J].J Arthroplasty,2009;24(6 Suppl):39–43.

[14] Elkus M,Ranawat CS,Rasquinha VJ,et al.Total knee arthroplasty for severe valgus deformity. Five to fourteen–year follow–up[J].J Bone Joint Surg Am,2004;86–A(12):2671–2676.

[15] Krackow KA,Jones MM,Teeny SM,et al.Primary total knee arthroplasty in patients with fixed valgus deformity[J].Clin Orthop,1991;273:9–18.

[16] Whiteside LA.Soft tissue balancing:the knee[J]. J Arthroplasty,2002;17(4):23–27.

[17] Mihalko WM,Whiteside LA,Krackow KA.Comparison of ligament–balancing techniques during total knee arthroplasty[J].J Bone Joint Surg Am,2003;85–A(Suppl 4):132–135.

[18] Clarke HD,Fuchs R,Scuderi GR,et al.Clinical results in valgus total knee arthroplasty with the"pie crust"technique of lateral soft tissue releases[J].J Arthroplasty,2005;20(8):1010–1014.

[19] Whiteside LA.Selective ligament release in total knee arthroplasty of the knee in valgus[J]. Clin Orthop,1999;367:130–140.

[20] Miyasaka KC,Ranawat CS,Mullaji A.10–to 20–Year followup of total knee arthroplasty for valgus deformities[J].Clin Orthop,1997;345:29–37.

[21] Peters CL,Jimenez C,Erickson J,et al.Lessons learned from selective soft–tissue release for gap balancing in primary total knee arthroplasty:an analysis of 1216 consecutive total knee arthroplasties:AAOS exhibit selection[J].J Bone Joint Surg Am,2013;95(20):e152.

[22] Williot A,Rosset P,Favard L,et al.Total knee arthroplasty in valgus knee[J].Orthop Traumatol Surg Res,2010;96(4):S37–42.

[23] Favorito PJ,Mihalko WM,Krackow KA.Total knee arthroplasty in the valgus knee[J].J Am Acad Orthop Surg,2002;10(1):16–24.

[24] Insall JN,Easley ME.Surgical techniques and instrumentation in total knee arthroplasty. In:Insall JN,Scott WN,editors.Surgery of the knee[M].New York:Churchill Livingstone,2001.

[25] McAuley JP,Collier MB,Hamilton WG,et al.Posterior cruciate–retaining total knee arthroplasty for valgus osteoarthritis[J].Clin Orthop,2008;466(11):2644–2649.

[26] Bruzzone M,Ranawat A,Castoldi F,et al.The

risk of direct peroneal nerve injury using the ranawat"inside-out"lateral release technique in valgus total knee arthroplasty[J].J Arthroplasty,2010;25(1):161-165.

[27] clarke H,Fuchs R,Scuderi G,et al.Clinical results in valgus total knee arthroplasty with the"pie crust"technique of soft tissue releases[J].J Arthroplasty, 2005;20(8):1010-1014.

[28] Healy WL,Iorio R,Lemos DW.Medial reconstruction during total knee arthroplasty for severe valgus deformity[J].Clin Orthop Relat Res,1998;356:161-169.

[29] Easley ME,Insall JN,Scuderi GR,et al.Primary constrained condylar knee arthroplasty for the arthritic valgus knee[J].Clin Orthop Relat Res,2000;380:58-64.

[30] Buechel FF.A sequential three-step lateral release for correcting fixed valgus knee deformities during total knee arthroplasty[J]. Clin Orthop Relat Res,1990;260:170-175.

[31] Lobardi AV,Dodds KL,Berend KR,et al.An algorithmic approach to total knee arthroplasty in the valgus knee[J].J Bone Joint Surg,2004;86-A(Suppl 2):62-71.

[32] Insall JN.Total knee replacement.In:Insall JN,editor.Surgery of the knee[M].New York:Churchill Livingstone,1984.

[33] Scuderi GR,Insall JN.Correction of fixed varus and valgus deformities.In:Lotke PA,Lonner JH,editors.Master techniques in orthopedic surgery:knee arthroplasty[M].New York:Raven,1995.

[34] Brilhault J,Lautman S,Favard L,et al.Lateral femoral sliding osteotomy lateral release in total knee arthroplasty for a fixed valgus

deformity[J].J Bone Joint Surg Br, 2002; 84(8): 1131-1137.

[35] Mullaji AB,Shetty GM.Lateral epicondylar osteotomy using computer navigation in total knee arthroplasty for figid valgus deformities[J].J Arthroplasty,2010; 25(1):166-169.

[36] Hadjicostas PT,Soucacos PN,Thielemann FW.Computer-assisted osteotomy of the lateral femoral condlye with non-constrained total knee replacement in severe valgus knees[J].J Bone Joint Surg Br,2008;90(11):1441-1445.

[37] Whiteside LA.Positioning the femoral component.The effect of proper ligament balance[J].Am J Knee Surg,2000;13(3):173-180.

[38] Whiteside LA,Summers RG.The effect of the level of distal femoral resection on ligament balance in total knee replacement. In:Dorr LD,editor.The knee:papers of the first scientific meeting of the Knee Society[M]. Baltimore:University park Press,1984.

[39] Whiteside LA.Correction of ligament and bone defects in total arthroplasty of the severaly valgus knee[J].Clin Orthop Relat Res,1993;288:234-245.

[40] Whiteside LA,editor.Ligament balancing in total knee arthroplasty[M].Berlin: Springer, 2004.

[41] Whiteside LA,Principles of ligament balancing and alignment in total knee arthroplasty. In:Parvizi J,Casman J,Goyal N,Morrey MC,Restrepo C,editors.The knee:reconstruction,replacement,and revision[M].Towson:Data Trace Publishing,2013;51(1):51-23.

[42] Kusuma SK,Puri N,Lotke PA.Lateral

retinacular release during primary total knee arthroplasty:effect on outcomes and complications[J].J Arthroplasty,2009;24(3):383-390.

[43] Gunst S,Villa V,Magnussen R,et al. Equivalent results of medial and laeral parapatellar approach for total knee arthroplasty in mild valgus deformities[J].Int Orthop,2016;40(5):945-951.

[44] Nikokopoulos DD,Polyzois I,Apostolopoulos AP,et al.Total knee arthroplasty in severe valgus knee deformity:comparison of a standard medial parapatellar approach combined with bitial tubercle osteotomy[J].Knee Surg Sports Traumatol Arthrosc,2011;19(11):1834-1842.

[45] Rawal J,Devany AJ,Jeffery JA.Arthroplasty in the valgus knee:comparison and discussion of lateral vs medial parapatellar approaches and implant selection[J].Open Orthop J,2015;9:94-97.

[46] Langen S,Gaber S,Zdravkovic V,et al. Lateral subvastus approach with tibial tubercle osteotomy for primary total knee arthroplasty:clinical outcome and complications compared to medial parapatellar approach [J].Eur J Orthop Surg Traumatol, 2016; 26(2):215-222.

[47] Chalidis BE,Ye K,Sachinis NP,et al.Lateral parapatellar approach with tibial tubercle osteotomy for the treatment of noncorrectable valgus knee osteoarthritis:a retrospective clinical study[J].Knee,2014;21(1):204-208.

[48] Apostolopoulos AP,Nikolopoulos DD,Polyzois I,et al.Total knee arthroplasty in severe valgus deformity:interest of combining a lateral approach with a tibial tubercle osteotomy[J]. Orthop Traumatol Surg Res,2010;96(7):777-784.

[49] Satish BR,Ganesan JC,Chandran P,et al.Efficacy and midterm results of lateral parapatellar approach without tibial tubercle osteotomy for primary total knee arthroplasty in fixed valgus knees[J].J Arthroplasty,2013;28(10):1751-1756.

[50] Keblish PA.The lateral approach for total knee arthroplasty[J].J Knee Surg,2003;16(1):62-68.

[51] Boyer P,Boublil D,Magrino B,et al.Total knee replacement in the fixed valgus deformity using a lateral approach:role of the automatic iliotibial band release for a successful balancing[J].Int Orthop, 2009;33(6):1577-1583.

第3章　固定屈曲挛缩

Fred D. Cushner, Andrew A. Freiberg,
Tiffany N. Castillo, Jared S. Preston,
Dexter K. Bateman, Bertrand W. Parcells,
Alfred J. Tria

概述

膝关节炎患者中，固定性畸形十分常见，但多数人只关注内翻或外翻畸形，却不知道这两种退行性膝关节炎的畸形可能与屈曲挛缩有关。矫正屈曲挛缩是成功完成全膝关节置换术的必要条件。

文献曾支持手术时不需要完全矫正屈曲畸形这一概念，认为膝关节在术后可以"伸直"，且能获得完全的伸直，这一概念应被摒弃。在手术完成之前，必须使膝关节完全伸直。如果膝关节伸直太紧，则术后膝关节伸直往往受到限制，难以完全伸直。虽然屈曲受限可通过麻醉下的术后操作来改善，但对改善伸直的益处往往有限。

这些病例报告将讨论如何处理固定屈曲挛缩，并提供手术技巧，从而实现完全伸直。当然，在手术室评估伸直时，必须严格评估伸直及实现该伸直所做的努力。伸直评估通常是在安装假体试体完成时进行，确保这种伸直不需要花费太大大力气。手术医生切记，患者此时处于麻醉状态，一旦患者醒来后因为疼痛可能更难获得完全伸直。还必须考虑，在最终伸直评估中，关节是开放的，一旦将切口闭合后，紧绷的膝关节会降低完全伸直能力。因此，需要在假体安装之前，很小力量下轻松实现膝关节的完全伸直。术后第1天，麻醉结束之前紧绷的膝关节会变得更紧。

即使患者膝关节在手术室能够完全伸直，也必须保持警惕，确保膝关节保持着完全伸直姿势。术后，患者发现膝关节放在弯曲位置更加舒服，应避免这种情况。可以用枕头或卷起的毛巾放在脚后跟，这种方法可以促进患者主动伸直。

在住院期间，每天评估患者伸直情况，如果屈曲挛缩加重，则需要进行干预。虽然可以从简单的患者教育开始，但通常需要进一步干预。一个简单的预防措施是在夜间将膝关节放置于膝关节固定器中。白天，鼓励患者屈膝坐下，以进行下垂和摆动动作，夜间需要膝关节固定器将膝关节伸直制动。患者出院较早时，通常在恢复阶段较易出现屈曲挛缩。虽然仍可以进行伸直锻炼，但通常不够，可能需要动态膝关节夹板帮助。控制疼痛可以帮助改善关节活动度，通过多模式的镇痛进行适当的锻炼和伸直活动。

尽管如此，残余的屈曲挛缩在术后仍然难以治疗，因此，在膝关节手术中应避免这种情况发生。

方案 1：假体选择：交叉韧带保留型股骨假体

在屈曲固定的患者中，要实现稳定且平衡的全膝关节置换术会带来一系列独特的挑战。以下两个病例说明了如何使用保留交叉韧带的股骨假体和后稳定型假体的聚乙烯垫片来治疗此类畸形。

病例1

病史

患者，男性，70岁，退休高管。双膝进行性疼痛数年，右侧较左侧严重。已经接受4个月的透明质酸关节腔注射治疗，但症状没有任何改善。既往史中唯一值得注意的是高海拔肺水肿和高脂血症。考虑到非手术治疗失败和由于骨关节炎、膝关节功能受限和疼痛，患者渴望接受右膝全膝关节置换术治疗。

体格检查

右膝关节少许积液，且膝关节活动度有很明显的10°屈曲挛缩，主动弯曲为120°。有髌骨捻发音，关节内外侧间隙压痛以及可矫正的内翻畸形。他的膝关节检查也值得注意：在关节间隙外侧有坚固的、不可活动的团块。

影像学检查

术前膝关节X线片显示膝关节三间室晚期骨关节炎伴内翻畸形（图3.1），同时行右膝关节磁共振（MRI）检查来对外侧关节间隙团块进一步评估。磁共振示：髂胫束后侧轻微撕裂，后外侧半月板复杂性撕裂，与关节腔相通的积液（图3.2）。

手术入路

腰麻后，轻微固定屈曲挛缩（图3.3）。采用标准的正中切口和髌旁内侧入路切开关节，然后接着暴露胫骨内侧和移除一部分髌下脂肪垫和髌上滑膜。髌骨半脱位后，利用髓内定位杆外翻5°进行股骨截骨，利用髓外定位器设定7°后倾角进行胫骨侧截骨。处理屈曲挛缩最关键的一步是确认股骨远端和胫骨近端截骨后，膝关节可以完全伸直。经过这一步，选择假体大小，旋转，最后完成截骨。此顺序可防止股骨远端的不完全截骨和关节囊的过度剥离或骨赘去除，股骨远端

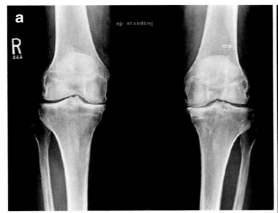
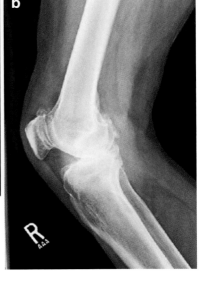

图3.1 术前站立位正位X线片（a）和侧位X线片（b）示三间室骨关节炎与内翻畸形和后侧骨赘

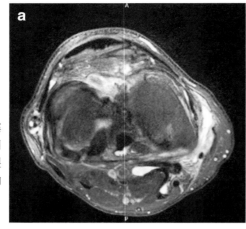
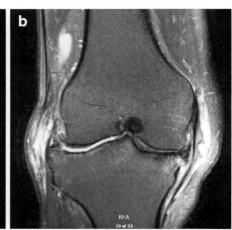

图3.2 T₂加权磁共振（MR）髌骨轴向（a）和冠状位（b）的图片示：后外侧半月板复杂性撕裂伴对称性囊肿挤压外侧软组织和后侧髂胫束（在关节间隙水平，穿过撕裂部分）相关

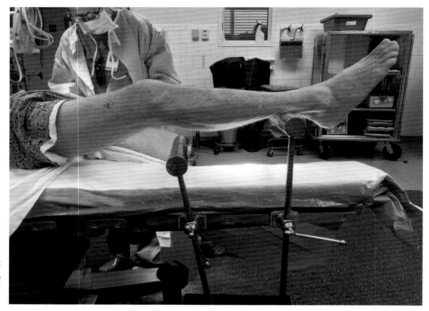

图3.3 术中图片示轻度固定屈曲挛缩（腰麻后）

截骨不足无法解决固定屈曲挛缩。利用10毫米间隔器检查伸直间隙，发现有极好的平衡。在确定合适大小的股骨和胫骨假体位置后，用保留交叉韧带截骨块、标准钻和髁间打孔器将膝关节屈曲以进行股骨最后的准备工作。切除后交叉韧带，测试一系列聚乙烯垫片以确定适当的软组织张力。髌骨表面置换，去除与适当大小的髌骨假体所取代的相同厚度的骨量。测定轨迹和软组织张力保持着很好的平衡，证明无须任何额外的软组织松解或去除骨赘，因此，最终假体被固定在适当的位置。

手术结果

患者接受标准的术后护理，特别注意在腿下放置枕头30分钟，每天至少3次，以使膝关节充分伸直，防止屈曲挛缩复发。术后1个月的X线片显示假体固定良好（图3.4）。

病例2

病史

患者，男性，76岁。右膝膝前痛进行性加重4年。12年前，由于膝关节绞锁，行右膝内侧

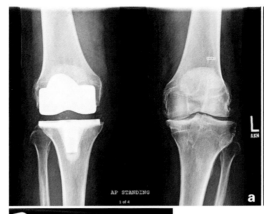
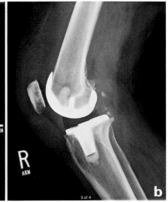
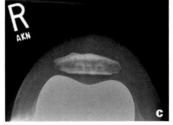

图3.4　术后1个月。正位X线片（a）、侧位X线片（b）、髌骨轴位X线片（c）示右全膝关节置换术后，固定良好

半月板手术。在症状出现之前的几年里，出现进行性内翻畸形和右膝活动度丧失。既往史：直肠癌的放化疗史以及右下肢深静脉血栓形成的抗凝治疗。

体格检查

　　右膝无积液，被动活动范围为固定屈曲挛缩屈曲30°～80°，髌股捻发音、关节线内侧压痛和可部分矫正的内翻畸形。

影像学检查

　　术前X线片示右膝三间室骨关节炎晚期伴内翻畸形（图3.5）。

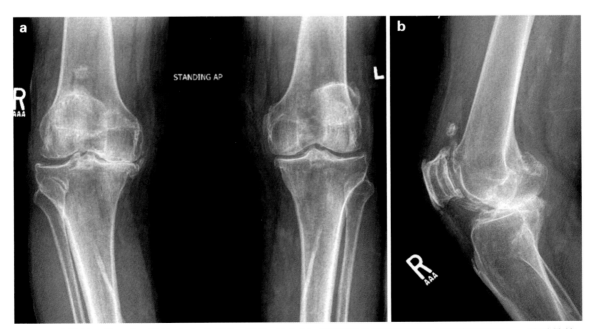

图3.5　术前站立位正位X线片（a）和侧位X线片（b）示三间室骨关节炎晚期伴内翻畸形和髌上、髌后骨赘

手术入路

术前右膝活动度被证实与患者的临床检查结果一致，并拍摄了一张照片来证明他的严重固定屈曲挛缩畸形（图3.6）。在这种情况下，外科治疗需要额外的方法来实现完全伸直和软组织的平衡。考虑到屈曲挛缩的严重程度，股骨远端截骨加截2毫米，以增加伸直间隙。我们的做法是以2~3毫米的增量进行股骨远端截骨，并检查每次截骨后的间隙，以防止过度截骨。为获得软组织平衡，去除髌上、内侧关节间隙和股骨后髁的所有骨赘。这虽然改善了平衡，但需要利用微弯骨膜剥离器从股骨增加后侧关节囊松解，并松解部分内侧副韧带深层，才能获得在完全伸直状态下冠状位软组织的平衡。

患者接受了标准的术后护理，达到了完全伸直。术后1个月X线片显示假体固定良好（图3.7）。

临床结果

这两个病例说明从轻微到严重的固定屈曲挛缩畸形如何通过使用保留交叉韧带的股骨假体（CR）和切除后交叉韧带，并使用超形合度聚乙烯垫片（UC）得到充分的治疗。正如Berend等所讨论的，使用深的前稳定型垫片为屈曲挛缩提供了良好的术后活动度，而且正如其研究中所看到的那样，与传统的保留交叉韧带假体相比，在麻醉下使用深的前稳定型垫片实际上可以提高活动度，降低术后操作的比率。正如严重屈曲挛缩的病例所示，有时有必要通过额外的股骨截骨和连续松解后部紧张结构、紧张的侧副韧带结构来处理这些畸形。这一方法在文献中得到了很好的描述，并强调在手术时无法实现完全伸直，将不可避免地导致术后无法完全伸直，并且这与患者的满意度和预后不佳有关。尽管如此，对于股骨远端截骨量的必要性仍存在争议。一些学者主张每10°固定屈曲增加2毫米截骨，而另一些学者则警告额外的截骨不要超过3毫米。我们的经验是，谨慎地连续切除2毫米，评估每次截骨后的伸直间隙，以获得充分的截骨而不过度截骨，这是一个安全的方法。此外，避免紧张的伸直间隙和足够的后部结构松解，对于固定屈曲挛缩患者实现和保持完全伸直同样重要，这是我们的经验，并在文献中有很好的记载。

图3.6　术中照片示严重的固定屈曲挛缩

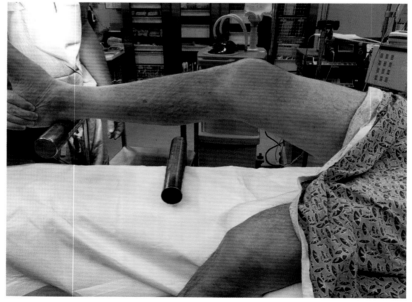

图3.7 术后1个月X线片。前后位（a）、侧位（b）、髌骨轴位（c）显示右膝关节置换术后，固定良好和去除大部分后侧骨赘

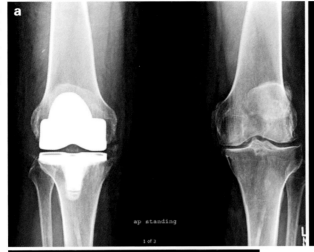
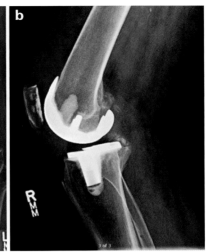
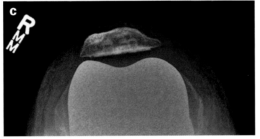

关键点

· 安置截骨导板之前去除股骨远端骨赘。

· 执行标准的股骨远端和胫骨近端截骨，然后用间隔器检查伸直间隙。

· 股骨远端增加截骨2毫米，每次截骨完成后用间隔器核对伸直间隙进行评估，可接受的截骨厚度不超过12毫米。

· 去除后方骨赘，并在充分的截骨后进行关节囊松解。

方案2：用后稳定型人工全膝关节治疗固定屈曲挛缩

病例介绍

病史

患者，女性，81岁。右膝疼痛10年余。已口服非甾体类抗炎药、物理治疗、透明质酸注射和支具治疗。没做过任何手术，并且左膝也有轻微的症状。

体格检查

患者挂拐支撑行走，右下肢短缩，右侧疼痛步态。腰椎检查阴性，无坐骨神经痛。髋关节和踝关节检查正常，关节活动度正常，无被动运动疼痛。膝关节活动度20°～125°，固定屈曲挛缩20°（图3.8）。有少量积液，全膝触痛阳性。前后抽屉试验、前后拉赫曼试验均为阴性。双侧对内翻和外翻压力稳定。5°固定内翻畸形。

影像学检查

站立位正位X线片示膝关节5°内翻，伴胫骨轻度外侧半脱位（图3.9）。三间室关节炎，内侧室最狭窄。侧位X线片显示无明显的骨赘。

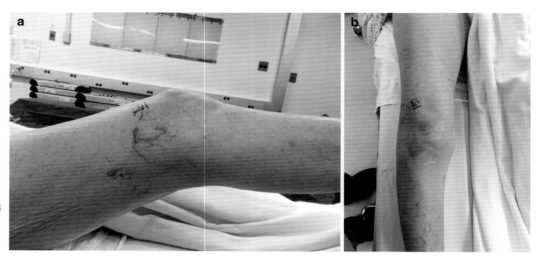

图3.8 a、b.麻醉后，术中膝关节照片

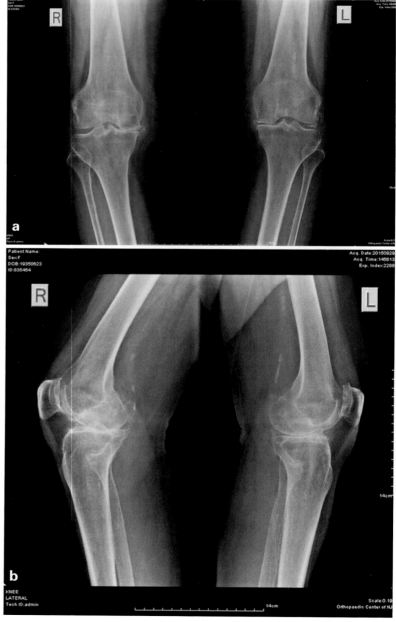

图3.9 双膝站立位正位（a）和侧位（b）X线片

手术入路

在接受术前静滴抗生素后，进入手术室，取仰卧位。膝关节常规消毒铺巾。下肢驱血后上止血带。

行正中切口，髌旁内侧切开。髌骨向外侧半脱位。清除髁间窝骨赘，切除前交叉韧带和后交叉韧带。早期切除有助于股骨显露和确定屈曲间隙，以供随后的平衡。画出股骨前后（AP）轴。在股骨远端开髓，髓内定位杆与前后轴平行。首先完成股骨远端前部的截骨。标准的股骨远端截骨9毫米，厚度假体9毫米。当屈曲挛缩小于5°时，进行标准截骨后，只要松解股骨后

侧关节囊，即可矫正残余的挛缩。如果挛缩度为5°~15°，则计划远端加截2毫米（图3.10）。如果挛缩大于15°，则可能需要加截3毫米或3毫米以上的骨，并且这应在后续步骤确定。

股骨远端截骨后，可确定股骨大小，并使用适当的截骨模块来完成最后的截骨。

考虑适当的内-外翻、后倾角和截骨厚度的情况下，胫骨髓外定位用来完成平台的截骨。在截骨之前，采用屈曲间隙技术确认韧带在完全伸直和屈曲90°时是平衡的。松解内侧副韧带深层和浅层，不要松解比目鱼肌上的韧带。这种松解允许适当的平衡，而不破坏内侧的稳定。插入

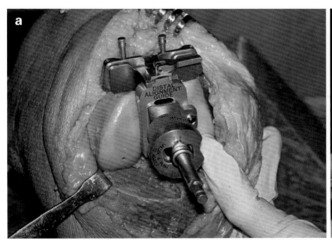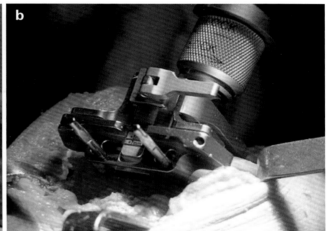

图3.10　a.股骨远端髓内定位杆紧靠股骨关节面。b.调整截骨模块，以截骨加截2毫米

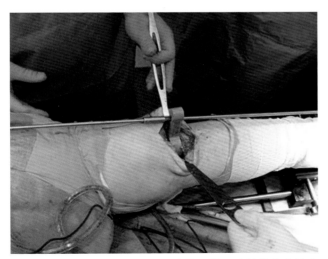

图3.11　参照踝关节和骨盆的髂前上棘，膝关节完全伸直后插入间隔器，以评估膝关节对线。同时确认膝关节是否完全伸直

间隔器确认完全伸直下的平衡间隙（图3.11）。在这种情况下，膝关节仍无法完全伸直，则清除后方骨赘和松解后关节囊。在去除边缘和后方骨赘（图3.12）后，后关节囊得到更好的显露，使用骨膜剥离器松解后关节囊（图3.13）。这一步使用钝器是最安全的，可以避免对血管和神经的损伤。如果膝关节屈曲挛缩仍超过5°，则应考虑股骨远端进一步截骨。极度屈曲挛缩达90°将需要大量截骨，有时可能截骨至接近髁上的水平，这是保留侧副韧带最后的界限。额外的截骨将提高关节线，并可能导致活动度变小和（或）

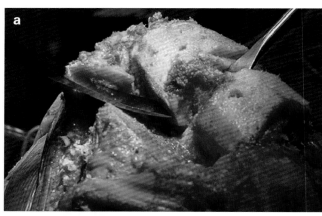 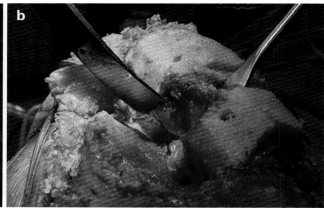

图3.12　a.弧形骨刀切除骨赘后，使膝关节更大程度地伸直。b.边缘骨赘也应切除，以帮助暴露和伸直

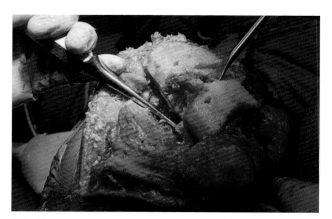

图3.13　骨膜剥离器从股骨远端松解后侧关节囊

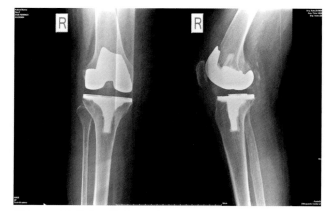

图3.14　膝关节置换术后X线片

增加髌股的不适。因此，手术必须考虑残余屈曲挛缩的程度与关节线高度的关系。笔者希望得到尽可能地伸直，接受关节间线的升高，前提是不会导致韧带不稳定。

在确定松解和平衡后，插入假体试体，测试膝关节的活动度、平衡和稳定性。在某些情况下，可能有必要使用限制型假体（髁限制型或极少数情况下的铰链型）。因此，术前计划应考虑适当的假体，以解决膝关节屈曲挛缩。

在确定对线、平衡和完全伸直后，完成股骨和胫骨最后的准备工作，修整髌骨。固定安装假体，松开止血带，以标准的方式闭合膝关节。患者被送到恢复室，在那里完成最后的X线检查（图3.14）。

手术结果

患者在手术当天即负重行走，进行标准的术后康复，第2天进行主动和被动活动度锻炼。膝关节活动度逐渐增大，术后3个月膝关节活动度为5°～125°，6个月时为0°～125°。

临床结果

膝关节屈曲挛缩是全膝关节置换术中最常见的畸形之一，估计60%的膝关节置换患者有一定程度的固定屈曲挛缩（FFC）。膝关节固定屈曲挛缩是指膝关节不能完全伸直，无论是主动的还是被动的。这些固定屈曲畸形的病因是多因素的。骨性撞击、后关节囊挛缩、腘绳肌腱短缩和韧带挛缩都可能导致膝关节无法完全伸直。

固定屈曲挛缩迫使股四头肌持续收缩以避免屈曲，导致更大的能量消耗和早期肌肉疲劳。Perry等结果表明，15°屈膝挛缩迫使股四头肌收缩，与完全伸直的膝关节相比，收缩力高22%。当挛缩接近30°时，股四头肌的收缩力必须增加50%。因此，残余屈曲挛缩将导致站立、步行、爬楼梯方面的早期肌肉疲劳。

屈曲挛缩不仅仅可以影响患侧关节炎的腿。对屈曲挛缩患者的步态研究表明，由于功能肢体长度不一致，步幅缩短，对侧膝关节存在异常。Harato等发现屈膝挛缩15°时对侧膝关节外展和内收力矩增加了15%。这一步态研究还表明，挛缩在15°~20°之间，步行速度呈线性下降。Harato等还发现固定屈曲畸形可以改变躯干轴和脊柱的运动学。

在全膝关节置换术中，外科医生不处理和纠正屈膝挛缩、畸形会造成患者术后出现并发症。步态和力学分析表明，全膝关节置换术后残余屈曲挛缩增加了对侧肢体力学的异常，理论上导致增加软骨的磨损，加速关节炎进程。如果小于5°屈曲挛缩在手术中没有得到矫正，术后可能会缓解。然而，如果患者术后3个月的屈曲挛缩大于15°，挛缩则可能会持续下去。

文献结论

Berend等回顾性分析了52例采用初次交叉韧带保留型假体膝关节置换治疗膝关节屈曲挛缩大于20°的病例。他们采用逐步递进法治疗挛缩。首先，通过内侧暴露、骨赘摘除和后关节囊软组织松解以矫正冠状面畸形。然后他们从股骨远端加截2毫米（当挛缩大于20°时常规使用）。如果膝关节仍无法完全伸直，则切除后交叉韧带。然后，股骨远端再加截2~3毫米。如果股骨远端截骨加截后若挛缩持续，他们会从挛缩侧进行额外的软组织松解，直到膝关节全伸直为止。如果这些松解导致不稳定，则使用限制型假体。

用这种逐步疗法，用膝关节协会评分（KSS），术者取得了80%的良好或优秀的结果。出院时膝关节无残余挛缩（14例膝），均保持屈曲挛缩小于10°，8例膝关节完全伸直。在屈曲挛缩小于10°的膝关节中，73%在最终随访时好转为无屈曲挛缩。出院时屈曲挛缩11°~15°的5例膝中，3例膝好转至完全伸直，1例膝好转至小于10°，1例膝仍在11°~15°之间。出院时1例膝关节屈曲挛缩大于20°，术后好转为11°~15°。总的来说，94%的患者在术后平均37个月的时间内有小于10°的残余挛缩。未对残余挛缩进行翻修。60%的患者使用后交叉保留型假体，27%的患者使用后稳定型假体，10%的患者使用限制型假体，2例膝关节接受旋转铰链型假体。

在一篇类似的论文中，Bellemans等回顾了一种治疗屈曲挛缩的4步疗法：①切除所有骨赘和股骨远端加截2毫米来获得内外侧韧带平衡。②进行性松解后侧关节囊和腓肠肌。③股骨远端最多加截4毫米。④腘绳肌腱切断。他们将屈曲挛缩分为轻度（5°~15°）、中度（15°~30°）、重度（大于30°）。总的来说，他们发现98.6%的屈曲挛缩小于30°的病例可以用步骤①和②进行纠正。即使在35例严重屈曲挛缩的病例中，也仅有29%和23%的病例进行了股骨远端额外截骨和腘绳肌腱切断。在重度屈曲挛缩组中，11.4%（4膝）残留屈曲挛缩小于5°，5.7%（2例）残余屈曲挛缩在10°~15°之间。值得注意的是，其中两位患者术后出现腓神经麻痹，其中一位是永久性的。通过使用该疗法，笔者注意到他们并不仅仅依靠股骨远端截骨，因为这可能导致关节线升高和膝关节运动学改变。

避免屈曲挛缩复发也很重要。Su提出了一些有用的术后护理技术：在踝关节下使用枕头使膝关节悬吊，并在关节上放伸直力矩工具，短期（<48小时）石膏夹板，夜间使用膝关节固定器，避免膝盖下方放置软垫，术后立即加强股四头肌等长锻炼，以及将静态拉伸夹板固定在关节松动训练仪器内。此外，可以在对侧腿放置增高鞋垫，这将迫使手术腿在走路时伸直。同样，使用带高脚座椅的固定式自行车也可以迫使腿伸直。

关键点

·术前评估屈曲挛缩的程度，如果需要增加限制性，则要求适当的假体。

·采用逐步治疗屈曲挛缩的方法，并在每一步后重新评估屈伸间隙。探讨屈曲挛缩的可能来源，如骨性撞击、后关节囊挛缩、腘绳肌腱短缩和韧带挛缩等。

·不要仅仅依靠股骨远端截骨，因为过度截骨可以提高关节线，改变膝关节的动力学。

·为有复发固定屈曲挛缩的风险患者调整术后方案。包括脚踝关节下方放置枕头、短期夹板，夜间固定膝盖，甚至是对侧使用增高鞋垫，以增加手术膝关节的伸直力矩。

·在考虑腘绳肌腱切断时，注意保护腓神经。

参考文献

[1] Bhan S, Malhotra R, Kiran EK. Comparison of total knee arthroplasty in stiff and ankylosed knees[J]. Clin Orthop Relat Res, 2006;451:87–95.

[2] Hwang YS, Moon KP, Kim JW, et al. Total knee arthroplasty for severe flexion contracture in rheumatoid arthritis knee[J]. Knee Surg Relat Res, 2016;28(4):325–329.

[3] Meftah M, Blum YC, Raja D, et al. Correcting fixed varus deformity with flexion contracture during total knee arthroplasty: the "inside-out" technique: AAOS Exhibit Selection. J Bone Joint Surg Am, 2012;94(10):e66. https://doi.org/10.2106/ JBJS.K.01444.

[4] Berend KR, Lombardi AV, Adams JB. Which total knee replacement implant should I pick? Correcting the pathology: the role of knee bearing designs[J]. Bone Joint J, 2013;95–B(11 Suppl A):129–132.

[5] Su EP. Fixed flexion deformity and total knee arthroplasty[J]. J Bone Joint Surg Br, 2012;94(11Suppl A):112–115.

[6] Scuderi GR, Kochhar T. Management of flexion contracture in total knee arthroplasty[J]. J Arthroplasty, 2007;22(4 Suppl 1):20–24.

[7] Berend KR, Lombardi AV, Adams JB. Total knee arthroplasty in patients with greater than 20 degrees flexion contracture[J]. Clin Orthop Relat Res, 2006;452:83–87.

[8] Firestone TP, Krackow KA, Davis JD IV, et al, Hungerford DS. The management of fixed flexion contractures during total knee arthroplasty[J]. Clin Orthop Relat Res, 1992;(284):221–227.

[9] Liu DW, Reidy JF, Beller EM. The effect of distal femoral resection on fixed flexion deformity in total knee arthroplasty[J]. J Arthroplasty, 2016;31(1):98–102.

[10] Vince K. Mid–flexion instability after total knee arthroplasty: woolly thinking or a real concern? [J].Bone Joint J, 2016;98–B(1 Suppl A):84–88.

[11] Okamoto S, Okazaki K, Mitsuyasu H, et al. Extension gap needs more than 1mm laxity after implantation to avoid post–operative flexion contracture in total knee arthroplasty[J].

Knee Surg Sports Traumatol Arthrosc, 2014;22(12):3174–3180.

[12] Kim SH, Lim JW, Jung HJ, et al. Influence of soft tissue balancing and distal femoral resection on flexion contracture in navigated total knee arthroplasty. Knee Surg Sports Traumatol Arthrosc, 2016. https://doi.org/10.1007/s00167–016–4269–9. Epub ahead of print.

[13] Perry J, Antonelli D, Ford W. Analysis of knee-joint forces during flexed–knee stance[J]. J Bone Joint Surg Am, 1975;57(7):961–967.

[14] Harato K, Nagura T, Matsumoto H, et al. Knee flexion contracture will lead to mechanical overload in both limbs: a simulation study using gait analysis[J]. Knee, 2008;15(6):467–472.

[15] Harato K, Nagura T, Matsumoto H, et al. A gait analysis of simulated knee flexion contracture to elucidate knee–spine syndrome[J]. Gait Posture, 2008;28(4):687–692.

[16] Harato K, Nagura T, Matsumoto H, et al. Extension limitation in standing affects weight–bearing asymmetry after unilateral total knee arthroplasty[J]. J Arthroplasty, 2010;25(2):225–229.

[17] Quah C, Swamy G, Lewis J, et al. Fixed flexion deformity following total knee arthroplasty[J]. A prospective study of the natural history. Knee, 2012;19(5):519–521.

[18] Mitsuyasu H, Matsuda S, Miura H, et al. Flexion contracture persists if the contracture is more than 15 degrees at 3 months after total knee arthroplasty[J]. J Arthroplasty, 2011;26(4):639–643.

[19] Bellemans J, Vandenneucker H, Victor J, et al. Flexion contracture in total knee arthroplasty[J]. Clin Orthop Relat Res, 2006;452:78–82.

第 4 章　髌股关节炎

Giles R. Scuderi, James F. Fraser, Jess H. Lonner,
Dexter K. Bateman, Jared S. Preston,
Bertrand W. Parcells, Alfred J. Tria

概述

单纯性髌股关节炎（图4.1）在临床中并不少见，50岁以上老年人中有17.1%～34%的女性和18.5%～19%的男性患有单纯性髌股关节炎。在中青年群体中也存在一定的发生率。对于有症状的患者，初始治疗常用非手术治疗方式，包括改变活动方式、减轻体重、使用非甾体类抗炎药、物理治疗、支具和注射玻璃酸钠治疗。

经过长期的非手术治疗无效后，可考虑对单纯性髌股关节炎进行手术治疗。目前几种已被用于治疗单纯性髌股关节炎的手术方式，包括关节面切除术、髌骨切除术、胫骨结节抬高和软骨增强术，如微骨折或骨软骨移植术。上述方式通常适用于年轻患者，但临床疗效可能不如关节置换术那样可预测和可靠。虽然全膝关节置换术可以有效解决膝关节的所有关节炎状况，但如果关节炎仅局限于髌骨关节而无胫股关节炎表现时，采用全膝关节置换术治疗可能是一种比较激进的手术方式。在这种情况下，尤其是年轻活跃的患者，髌股关节置换术被认为是相对保留骨量的方法。对于单纯性髌股关节炎的老年患者，髌股关节置换术也是一种更简单、恢复更快且并发症更

少的手术方式。

首例单纯髌骨置换是由McKeever在1955年完成的，采用螺钉植入对髌骨表面进行假体固定。这种假体的早期临床结果较为满意，而如果合并有膝关节其他部分骨性关节炎患者的结果则较差。由于关节软骨的损伤（图4.2）或未能解决滑车中的骨关节炎问题，这种与滑车关节软骨直接接触的金属假体植入概念并没有得到许多人采纳。

Lubinus和Blazina等在1979年引入了髌股关节置换术的概念。但由于存在与患者选择、手术技术、伸膝装置并发症和假体寿命的相关问题，初步结果较为失望。尽管临床效果差，但随着假体设计的不断改进，其临床效果逐步显现，其现代设计更令人满意。

虽然目前髌股关节置换术的倡导者认为这种手术是一种疗效确切的手术，但也有很多人认识到关节炎更可能发生在膝关节的其他间室，更倾向采用全膝关节置换治疗髌股关节炎。Laskin和van Steijin比较了全膝关节置换与单纯髌股关节置换的临床结果，并报道了全膝关节置换治疗单纯性髌股关节炎更具有可预测和持久的结果，特别是在老年患者群体中。在髌股关节置换和全

图4.1　有症状的单纯性髌股关节炎X线片。a.正位片。b.侧位片。c.髌骨轴位片

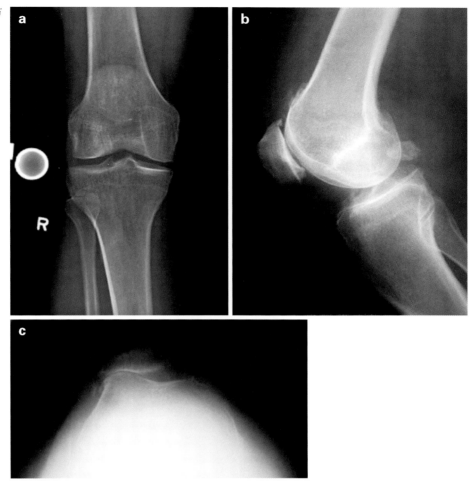

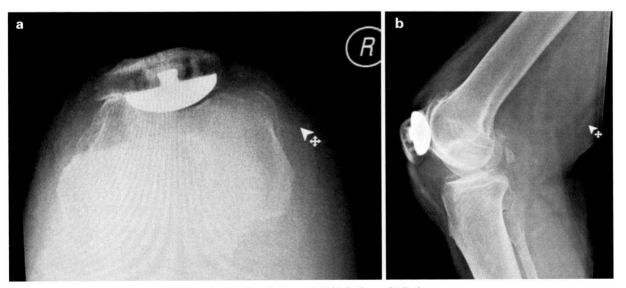

图4.2　失败的金属髌骨置换与股骨滑车磨损的X线片。a.髌骨轴位片。b.侧位片

膝关节置换的对比研究中，两组均报告了相似的运动范围，在全膝关节置换组中观察到更高的功能评分和更低的翻修率。

以下病例介绍了处理单纯髌股关节炎的首选方法。很明显，髌股关节置换和全膝关节置换都是治疗髌股关节炎的有效方法，但仍有一些特

殊的技术因素需要加以解决。

方案1：人工髌股关节置换术

病例介绍

病史

患者，女性，38岁。膝关节疼痛3年，渐进性，单纯髌骨和髌骨周围膝关节疼痛，左侧比右侧严重。上下楼梯、下蹲和跪下时症状明显加剧，同时屈膝久坐后也会感受到膝关节疼痛。但在平坦的地面上行走或膝关节伸直下坐着疼痛较轻。她否认伴随内侧或外侧关节线疼痛，并且既往没有髌骨脱位史。虽然最初有保守治疗，但物理治疗、减轻体重、支具保护、药物和注射治疗均不能有效缓解膝前疼痛。

体格检查

在体格检查中评估髌骨轨迹和下肢力线非常重要。存在J形征（当膝关节屈曲超过20°时可见髌骨向外侧半脱位）可表明力线或肌肉不平衡。除了髌股关节置换术（PFA）之外，Q角男性超过15°或女性超过20°可能需要进行胫骨结节的前内侧滑移术。

在进行髌股关节置换术之前，确定疼痛位于膝关节前方也很重要。髌股处的捻发音和疼痛，伴有髌股受压提示髌股关节炎。体格检查应包括其他区域对该部位疼痛的判断，包括股四头肌腱、髌韧带、髂胫束、胫股关节线内侧和外侧、鹅足、腰椎和髋关节。此外，扁平足可加剧髌骨错位，可通过使用内侧足弓支撑来改善。对股四头肌肌力的评估同样是非常重要的。股四头肌的无力疲劳会延缓康复并对髌股关节置换的结果产生负面影响，在这种情况下，即使髌股关节疼痛加剧，也应该鼓励术前进行有效的股四头肌训练。

影像学检查

术前X线片（图4.3）显示单纯的髌股关节炎，有轻度至中度的髌骨倾斜和半脱位。负重片优于非负重片，非负重片可能低估胫骨股骨关节炎的程度。①患者在这些区域没有明显症状体征。②在手术时仅观察到极少的软骨退变，即使边缘有小骨赘和早期股骨髁变为方形，都不影响髌股关节置换。侧位片有助于识别是高位髌骨还是低位髌骨，往往也可以显示髌股关节间隙变窄。轴位片用于进一步评估髌股关节间隙，滑车发育不良和髌骨倾斜或半脱位。该患者的髌股关节间隙变窄，髌骨外侧面和股骨外侧髁都有相应的骨赘形成。当平片和临床症状不相符时，通常用磁共振成像评估髌股关节软骨磨损程度，更重要的是，确定是否存在可能需要手术的胫股关节软骨病，如联合股骨髁表面置换术、单髁置换术或全膝关节置换术。从该病例中选出的MRI图像显示软骨下髌骨增生、髌股关节退变和胫股关节软骨保存完好（图4.4）。通常不需要进行计算机断层扫描。

手术入路

取仰卧位，切口从髌骨近端2厘米处延伸至胫骨结节近端内侧（图4.5）。髌旁内侧切开，注意保护胫股关节软骨、内侧半月板和横韧带。切除少量脂肪垫，然后显露胫股关节内侧和外侧，再次确定患者是否可进行髌股关节置换（图4.6）。

股骨滑车的准备是在膝关节屈曲30°~60°的情况下进行的。标记股骨髁前后轴线（Whiteside线）以指导滑车截骨导向器（和最终假体）的放置（图4.7）。将覆盖式滑车假体与股骨的前后（AP）轴旋转对齐可以改善髌骨轨迹，这种镶嵌式的假体使髌骨沿着滑车内活动，减少常见的髌骨向外侧脱位。作为股骨前侧截骨的髓内导向器，伸缩吊臂来确定适当的截骨厚

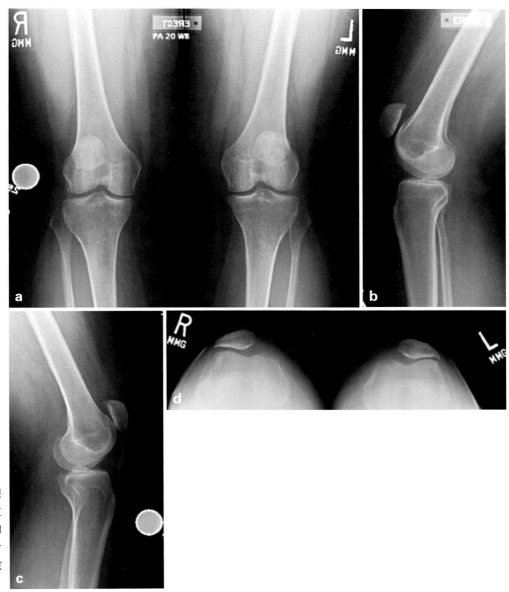

图4.3　术前X线片。双膝正侧位（a）、右膝侧位（b）、左膝侧位（c）和双侧膝关节的髌骨轴位片（d）显示髌股关节间隙变窄和胫股关节间隙良好

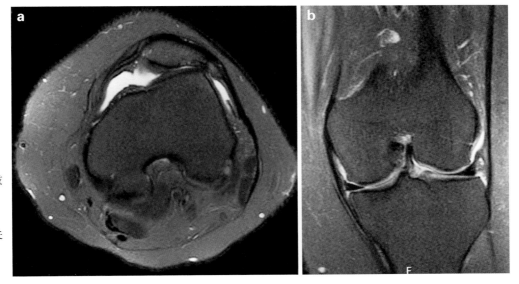

图4.4　左膝关节磁共振成像（MRI），显示髌骨轨迹向外，髌股关节炎和胫股关节软骨保存完好。a.横断位。b.冠状位

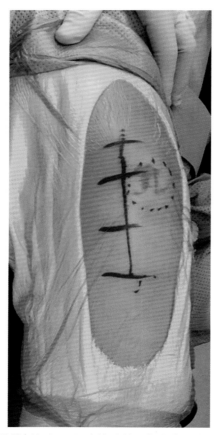

图4.5　此处标记切口入路从髌骨上部边缘上方1厘米至胫骨结节的近端内侧

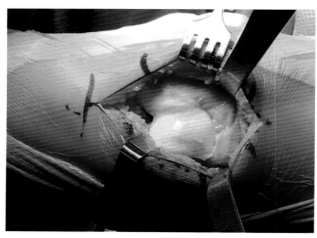

图4.6　使用微创髌旁内侧入路暴露关节，证实了髌股关节炎，评估相邻的间室

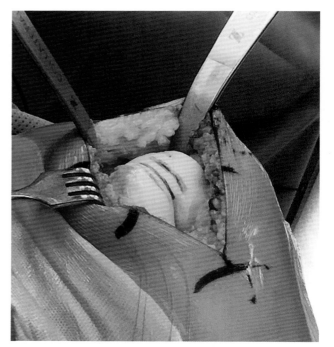

图4.7　为了确定滑车假体的旋转对齐，标记股骨髁前后轴线（Whiteside线）。使用该特定系统 [Zimmer Gender Solutions Patello-Femoral Joint（PFJ）System，Zimmer Biomet，Warsaw IN，USA]，在两侧绘制两条平行线，以便作为截骨导向器的参照

（图4.9）。

　　随后将大小合适的滑车模板放置到截骨面上，特别需要注意的是，确保假体在远端边缘处无突起。滑车边缘应与股骨近端、内侧和外侧截骨面平齐相连，远端应该相对于相邻的关节软骨具有1~2毫米的凹陷。此外，假体的内侧和外侧边缘不应超出股骨边缘，以减少软组织撞击（图4.10）。将滑车模板固定到位并钻孔，再将试验滑车假体安装到位，然后用与全膝关节置换术中使用的表面修整技术类似的方式进行髌骨制备。使用卡尺来评估髌骨切除的深度，以避免髌骨截除过度或不足。髌骨表面置换的目的是恢复原始髌骨厚度，从关节面切除8~10毫米，平行于髌骨前部表面。有时候对于严重发育不良或侵蚀的髌骨，为了保证足够厚度的残留髌骨骨量（12~15毫米），仅能去除较少的关节面。髌骨定位器、钻孔导向器内侧固定到髌骨边缘并钻

度，使用时应该紧贴股骨前侧皮质。然后将导向器固定到位并进行前方截骨（图4.8）。接下来，磨铣导向器用于确定滑车假体的尺寸（使覆盖范围达到最大化，同时还要避免内侧或外侧悬垂），并用于检测髁间区域截骨是否到位

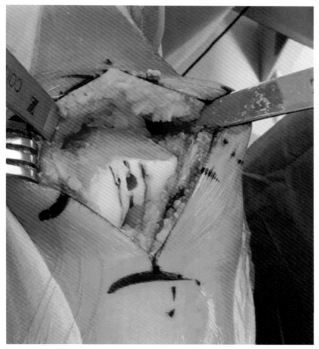

图4.8 该图像显示了前侧滑车截骨，它垂直于股骨的旋转轴，并且与股骨的前皮质相连

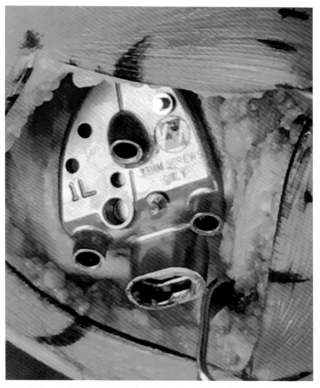

图4.10 放置滑车截骨导向器，根据导向器将相邻股骨髁软骨进行适当的切除

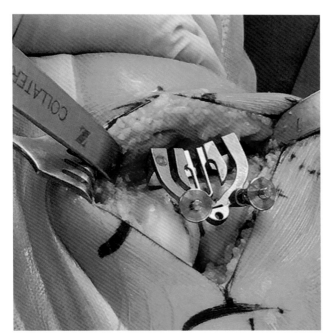

图4.9 固定磨铣导向器

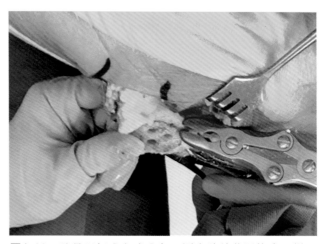

图4.11 髌骨以标准方式准备，同全膝关节置换术一样。用咬骨钳切除髌骨外侧面的未被覆盖部分，以防止摩擦撞击并保持良好髌骨轨迹

孔。髌骨假体未覆盖的髌骨外侧表面需将其修整或截除，以减少在膝关节伸直、半屈曲或深度屈曲位时与滑车假体或股骨外侧髁撞击造成的潜在疼痛（图4.11）。同时，也减少了外侧支持带的张力，减少外侧松解。

试体安装后即可进行髌骨轨迹的评估，特别需要注意判断髌骨倾斜、半脱位或假体撞击。髌骨倾斜和轻度半脱位通常可以通过对外侧支持韧带松解而成功解决，除非存在严重的伸膝机制不全，这时需要通过胫骨结节滑移术（如果Q角

79

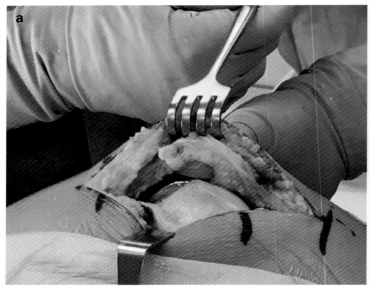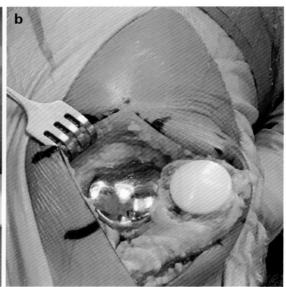

图4.12　a、b.最终假体固定到位，位置和髌骨轨迹显示良好

度过大）或近端重建解决。如果Q角没有过大，测试中髌骨轨迹不良可能与假体位置（特别是内旋）有关，镶嵌型滑车假体这种情况更常见。然后安装假体，在水泥凝固时刮除多余的骨水泥（图4.12）。

手术结果

在髌股关节置换术后的最后一次随访中，患者症状明显改善，疼痛减轻，上下楼梯和下坡、下蹲、坐起、滑雪的能力显著提高。术后X线片与术前相比，滑车表面的髌骨轨迹得到改善，并且没有胫股关节炎的迹象（图4.13）。

临床结果

虽然流行病学显示有9%～24%的单纯性髌股关节炎患病率，但目前全世界不到1%的膝关节置换术患者进行了髌股关节置换术。这种手术的较低普及率可能是由于Lonner之前描述为"第一代假体"相对较差的结果，这可能更适合被称为镶嵌式假体（而不以"代"论之），2~10年随访时生存率低至58%～84%（表4.1）。这些镶嵌滑车假体设计的早期失败率很高，或者需要进行二次手术来改善髌骨轨迹，原因包括髌骨轨

迹不良、髌骨不稳、聚乙烯磨损和患者选择不佳。虽然是因为单个滑车设计所固有的特征，但是较高的故障率，与嵌入式设计或与它们倾向于向内旋转的设计有关，同时与滑车顶部撞击，这导致早期和反复的髌骨外侧半脱位（表4.1）。

为了避免早期髌股关节置换假体设计的缺陷，几款第二代髌股关节置换术系统在20世纪90年代投入市场。滑车假体从镶嵌式演变为表面式，最大限度地降低了髌骨不稳定的发生率，并提高了早、中期结果。据报道，第二代髌股关节置换假体的生存率一直高于90%，平均寿命为5年（表4.2）。除了改善第二代假体的生存率之外，最近的研究报道了髌股关节置换后患者报告和临床结果评分均有显著的改善。

通过表面覆盖设计，髌骨轨迹不良的发生率以及失败率已显著降低。有许多研究报道，采用嵌体设计的髌骨轨迹不良发生率为17%，良好或优异的结果为84%。另一方面，采用镶嵌式假体设计的髌骨轨迹不良发生率低于4%，且有96%的优良率。其他学者报告使用镶嵌式滑车假体设计导致髌股关节不稳定发生率超过30%，而使用表面式滑车假体设计则不到1%。当使用表

图4.13　术后双膝X线片。正位（a）、右膝侧位（b）、左膝侧位（c）和髌骨轴位片（d）显示髌骨轨迹良好

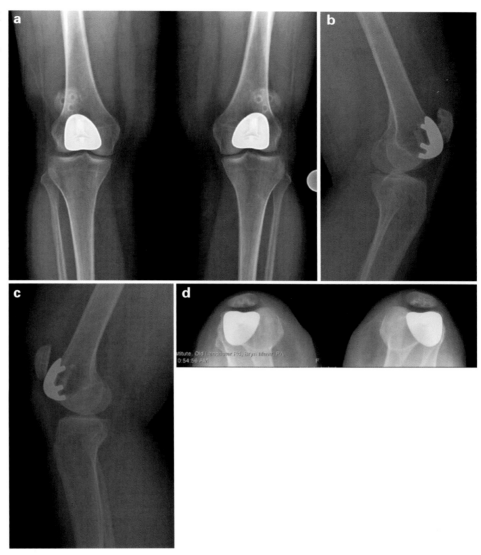

表4.1　第一代髌股假体的生存率

文献（年）	生存率
Argenson（1995）	58%（16年）
Tauro（2001）	65%（8年）
Board（2004）	65%（2年）
van Jongergen（2010）	84%（10年），69%（20年）

表4.2　第二代髌股假体的生存率

文献（年）	生存率
Butler（2009）	91%（5年）
Leadbetter（2009）	94%（3年）
Odumenya（2010）	100%（5年）
Mont（2012）	95%（5年）
Pouya Akhbari（2015）	96%（5年）
Kazarian（2016）	97%（4年）

面式滑车假体设计消除早期髌骨不稳定时，随后经常发生的进行性胫股关节炎是导致失败的主要原因。最近的一项Meta分析发现，与全膝关节置换相比，第一代假体（即镶嵌式）髌股关节置换再次手术的风险较高（比值比为8），而第二代（即表面式）再次手术率没有显著差异。突出了滑车假体设计和相对于股骨前后轴位置的影响及对髌骨轨迹和假体性能、耐久性的影响。2015年发表的系统评价包括51例临床研究，评估了9619例患者的髌股关节置换，并报告了5年、10年、15年和20年生存率分别为92%、83%、75%和67%的。使用膝关节协会评分（KSS）作为结果测量，髌股关节置换后膝关节功能得到显著性改

善。一项回顾性研究比较了接受髌股关节置换或全膝关节置换治疗髌股关节炎的患者的结果，发现接受髌股关节置换治疗的患者活动水平较高。这项研究支持了可在适当的患者中选择使用髌股关节置换，而且在这项研究中患者平均年龄为51岁，48%为50岁或更小。

来自多个国家人工关节登记系统的数据也突出了镶嵌式和表面式假体之间的差异以及患者选择的重要性。来自英格兰和威尔士的人工关节登记系统报告显示，在其2016年年度报告中分别报告了5年和10年生存率分别为90.5%和81.3%。澳大利亚人工关节登记系统统计了2981例非疫区的数据，占该国所有主要膝关节置换术的0.5%。他们在2016年年度报告中分别报告了5年和10年生存率分别为85.7%和72.6%。髌股关节置换采用嵌体式假体，5年累积翻修手术率超过20%，髌股关节置换采用表面式假体低于10%，这很可能是由于髌骨不稳定或者对膝关节膝前痛了解的不足。澳大利亚人工关节登记系统显示，髌股关节置换的最常见的翻修原因是疾病进展（45.6%）、无菌性松动或骨质溶解（19.1%）和持续性疼痛（13.0%）。虽然注册数据有助于了解髌股关节置换假体的整体存活率，但由于缺乏临床结果测量和患者选择标准的信息，其数据具有一定局限性。总之，选择合适的患者，可以预期现代的表面式髌股关节置换假体和技术可以实现5年内90%或更高的生存率，并显著改善术后疼痛和功能。患有单纯性髌股关节炎的患者中有9%~24%患有膝关节炎，而在所有接受全膝关节置换术的患者中仅有1%接受了髌股关节置换，强调了髌股关节置换在这个患者群体中的使用不足。鉴于单纯髌股关节炎患者的人口统计学特征，在更大的人群中髌股关节置换可以被认为是全膝关节置换的有效替代品。

关键点

· 在患有单纯性髌股关节炎的更多患者中，髌股关节置换未得到充分利用。

· 患者选择是髌股关节置换成功的关键。

· 在髌股关节置换之前或期间纠正重要的髌股轨迹不良。

· 在手术时优化髌骨轨迹。

· 由于优化了滑车假体旋转，与镶嵌式假体相比，使用表面式滑车假体临床效果更好。

方案2：人工全膝关节置换术

病例介绍

病史

患者，女性，72岁。10年来双侧前膝关节渐进性疼痛。既往未接受过膝关节手术，但有口服药物治疗、物理治疗、透明质酸关节内注射和支具治疗。爬楼梯、坐椅子上后站起以及开车时疼痛明显加剧。当穿戴护具在水平地面行走时疼痛较轻。

体格检查

患者行走时略显踌躇，步态不够坚定。患者双侧膝关节均穿戴护具，未使用手杖或助行器。双侧膝关节的活动范围均为5°~130°，3个关节间室均可触及捻发音。但主要的压痛区域位于髌股关节周围，髌骨内外侧小关节压痛。胫股关节线是柔软的，但远不如髌股关节区域。膝关节的所有韧带都是完整的，双侧膝关节均有少量积液。

影像学检查

拍摄双侧膝关节的站立位X线片，股骨外翻5°（图4.14a）。髌股关节间隙狭窄（图

4.14b）。胫股关节内外侧间隙依然保留。髌股关节变形，有较大骨赘。胫股骨关节面欠光滑，但关节间隙尚在。

手术入路

术前给予抗生素后，患者被带到手术室并取仰卧位于手术台上。麻醉成功后，双侧下肢捆绑止血带，常规消毒铺巾。以相同的方式依次进行手术。取膝关节正中切口，最小面积剥离内侧和外侧皮瓣。髌旁切开，髌骨向外侧半脱位，清理髁间窝。髌股关节有退行性改变（图4.15a），胫股关节发生中度变化（图4.15b）。绘制股骨前后（AP）轴。进行髓腔开口，吸取

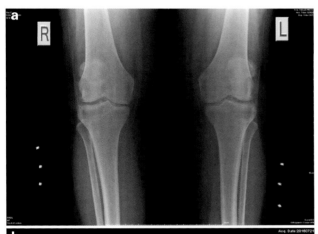

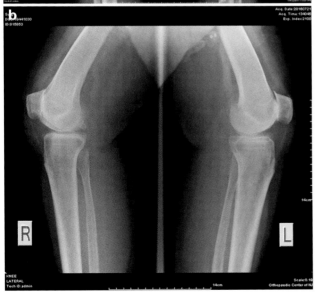

图4.14　a、b.术前X线片显示髌股关节间隙完全丧失，胫股关节存在部分间隙

髓腔内脂肪组织，并将髓内定位杆平行于AP轴放置并垂直于上髁轴，便于旋转、髌骨轨迹的确定。进行股骨前部和远端截骨，并确定股骨的大小。放置一个截骨模块，然后完成所有股骨截骨。设置胫骨髓外导向器。检查内翻、外翻、伸直和屈曲度。使用间隙平衡技术，并进行截骨。用间隔器与髓外杆检查屈曲和伸直间隙。完成截骨以匹配股骨和胫骨假体。

测量髌骨厚度为22毫米（图4.16），使用磨铣器械去除足够的骨量以匹配聚乙烯假体覆盖和假体的厚度（图4.17），也可以使用摆锯截除表面（图4.18）。对于镶嵌式假体设计，存在类似的磨铣器械（图4.19）。髌骨表面完成3个孔并安装假体（图4.20）。测量最终厚度并计划与原始测量厚度相匹配（图4.21）。安装试体，确定力线、软组织平衡、活动范围和髌骨轨迹。释放止血带，以标准的方式关闭关节囊。对髌骨轨迹和膝关节平衡进行检查，最后缝合切口。对侧膝关节以类似的方式完成。

手术结果

在监护室，麻醉下拍摄X线片（图4.22）。患者在手术当天和术后第1天进行完全负重锻炼。术后病程平稳，术后6周恢复正常活动，术后6个月体格检查中无任何髌股关节症状或压痛。

临床结果

单纯性髌股关节炎（PFOA）并不少见，其中11%的男性和24%的55岁以上女性寻求治疗。患者通常会抱怨膝前疼痛并且难以上楼梯和坐起困难。然而，在平地上行走通常是相对无痛的。普通医生可能会忽视关节病的严重程度，他们不常规进行髌骨轴位片的拍摄。尝试保守治疗，如拉伸、锻炼、调整活动量、辅助支具、抗感染药物和注射等。然而，非手术治疗并没有显示出可

图4.15 a.术中髌
骨表面,有明显骨
赘增生和表面硬
化。b.术中胫股关
节的硬化,退化程
度不如髌骨关节

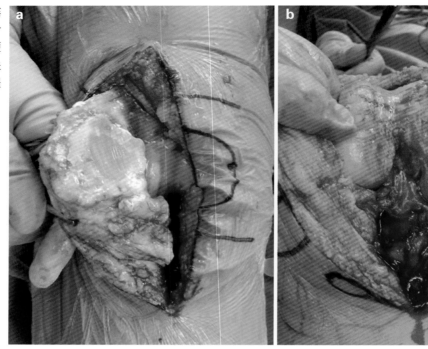

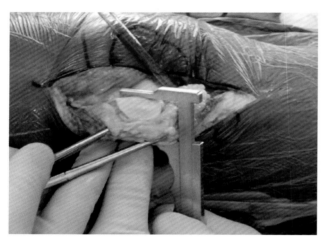

图4.16 用于测量髌骨厚度的测量器

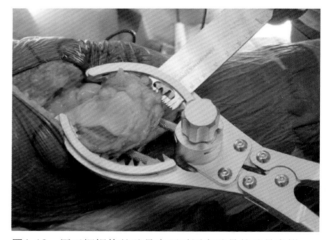

图4.18 用于摆锯修整髌骨表面时固定髌骨的髌骨夹钳

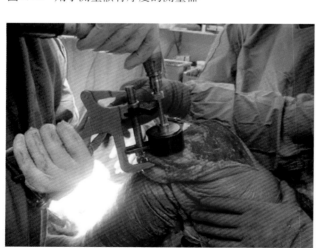

图4.17 用于表面式髌骨假体的磨铣器械

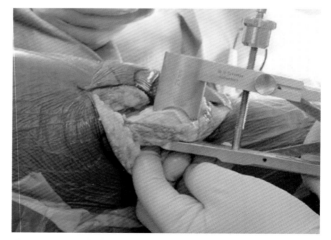

图4.19 用于镶嵌式髌骨假体的磨铣器械

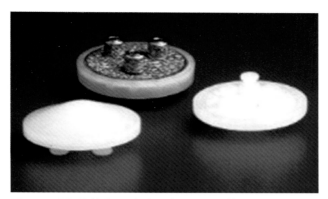

图4.20　用不同螺钉固定非骨水泥髌骨假体的病例

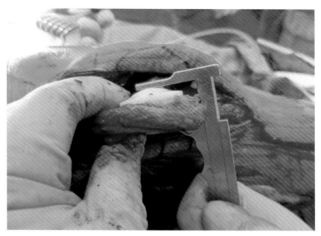

图4.21　术中假体最终厚度

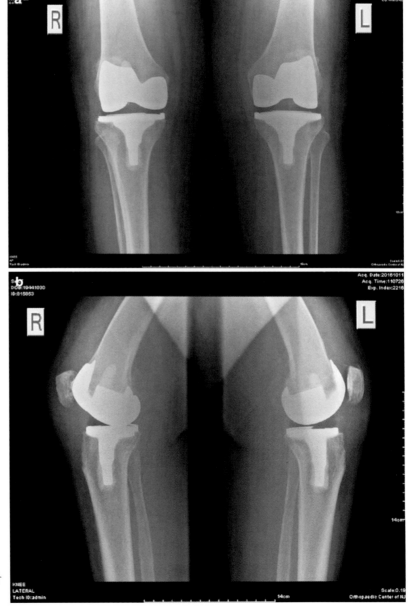

图4.22　a、b.双侧膝关节术后X线片
显示重建的髌骨位置良好

以减缓关节炎的进展。对于非手术方法治疗失败的患者，可以采用手术治疗。单纯性髌股关节炎的手术治疗仍然存在争议，其中少数或不存在股胫关节疾病。各种手术包括关节镜清创术、软组织松解、滑移截骨术（胫骨结节的前移或前内侧化），髌骨截骨术或髌骨切除术以及微骨折通常用作一线治疗，特别是在年轻患者中。髌股关节软骨修复术临床效果不一、失败率高，尚未在老年人群中进行过研究。此外，单纯的髌骨表面置换尚未证实其临床疗效，暂不推荐。

对于终末期单纯性髌骨关节炎的最佳治疗存在争议。全膝关节置换术已被证明是这些患者的一种成功治疗选择，约5%的单纯性髌股关节炎患者接受全膝关节置换。其他学者提倡将髌股关节置换术（PFA）作为一种侵入性较小的手术，保留胫股关节周围骨量。然而，髌股关节置换报道了更高的并发症和翻修率，主要是由于胫股关节炎的进展。

虽然关于在单纯性髌骨关节炎患者中使用全膝关节置换的文章相对较少，但据报道其临床结果良好。Laskin和van Steijn 介绍了53例（平均年龄67岁）接受全膝关节置换的单纯性髌股关节炎患者的临床结果。将这些患者与接受全膝关节置换治疗三间室关节炎的患者进行比较：平均随访时间为7.4年、运动等效范围（膝关节活动度，122°和117°，$P>0.05$）、膝关节协会评分（KSS，96分、88分，$P<0.05$）、在髌股关节炎组中可以看到爬楼梯和在独立站起能力。在两组患者中，7%的患者仍存在膝前痛。学者报告了总的生存率为98%，良好至优异结果为81%。

Parvizi及其同事报道了24例单纯性髌股关节炎患者（平均年龄70岁）中31例侧膝关节置换的结果。在关节置换时，21例进行了外侧松解，3例近端力线调整。膝关节疼痛和功能评分有显著改善（分别为53.6～88.9分和36.3～89.5分，$P<0.0001$）。3例进行了再次手术，其中1例通过松

解改善了活动度、1例因髌骨假体松动进行翻修术、1例进行了伸膝装置重建。

同样，Mont等对27例单纯性髌股关节炎患者（平均年龄73岁）进行了全膝关节置换。在此之前没有进行过膝关节手术。平均随访81个月，28例患者临床效果优异、1例患者效果良好。1名患者术后跌倒致髌腱断裂，进行了髌腱重建，但结果不佳。膝关节协会评分（KSS）明细改善，从50分提高到了93分。有12例进行外侧松解的患者均有良好的效果。对35例单纯性髌股关节炎患者（平均年龄70岁）的33例患者进行了骨水泥全膝关节置换，在5.2年的随访中，膝关节协会评分（KSS）从62分提高到96分。

Thompson等对31例单纯性髌股关节炎患者（平均年龄73岁）进行了全膝关节置换，未进行髌骨表面置换。根据需要，通过修整髌骨和外侧松解矫正畸形和髌骨轨迹。平均随访20个月，21例患者未诉膝关节疼痛，12例患者诉偶有膝关节疼痛，无一例翻修。这些学者得出结论，如果髌股关节平衡良好，不进行髌骨表面置换的全膝关节置换是有效的选择。

髌股关节置换的支持者认为年轻患者中进行全膝关节置换时要谨慎。Meding等比较了27例患者（33例全膝关节置换）中全膝关节置换和髌股关节置换的结果，平均年龄为52岁，平均随访时间为6.2年，膝关节协会评分（KSS）从49分增加到88分。仅有2例患者报告膝前痛，无并发症、翻修、二次手术。他们发现这些结果与接受全膝关节置换治疗胫骨股骨疾病的年龄匹配对照相似。此外，本研究中单纯髌骨关节炎的全膝关节置换临床结果优于髌股关节置换。

Delanois等对单纯性髌股关节炎进行了髌股关节置换和全膝关节置换的系统评价，髌股关节置换的5年存活率为95%～100%，7年为85%～90%，10年为75%，16年为58%。超过99%的失败原因为胫股关节间室的骨关节炎的进

展，此时需要进行全膝关节置换术。有髌骨骨折（创伤后髌股关节炎）、滑车发育不良和正常Q角的患者存活率较高。一般而言，接受全膝关节置换治疗的患者比接受髌股关节置换治疗的患者年龄更大（平均年龄分别为70.1岁和60.2岁）。虽然在两组之间膝关节活动范围相似，但全膝关节置换组观察到更高的功能评分和更低的翻修率。最近，髌股关节置换的另一项系统评价发现存活率为91.7%（5年）、83.3%（10年）、74.9%（15年）和66.6%（20年）。据报道，总体功能结果达到82%，在最近的假体设计中发现较低的翻修率。

对髌股关节置换或全膝关节置换后的髌骨厚度仍然存在争议。有文献表明只要剩余的髌骨厚度不少于12毫米，减少髌骨厚度以减少髌股关节张力，并减少外侧半脱位。然而，有其他研究者建议在软骨磨损之前增加厚度使髌骨恢复到原始厚度。髌骨厚度与术后膝前髌骶疼痛的关系尚未确定。

关键点

- 全膝关节置换为治疗单纯性髌股关节病患者重要手段，可显著缓解疼痛和改善功能。
- 过去髌股关节置换术的结果并不如全膝关节置换那么好。
- 对于新一代的髌股关节假体的设计和临床效果，需要更多的长期随访数据，以确定它们是否适合年轻人群。
- 髌骨最终的理想厚度尚未确定，但笔者赞成在手术时将厚度恢复到原始测量厚度。

参考文献

[1] Davies AP,Vince AS,Shepstone L,et al.The radiologic prevalence of patellofemoral osteoarthritis[J]. Clin Orthop Relat Res, 2002; 402:206-212.

[2] Grelsamer RP,Stein DA.Patellofemoral arthritis [J].J Bone Joint Surg Am,2006;88(8):1849-1860.

[3] McKeever DC.Patellar prosthesis[J].J Bone Joint Surg Am,1955;37-A(5):1074-1084.

[4] Lubinus HH.Patella glide bearing total replacement[J]. Orthropedics, 1979;2(2):119-127.

[5] Blazina ME,Fox JM,Del Pizzo W,et al.Patellofemoral replacement[J].Clin Orthop Relat Res,1979;(144):98-102.

[6] Argenson JN,Guillaume JM,Aubainac JM.Is there a place for patellofemoral arthroplasty?[J]. Clin Orthop Relat Res,1995;321:162-167.

[7] Argenson JN,Flecher X,Parratte S,et al.Patellofemoral arthroplasty:an update[J].Clin Orthop Relat Res,2005;440:50-53.

[8] van der List JP,Chawla H,Zuiderbaan HA,et al.Survivorship and functional outcomes of patellofemoral arthroplasty:a systematic review. Knee Surg Sports Traumatol Arthrosc.2015. https://dio.org/10.1007/s00167-915-3878-z. [Epub ahead of print] .

[9] Laskin RS,van Steijin M.Total knee replacement for patients with patellofemoral arthritis[J].Clin Orthop Relat Res,1999;367:89-95.

[10] Delanois RE,McGrath MS,Ulrich SD,et al.Results of total knee replacement for isolated patellofemoral arthritis:when not to perform a patellofemoral arthroplasty[J].Orthop Clin North Am,2008;39(3):381-388.

[11] Mont MA,Haas S,Mullick T,et al.Total knee arthroplasty for patellofemoral arthritis[J]. J Bone Joint Surg Am, 2002;84-A(11):1977-1981.

[12] Lonner JH,Mehta S,Booth RE Jr. Ipsilateral patellofemoral arthroplasty and autogenous osteochondral femoral condylar transplantation [J]. J Arthroplasty, 2007; 22(8): 1130–1136.

[13] Kamath AF,Levack A,John T,et al. Minimum two-year outcomes of modular bicompartmental knee arthroplasty[J].J Arthroplasty, 2014;29(1):75–79.

[14] Tauro B,Ackroyd CE,Newman HJ,et al.The Lubinus patellofemoral arthroplasty.A five-to ten–year prospective study[J].J Bone Joint Surg Br,2001;83(5):696–701.

[15] Lonner JH.Patellofemoral arthroplasty:the impact of design on outcomes[J].Orthop Clin North Am,2008;39(3):347–354.

[16] Lonner JH.Patellofemoral arthroplasty: pros,cons,and design considerations[J].Clin Orthop,2004;428:158–165.

[17] Hendrix MRG,Ackroyd CE,Lonner JH.Revision patellofemoral arthroplasty:three-to seven–year follow–up[J].J Arthroplasty,2008;23(7):977–983.

[18] Kazarian GS,Tarity TD,Hansen EN,et al.Significant functional improvement at 2 years after isolated patellofemoral arthroplasty with an onlay trochlear implant,but low mental health scores predispose to dissatisfaction[J].J Arthroplasty,2016;31(21):389–394.

[19] Kamath AF,Slaatery TR,Levack AE,et al. Trochlear inclination angles in normal and dysplastic knees[J].J Arthroplasty,2013;28(2):214–219.

[20] Lonner JH.Lateral patellar chamfer in total knee arthroplasty[J].Am J Orthop(Belle Mead NJ),2001;30(9):713–714.

[21] Tarassoli P, Punwar S, Khan W,et al.

Patellofemoral arthroplasty:a systematic review of the literature[J].Open Orthop J,2012; 6: 340–347.

[22] Walker T,Perkinson B,Mihalko WM. Patellofemoral arthroplasty:the other unicompartmental knee replacement[J].J Bone Joint Surg Am,2012;94(18):1712–1720.

[23] McAlindon TE,Snow S,Cooper C,et al. Radiographic patterns of osteoarthritis of the knee joint in the community:the importance of the patellofemoral joint[J].Ann Rheum Dis,1992;51(7):844–849.

[24] The Swedish Knee Arthroplasty Register:annual report 2015.http://www.myknee.se/en/. Accessed 27 Jan 2017.

[25] National Joint Registry England and Wales: annual report 2016.http://www.njrreports.org. uk/downloads.Accessed 27 Jan 2017.

[26] Australian Orthopedic Association.Australian National Joint Replacement Registry Annual Report 2016.Available at http://www. njrreports.org.uk/chairmans–introductions. Accessed 27 Jan 2017.

[27] Lonner JH,Bloomfield MR.The clinical outcome of patellofemoral arthroplasty[J]. Orthop Clin North Am,2013;44(3):271–280.

[28] Board TN,Mahmood A,Ryan WG,et al.The Lubinus patellofemoral arthroplasty:a series of 17 cases[J].Arch Orthop Trauma Surg,2004;124(5):285–287.

[29] Argenson JN,Chevrol–Benkeddache Y, Aubaniac J–M.Modern unicompartmental knee arthroplasty with cement:a three to ten-year follow–up study[J].J Bone Joint Surg Am,2002;84–A(12):2235–2239.

[30] van Johbergen HP,Werkman DM,Barnaart

LF,et al.Long-term outcomes of patellofemoral arthroplasty[J]. J Arthroplasty,2010; 25(7): 1066-1071.

[31] Parratte S,Ollivier M, Lunebourg A,et al.Long-term results of compartmental arthroplasties of the knee:long term results of partial knee arthroplasty[J].Bone Joint J,2015;97-B(10 Suppl A):9-15.

[32] Oni JK,Hochfelder J,Dayan A.Isolated patellofemoral arthroplasty[J]. Bull hosp Jt Dis(2013), 2014;72(1):97-103.

[33] Butler JE,Shannon R.Patellofemoral arthroplasty with a custom-fit temoral prosthesis [J]. Orthopedics, 2009;32(2):81.

[34] Leadbetter WB,Kolisek FR,Levitt RL,et al. Patellofemoral arthroplasty:a multi-centre study with minimum 2-year follow-up[J].Int Orthop,2009;33(6):1597-1601.

[35] Akhbari P,Malak T,Dawson-Bowling S et al.The Avon patellofemoral joint replacement:mid-term prospective results from an independent centre[J].Clin Orthop Surg,2015;7(2):171-176.

[36] Odumenya M,Costa Ml,Parsons N,et al.The Avon patellofemoral joint replacement:five-year results from an independent centre[J].J Bone Joint Surg Br,2010;92(1):56-60.

[37] Mont MA,Johnson AJ,Naziri Q,et al. Patellofemoral arthroplasty:7-year mean follow-up[J]. J Arthroplasty, 2012;27(3):358-361.

[38] Ackroyd CE,Newman JH,Evans R,et al.The Avon patellofemoral arthroplasty:five-year survivorship and functional results[J].J Bone Joint Surg Br,2007;89(3):310-315.

[39] Kooijman HJ,APPM D,van Horn JR.Long-term results of patellofemoral arthroplasty.A report

of 56 arthroplasties with 17 years of follow-up[J].J Bone Joint Surg Br,2003;85(96):836-840.

[40] Dahm DL,Kalisvaart MM,Stuart MJ,et al. Patellofemoral arthroplasty:outcomes and factors associated with early progression of tibiofemoral arthritis[J].Knee Surg Sports Traumatol Arthrosc,2014;22(10):2554-2559.

[41] Dy CJ,Franco N,Ma Y,et al.Complication after patello-femoral versus total knee replacement in the treatment of isolated patello-femoral osteoarthritis.A meta-analysis[J].Knee Surg Sports Traumatol Arthroso,2012; 20(11):2174-2190.

[42] van der List JP,Chawla H,Zuiderbaan HA,et al.Survivorship and functional outcomes of patellofemoral arthroplasty:a systematic review.Knee Surg Sports Traumatol Arthrosc. Nov 21.[Epub ahead of print] .http://link. springer.com/article/10.1007%2Fs00167-015-3878-z.

[43] Hofmann AA,McCandless JB,Shaeffer JF,et al.Patellofemoral replacement:the third compartment[J].Bone Joint J,2013;95-B(11 Suppl A):124-128.

[44] Dalury DF.Total KNee replacement for patellofemoral disease[J].J Kness Surg, 2005; 18(4):274-277.

[45] Leadbetter WB.Patellofemoral arthroplasty in the treatment of patellofemoral arthritis: rationale and outcomes in younger patients[J]. Orthop Clin North Am,2008; 39(3): 363-380.

[46] Kolettis GT,Stern SH.Patellar resurfacing for patellofemoral arthritis[J].Orthop Clin North Am,1992;23(4):665-673.

[47] Thompson NW,Ruiz AL,Breslin E,et al.Total

knee arthroplasty without patellar resurfacing in isolated patellofemoral osteoarthritis[J].J Arthroplasty,2001;16(5):607–612.

[48] Meding JB,Wing JT,Keating EM,et al.Total knee arthroplasty for isolated patellofemoral arthritis in younger patients[J].Clin Orthop Relat Res,2007;464:78–82.

[49] Hoogervorst P,de Jong RJ,Hannink G,et al.A 21% converstion rate to total knee arthroplasty of a first–generation patellofemoral prosthesis at a mean follow–up of 9.7 years[J].Int Orthop, 2015;39(9):1857–1864.

[50] Parvizi J,Stuart MJ,Pagnano MW,et al.Total knee arthroplasty in patients with isolated patellofemoral arthritis[J].Clin Orthop Relat Res,2001;392:147–152.

[51] Ioshi CS,Kaufman KR,Irby SE,et al.Effects of patellar thickness on compression and shear forces in total knee arthroplasty[J].Clin Orthop Relat Res,1996;331:283–290.

[52] Vandenneucker H,Labey L,Victor J,et al. Patellofemoral arthroplasty influences tibiofemoral kinematics:the effect of patellar thickness[J].Knee Surg Sports Traumatol Arthrosc,2014;22(10):2560–2568.

[53] Lee QJ,Yeung ST,Wong YC,et al.Effect of patellar thickness on early results of total knee replacement with patellar resurfacing[J].Knee Surg Sports Traumatol Arthrosc,2014;22(12):3093–3099.

[54] Pierce TP,Jauregui JJ,Cherian JJ,et al.Is there an ideal patellar thickness following total knee arthroplasty?[J]. Orthopedics,2016;39(1): e187–192.

第 5 章　内固定残留

Fred D. Cushner, Nirav H. Amin,

Antonio G. Manocchio, Adolph V. Lombardi Jr

概述

由于我们拥有改良的手术器械，更好的镇痛方法，使全膝关节置换变得更加容易，并且可以在患者产生严重畸形之前建议手术治疗。尽管如此，一部分需要接受膝关节置换手术治疗的关节炎患者，内固定残留，增加了手术难度。

俗话说："没有人看起来好好的，会愿意取出内固定。"对膝关节置换患者也是如此。内固定残留的患者更加复杂，所以制订仔细的诊疗计划十分必要。

与所有病例一样，术前计划对内固定残留的患者来说很关键。我们必须首先评估内固定位置，并确定是否需要取出内固定。并不是所有的内固定都需要取出，当然通过保留内固定，可以避免潜在的并发症。对于有限的内固定取出，使用传统的器械往往就足够了。

在内固定残留的患者中，病史十分重要。通常由于创伤放置内固定，须排除感染，还须评估患者膝关节周围的软组织条件。这对膝关节置换手术的皮肤切口规划很重要，同时还必须确定创伤后的软组织包膜是否在膝关节置换手术过程中可以得到处理。如果需要，在确定手术之前，应该向整形外科医生咨询以应对可能需要使用软组织扩张器。创伤切口和组织移动性的显著降低是术前软组织扩张的两大指征。

现在的膝关节置换手术在技术上有一定的进步，使得膝关节置换过程可以不需要完全取出内固定。一种选择是使用个性化3D打印个性化截骨系统（PSI）。通过获取术前计算机断层扫描或磁共振图像扫描，设计患者个性化截骨模块，就可以在不使用髓内定位杆的情况下进行手术。唯一的限制在于内固定物与关节距离，如果靠得太近会产生散点，从而导致无法获得可靠的定位。

如果3D打印个性化截骨系统不适合，那么可以选择计算机导航系统。限制是医院是否配备了计算机导航系统。如果计算机导航系统也适合，那么先选择手持式导航。这些设备可以使用陀螺仪技术来校对，已证明是相当准确的。

当然，如果考虑取出全部内固定时，必须配备适当工具。通常情况下，原始的手术报告是很有帮助的，看看使用什么内固定，准备适当的取出工具。如果内固定移除会导致应力明显上升，那么可能需要使用带延长杆的假体。术前仔细规划，使用现代的"智能仪器"引导，往往可以安全地、准确地完成，且无须将内固定全部移除。

方案1：保留内固定或内固定部分取出的人工全膝关节置换术

病例介绍

病史

患者，女性，69岁。右膝疼痛3年，既往有右髌骨折史。患者6年前右股骨粗隆间骨折，采用股骨髓内钉治疗。自髋部骨折内固定后，患者逐渐出现右膝疼痛。迄今为止，她已经接受了一系列非手术治疗，包括物理治疗、支具、关节腔注射（皮质类固醇和透明质酸）和非甾体类抗炎药的治疗，右膝疼痛缓解轻微。她选择了全膝关节置换术。

体格检查

患者膝关节被动活动度为5°～100°。膝关节屈曲挛缩5°，前后或内外侧方向无伸展迟滞和不稳定。髋关节活动度为0°～90°无疼痛感，内-外旋0°～30°，内收和外展0°～30°。患者的膝关节皮肤切口没有留瘢痕且神经、血管完好无损，站立位时膝关节外翻。

影像学检查

X线片检查显示股骨髓内钉伴有膝外翻和严重的外侧间隙狭窄（图5.1）。术前X线片示：有股骨髓内钉合并外翻畸形及严重侧位狭窄（图5.1）。在这种情况下，在术前的计划中还应获得膝关节全长片，以确定髓内定位杆和髓内钉的位置。

手术入路

患者接受了标准的术前检查，以确保疼痛

与膝关节有关。之前的皮质类固醇注射能够完全缓解疼痛，证实主要的疼痛产生是来自膝关节骨关节炎。因此，在没有手术切口的情况下，采用标准的髌旁内侧入路。由于股骨髓内钉的存在阻碍传统股骨髓内定位杆插入，因此暴露膝关节后，使用手持导航系统来进行股骨远端准备。股骨远端截骨后，通过I-Assist导航系统（Zimmer Biomet, Warsaw, IN,USA）沿机械轴进行胫骨近端截骨（图5.2）。手持导航系统被固定在股骨远端一个小的阻挡钉上，同时不受阻挡钉的阻碍。沿着机械轴对股骨远端冠状面和矢状面进行截骨。远端最后的准备包括确定股骨假体的旋转，通过简单的测量仪器完成（图5.3）。在截骨后，用间隔器评估屈曲和伸直间隙平衡。在这种情况下，为了平衡膝关节，需要松解外侧副韧带。最后固定假体，膝关节按常规方式进行缝合。

手术结果

患者术后即刻负重，且无须与手术相关的特殊预防措施。术后X线片示假体位置良好，股骨髓内钉仍保留在原位（图5.4）。通过术后护理，患者无术后并发症，运动范围、牛津膝关节评分、膝关节协会评分、膝关节功能评分都有所提高。

临床结果

当评估一个准备接受膝关节置换且内固定残留的患者，无论内固定是在股骨侧还是胫骨侧，最重要的是手术医生确定疼痛的原因来自膝关节。基于对感染或其他病理过程（如不愈合）的关注，对炎症指标（如c-反应蛋白和红细胞沉降率）进行完整的血液检测至关重要。如果实验室检查结果升高了，在考虑任何外科手术的计划之前对膝关节进行穿刺是至关重要的。然而，如果实验室检查结果在正常范围内，且在膝关节置换之前保留的内固定仍然是患者疼痛的来源，

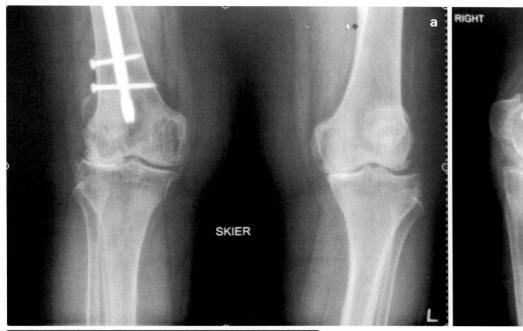
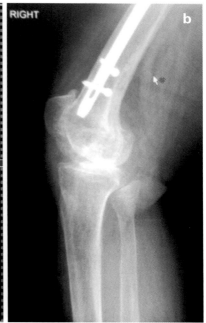
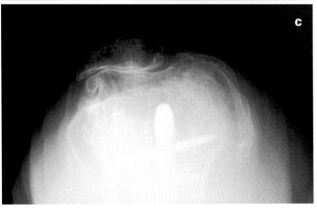

图5.1 术前右膝X线片，股骨侧有内固定。a.屈膝位的后前位片。b.侧位片。c.髌骨轴位片

手术医生应该考虑在膝关节置换之前取出内固定以获得最佳结果。如果临床诊断不明确，一个可以帮助区分疼痛来自残留的内固定还是膝关节关节炎的方法是，诊断性膝关节穿刺并注射治疗性镇痛药物。一旦排除感染性因素，术前计划是必要的，是去除部分还是所有的内固定，如锁定钢板。影像学检查应包括膝关节的必要图像，以及相关部位内固定的相关图像。此外，需要拍摄从髋到脚踝的全长站立位X线片来评估冠状位力线和矢状位力线。可能需要计算机断层扫描来评估内固定的位置、畸形和（或）对可能的骨移植

物，补块和（或）延长杆经过钉孔进行术前规划，以避免应力增加。

此外，分析入路是很重要的，考虑到标准的髌旁内侧入路是基于膝关节内侧主要的血液供应来自于膝前的。然而，如果不能采用标准入路，则重要的是要认识到如果切口远离内侧，则外侧皮瓣有较大坏死风险。如果患者先前的外科手术中有多个切口，则重要的是要防止切口问题，因为切口问题可能导致深部假体感染。理想情况下，建议使用最新愈合或基于外侧的瘢痕，以避免伤口并发症。如果担心软组织包膜，则可

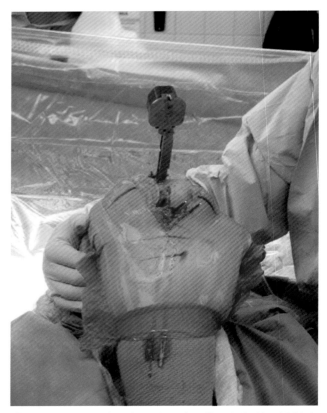

图5.2　I-Assist放置在股骨远端，将两根胫骨近端插脚（针）留在原位以防胫骨近端需要进一步的截骨

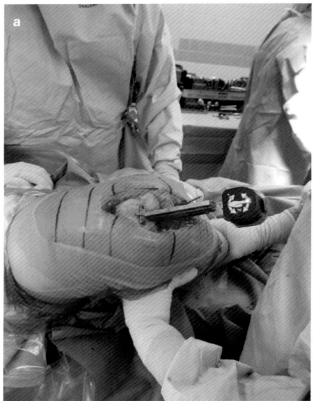

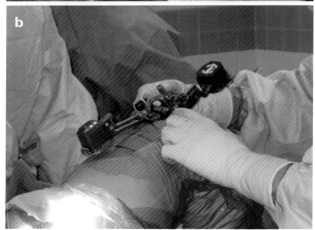

图5.3　a.股骨侧为内固定残留的膝外翻。b.股骨远端截骨采用I-Assist而非股骨髓内定位杆

能需要进行整形手术。

　　由于缺少关于膝关节置换部分移除或保留内固定的文献，一些病例报告阐述了最佳选择的方法。文献包括了2例采用微创取出螺钉和钢板的报道。3项研究记录了在膝关节置换手术时使用导航保留了的股骨侧内固定。导航帮助股骨远端和胫骨近端截骨，以及适当的旋转。通过使用假体试体测试膝关节从屈曲到伸直的稳定性以进行软组织平衡的评估。

　　在常规的膝关节置换中，传统的工具包括一个股骨髓内定位杆，用于帮助确定假体的力线。一些研究表明，通过适当的软组织和韧带平衡恢复机械轴和力线，对于获得成功及延长假体寿命十分重要。如果由于关节内或关节外畸形而导致解剖学标志改变而无法解决整个下肢的机械轴，可能会导致髌骨错位、早期松动和较高的聚乙烯磨损率。最近，计算机辅助导航为复杂情况下的精确对线提供了另一种选择，如畸形和残留内固定，在这些情况下，髓内定位杆不能够被使用。此外，使用导航不需要使用髓内定位杆，可以降低血栓和潜在脂肪栓塞的风险。虽然有些人建议需要内固定取出的膝关节置换分期进行，但效果不如常规的膝关节置换。对于胫骨有内固定

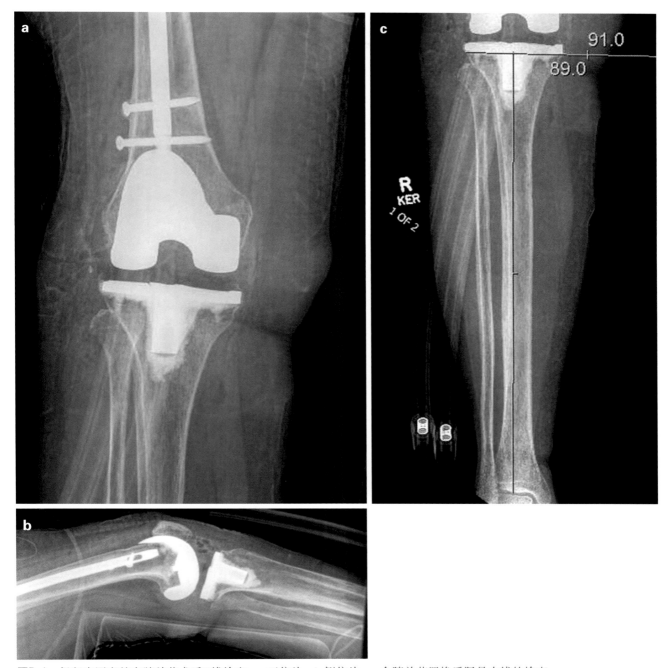

图5.4　保留内固定的右膝关节术后X线检查。a.正位片。b.侧位片。c.全膝关节置换后胫骨力线的检查

的患者，必须考虑手术瘢痕，以避免合并表面切口和（或）更大的皮下组织肿胀导致伤口并发症和潜在感染。另一个因素是在老年患者中，考虑到体重状况及术后康复的限制，可能会推迟整体康复过程，导致更差的结果。因此，如果可能的话，一期置换可能是最佳选择。

在导航系统的帮助下，手术医生能够通过

保留或移除的内固定和（或）畸形来改善临床疗效。有几项研究报告了应用计算机辅助导航系统准确截骨和恢复机械轴。导航辅助的膝关节置换提供精确的截骨，假体旋转对齐，软组织平衡，而无须髓内定位杆。因此，对于手术医生来说，重要的是要评估内固定的位置、疼痛产生的准确来源、术前的手术切口，以及为了达到最佳结果而恢复机械轴和旋转的对齐。

关键点

· 进行膝关节置换评估前排除感染和内固定并发症。

· 如果残留的内固定不影响骨准备或假体的位置，部分移除内固定是一个合理的选择。

· 当由于残留的内固定使得常规器械无法使用时，计算机导航可能有助于股骨或胫骨的准备。

· 注意皮肤切口，确保术后愈合。

方案 2：内固定物全部取出

病例介绍

病史

患者，男性，64岁。左外侧胫骨平台劈裂凹陷性骨折切开复位内固定10个月后，在医院门诊接受初步的观察和评估。患者骨折是由于从约1.2米高的梯子摔下所致。伤后送入医院，并在不久后由一名外科医生内固定手术治疗。患者在医院门诊复查，并对持续的膝关节疼痛进行了评估，后来被诊断为左膝骨关节炎（内固定残留）。胫骨平台骨折后骨关节炎的发生率为22%~44%。在我们的病例中较为常见。先前骨折固定是通过外侧弧形切口暴露胫骨外侧和近端。手术记录的回顾发现，对既往手术记录的回顾显示，入路向下到达胫前肌上方的筋膜，切口方向沿筋膜切开，然后将肌肉与骨分离。随后行半月板下关节切开术，暴露出完整半月板，可见关节腔内积血。手术医生进一步利用垂直劈开查看膝关节内部。抬高中央凹陷处，并使用3毫升 Norian β-磷酸三钙（DePuy Synthes Trauma, Zuchwil, Switzerland）作为骨间隙填充物进行回植。然后使用大的关节周围骨块通过内侧小切口

将骨折块复位，压缩平台。用克氏针临时固定，再使用 6 孔辛迪斯铜板于胫骨近端锁定接骨板（DePuy Synthes Trauma, Zuchwil, Switzerland）维持骨折复位。术后对膝关节予以制动。

术后患者膝关节明显僵硬，内固定术后约3个月后，在麻醉下行经关节镜下粘连松解及外侧半月板部分切除术。胫骨外侧平台见2毫米的小凹陷。术后活动度为5°~110°。接着他开始了物理治疗，但未规律进行治疗且失去了原有的活动度，完全伸直小于15°，最大屈曲100°。后来，患者深静脉血栓形成并开始服用利伐沙班。

患者健康状况一般，既往有高血压病史，骨折固定术后有深静脉血栓形成。体重93千克，身高183厘米，体重指数（BMI）为27。既往有吸烟史，无酗酒史和药物滥用史、家族性高血压病史。系统回顾无特殊事件。

上述情况下，有许多挑战和需要考虑的问题。患者既往有骨折史，残留内固定及膝关节持续疼痛，首先排除感染，尤其是在进行全膝关节置换术之前。全膝关节置换的入路也存在挑战，确保软组织充分灌注和暴露来进行关节置换术。还需要考虑手术计划，评估骨折愈合情况，确保骨骼足以承载关节假体，并根据患者残留的内固定进行相应的计划。如果术中发生意外，如骨折没有愈合或外侧平台功能不全，哪部分内固定可以保留，哪部分该移除，该如何选择？

体格检查

在初步检查中，患者有一个胫骨近端J形切口，伴轻微红斑。主动和被动活动时，膝关节疼痛明显，主要在外侧。活动度：伸膝迟滞10°，最大屈曲度为75°。有严重的捻发音和疼痛剧烈、压痛，先前切口有压痛。由于疼痛严重影响日常活动，休息时评分为2/10，走路时评分为7/10，需要拐杖帮助活动。门诊多次拍片复查示：①患者胫骨近端外侧锁定钢板固定，骨折愈

合。②胫骨平台外侧关节面有明显的台阶现象。③胫骨近端增宽，外侧关节间隙明显狭窄，轻度内侧间室骨关节炎，以及髌股骨性关节炎，特别是髌股外侧间室。同样值得注意的是，膝关节大量积液以及内侧软组织钙化，该软组织可能是内侧副韧带。

根据患者的查体、膝关节X线片以及残留的内固定，需要解决多种问题。首先，感染的问题必须得到解决。考虑到患者的红斑与持续的疼痛和积液，需要基本的实验室检查以排除膝关节本身和内固定感染。通过对膝关节积液穿刺和细胞计数与培养，排除关节本身的感染。尽管膝关节穿刺检查结果为阴性，但这并不能完全排除关节外的感染，考虑到计划进行全膝关节置换，残留的内固定本身也需进行感染评估。除了技术上的挑战之外，螺钉和钢板与全膝关节置换术后感染的发生率增加有关。排除感染发生在门诊是不容易的，除非有大量的积液或窦道。根据患者的陈述，决定进行分期重建，包括取出残留内固定、术中关节液培养和组织培养。Moussa等的研究表明，在固定装置的病例中，53%没有临床感染症状，伤口拭子证实存在细菌污染。尽管Moussa的研究在样本量上有一些局限性，但是这么高的发生率令人不安，使手术医生需要认真思考是否需要分期手术。Suzuk等认为在膝关节置换术时，以前的内固定与残余矫形固定装置也被确认为是深部感染的主要危险因素。2022例全膝关节置换的回顾性研究，对有内固定材料的患者进行观察，发现感染率显著增加（25%）。与此相反，Klatte等在他们对115例随访5.4年的患者的研究中并没有发现假体周围感染率增加。根据文献资料和患者先前内固定手术切口发红，我们认为以分期的方式取出内固定并按计划术中培养是合适的。

取出内固定和培养可以帮助决定后续的治疗，以及是否适合在没有感染的情况下进行关节置换术。鉴于内固定残留，需要谨慎进行重建，因为先

前内固定周围感染，进行全膝关节置换对患者和手术医生来说是一场灾难。于是用万能螺钉取出器械取出内固定。术中培养14天无细菌生长。

在许多膝关节内固定残留的病例中，手术时选择性安全地取出植入物。考虑到该患者的查体和怀疑感染，我们选择分期手术，先取出所有内固定。我们还考虑近端锁定螺钉影响今后胫骨假体的放置。如果胫骨平台不足以支撑标准的胫骨假体，则需使用带延长杆的假体，根据测量结果，远端螺钉可能会阻碍延长杆的安放。由于这些原因，内固定全部取出。在进行全膝关节置换之前，当需要多个切口来完成固定物取出和放置膝关节假体时，则采用分期手术，在关节置换前组织愈合。先前的手术记录可以帮助明确具体的内固定，这便于内固定的取出。使用通用的螺丝拆卸套件和高速骨钻以防止内固定取出失败的意外。

取出内固定之前的X线片（图5.5、图5.6）。

手术入路

在全膝关节置换术时，取内固定的外侧切口完全愈合。采用内收肌管和坐骨神经阻滞麻醉。标准仰卧位，左大腿根部放置止血带。术前给予抗生素，左下肢驱血，打止血带。活动度20°～40°。行正中切口，髌旁内侧入路。膝关节内侧、外侧韧带皱襞及髌腱周围有大量的瘢痕组织。切除全部瘢痕组织，屈曲膝关节，髓内定位杆5°外翻进行股骨远端截骨。测量股骨大小为67.5毫米，然后使用四合一截骨模块进行股骨截骨，使用Vanguard全膝关节置换术系统（Zimmer Biomet, Warsaw, IN, USA）。胫骨侧使用髓外定位杆，与胫骨轴成90°的位置，带有轻微的后倾。清理胫骨后侧深处，后交叉韧带瘢痕增生，需小心松解。测量胫骨大小为75毫米。术中见胫骨完整，平台没有破坏。我们认为可以使用标准的初次假体完成。然后放入假体试体，屈曲时外侧紧张、腘肌腱拉花松解技术松

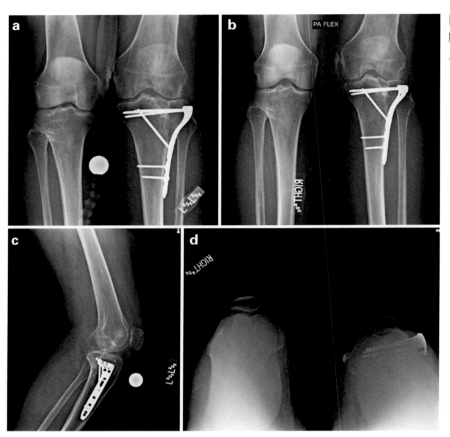

图5.5 内固定取出的术前X线片。a.双膝站立正位片。b.双膝屈膝40°正位片。c.左膝侧位片。d.双膝髌骨轴位片

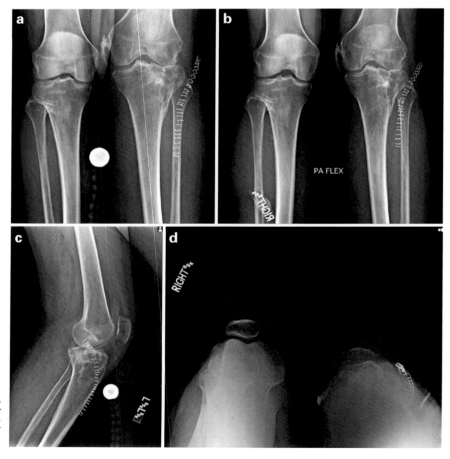

图5.6 内固定取出的术后X线片。a.双膝站立正位片。b.双膝屈膝40°正位片。c.左膝侧位片。d.双膝髌骨轴位片

图5.7　全膝关节置换术后的X线片。a.双膝站立位正位片。b.左膝侧位片。c.双膝髌骨轴位片

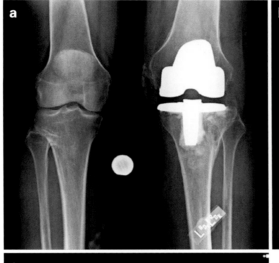
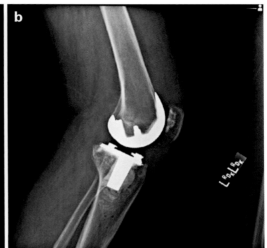
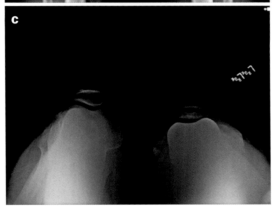

解后，使用13毫米的聚乙烯垫片获得平衡。翻转髌骨，徒手将其修整为31毫米大小。接着取出所有假体试体，彻底冲洗膝关节，用含庆大霉素骨水泥（DJO Global, Vista, CA, USA）。释放止血带，伸直膝关节，以利于骨水泥硬化。评估髌骨的轨迹并闭合伤口。然后将粉状万古霉素撒在伤口周围，用薇乔可吸收线（Ethicon, Inc., Somerville, NJ, USA）间断缝合关节囊和快翎可吸收线（Surgical Specialty Corporation, Wyomissing, PA, USA）皮下缝合和皮肤黏合剂（Dermabond，Ethicon）闭合切口。术后，患者活动度0°～135°。采用适当的镇痛管理和下肢静脉血栓的预防，包括利伐沙班和下肢静脉泵。患者开始接受每周3次的物理治疗来改善膝关节活动度直到术后6周。

全膝关节置换术后的影像学检查（图5.7）。

手术结果

患者6周后门诊复查。切口愈合良好。诉关节僵硬，活动度从完全伸直到屈曲80°，决定增加物理治疗强度，2周后进一步评估，并运用动态夹板（Joint Active Systems, IL, USA）以帮助伸直。随后继续物理治疗，没有效果。决定在麻醉下手法松解。术中增加25°屈曲，最终活动度为0°～105°。此后活动度保持在0°～95°。

临床结果

创伤后关节炎的关节置换术的目标与原发性关节炎的目标相似，是恢复机械轴，创造一个稳定的无痛关节。文献记载，在胫骨平台骨折行关节置换术后，并发症发生率高达26%，包括僵硬、伤口开裂、深部感染、髌腱断裂，其中髌腱断裂最常见。Lonner等报道了创伤后膝关节置换

术后并发症发生率高达57%。

创伤后关节炎的全膝关节置换术后的效果似乎不如骨关节炎患者。Weiss等在他们的胫骨平台骨折患者的报告中77%结果为优秀或良好，而中等和较差的结果各占了11%。与之相反，Lizaur-Utrilla等在他们对29例接受膝关节置换治疗的胫骨平台创伤后关节炎患者的前瞻性对照研究中，与58例常规膝关节置换相比，观察组间预后评分在6.7年随访时无显著差异。

创伤后骨关节炎的膝关节残留内固定是很难处理的，但全膝关节置换是一个可行的选择，改善患者的疼痛和整体功能。根据每个患者的情况，一个称职的手术医生不应该轻视手术。虽然这个过程可能在技术上要求很高，但是适当的计划可以将在手术室中可能出现的问题降到最低，手术医生也应该向患者告知术后并发症发生率和再手术率是升高的，同时也要确保患者了解术后结果。

关键点

· 评价骨折愈合情况，疼痛可能来自骨折愈合失败。

· 一定要排除感染，如果忽视并进行人工关节置换术会导致灾难性的后果。

· 建立手术计划和备用计划，并先选择合适的假体。

· 如果有疑似感染或伤口处理困难，分期处理。

· 适当显露，因为创伤后的膝关节通常瘢痕组织增生。

· 告知术后并发症增加的风险和再次手术的风险。

参考文献

[1] Georgiafis GM, Skakun WC. Total knee arthro-plasty with retained tibial implants: the role of mini-mally invasive hardware removal[J]. Am J Orthop, 2016;45(7):481-486.

[2] Hamada D, Egawa H, Goto T, et al. Navigation-assisted total knee arthroplasty for osteoarthritis with extra-articular femoral deformity and/or retained hardware. Case Rep Orthop, 2013;2013:174384. https://doi.org/10.1155/2013/174384.

[3] Lin SY, Chen CH, Huang PJ, et al. Computer-navigated minimally invasive total knee arthroplasty for patients with retained implants in the femur[J]. Kaohslung J Med Sci, 2014;30(8): 415-421.

[4] Georgiadis GM, Skakun WC. Total knee arthroplasty with retained tibial implants: the role of minimally invasive hardware removal[J]. Am J Orthop (Belle Mead NJ), 2016;45(7):E481-486.

[5] Rhee SJ, Seo CH, Suh JT. Navigation-assisted total knee arthroplasty for patients with extra-articular deformity[J]. Knee Surg Relat Res, 2013;25(4): 194-201.

[6] Georgiadis GM, Gove NK, Smith AD, et al. Removal of the less invasive stabilization system[J]. J Orthop Trauma, 2004;18(8):562-564.

[7] Hak DJ, McElvany M. Removal of broken hardware[J]. J Am Acad Orthop Surg, 2008;16(2): 113-120.

[8] Colombel M, Mariz Y, Dahhan P, et al. Arterial and lymphatic supply of the knee integuments[J]. Surg Radiol Anat, 1998;20(1):35-40.

[9] Vince KG, Abdeen A. Wound problems in total knee arthroplasty[J]. Clin Orthop Relat Res, 2006;452:88-90.

[10] Della Valle CJ, Berger RA, Rosenberg AG. Surgical exposures in revision total knee arthroplasty[J]. Clin Orthop Relat Res, 2006; 446:59–68.

[11] Markovich GD, Dorr LD, Klein NE, et al. Muscle flaps in total knee arthroplasty[J]. Clin Orthop Relat Res, 1995;321:122–130.

[12] Berger RA, Rubash HE, Seel MJ, et al. Determining the rotational alignment of the femoral component in total knee arthroplasty using the epicondylar axis[J]. Clin Orthop Relat Res, 1993;(286):40–47.

[13] Jeffery RS, Morris RW, Denham RA. Coronal alignment after total knee replacement[J]. J Bone Joint Surg Br, 1991;73(5):709–714.

[14] Berend ME, Ritter MA, Meding JB, et al. Tibial component failure mechanisms in total knee arthroplasty[J].Clin Orthop Relat Res, 2004;428:26–34.

[15] Bottros J, Klika AK, Lee HH, et al. The use of navigation in total knee arthroplasty for patients with extra–articular deformity[J]. J Arthroplasty, 2008;23(1):74–78.

[16] Wang JW, Wang CJ. Total knee arthroplasty for arthritis of the knee with extra–articular deformity[J]. J Bone Joint Surg Am, 2002;84–A(10):1769–1774.

[17] Chauhan SK, Clark GW, Lloyd S, et al. Computer–assisted total knee replacement. A controlled cadaver study using a multi–parameter quantitative CT assessment of align–ment (the Perth CT Protocol) [J]. J Bone Joint Surg Br, 2004;86(6):818–823.

[18] Koenig JH, Maheshwari AV, Ranawat AS, et al. Extra–articular deformity is always correctable intra–articularly: in the affirmative.

Orthopedics, 2009;32(9). https://doi.org/10.3928/01477447–20090 728–22.

[19] Mullaji A, Shetty GM. Computer–assisted total knee arthroplasty for arthritis with extra–articular deformity[J]. J Arthroplasty, 2009;24(8):1164–1169.

[20] Hart R, Janecek M, Chaker A, et al. Total knee arthroplasty implanted with and without kinematic navigation[J]. Int Orthop, 2003;27(6):366–369.

[21] Kalairajah Y, Cossey AJ, Verrall GM, et al. Are systemic emboli reduced in computer–assisted knee surgery? A prospective, randomised, clinical trial[J]. J Bone Joint Surg Br, 2006;88(2):198–202.

[22] Jeon SH, Kim JH, Lee JM, et al. Efficacy of extramedullary femoral component alignment guide system for blood saving after total knee arthroplasty[J]. Knee Surg Relat Res, 2012;24(2):99–103.

[23] Jung WH, Chun CW, Lee JH, et al. The accuracy of the extramedullary and intramedullary femoral alignment system in total knee arthroplasty for varus osteoarthritic knee[J]. Knee Surg Sports Traumatol Arthrosc, 2013;21(3):629–635.

[24] Ries MD. Prophylactic intramedullary femoral rod–ding during total knee arthroplasty with simultaneous femoral plate removal[J]. J Arthroplasty, 1998;13(6): 718–721.

[25] Papadopoulos EC, Parvizi J, Lai CH, et al. Total knee arthroplasty following prior distal femoral fracture[J]. Knee, 2002;9(4):267–274.

[26] Baldini A, Adravanti P. Less invasive TKA: extramedullary femoral reference without navigation[J]. Clin Orthop Relat Res, 2008;

466(11):2694–2700.

[27] Xiao–Gang Z, Shahzad K, Li C. One–stage total knee arthroplasty for patients with osteoarthritis of the knee and extra–articular deformity[J]. Int Orthop, 2012;36(12):2457–2463.

[28] Haaker RG, Stockheim M, Kamp M, et al. Computer–assisted navigation increases precision of component placement in total knee arthroplasty[J]. Clin Orthop Relat Res, 2005; (433):152–159.

[29] Chou WY, Ko JY, Wang CJ, et al. Navigation–assisted total knee arthroplasty for a knee with malunion of the distal femur[J]. J Arthroplasty, 2008;23(8):1239.e1213–1239.

[30] Bolognesi M, Hofmann A. Computer navigation versus standard instrumentation for TKA: a single–surgeon experience[J]. Clin Orthop Relat Res, 2005;440:162–169.

[31] Thienpont E, Paternostre F, Pietsch M, et al. Total knee arthroplasty with patient–specific instruments improves function and restores limb alignment in patients with extra–articular deformity[J]. Knee, 2013;20(6):407–411.

[32] Bathis H, Perlick L, Tingart M, et al. Alignment in total knee arthroplasty. A comparison of computer–assisted surgery with the conventional technique[J]. J Bone Joint Surg Br, 2004;86(5):682–687.

[33] Chauhan SK, Scott RG, Breidahl W, et al. Computer–assisted knee arthroplasty versus a conventional jig–based technique. A randomised, prospective trial[J]. J Bone Joint Surg Br, 2004;86(3):372–377.

[34] Stevens DG, Beharry R, McKee MD, et al. The long–term functional outcome of operatively treated tibial plateau fractures[J]. J Orthop Trauma, 2001;15(5):312–320.

[35] Volpin G, Dowd GS, Stein H, et al. Degenerative arthritis after intra–articular fractures of the knee. Long–term results[J]. J Bone Joint Surg Br, 1990;72(4): 634–638.

[36] Suzuki G, Saito S, Ishii T, et al. Previous fracture surgery is a major risk factor of infection after total knee arthroplasty[J]. Knee Surg Sports Traumatol Arthrosc, 2011;19(12):2040–2044.

[37] Moussa FW, Anglen JO, Gehrke JC, et al. The significance of positive cultures from orthopedic fixation devices in the absence of clinical infection[J]. Am J Orthop, 1997;26(9):617–620.

[38] Klatte TO, Schneider MM, Citak M. Infection rates in patients undergoing primary knee arthroplasty with pre–existing proposed if fixation–devices[J]. Knee, 2013;20(3):177–180.

[39] Weiss NG, Parvizi J, Hanssen AD, et al. Total knee arthroplasty in posttraumatic arthrosis of the knee[J]. J Arthroplasty, 2003;18(3 Suppl 1):23–26.

[40] Lonner JH, Pedlow FX, Siliski JM. Total knee arthroplasty for post–traumatic arthrosis[J]. J Arthroplasty, 1999;14(8):969–975.

[41] Lizaur–Utrilla A, Collados–Maestre I, Miralles–Muñoz FA, et al. Total knee arthroplasty for osteo–arthritis secondary to fracture of the tibial plateau. A prospective matched cohort study[J]. J Arthroplasty, 2015;30(8):1328–1332.

第6章　重度肥胖患者膝关节置换

Alfred J. Tria, Paraskevi(Vivian) Papas,

Fred D.Cushner, Jason Wong,

Jeffrey A. Geller

概述

目前，肥胖已经成为膝骨性关节炎治疗过程中的一个重要问题。与正常大小的膝关节相比，由于肥胖患者膝关节常伴有多种并发症，增加手术暴露的难度，从而导致围术期并发症的风险的增加。术前评估应全面考虑所有可能出现的临床并发症，从而使患者在术前达到最佳状态。虽然术前减重是可取的，但是术前低血清白蛋白及负氮平衡也会降低患者伤口愈合能力并且增加感染的风险。手术要求术野充分暴露，同时选择合适的植入物并进行调整以确保假体后期不会松动。

本章节通过回顾分析过度肥胖患者手术案例，重点说明术中可能出现的问题，从而避免此类问题的发生。

方案1：特殊器械的手术技术

病例介绍

病史

患者，男性，37岁。双侧膝痛并加重2年。自觉行走困难，且右膝疼痛较左膝明显，伴关节僵硬、绞锁、麻木感，经保守治疗无效。患者是一名管道工人，由于关节痛感十分明显导致其无法进行日常工作。幼年时接受胫骨截骨术。患者体型庞大，体重指数（BMI）为47.25（身高172.72厘米，体重145.15千克）。

体格检查

双侧减痛步态，运动范围为0°～120°，约40°内翻畸形，膝关节内翻应力轻度不稳。截骨术切口愈合良好，不影响全膝关节置换术手术切口的设计。

影像学检查

标准X射线检查示膝关节内侧间室退行性改变伴明显内翻畸形（图6.1、图6.2）。针对个性化截骨模块（PSI）进行的站立位平片提示重度畸形伴内翻畸形及继发于截骨的胫骨畸形。在个性化截骨模块准备前行MRI检查有助于术前计划，但对于膝关节的评估没有意义。

手术入路

本例患者情况较复杂。由于本章节的标题

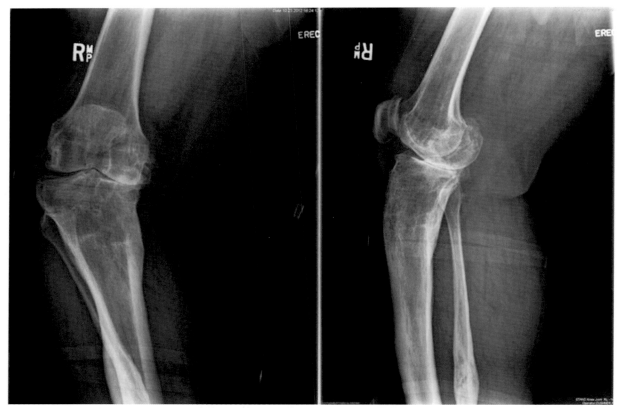

图6.1　右膝正位X线片（左）及侧位平X线片（右）示重度膝内翻伴右侧膝关节内侧间隙完全消失及残余胫骨畸形

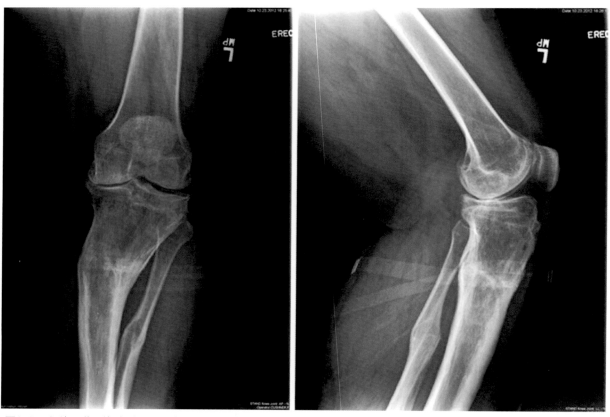

图6.2　左膝正位X线片（左）及侧位平X线片（右）示重度膝内翻伴左侧膝关节内侧间隙完全消失及残余胫骨畸形

为"重度肥胖膝关节置换"，所以体重因素也是该患者的一个突出原因。其他风险因素还包含患者的年龄，仅37岁但保守治疗无效。另外，既往治疗经历也是十分重要的，患者幼年时曾进行胫骨截骨术。还需考虑工作因素，患者并非伏案工作，而是需要不断走动。目前普遍认为，如果（BMI）高于上限值，则不考虑行全膝关节置换术。虽然限制患者的选择这一个做法并不理想，但由于担心并发症的发生，导致了这种做法。

基于患者症状明显及非手术治疗无效，患者需进行全膝关节置换术。患者表示希望接受手术。经充分手术风险评估，告知患者右侧全膝关节置换术后可能出现的潜在并发症以及高BMI可能造成的影响。由于其高BMI及既往截骨术后继发畸形的情况，最终选择通过个性化截骨模块来完成此手术。术前行磁共振MRI及站立位X线片检查，用于制作个性化截骨模块。然后制订术前计划，并进行术前对准检查，以纠正胫骨畸形（图6.3、图6.4）。个性化截骨模块不仅对术前畸形具有良好的疗效，同时对于需要较长假体寿命的年轻患者而言，个性化截骨模块也有助于提高假体的准确性。

手术技术

手术技术从术前计划开始介绍。由于严重的内翻畸形，需要严格把握假体的限制性。考虑到患者的年龄，降低假体的限制性程度，以延长假体寿命；但是，如果需要增加限制性程度，则须选择限制程度更高的假体。

根据个性化截骨模块，我们采用标准切口（图6.5）。虽然本文的高年资术者经常使用膝正中切口切开关节，但在本例患者中不考虑这么做。微创切口不能在本例患者中发挥作用，切口必须足够大以暴露足够的手术视野。对于较大的患肢，从膝关节内侧切开是更好的选择，不仅因为暴露方便，而且方便延长手术切口。利用这种

方法，也可以在关节切开的近端进行股四头肌切开松解。

对于标准的全膝关节置换术，高年资术者通常会先做胫骨侧。对于非肥胖患者膝关节，可以在较小的切口下获得较好的手术视野。对于个性化截骨模块膝关节置换，我们首选先做股骨侧。由于股骨轮廓的多线外形，股骨个性化截骨模块具有安全的贴合性。

这种方法易于定位并确认位置（图6.6）。胫骨有点难以准确定位，因此，一旦进行股骨截骨，手术视野就可得到改善，并且可以找到正确的个性化截骨模块胫骨位置（图6.7）。

在根据个性化截骨模块进行操作时，不要认为每次截骨都是正确的。在每个步骤中，通过肉眼判断截骨的准确性（图6.8、图6.9）。例如，通过观察股骨前侧截骨，为钢琴征或者旧靴征，这提示股骨有适当的外旋。钢琴或旧靴子标志的外观确认了适当的外旋。通过使用垫块，确认截骨的准确性或者调整到需要的大小（图6.10、图6.11）。应该密切关注间隙平衡，因为肢体的重量可能使术者注意力分散，从而导致植入假体过小。

正确的骨水泥固定至关重要，在肥胖的患者中这一点尤为突出。需要进行充分的准备，使整个骨面都覆盖骨水泥，整个胫骨周围应该涂有完整的骨水泥，并且应该在股骨后侧涂抹骨水泥，以确保在膝关节每个区域牢固固定。

在四肢较大的患者中，在胫骨截骨的厚度上最好保守一些。术后，膝关节周围软组织问题出现过伸导致膝关节不稳，这需要二次手术，更换更厚的聚乙烯垫片。

手术结果

术后患者表现良好。X线片上显示在假体位置良好（图6.12），患肢力线良好，活动度0°～120°，没有发现任何并发症，患者能够回

图6.3 个性化截骨模块的工作计划（Visionaire，美国田纳西州孟菲斯市施乐辉版权所有，经许可使用）

VISIONAIRE®
Patient Matched Instrumentation

A technology from smith&nephew

TKA CUTTING BLOCK SURGICAL ALIGNMENT PLAN

PATIENT	
ANATOMY	RIGHT
SURGEON	DR. CUSHNER - LENOX HILL
IMPLANT	LEGION PRIMARY
SURGERY DATE	01/15/13

X-RAY MEASUREMENTS	
PRE-OP FULL LEG DEFORMITY	35.6 VARUS°
MECHANICAL AXIS FEMUR VALGUS ANGLE	7.0°
TIBIA DEFORMITY	1.9°

FEMUR PART NO.	PM069796V1
VARUS/VALGUS ALIGNMENT	5 DEGREES
MECHANICAL VARUS PREFERENCE	.0°
EXTERNAL ROTATION	A/P AXIS
FLEXION	4°
DISTAL FEMORAL RESECTION	RESECT TO TROCHLEAR SULCUS
SIZE	7
DISTAL MEDIAL RESECTION	4.5 mm
DISTAL LATERAL RESECTION	11.5 mm
DISTAL SULCUS RESECTION	.0 mm
POSTERIOR MEDIAL RESECTION	13.5 mm
POSTERIOR LATERAL RESECTION	11.5 mm

TIBIA PART NO.	PM069796V2
VARUS/VALGUS ALIGNMENT	MECHANICAL AXIS OFF PATIENT X-RAY
EXTERNAL ROTATION	ALIGN W/ MEDIAL 1/3 TIB TUBERCLE
POSTERIOR SLOPE	5 DEGREE
PLANNED INSERT THICKNESS	STANDARD RESECTION (9 MM INSERT THICKNESS)
SIZE	7
PROXIMAL MEDIAL RESECTION	.0 mm
PROXIMAL LATERAL RESECTION	11.0 mm
RESECTION TO EMMINENCE	13.5 mm

NOTES: DID NOT RESECT TO TROCHLEAR SULCUS SINCE THIS WOULD RESULT IN A DISTAL RESECTION GREATER THAN 11.5MM.
DUE TO A LARGE AMOUNT OF MEDIAL WEAR, RESECTED +2MM FROM PROXIMAL TIBIA. MAY WANT TO TAKE ADDITIONAL RESECTION TO FULLY RESECT TO THE MEDIAL PLATEAU. AT CURRENT RESECTION, THERE IS A GAP UNDER THE MEDIAL SIDE OF TIBIA IMPLANT THAT MAY REQUIRE A WEDGE.
PLEASE NOTE THAT THE MEDIAL PADDLE OF THE TIBIA BLOCK DOES NOT FULLY CONTACT BONE. DO NOT FORCE BLOCK DOWN WHEN FITTING.

到自己的工作岗位继续工作。

临床结果

为了让外科医生更好地与患者进行沟通与交流，他们必须了解BMI较高患者的特征和整个诊疗过程中复杂性增加的可能。由于肥胖与退行性关节病变密切相关，不难发现，随着发达国家的肥胖人群持续增长，每年进行全膝关节置换术的患者数量也在增加。研究人员指出，美国中年人的肥胖率增长最快，这可能是全膝关节置换术患者平均年龄下降的原因。

2012年，Kerkhoffs等在阿姆斯特丹大学发表了一篇大型系统性文献综述，其中包括20项先前完成的研究，得出的结论是肥胖确实对全

截骨模块图片

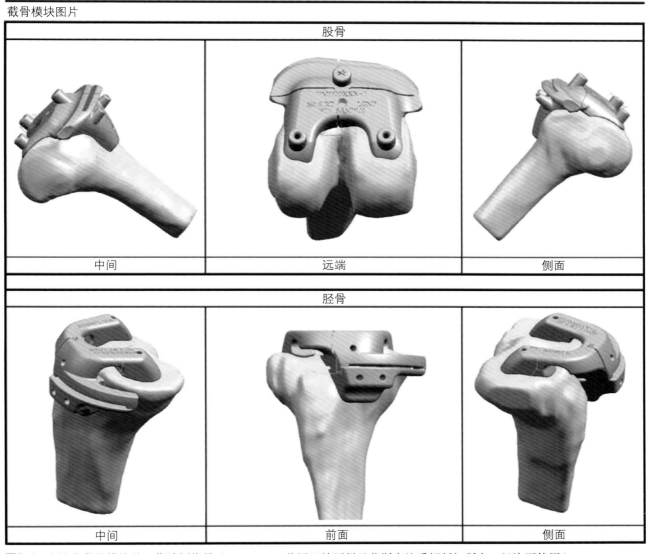

股骨		
中间	远端	侧面

胫骨		
中间	前面	侧面

图6.4　个性化截骨模块的工作计划指导（Visionairt，美国田纳西州孟菲斯市施乐辉版权所有，经许可使用）

膝关节置换术结果产生了负面影响。其他几项研究得到了类似的结果，表明病理性肥胖中BMI大于40是预测术后并发症和膝关节协会评分的指标。Kerkhoffs等搜索了1970—2009年的同行评审文章，寻找初次全膝关节置换术的临床疗效是否受到患者BMI影响。将BMI超过30定义为肥胖，该研究的结果显示在肥胖患者群体中感染率较高，为1.9%。该研究表明，浅表感染和深部感染在肥胖患者中也更为普遍，感染率分别为2.17%和2.38%。据报道，肥胖患者的翻修率更高（约1.3%）。这与另一项研究一致，研究报道病理性肥胖患者的翻修率明显更高。然而，经过进一步分析，研究人员指出，在考虑翻修背后的原因（感染与无菌性假体松动）时，肥胖和非肥胖患者的翻修率没有显著差异。据报道，深静脉血栓（DVT）或肺栓塞这两个并发症发生率在两个人群之间没有显著差异。该系统性文献综述还介绍了短期感染率和长期感染率以便进一步研究。在观察短期感染率结果时，数据显示肥胖患者的感染率是非肥胖患者的2倍。术后95%置信区间内，术后超过5年的患者中，肥胖患者的翻修率高了2倍（约1.79%），这一系统评价得

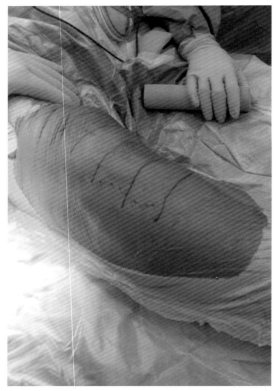

图6.5 显示全膝关节置换术时右侧肢体内翻畸形和极度肥胖

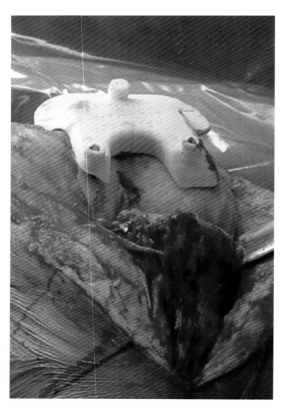

图6.6 股骨侧个性化截骨模块在位，与术前图片相比可以看到差别

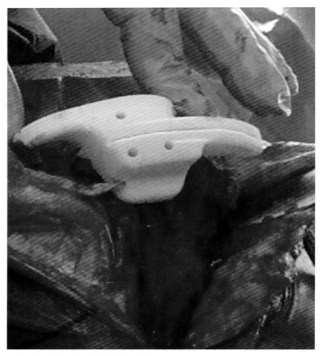

图6.7 个性化截骨模块在位

出的结论是，在观察术后患者的长期和短期疗效时，BMI超过30的患者的翻修率更高，感染率也更高。

随着膝关节置换中肥胖患者的持续增加，更多的医生和研究人员更愿意将肥胖人群分类为病理性肥胖或Schwarzkopf等所称的"过度肥胖"。如果体重指数超过45，这类患者被归类为"过度肥胖"。研究人员进行了一项回顾性分析，他们收集了1996—2004年间在研究者所属医院进行全膝关节置换术的患者资料，将BMI大于或等于45设为一组，与BMI在20～25的正常范围内设为另一组进行比较。在整个住院期间观察的并发症包括深静脉血栓、肺栓塞，翻修、观察的术中并发症包括肺炎、术后迁至ICU和尿路感染、术后并发症包括肺栓塞、心肌梗死、手术部位感染、翻修、脱位、深静脉血栓和骨折。在分析不同BMI组之间的住院并发症时，研究人员报告，与BMI为20～25（$P=0.0144$）的患者相比，"过度肥胖"组的患者并发症的发生率更高。BMI大于45，每增加5个单位BMI，与患者术后或

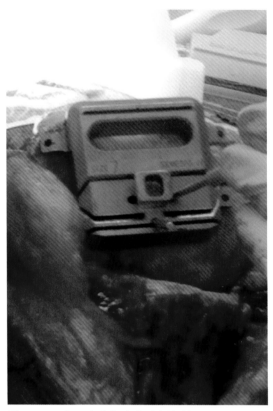

图6.8　四合一在位与术前计划相符

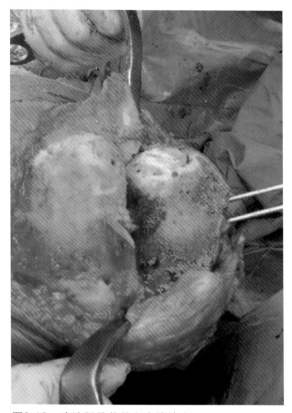

图6.10　确认胫骨截骨和力线检查

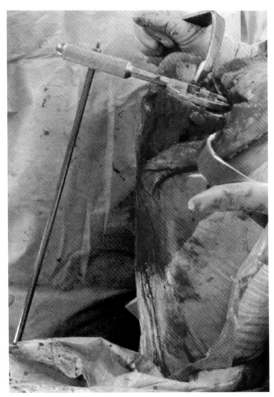

图6.9　如果需要，可以在胫骨截骨完成后使用个性化截骨模块位再次截骨。我们可以看到内侧缺损如术前计划描述

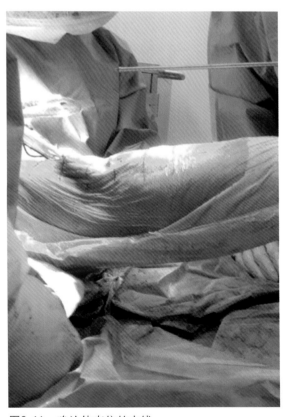

图6.11　确认伸直位的力线

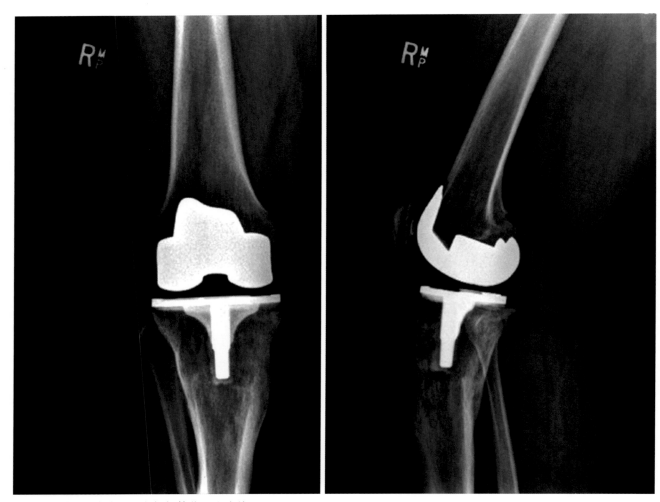

图6.12 术后X线片显示良好假体位置和力线

住院并发症发生的风险和住院时间增加显著相关。通过人口统计学的分析，来自不同地区的人口与并发症发生率没有显著相关性，而是与高BMI有关。这些结果与另一项研究结果类似，该研究结果表明，即使在考虑到年龄和性别等其他人口统计学差异后，每增加1个单位BMI，不良事件发生率增加了8%。

研究员Friedman等利用利伐沙班的RECORD临床试验（预防全膝关节或全髋关节置换术后静脉血栓栓塞）的数据，分析病理性肥胖患者是否有增加静脉血栓发生率、出血、感染和其他术后不良事件的风险。Friedman等与Namda等的研究结果一致指出，肥胖组和非肥胖组的深静脉血栓发生率没有显著差异，但肥胖组的感

染率增加。共有12355名患者被纳入研究，BMI超过40被视为病理性肥胖。根据患者的BMI（小于25；在25～29之间；在30～39之间，以及超过40），将患者进一步分为各个亚组。虽然在病理性胖组和其他亚组之间，症状性或无症状深静脉血栓的差异没有统计学意义，出血率的差异同样没有统计学意义，但不良事件发生率之间存在差异。其他研究一致认为肥胖组与非肥胖组在症状性或无症状性深静脉血栓发生率上无显著差异。与低BMI组相比，超过40的患者出现更多严重的不良事件（包括伤口相关并发症、红斑和呼吸系统、神经系统、消化系统以及心脏相关并发症、水肿等）。BMI超过40的患者中最常见的严重不良事件是植入物感染、股骨骨折、缺氧、关节感

染、丙氨酸氨基转移酶增加、恶心和伤口裂开。研究表明，随着不良事件发生率的增加，与较低的BMI亚组相比，BMI超过40的患者的感染率显著更高，伤口炎症和感染、呼吸道和肺部感染以及非手术部位的感染率也较高（P值分别为$P = 0.0021$、$P = 0.0391$、$P = 0.0015$）。

然而，只要患者了解可能存在并发症增加的风险，并且有足够多的文献证据支持，外科医生可能仍然会选择对肥胖患者进行手术。研究报告显示，即使在病理性肥胖人群中，患者膝关节置换术后评分也有很大改善，患者同样也很满意。一些研究指出患者存活率没有受到高BMI的负面影响，而另一些研究则认为肥胖与早期植入失败有关，但肥胖人群的疼痛在术后有很大改善。

所有研究都有局限性，在回顾肥胖患者与围术期复杂性之间相关性的文献时，我们注意到许多研究表明肥胖患者有增加风险的趋势，但很少有报道在并发症上有统计学差异。以前的文献可能会得出矛盾的结果，这可能是由于研究之间存在不同的局限性。来自样本总量较少和多种BMI分类的不均衡的研究缺乏说服力。有些研究的样本总量可能很大，但在比较不同BMI组的手术结果时，有更长的随访时间的研究结果可能更可靠。一些研究人员认为很多骨科医生和麻醉师不愿意为病理性肥胖患者进行手术，这导致在肥胖和手术结果的研究中，大量肥胖患者被排除。一项报告认为，过度肥胖患者的手术风险增加，同时也讨论了其局限性，包括其回顾性和数据及髋关节和膝关节患者、不同的外科医生、手术技术和术后护理。

最后，患者与外科医生之间对于患者的期望值和最佳治疗方案的深入探讨至关重要。肥胖患者同样可以行全膝关节置换术，因为先前的研究表明，低BMI组和高BMI组患者的临床转归相似。虽然肥胖患者有可以从手术取得满意的疗效，但建议患者减肥并告知因伤口可能出现的问题，以及症状和体征可以带来更好的临床结果。尽管目前尚无低风险和高风险患者之间的BMI临界值，但应鼓励患者在手术前改善其BMI。

关键点

· 保守治疗无效、减肥后再考虑手术治疗。

· 告知患者BMI较高可能导致风险增加，设定合理的手术结果预期。

· 术前应告知患者在全膝关节置换术后可能导致膝前痛的加重。

· 遇到肥胖的患肢时，最好对胫骨进行保守的截骨，因为周围软组织有良好的伸展性，若进行常规胫骨截骨可能需要更厚的聚乙烯垫片。

· 合理平衡膝关节间隙至关重要。肢体的重量可能会对稳定性产生误判，并且如果抬起股骨，实际上可能会出现更多的不稳定性。

· 在手术过程中需要时刻保护患者的内侧副韧带，因为肥胖患者的内侧副韧带更容易受损。

· 术后应密切观察患者伤口，因为文献显示肥胖患者的伤口感染率增加。

· 注意患肢是否存在外旋畸形，若发生可能导致压力性溃疡。

· 全膝关节置换术后行减肥手术导致体重明显减轻的患者，可能会引起膝关节松弛。

方案 2：常规器械的手术技术

病例介绍

病史

患者，女性，47岁。左膝疼痛1.5年。2个月前疼痛明显加重，表现为行走数步后必须停下休息。既往2个月，曾因左膝疼痛多次就诊急诊科。身高154.94厘米，体重122.47千克，BMI为

51.0。初次就诊，膝关节注射皮质类固醇，并建议减肥及物理治疗，随访3个月。

通常在建议肥胖患者手术之前，我们都尽可能尝试所有的非手术治疗方式对膝关节骨性关节炎进行治疗。已有研究表明，在这类人群中减轻体重对于减少膝关节疼痛十分有效。通过外科手术使体重减轻，术后6个月及12个月患者膝关节炎症状显著改善，差异具有统计学意义。一项在全膝关节置换术前、术后2年内和减肥手术后的研究结果显示：减肥术后2年行膝关节置换麻醉、手术及止血时间明显缩短，但并发症、输血率及住院时间无差异。这表明从长远来看，无论何时，这些患者决定在未来进行全膝关节置换术，减肥对他们仍然是有益的。最终当患者进行手术时，术前体重减轻将缩短手术时间及麻醉程度。膝关节内注射也可作为非手术治疗。有研究认为，由于使用皮质类固醇可能改变葡萄糖代谢，因此透明质酸注射可能优于皮质类固醇注射。

3个月后复诊，患者表示经过物理治疗后，左膝疼痛未好转，希望行手术治疗。

然后针对膝关节置换相关的并发症的发生率，特别是伤口愈合问题、假体周围感染、静脉血栓栓塞以及术后对麻醉下操作的需求增加问题，向其提供适当的建议。

此外，还针对包括手术计划在内的术前规划的告知等。由于患者肥胖体质，如果行前入路可能增加股骨假体尺寸，存在尺寸过大的风险，并且容易造成手术视野不佳。术前进行假体大小测量是很有必要的，这就如同在髋关节置换术中一样，必须考虑X线束与骨结构之间的距离，并且可能是会变化的，从而可能导致模板假体尺寸的高估。

体格检查

通常体格检查由视诊开始，患者膝内侧有大量的脂肪组织（图6.13）。其左膝运动范围为

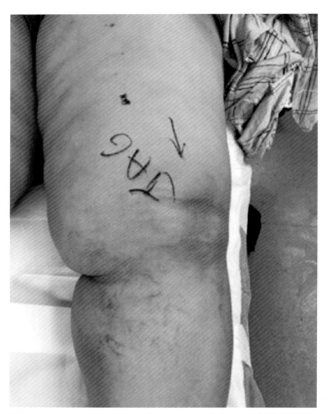

图6.13 患者膝关节的外观照。在粗大的大腿的内侧可以看到明显的脂肪组织

40°～45°，弥漫性压痛，积液2+。无膝关节不稳。双侧髋关节活动范围正常。所有以膝关节疼痛为主诉的患者，即使没有髋关节的不适或者疼痛，也必须检查双侧髋关节活动度。行走时患侧疼痛步态。

影像学检查

如左侧膝关节正位X线片（图6.14）所示，很明显膝关节内侧有大量的脂肪组织。左膝严重内翻，大量膝关节内侧间室的软骨磨损。在左侧膝关节侧位X线片（图6.15）中，髌股关节存在明显的骨性关节炎。

手术入路

鉴于过度肥胖患者气道和潜在肺部并发症发生的可能性较高，区域麻醉通常优于全身麻醉，但仍比非肥胖人群更难。然而，应该指出的

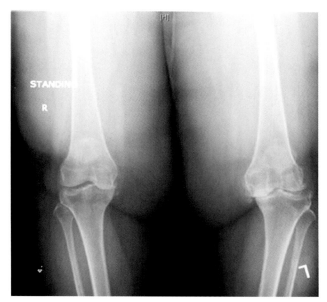

图6.14　左侧膝关节正位（AP）X线片显示内翻畸形严重的骨关节炎

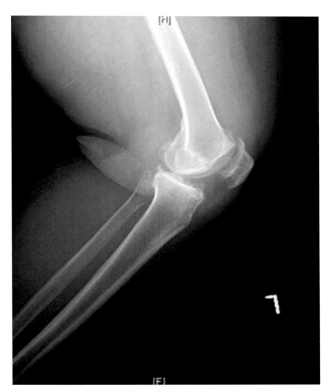

图6.15　左侧膝关节侧位X线片

是，在此类人群中外周神经阻滞也更加困难，并且外科医生应该警惕神经阻滞的有效性，同时需要准备其他缓解疼痛的办法。超声引导下的外周神经阻滞现在是首选的区域麻醉方法，特别推荐

适用于过度肥胖患者。鉴于感染率和药代动力学的改变，外科医生对于过度肥胖患者抗生素的使用时间和剂量特别重视。

在过度肥胖患者中，止血带的应用通常很困难。我们发现以下3个步骤对于提高手术质量很有帮助：大腿止血带尽可能向近端紧贴放置，以提供足够的手术暴露；在大腿周围使用黏性U形布大致划出手术区域，在提供足够的手术区域暴露的同时尽可能覆盖非手术区域；最后，用记号笔画出足够的切口作为参照，对于手术至关重要。对于体重指数较大的患者，小切口是错误的。另一个防止止血带失效的方法是让助手在使用止血带时将脂肪组织拉向远端，如图6.16所示。止血带固定后，助手松手即可。低压并且更宽的止血带在此类患者中广泛运用，因为如果使用高压止血带，会增加神经或血管损伤的可能性。同时，应将止血带的压力调至300毫米汞柱以确保其有效性。若止血带无法有效使用时，在骨水泥固定时应将膝关节屈曲，因为在该位置出血明显减少。我们发现腿部固定架对于腿部定位是必不可少的。我们的做法是放置一个通常用于全髋关节置换术用的髋关节固定架，放在侧面并且尽量靠近止血带的下端，以防止手术期间腿部/臀部过度外旋（图6.17）。

在手术入路方面，建议采用可延长切口

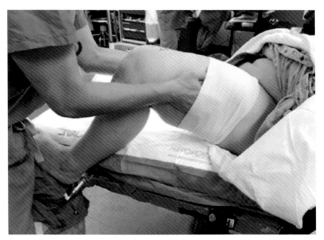

图6.16　止血带在肥胖膝关节的应用示范

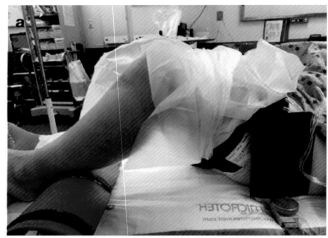

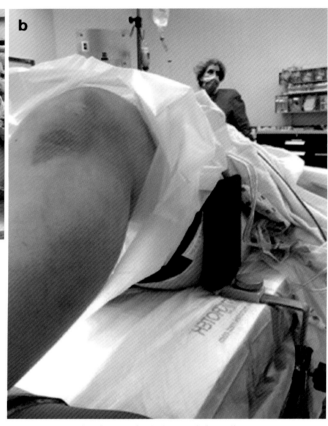

图6.17 a.将髋关节固定架放置在大转子水平，以防止髋关节外旋。b.以不同的角度观察髋关节固定架的位置

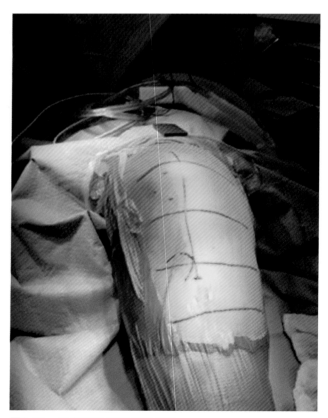

图6.18 过度肥胖的膝关节切口

的入路，如膝前正中切口，髌旁内侧入路（图6.18）。我们尝试通过筋膜下层向外侧解剖，创建"口袋"以促进髌骨的外翻，这通常是困难的，因为这些患者中的许多患者存在低位髌骨。根据外科医生的习惯，髌骨可以外翻或半脱位。

在暴露过程中使用内外侧撑开器也是很有必要的（图6.19）。有报道称过度肥胖患者在全膝关节置换术中内侧副韧带撕裂的可能性较高，这可能是因为在暴露胫骨平台时需要拨开大量的脂肪组织到内侧面，因此内侧副韧带的张力增加。

标准的截骨支架评估下肢力线更加困难，因为正常的骨性标志可能会被遮挡。还存在因脂肪髓外定位支架移动，引起胫骨内翻截骨的风险（图6.20）。因此，可选择通过髓内定位进行胫骨截骨。一些学者认为，使用髓内定位可以使手术操作更简单，并且可以缩短过度肥胖患者止血带的使用时间。

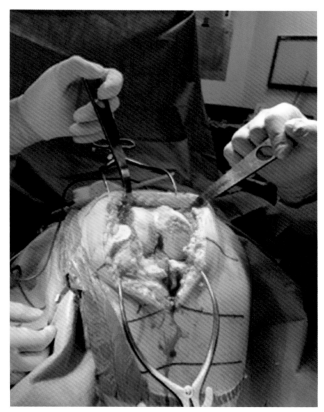

在植入物的选择方面，是可以选择标准水泥型股骨和胫骨假体，但由于胫骨假体的无菌性松动率很高，因此也可以考虑使用短的水泥型延长杆增加固定。一些人则提倡在过度肥胖患者行膝关节置换时使用计算机导航技术，因为它可以改善机械力线而不会显著增加手术时间，因此可以作为过度肥胖患者群中膝关节置换的常规技术。

我们认为逐层缝合对于肥胖膝关节至关重要，因为此类患者出现伤口并发症的风险很高（图6.21）。此外，一些学者建议（我们也赞成）对行全膝关节置换术且切口感染风险高的患者使用切口负压引流以促进伤口愈合（图6.22）。我们建议早期密切观察切口愈合情况，评估运动范围。此类患者术后并发症较多，如果在术后没有及时密切随访可能会有灾难性的后果。我们建议患者在出院后及时向我们反馈他们的切口愈合情况，并且拍照发给我们，如果有什么问题出现，及时通知患者返院就诊。

图6.19　在重度肥胖膝关节术中撑开器的放置

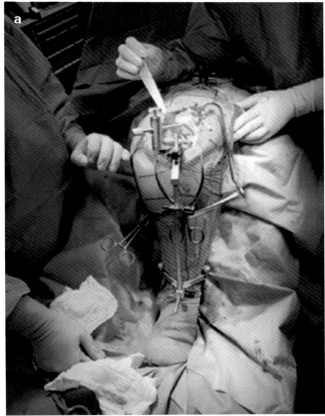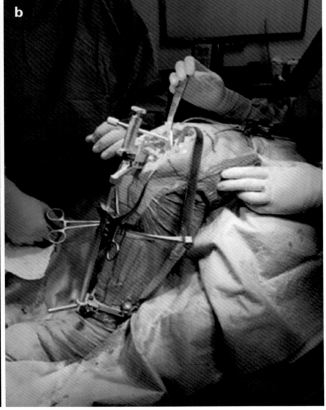

图6.20　a.中立位放置胫骨髓外定位截骨支架。b.从膝关节的侧面检查胫骨截骨支架的位置

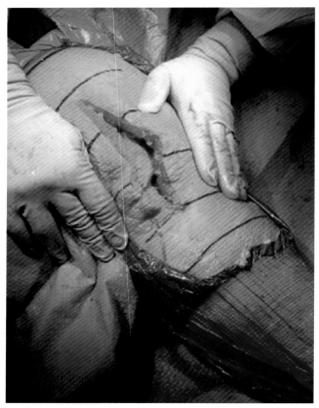

图6.21 分层闭合手术伤口

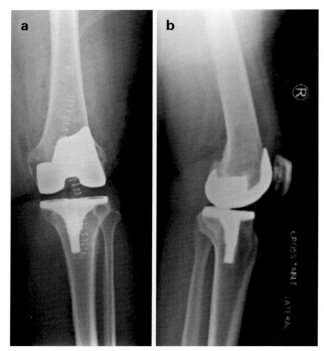

图6.23 a.术后正位X线片显示力线良好。b.术后侧位X线片显示力线良好

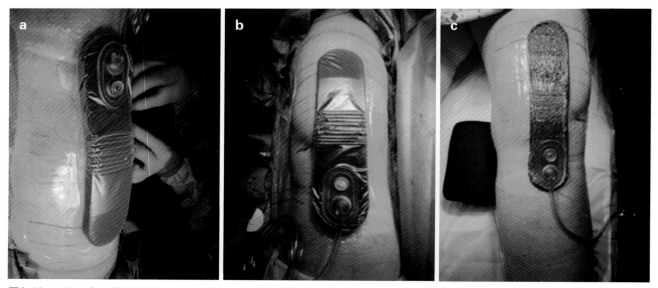

图6.22 a.切口负压敷料的使用。b.切口负压敷料的应用。c.成功使用切口负压敷料的外观

手术结果

如图6.23所示，术后X线片显示左膝力线对齐良好。

临床结果

美国成年人群中肥胖（BMI＞30）和病理性肥胖（BMI＞40）的患病率分别约为36%和6%。此外，2000—2010年间，过度肥胖（BMI＞50）

的患病率增加了20%。肥胖是膝骨性关节炎发病的独立危险因素。在我们的患者中，在未来10年接受全膝关节置换术也都将是肥胖患者。正常体重患者骨性关节炎患病率为16.3%，超重者为21.7%，肥胖者为31.6%。值得注意的是，在行全膝关节置换术后的"超肥胖"患者组中，并发症更常见，功能显著降低。肥胖是增加手术时间、全膝关节或髋关节置换术后并发症的主要危险因素。其中并发症包括伤口愈合问题、浅表和深部感染、较高的翻修率和总的并发症率。一些学者甚至认为肥胖组的并发症率甚至比全膝关节翻修术组更高。研究人员发现，BMI超过45的患者在手术后30天内发生并发症的概率显著增高，同时还发现感染的风险会随着肥胖而增加。尽管肥胖患者的并发症发生率增加，但植入物的存活率实际上无显著差异。在Naziri等的一项研究中，发现在过度肥胖组和非肥胖组中植入物的存活率没有显著差异。另一方面，尽管并发症发生率相对较高，但膝关节协会评分及患者满意率的显著提高，表明全膝关节置换术仍然可以在肥胖患者中进行。尽管如此，应针对潜在的并发症发生率增加，向患者提供相应的咨询（包括关节纤维化率高），需要术后麻醉下手法松解。

关键点

·鼓励术前减轻体重，包括减肥手术。

·术中使用止血带和适当的腿部固定，有助于术中充分暴露及术后恢复。

·逐层缝合伤口，配合负压封闭引流，有助于伤口愈合问题最小化。

·术后密切随访，早期发现并积极治疗伤口问题。

·监测早期活动范围以避免关节纤维化。

·手术可获得成功的结果，但预期功能恢复较慢，出现并发症的风险更高。

参考文献

[1] Ogden CL, Carroll MD, Flegal KM. Prevalence of obesity in the United States[J]. JAMA, 2014;312(2):189–909.

[2] Namba RS, Paxton L, Fithian DC. Obesity and perioperative morbidity in total hip and total knee arthroplasty patients[J]. J Arthroplasty, 2005;20(7 Suppl3):46–50.

[3] Nelson CL, Elkassabany NM, Kamath AF, et al. Low albumin levels, more than morbid obesity, are associated with complications after TKA[J]. Clin Orthop Relat Res, 2015;473(10):3163–3172.

[4] Bhamidipati CM, LaPar DJ, Mehta GS, et al. Albumin is a better predictor of outcomes than body mass index following coronary artery bypass grafting[J]. Surgery, 2011;150(4):626–634.

[5] Tripathi MS, Heinle CC, Manaqibwala M, et al. The utility of increased constraint in primary total knee arthroplasty for obese patients[J]. Orthop Clin North Am, 2016;47(l):51–55.

[6] Friedman RJ, Hess S, Berkowitz SD, et al. Complication rates after hip or knee arthroplasty in morbidly obese patients[J]. Clin Orthop Relat Res, 2013;471(10):3358–3366.

[7] Bordini B, Stea S, Cremonini S, et al. Relationship between obesity and early failure of total knee prostheses[J]. BMC.Musculoskelet Disord, 2009;10(1):29.

[8] Odum SM, Springer BD, Dennos AC, et al. National obesity trends in total knee arthroplasty[J]. J Arthroplasty, 2013;28(8 Suppl): 148–151.

[9] Amin AK, Clayton RA, Patton JT, et al. Total knee replacement in morbidly obese patients[J]. J Bone Joint Surg Br, 2006;88(10):1321–1326.

[10] Belmont PJ Jr, Goodman GP, Waterman BR, et al. Thirty-day postoperative complications and mortality following total knee arthroplasty[J]. J Bone Joint Surg Am, 2014;96(l):20-26.

[11] Foran JR, Mont MA, Etienne G, et al. The outcome of total knee arthroplasty in obese patients[J]. J Bone Joint Surg Am, 2004;86-A(8): 1609-1615.

[12] Kerkhoffs GM, Servien E, Dunn W, et al. The influence of obesity on the complication rate and outcome of total knee arthroplasty[J]. J Bone Joint Surg Am, 2012;94(20):183944.

[13] Schwarzkopf R, Thompson SL, Adwar SJ, et al. Postoperative complication rates in the "super-obese" hip and knee arthroplasty population[J]. J Arthroplasty, 2012;27(3):397-401.

[14] Dowsey MM, Liew D, Stoney JD, et al. The impact of pre-operative obesity on weight change and outcome in total knee replacement[J]. J Bone Joint Sxirg Br, 2010; 92(4):513-520.

[15] Krushell RJ, Fingeroth RJ. Primary total knee arthroplasty in morbidly obese patients: a 5-to 14-year follow-up study[J]. J Arthroplasty, 2007;22(6 Suppl2):77-80.

[16] Bourne R, Mukhi S, Zhu N, et al. Role of obesity on the risk for total hip or knee arthroplasty[J]. Clin Orthop Relat Res, 2007; 465:185-188.

[17] Singh JA, Gabriel SE, Lewallen DG. Higher body mass index is not associated with worse pain out-comes after primary or revision total knee arthroplasty[J]. J Arthroplasty, 2011; 26(3):366-74e.l.

[18] Gillespie GN, Porteous AJ. Obesity and knee arthroplasty[J]. Knee, 2007; 14(2):81-86.

[19] Baker P, Petheram T, Jameson S, et al. The association between body mass index and the outcomes of total knee arthroplasty[J]. J Bone Joint Surg Am, 2012;94(16): 1501-1508.

[20] Martin K, Fontaine KR, Nicklas BJ, et al. Weight loss and exercise walking reduce pain and improve physical functioning in overweight postmenopausal women with knee osteoarthritis[J]. J Clin Rheumatol, 2001;7(4):219-223.

[21] Edwards C, Rogers A, Lynch S, et al. The effects of bariatric surgery weight loss on knee pain in patients with osteoarthritis of the knee[J]. Arthritis, 2012;2012:504189.

[22] Severson EP, Singh JA, Browne JA, et al. Total knee arthroplasty in morbidly obese patients treated with bariatric surgery: a comparative study[J]. J Arthroplasty, 2012;27(9): 1696-1700.

[23] Lozano LM, Nunez M, Segur JM, et al. Relationship between knee anthropometry and surgical time in total knee arthroplasty in severely and morbidly obese patients: a new prognostic index of surgical difficulty[J]. Obes Surg, 2008;18(9): 1149-1153.

[24] Ayhan E, Kesmezacar H, Akgun I. Intraarticular injections (corticosteroid, hyaluronic acid, platelet rich plasma) for the knee osteoarthritis[J]. World J Orthop, 2014;5(3):351-361.

[25] Bono JV. Digital templating in total hip arthroplasty[J]. J Bone Joint Surg Am, 2004;86-A(Suppl 2): 118-122.

[26] Ingrande J, Brodsky JB, Lemmens HJ. Regional anesthesia and obesity[J]. Curr Opin Anaesthesiol, 2009;22(5):683-686.

[27] Kilicaslan A, Topal A, Erol A, et al. Ultrasound-guided multiple peripheral nerve blocks in a superobese patient[J]. Case Rep Anesthesiol, 2014;2014:896914.

[28] Lee JB, Winstead PS, Cook AM. Pharmacokinetic alterations in obesity[J]. Orthopedics, 2006;29(11):984-988.

[29] Krackow KA. A maneuver for improved positioning of a tourniquet in the obese patient[J]. Clin Orthop Relat Res, 1982;168:80-82.

[30] Booth RE Jr. Total knee arthroplasty in the obese patient: tips and quips[J]. J Arthroplasty, 2002; 17(4Suppl l):69-70.

[31] Winiarsky R, Barth P, Lotke P. Total knee arthroplasty in morbidly obese patients[J]. J Bone Joint Surg Am, 1998;80(12):177.

[32] Lozano LM, Segur JM, Macule F, et al. Intramedullary versus extramedullary tibial cutting guide in severely obese patients undergoing total knee replacement: a randomized study of 70 patients with body mass index >35 kg/m^2[J]. Obes Surg, 2008;18(12):1599-1604.

[33] Abdel MP, Bonadurer GF m, Jennings MT, et al. Increased aseptic tibial failures in patients with a BMI ⩾35 and well-aligned total knee arthroplasties[J].J Arthroplasty, 2015;30(12):2181.

[34] Burnett RS, Barrack RL. Computer-assisted total knee arthroplasty is currently of no proven clinical benefit: a systematic review[J]. Clin Orthop Relat Res, 2013;471(l):26-76.

[35] Hansen E, Durinka JB, Costanzo JA, et al. Negative pressure wound therapy is associated with resolution of incisional drainage in most wounds after hip arthroplasty[J]. Clin Orthop Relat Res, 2013;471(10):3230-3236.

[36] Karlakki S, Brem M, Giannini S, et al. Negative pressure wound therapy for managementof the surgical incision in orthopaedic surgery: a review of evidence and mechanisms for an emerging indication[J]. Bone Joint Res, 2013;2(12):276-284.

[37] Karlakki SL, Hamad AK, Whittall C, et al. Incisional negative pressure wound therapy dressings (iNPWTd) in routine primary hip and knee arthroplasties: a randomised controlled trial[J]. Bone Joint Res, 2016; 5(8):328-337.

[38] Wang Y, Beydoun MA. The obesity epidemic in the United States-gender, age, socioeconomic, racial/ethnic, and geographic characteristics: a systematic review and meta-regression analysis[J]. Epidemiol Rev, 2007;29:6-28.

[39] Sturm R. Increases in morbid obesity in the USA:2000-2005[J]. Public Health, 2007;121(7):492-496.

[40] Sturm R, Hattori A. Morbid obesity rates continue to rise rapidly in the United States[J]. Int J Obes (Lond), 2013;37(6):889-891.

[41] Lementowski PW, Zelicof SB. Obesity and osteoarthritis[J]. Am J Orthop (Belle Mead NJ), 2008;37(3): 148-151.

[42] Hootman JM, Helmick CG. Projections of US prevalence of arthritis and associated activity limitations[J]. Arthritis Rheum, 2006;54(l):226-229.

[43] Naziri Q, Issa K, Malkani AL, et al. Bariatric orthopaedics: total knee arthroplasty in super-obese patients (BMI > 50 kg/m^2). Survivorship and complications[J]. Clin Orthop Relat Res, 2013;471(ll):3523-3530.

[44] Adhikary SD, Liu WM, Memtsoudis SG, et al. Body mass index more than 45 kg/m^2 as a cutoff point is associated with dramatically increased postoperative complications in total knee arthroplasty and total hip arthroplasty[J]. J Arthroplasty, 2016;31(4):749-753.

[45] Pugely AJ, Martin CT, Gao Y, et al. The incidence of and risk factors for 30-day surgical site infections following primary and revision total joint arthroplasty[J]. J Arthroplasty, 2015;30(9 Suppl):47-50.

[46] Wemer BC, Evans CL, Carothers JT, et al. Primary total knee arthroplasty in super-obese patients: dramatically higher postoperative complication rates even compared to revision surgery[J]. J Arthroplasty, 2015;30(5):849-853.

[47] J Toole P, Maltenfort MG, Chen AF, et al. Projected increase in periprosthetic joint infections secondary to rise in diabetes and obesity[J]. J Arthroplasty, 2016;31(1):7-10.

[48] Gadinsky NE, Ehrhardt JK, Urband C, et al. Effect of body mass index on range of motion and manipulation after total knee arthroplasty[J]. J Arthroplasty, 2011; 26(8): 1194-1197.

第 7 章　化脓性感染后的人工全膝关节置换术

Fred D. Cushner, Nicholas B. Frisch, Brian Darrith,

Craig J. Della Valle, Casey R. Antholz,

Keith R. Reinhardt

概述

在医学院校的时候，我们强调完整病史和体格检查的重要性，但如果既往有关节化脓性感染病史，那么进行"常规"膝关节置换的临床症状往往更加复杂。显而易见的问题是，感染是否已被根除？从表面上看，活动性感染很容易排除，而一旦进行软组织松解和截骨，是否存在残留或隐匿的感染，这个复杂的问题很具有临床意义。

因此，在关节置换术之前，需要通过对血常规中全血细胞分析的分类、血沉和c-反应蛋白来检查是否存在感染。在满足膝关节置换指征时也可以进行关节穿刺检查。如果这些血液标志物确实升高，那么就是一个重要的信息，可以避免患者术后出现问题。临床上也可以通过磁共振检查寻找是否存在骨髓炎的病灶，尽管文献中经常有介绍，但是很少有文献证明它的有效价值。

与病史一样重要，仔细进行体格检查，寻找可能导致膝关节置换复杂的因素。例如，如果感染需要开放清创，那么就必须评估切口，并且必须就如何避开或合并以前的切口制订手术计划。还必须评估软组织的质量，通常存在瘢痕的皮下组织活动度较低。如果软组织包裹不完整，则应咨询整形外科的意见，并考虑软组织扩张。如果在术后出现伤口愈合问题，那么术前请整形外科会诊要比临时请会诊要好得多。还应注意活动度，外科医生可以按照本书中"膝关节僵硬"章节中的大纲来确定有限的活动度。

一旦排除了活动性感染，并决定进行膝关节置换，外科医生必须确定是进行一期还是二期膝关节置换。二期膝关节置换手术允许分次进行手术。第一次手术以常规入路，进行截骨，并放置固定或活动的垫片，取大量培养，如果培养呈阴性，可以进行第二次手术安装假体。如果培养呈阳性，则不取出垫片，静脉注射抗生素抗感染治疗，延期进行第二次手术。在手术中取大量的培养物是非常重要的，进入关节时以及从股骨髓腔和胫骨髓腔取得样本，如果其中一种培养是阳性的，则需要多次培养，将有助于传染病学家排除是否污染物。二期手术与膝关节假体翻修的结果相似，如果选择这种方法，患者的总体效果肯定会有所下降。

一期手术除了在第一次手术时放置最终假体之外，其他期手术以类似第一次手术操作，并取得培养，如果呈阳性，则需进行静注抗生素治疗。

当然，有化脓性感染病史患者有较高的感染风险。患者需意识到这种风险，并在术前就有所了解，如果术中培养呈阳性，需要静注抗生素治疗一段时间。

方案1：一期人工关节置换术

病例介绍

病史

患者，男性，59岁。右膝间歇性、渐进性疼痛数年，伴肿胀、肌肉无力。曾被诊断为"右膝严重退行性改变"，曾予抗炎药、止痛药治疗，多次注射类固醇和黏性补给药物，最后一次注射在2年前，症状稍有缓解。患者曾于1972年因踢足球受伤行右膝关节手术，2013年12月右膝关节出现隐痛，行关节积液抽取后予关节内注射倍他米松等保守治疗。之后10天内症状恶化，并且第二次抽取关节积液，通过细胞计数和革兰染色进行检验，显示白细胞计数49000/微升和革兰阳性球菌，随后即接受关节镜下灌洗和清创。手术时取液体培养出绿色链球菌，予静注头孢曲松治疗8周。相关的既往病史包括2010年因心肌梗死及慢性心房颤动，行支架植入和心脏复律治疗，平素规律服用达比加群酯。

在体格检查中，患者身高185厘米，体重108千克。轻微疼痛步态，膝关节内侧和外侧可见愈合良好的关节镜手术瘢痕，内侧可见愈合良好的开放手术瘢痕，神经、血管功能正常。膝关节可以完全伸直和屈曲110°，活动时伴疼痛及捻发音。膝关节在0°和30°的内-外翻应力时是稳定的。X线片提示：严重退行性关节病（图7.1）。抽取膝关节积液检查显示白细胞计数88/微升，中性粒细胞百分比15.9%，培养无细菌生长。

针对这个问题告知患者，由于原发性膝关节化脓性感染病史及长期抗凝治疗和心脏病史，如果进行全膝关节置换术，手术的风险将高于其他正常患者，特别是深部假体周围的关节感染风险，并告知如果手术时发现持续性感染的证据，将放置加入抗生素的骨水泥间隔器并行二次手术重建膝关节（图7.2）。

术前计划

确保既往有原发性关节化脓性感染病史患者，目前没有持续性关节感染至关重要，应综合关节液白细胞计数、分类和培养物进行评估。在有原发性关节化脓性感染病史的病例中，临床上很少会怀疑其为骨髓炎或骨坏死。然而，如果X线或其他任何方式提示有骨髓炎或骨坏死的可能性，应行CT、磁共振或切开活检进一步检查（图7.3）。

除了确保手术时不被感染外，术前优化患者的健康状况也很重要。鉴于该患者的心脏病史，术前可通过内科和心脏病学检查。长期服用抗凝药物的患者需要特别规划，以确定术后抗凝的计划，平衡出血、伤口愈合并发症和感染与心律失常相关的风险。此外，我们经常通过术前检查白蛋白作为营养状况的基础指标。如果患者的白蛋白低于0.35克/升，我们会推迟手术，让患者接受营养师的调理，在手术前改善他的营养状况。

手术入路

全膝关节置换术（TKA）最常见的手术入路是髌旁内侧入路。对于大多数的膝关节外科医生来说，这是一种简单而熟悉的方法，对于该患者的情况尤其有利，因为如果需要，比较容易延长。一般来说，我们总是尝试使用先前的切口，合并先前的瘢痕，稍微向近端和远端延长以增加暴露（图7.4）。如果存在多个先前的切口，

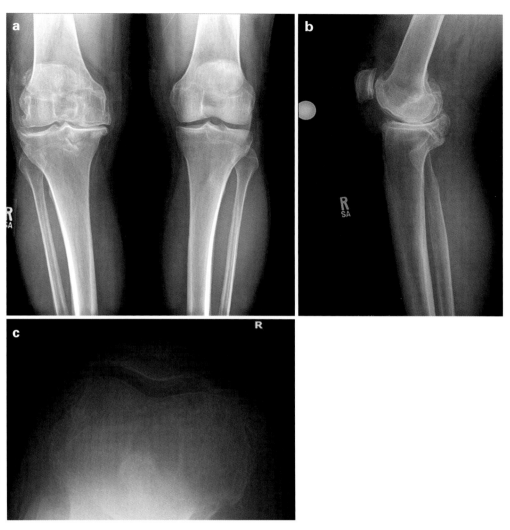

图7.1　术前X线片。a.正位（AP）。b.侧位。c.轴位。初步诊断：右膝严重的退行性关节病

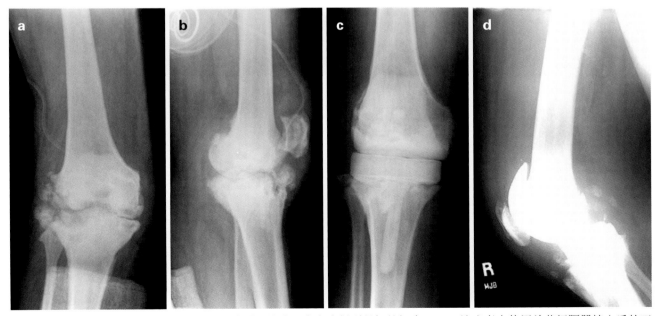

图7.2　a、b.某原发性膝关节感染患者的正侧位X线片，术中未得到很好的解决。c、d.该患者在使用关节间隔器植入后的正侧位X线片

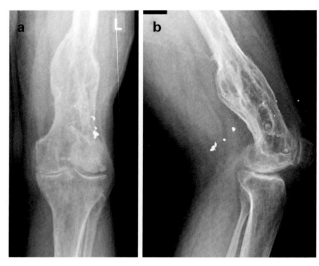

图7.3 a、b.某患者原发性膝关节感染患者的正侧位X线片。该患者的股骨远端畸形和骨重塑提示骨坏死可能，此时需要通过更高级的成像进行检查

6~8厘米的足够的皮肤桥是很重要的。如果先前的切口是最近进行的，应该特别小心。

修剪全层皮瓣至深筋膜层是至关重要的，因为浅表皮瓣过多可能继发皮肤血液供应中断，导致皮肤坏死（图7.5）。此时进行关节穿刺，抽取关节液送检进行培养（图7.6）。从髌旁内侧切开关节囊，由股四头肌腱的顶点，沿股内侧肌的交界处，顺着髌骨周围，弧形切到胫骨结节的内侧。将内侧组织小心地以三角形的方式从胫骨近端拉至内侧后角（图7.7）。从胫骨和股骨远端的内侧面切除骨赘。并切除髌下脂肪垫，小心地将髌骨向外侧半脱位以充分显露关节。

则选择最外侧的切口（只要它能合理地暴露），因为前膝关节的血液供应大多在内侧。如果必须做一个新的切口，那么在平行切口之间留下一个

彻底检查组织是否有活动性感染的迹象，仔细切除前侧滑膜，清理关节（图7.8），以类似膝关节翻修的方法重建内外侧沟，更好地暴露关节。取滑膜标本进行组织培养和病理学检查，结果均为阴性。该病例的其余手术步骤遵循常规

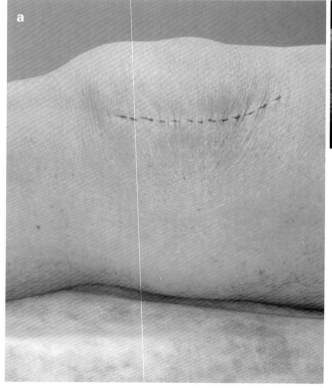

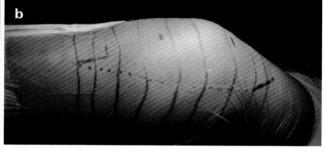

图7.4 a.术前照片显示右膝关节内侧有瘢痕。b.计划手术切口合并先前的瘢痕，并向近端和远端延长，以增加暴露。注意瘢痕的位置与髌骨标记和胫骨结节的位置

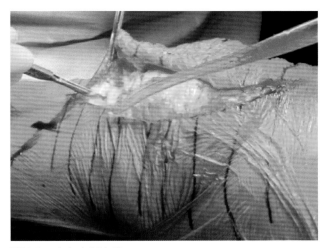

图7.5 髌旁内侧入路

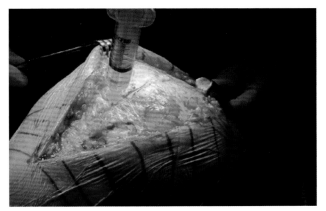

图7.6 初步暴露后，在切开关节前抽取积液

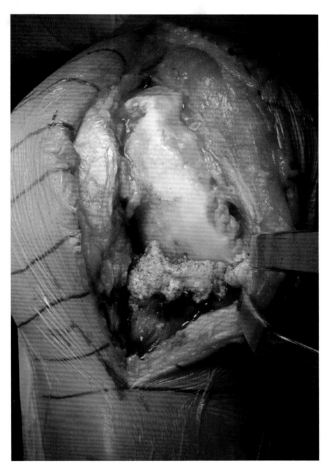

图7.7 术中可见股骨软骨退变

图7.8 a、b.清理瘢痕组织，大面积切除滑膜

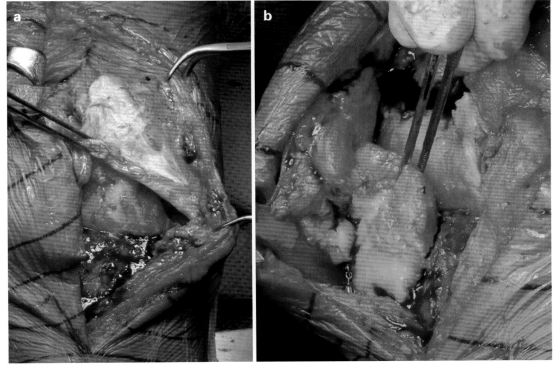

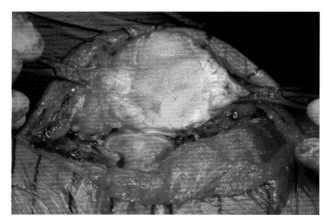

图7.9　髌骨准备

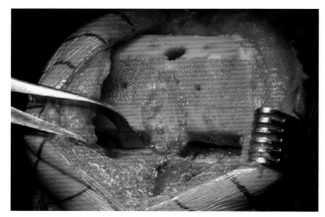

图7.11　准备植入股骨假体

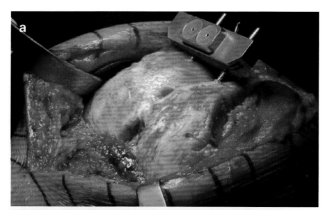

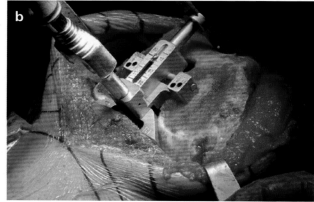

图7.10　a.股骨远端截骨。b.股骨适当外旋，测量并确定股骨假体的大小

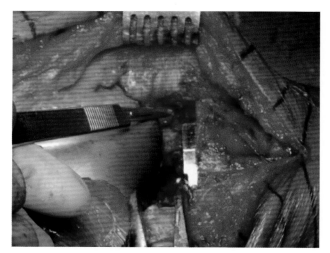

图7.12　安装股骨和胫骨假体，并使用膝关节间隙撑开器拉紧关节的同时，适当松解内侧软组织使软组织获得平衡

的假体准备和植入步骤。

　　我们使用了一个初次的后交叉韧带保留型假体。首先按步骤进行髌骨准备（图7.9），通过伸膝装置向外侧半脱位以增加暴露，然后进行股骨远端截骨，注意适当调整外翻角，该病例为5°（图7.10）。接下来处理胫骨近端，使用髓外截骨导向器进行胫骨近端所需的最小量截骨。

然后准备股骨，使用后参考器械确保股骨适当的外旋和尺寸（图7.11）。伸直膝关节彻底切除后侧滑膜。

　　在骨水泥成团前用无菌盐水脉冲灌洗来彻底灌洗膝关节，进行额外的灌洗以确保关节在假体植入前彻底灌洗。放置假体试模，通过膝关节的全方位运动来评估和确保足够的稳定性与适当的髌骨轨迹。此时可继续进行软组织平衡（图7.12）。假体稳定性和运动范围满意，则移除试模，并在植入涂上抗生素骨水泥的假体之前，再次用大量无菌盐水灌洗膝关节。

　　随着骨水泥的硬化，使膝关节浸满稀释的碘伏溶液（0.35％碘伏）3分钟，我们常规使用这种方法以降低假体周围关节感染的风险。然后清除碘伏溶液，并在缝合之前再次用无菌盐水灌洗膝关节。在不常规使用引流管的情况下使用可吸收的非编织缝合线进行逐层缝合，并将水凝胶敷料覆盖于切口上。

手术结果

术后患者遵循我们的标准治疗方案，然而，围术期抗生素一直持续到术后72小时培养为阴性为止。考虑到患者复杂的心脏病史，根据心血管内科的建议，他重新开始服用达比加群酯，无并发症出现。患者经理疗后于术后第3天出院，所有培养均为阴性。

在术后第6周时，随访患者，只有轻微的、偶尔的疼痛，并且已经恢复了全部的功能——可以随心所欲地行走，也可以在没有任何支撑的情况下上下楼。他的X线片显示假体位置良好（图7.13）。患者的膝关节活动度在术后第6周时已超过术前的活动度，现在可以从完全伸直位到屈曲120°，并且稳定。

临床结果

据报道，具有膝关节化脓性感染病史的初次膝关节置换，术后深部感染的总发生率高达9.7%。曾经有进行过对有先天性膝关节原发性化脓性感染病史的患者进行一期全膝关节置换术的研究。Lee等连续对20例术前有膝关节周围化脓性关节炎或骨髓炎病史的患者进行了初次膝关节置换治疗，平均随访5年，报告没有患者需要使用慢性抗生素抑制感染，仅有1例复发深度假

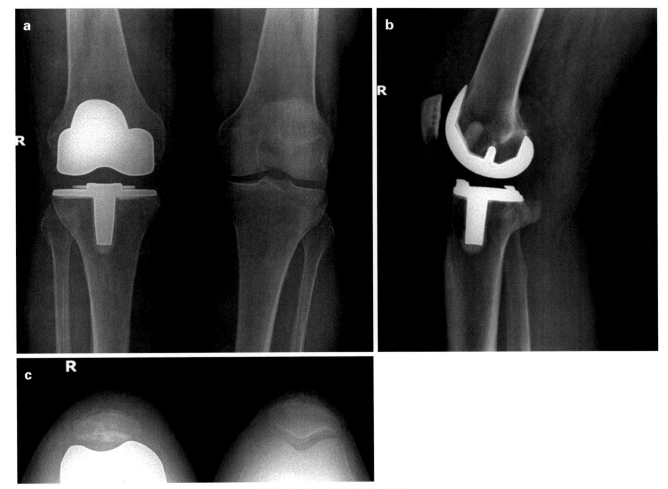

图7.13　6周后随访。a.正位X线片（AP）。b.侧位X线片。c.髌骨轴位X线片

体周围感染。Seo等回顾了62例接受了初次膝关节置换且术前有脓毒症病史的患者，平均随访时间为6.1年。6例患者（9.7%）发生术后感染，6例感染膝关节中有5例发现同种微生物生长。他们还指出，先前手术的次数可能是有膝关节化脓性感染病史的患者进行初次膝关节置换失败的一个风险因素。Baur等回顾了53例过去通过一期或二期关节置换术治疗的原发性髋膝关节的化脓性关节炎患者。他们发现两种手术方法之间在功能结果或成功根除感染方面没有显著差异。95%的非活动期化脓性关节炎患者的一期手术，在2年随访中是成功的，其中7例患者术中标本呈阳性。根据我们的经验，如果在初次全膝关节置换术时没有持续感染的证据，我们将选择进行一期手术。

与任何初次或翻修的关节置换手术一样，术前评估患者的整体健康状况，确定围术期出现并发症的危险因素，以及健康优化，对最大限度地提高疗效至关重要。肥胖、糖尿病和营养不良是众所周知的假体周围感染的危险因素，应与医疗团队和营养服务机构以多学科的方式进行管理。如果患者的糖化血红蛋白＞8%，白蛋白＜3.5克/分升，我们常规讨论延迟择期手术。

术前和术中评估是否存在感染对整个手术的成功至关重要。类似膝关节翻修术前排除感染，我们建议检查血清红细胞沉降率（ESR）、c-反应蛋白（CRP），围手术期抽取关节液，进行白细胞（WBC）计数检查、分类和培养，如果血沉、c-反应蛋白异常或者临床高度怀疑的话，术前都行穿刺培养。还可以通过术中冷冻切片和组织培养辅助。

是否在初次膝关节置换时常规骨水泥中抗生素加入仍存在争议，然而，在既往有膝关节感染病史的情况下，我们更倾向于使用抗生素骨水泥。

关键点

·术前对患者整体健康状况和营养状况的评估至关重要。

·排除感染的术前评估，包括抽取关节液并进行白细胞计数、分类和培养。

如果怀疑有骨髓炎和骨坏死可能，可在考虑全膝关节置换之前进行三维成像和（或）组织活检。

·术中冷冻切片和培养可作为持续性感染的附加检查。

·应进行彻底的滑膜切除术和清创术，并去除所有软骨表面。

·建议使用无菌生理盐水充分灌洗并在切口缝合前使用碘伏灌洗。

·这种情况下，使用抗生素骨水泥是我们的首选。

方案2：二期人工关节翻修术

病例介绍

病史

患者，男性，72岁。豪华轿车司机，患有风湿性关节炎，几天前出现左膝疼痛加重。患者诉寒战后膝关节慢性肿胀急性加重，近期无疾病或外伤史；否认发热。其左膝的病史复杂，1999年进行了双侧全膝关节置换，此后进行了多次手术。2000年因双侧膝关节假体周围感染（PJI），为甲氧西林敏感的金黄色葡萄球菌，进行聚乙烯垫片更换、膝关节灌洗和清创治疗。这未能根除感染，4个月后，他接受了二期手术，先在双侧膝使用带有抗生素骨水泥的临时间隔器，随后再二期植入膝关节假体。患者诉其在之后大约3年里情况良好，直到2003年他的左膝感染复发，而这次是感染绿色链球菌。患者再次接受了二期手术，在更换带有抗生素骨水泥的临时间隔器2个月后再次进行关节置换，自2003年以来，膝关节间歇性疼痛和肿胀，但没有明显的感染复发迹象。患者述膝关节仍有轻微疼痛，比入院前几天更加严重。目前没有服用任何抑制性抗生素。其他既往史无特殊。目前患者右膝疼痛和肿胀没有加剧。

体格检查

生命体征：心率87次/分，血压160/77毫米汞柱，疼痛8/10，体重122千克，身高172厘米。营养良好，正常面容，精神正常，左膝皮温升高，大量积液，表面无红斑。膝关节前部陈旧性手术瘢痕愈合良好。左膝僵硬，活动度10°～95°，活动不适。

影像学检查

左膝关节正位（AP）、侧位和髌骨轴位片显示左全膝关节置换术后，周围软组织异位骨化。一些影像学指征显示股骨和胫骨假体松动，包括植入物/骨水泥界面的显著透明线，以及在股骨和胫骨干的末端形成小的骨垫。此外，股骨假体周围形成新皮质，股骨后侧皮质被侵蚀。髌骨部分消失（以前已切除）（图7.14）。

术前在无菌条件下进行左膝关节穿刺，抽取5毫升脓性液体，白细胞（WBC）计数

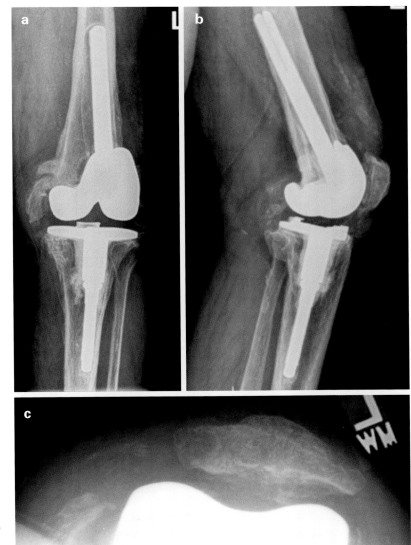

图7.14　术前X线片：a.正位（AP）。b.侧位。c.髌骨轴位

$11.5 \times 10^9 \sim 25 \times 10^9$/升，中性粒细胞88%，细菌培养凝血酶阴性，葡萄球菌呈阳性。炎症标志物显示，c-反应蛋白为10毫克/升，红细胞沉降率33毫米/小时。

手术入路

治疗方法的选择

在慢性复发性关节周围感染的情况下，成功挽救膝关节的选择是有限的。尽管如此，每一个假体周围感染患者都应考虑所有可用的选项，为了其完整性考虑，列出以下选项。

· 反复关节穿刺和使用抗生素控制——对于一名72岁的活跃男性，这被认为是一个不合适的治疗方法。然而，对于患有手术禁忌的患者来说，这可能是唯一的选择。

· 通过灌洗和清理膝关节，更换聚乙烯衬垫——在假体松动的情况下是禁忌的，并且不适用于慢性复发性假体周围感染。在患者症状超过6周或8周后，通过更换聚乙烯衬垫，进行灌洗和清创的结果不满意。

· 一期膝关节翻修术——这在合适的指征下被证明是成功的，特别是在病原微生物（凝血酶阴性葡萄球菌）敏感，患者宿主条件良好的情况下。由于此患者先前的二期手术失败，一期翻修不太可能成功。

· 二期膝关节翻修术——在美国被认为是治疗假体周围感染的黄金标准。研究表明，这是一个可行的选择，成功率很高。

· 融合术或膝关节以上截肢作为最后的选择或抢救方法。

由于在X线上假体明显松动，假体周围感染情况下股骨柄对股骨后侧皮质的侵蚀，建议移除假体，植入含抗生素骨水泥的间隔器，随后静脉注射抗生素6周，一旦排除感染，再次计划进行膝关节置换术。

二期手术方法

第一阶段：患者送入手术室，通过先前的膝前正中切口和髌旁内侧入路切开关节，放置含抗生素骨水泥制间隔器（图7.15）。在制作间隔

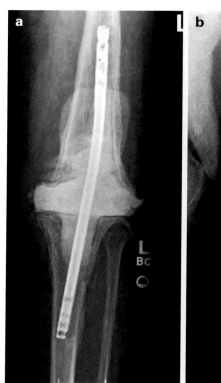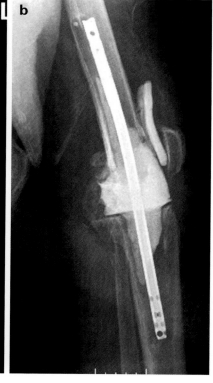

图7.15　第一阶段：术后X线片。
a.正位（AP）。b.侧位

器时，在每40克水泥中加入2克万古霉素和2.4克妥布霉素，由于在手术过程中股骨缺损严重，使用10毫米×300毫米胫骨螺钉进行加固。骨水泥放置在髌骨下方以防止髌骨附着在股骨前皮质。手术时抽取关节液培养出凝血酶阴性葡萄球菌、泛敏感菌和棒状杆菌生长，最终病理学也是如此，与术前感染诊断一致。患者术后装上了膝关节固定支具，下地负重，并继续静滴头孢唑林，口服利福平6周。

在使用抗生素期间，血沉和c-反应蛋白呈上升趋势，6周后，无持续感染的临床症状，停用所有抗生素1个月。血沉和c-反应蛋白在正常范围内（分别为17 毫米/小时和0.1毫克/升），停用抗生素1个月后再次抽取膝关节积液，中性粒细胞百分比为37%，培养呈阴性。

第二阶段：患者再次送手术室，计划通过先前的膝前正中切口和髌旁内侧入路进行第二阶段的假体植入（3个月，间隔器在位），进行复杂的膝关节翻修手术。间隔器几乎没有造成额外的骨丢失。由于先前股骨缺损引起的侧副韧带缺失，需要使用旋转铰链型膝关节假体。股骨侧大量缺损通过股骨干骺端补块及后侧、远端垫块来解决，股骨延长杆与干骺端圆锥形补块使用骨水泥连接，而在髓腔则跨过骨缺损通过压配的方式与骨干紧密咬合。胫骨侧中央型骨缺损用胫骨锥形补块和垫块解决，将胫骨铰链组件固定在补块内（图7.16）。髌骨骨质非常好，使用高交联聚乙烯髌骨进行表面置换。术中采集的所有标本培

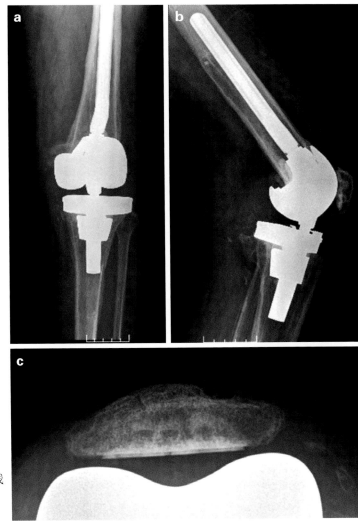

图7.16　第二阶段：术后X线片。a.正位（AP）。b.侧位。c.髌骨轴位

养均为阴性，由于患者多次感染并反复发作，继续口服强力霉素长期抑制治疗。

手术结果

患者术后病程简单，没有复发感染。术后1年随访，膝关节0°～110°范围内活动无疼痛，无伸直受限。能够在没有辅助器具的情况下独立移动和行走，并且他已经回到了豪华轿车司机的岗位上。

临床结果

假体周围关节感染（PJI）仍然是全膝关节置换术（TKA）后最具破坏性的并发症之一。预计全膝关节置换的需求在未来10～20年呈指数增长，假体周围关节感染的数量也会随之增加。根据患者、外科医生和患者自身的因素，拥有不同的治疗策略。二期翻修术仍然是美国的金标准，既往成功根除感染的报道从80%至100%不等。

Insall等最初描述的是，10例患者移除所有假体和骨水泥，使用敏感抗生素治疗6周后再植入假体的手术治疗。10例均成功清除了感染，10例中9例获得了良好的疗效。自从Insall首次报告以来，已经进行了改进以更好地改善结果和患者满意度。最近的一些报告指出，通过使用固定或活动含抗生素间隔器根除感染是很有前景的。Lichstein等回顾了107例慢性感染膝关节置换的病例，这些患者使用固定抗生素间隔器治疗，作为膝关节二期翻修的一部分，在107例患者中有102例（97%）成功根除感染，并且发现了一致的结果，即术后关节活动度改善。Gooding等回顾了117例全膝关节置换术后感染的患者，采用含抗生素骨水泥的关节间隔器进行二阶段翻修，随访时间至少为5年的117例病例中，102例（87%）成功根除了感染。

假体周围关节感染患者的初步评估应包括风险分层和医疗优化。术前确定具体的危险因

素将有助于得到更好的整体结果和长期成功。Tande等概述了大大降低二期翻修成功率的危险因素，其中最显著的是肥胖、糖尿病、类风湿关节炎、免疫损害药物治疗、恶性肿瘤、翻修手术、男性、吸烟、既往菌血症及既往化脓性关节炎。通过多学科会诊的方法在术前确定这些风险并在医学上优化患者情况将有助于手术的成功和更好的长期结果。

膝关节二期翻修术中通常使用两种不同类型的间隔器，每种类型的适应证和结果都是多变的。固定或块状间隔器是非活动的，这些通常在手术室中手工制作，并且通过在移除感染的假体后填充空隙来实现下肢的长度、力线和稳定性。除了保留关节空间外，间隔器还可用于在关节内释放高剂量抗生素。这种高剂量局部抗生素有助于根除初次清创和灌洗后残余细菌。

第二种类型的间隔器被认为是活动式或可移动的间隔器。除了在局部释放抗生素外，活动式间隔器还允许关节活动和改善功能，从而减少瘢痕形成，在再植入假体时有利于暴露。活动间隔器可以在手术室中手工制作或预制，然而，不能用于大量骨缺损的情况。

研究没有明确支持哪种间隔器，也没有证明预制间隔器优于手工的间隔器。Pivec等系统地回顾了48例报告，总共有962例间隔器，至少随访12个月。在962例抗生素骨水泥间隔器中，707例是固定的，255例是活动的。固定间隔器的平均随访时间56个月，活动间隔器的平均随访时间40个月。他们发现，固定间隔器和活动间隔器在膝关节评分方面均有提高，平均分别为82分和83分。与术前活动度相比，两种间隔器均改善，且具有统计学差异。固定间隔器平均最终活动度为92°，而活动间隔器平均最终活动度为100°。两种间隔器之间的感染率无统计学差异。Lichstein等在107例的回顾性研究中发现，在使用抗生素骨水泥固定间隔器时，除了高效根

除感染外，最终活动度的中位数为100°。我们建议明显的骨缺损和周围软组织受累时使用固定抗生素间隔器。

通常在第二阶段通过翻修全膝关节假体来解决侧副韧带损伤和（或）骨缺损。而假体固定的方式是有争议的，用骨水泥可以增加抗生素的释放，然而，存在再次感染的情况下，非骨水泥柄更容易被移除。目前没有研究表明哪种方法在降低再感染率方面效果更好。我们推荐采用一种混合技术，包括使用干骺端锥体补块，除了处理骨缺损，理论上同时也是希望获得长期持久的生物固定。我们还会采用非骨水泥柄，将水泥涂在胫骨和股骨组件的下表面，并粘接补块。

关键点

· 膝关节二期翻修术是美国治疗假体周围感染的金标准。

· 明确诊断是避免延误治疗的关键。

· 术前的白细胞计数、血沉、c-反应蛋白、关节穿刺液细胞计数、革兰染色、培养有助于诊断。

· 术前风险分级和医疗优化至关重要。

· 术中新鲜冷冻切片、培养和液体分析有助于第一阶段诊断或第二阶段根除感染。

· 抗生素骨水泥间隔器（固定或活动）将有助于局部释放抗生素，保留组织和改善膝关节功能。

· 除非骨缺损严重，否则笔者倾向于使用活动式骨水泥间隔器。存在骨缺损情况下，优选固定式骨水泥间隔器。目前还没有发现两种方法在最终膝关节活动度方面存在差异。

· 我们重建的方法是采用压配延长杆，以及将假体通过水泥固定于干骺端的锥形补块，这种混合重建技术，将产生一个稳定的结构，具有长期生物固定的潜力，并且能辅助关节内抗生素的释放。

参考文献

[1] Brown NM, Cipriano CA, Moric M, et al. Dilute betadine lavage before closure for the prevention of acute postoperative deep periprosthetic joint infection[J]. J Arthroplasty, 2012;27(1):27–30.

[2] Jerry GJ Jr, Rand JA, Ilstrup D. Old sepsis prior to total knee arthroplasty[J]. Clin Orthop Relat Res, 1988;(236): 1350.

[3] Seo JG, Moon YW, Park SH, et al. Primary total knee arthroplasty in infection sequelae about the native knee[J]. J Arthroplasty, 2014;29(12):2271–2275.

[4] Lee GC, Pagnano MW, Hanssen AD. Total knee arthroplasty after prior bone or joint sepsis about the knee[J]. Clin Orthop Relat Res, 2002;(404):226–231.

[5] Bauer T, Lacoste S, Lhotellier L, et al. Arthroplasty following a septic arthritis history: a 53 cases series[J]. Orthop Traumatol Surg Res, 2010;96(8):840–843.

[6] Yi PH, Frank RM, Vann E, et al. Is potential malnutrition associated with septic failure and acute infection after revision total joint arthroplasty? [J]. Clin Orthop Relat Re, 2015;473(1): 175–182.

[7] Bohl DD, Shen MR, Kayupov E, et al. Is hypoalbuminemia associated with septic failure and acute infection after revision total joint arthroplasty? A study of 4517 patients from the National Surgical Quality Improvement Program[J]. J Arthroplasty, 2016;31 (5):963–967.

[8] Fu MC, D'Ambrosia C, McLawhorn AS,

et al. Malnutrition increases with obesity and is a stronger independent risk factor for postoperative complications: a propensity adjusted analysis of total hip arthroplasty patients[J]. J Arthroplasty, 2016;31(11):2415–2421.

[9] Morey VM, Song YD, Whang JS, et al. Can serum albumin level and total lympho-cyte count be surrogates for malnutrition to predict wound complications after total knee arthroplasty? [J]. J Arthroplasty, 2016; 31(6): 1317–1321.

[10] Cross MB, Yi PH, Thomas CF, et al. Evaluation of malnutrition in orthopaedic surgery[J].J Am Acad Orthop Surg, 2014,22(3): 193–199.

[11] Morgan PM, Sharkey P, Ghanem E, et al. The value of intraoperative Gram stain in revision total knee arthroplasty[J]. J Bone Joint Surg Am, 2009;91(9):212–219.

[12] Tsaras G, Maduka–Ezeh A, Inwards CY, et al. Utility of intraoperative frozen section histopathology in the diagnosis of periprosthetic joint infection: a systematic review and meta–analysis[J]. J Bone Joint Surg Am, 2012;94(18): 1700–1711.

[13] Namba RS, Chen Y, Paxton EW, et al. Outcomes of routine use of antibiotic loaded cement in primary total knee arthroplasty[J]. J Arthroplasty, 2009;24(6 Suppl):44–47.

[14] Joseph TN, Chen AL, Di Cesare PE. Use of antibiotic impregnated cement in total joint arthroplasty[J]. J Am Acad Orthop Surg, 2003;11(1):3847.

[15] Jiranek WA, Waligora AC, Hess SR, et al. Surgical treatment of prosthetic joint infections of the hip and knee: changing paradigms? [J]. J Arthroplasty, 2015;30(6):912–918.

[16] Sherrell JC, Fehring TK, Odum S, et al. The Chitranjan Ranawat Award: fate of two–stage reimplantation after failed irrigation and Debridement for periprosthetic knee infection[J]. Clin Orthop Relat Res, 2011;469(l):18–25.

[17] Jamsen E, Stogiannidis I, Malmivaara A, et al. Outcome of prosthesis exchange for infected knee arthroplasty: the effect of treatment approach: a systematic review of the literature[J]. Acta Orthop, 2009;80(l):67–77.

[18] Insall JN, Thompson FM, Brause BD. Two–stage reimplantation for the salvage of infected total knee arthroplasty[J]. J Bone Joint Surg Am, 1983;65(8): 1087–1098.

[19] Lichstein P, Su S, Hedlund H, et al. Treatment of periprosthetic knee infection with a two–stage protocol using static spacers[J]. Clin Orthop Relat Res, 2016;474(l):120–125.

[20] Gooding CR, Masri BA, Duncan CP, et al. Durable infection control and function with the PROSTALAC spacer in two–stage revision for infected knee arthroplasty[J]. Clin Orthop Relat Res, 2011;469(4):985–993.

[21] Tande AJ, Patel R. Prosthetic joint infection[J]. Clin Microbiol Rev, 2014;27(2):302–305.

[22] Silvestre A, Almeida F, Renovell P, et al. Revision of infected total knee arthroplasty: two–stage reimplantation using an antibiotic–impregnated static spacer[J]. Clin Orthop Surg, 2013;5(3): 180–187.

[23] Springer BD, Lee GC, Osmon D, et al. Systemic safety of high dose antibiotic–loaded cement spacers after resection of an infected total knee arthroplasty[J]. Clin Orthop Relat

Res, 2004;427:47–51.

[24] Emerson RH Jr, Muncie M, Tarbox TR, et al. Comparison of a static with a mobile spacer in total knee infection[J]. Clin Orthop Relat Res, 2002;404:132–138.

[25] Durbhakula SM, Czajka J, Fuchs MD, et al. Antibiotic–loaded articulating cement spacer in the 2–stage exchange of infected total knee arthroplasty[J]. J Arthroplasty, 2004;19:768–774.

[26] Voleli PB, Baldwin KD, Lee GC. Use of static or articulating spacers for infection following total knee arthroplasty: a systematic literature review[J]. J Bone Joint Surg Am, 2013;95:1594–1599.

[27] Parvizi J, Ghanem E, Menashe S, et al. Periprosthetic infection: what are the diagnostic challenges? [J].J Bone Joint Surg Am, 2006; 88–A(Suppl 4): 138–147.

[28] Pivec R. Systematic review comparing static and articulating spacers used for revision of infected total knee arthroplasty[J]. J Arthroplasty, 2014;29(3):443–457.

[29] Edwards PK, Fehring TK, Hamilton WG, et al.Are cementless stems more durable than cemented stems in two–stage revisions of infected total knee arthroplasties? [J]. Clin Orthop Relat Res, 2014;472(1):206–211.

第8章　关节外畸形的全膝关节置换术

Giles R. Scuderi, Steven B. Haas, Jonathan L. Berliner,

Michael J. Assayag, S. Robert Rozbruch, Anton Khlopas,

Grayson P. Connors, Chukwuweike U. Gwam,

Jaydev B. Mistry, Ronald E. Delanois,

Michael A. Mont, Bertrand W. Parcells,

Dexter K. Bateman, Jared S. Preston, Alfred J. Tria

概述

　　严重的关节外畸形对于全膝关节置换术（TKA）来说仍是一个巨大的挑战。这种关节外畸形主要由于股骨或胫骨骨折畸形愈合、截骨手术失败、骺板损伤、先天性畸形、代谢性骨病和骨骼发育不良等原因造成。在这些情况下，全膝关节置换术的基本原则仍然适用，包括恢复下肢机械轴线和软组织平衡。这种挑战仍然涉及股骨远端和胫骨近端在冠状面和矢状面上的截骨。关节外畸形在某种程度上来说必须由截骨来矫正。

　　这里有几种关于关节外畸形矫正的选择：一种是关节内矫正，或结合一个关节外的截骨矫正，两者分期或者同期进行手术。手术的选择取决于畸形的位置和程度。关节外畸形是否邻近关节直接影响关节内截骨。畸形越接近关节，对截骨的影响就越大。Wolff建议，在严重的股骨或胫骨成角畸形部位增加关节外截骨有助于恢复其下肢良好的力线，因此，即使没有侧副韧带提供关节稳定性，也能进行全膝关节置换。Wang和 Wang报道说，关节内畸形矫正适用于股骨冠状面畸形小于20°者，胫骨冠状面畸形小于30°者。除此之外的，应行关节外畸形截骨矫形。在计划行关节外股骨畸形矫形时，如果在股骨远端冠状截骨接近股骨外上髁并损伤侧副韧带附着点，则应进行截骨矫形。对于胫骨畸形，如果计划行胫骨近端冠状截骨时，将胫骨机械轴线放置于胫骨平台外，则应进行截骨术。截骨矫形具有吸引力的地方便在于能够在所有平面上重建股骨、胫骨的力线，并且常规的膝关节置换能够使软组织平衡。它的缺点是截骨为一个更复杂的手术过程，伴随着骨折不愈合和感染的机会增大，并影响手术器械与假体的位置。

　　这些畸形的关节内矫形，机械轴的重建能够通过假体放置代偿来完成。而这些复杂的案例的软组织平衡可能更为困难，需要更为广泛的软组织松解甚至内植物固定。

　　近年来，计算机导航辅助下膝关节置换被证实适用于合并关节外畸形的骨性关节炎。

　　在膝关节置换中对关节外畸形的矫正是一个对技术要求苛刻的过程，它对肢体的应力轴线重建是至关重要的。下面的病例报告将描述用于这些复杂病例的各种技术。

方案 1：胫骨侧畸形 – 关节内矫正

病例介绍

病史

患者，女性，63岁。主诉为右膝疼痛。在21岁时因车祸导致右下肢损伤，当时行"开放性胫骨骨折切开复位内固定术+股骨骨折髓内钉内固定术"，在术后约6年取出内固定，术后无感染及其他手术史。

同时，她描述在过去4年里右膝疼痛呈渐进性加剧，疼痛部位位于膝关节前内侧。尽管接受过保守治疗，如抗感染药物、理疗、注射可的松等，她的疼痛仍然在进展并且现在影响到日常生活，上下楼梯困难，徒手步行不足4个街区即无法忍受疼痛。

其他相关的病史包括高血压、高脂血症、抑郁症和阵发性心房颤动。

体格检查

患者为一名健康女性，现BMI为23.9（身高160厘米，重量61千克）。右膝疼痛步态，右下肢检查示髋外侧、大腿、膝内侧、胫骨前侧的瘢痕愈合良好，无感染征象，胫骨骨干原骨折处测量有约9°外翻畸形。

膝关节检查显示少量积液，关节线内侧和外侧均可触及压痛，活动范围伸直屈曲5°~100°，在屈曲0°、30°、60°、90°时施加侧翻应力膝关节均稳定，右下肢运动感觉正常，足背和胫骨后动脉搏动正常。

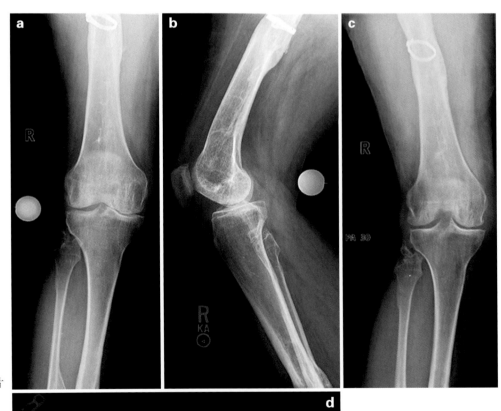

图8.1 膝关节正位X线片（a）、侧位X线片（b）、45°斜位X线片（c）和髌股X线片（d）示三间室的膝关节炎，其中内侧间室最为严重

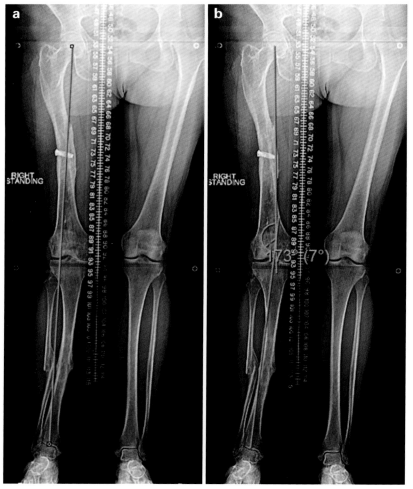

图8.2　a、b.站立位双下肢全长X线片示右膝外翻7°，创伤后股骨与胫骨畸形明显

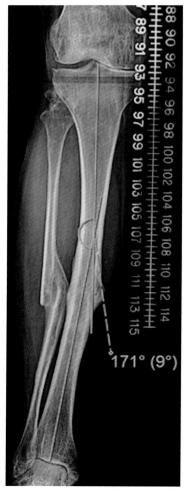

图8.3　胫骨外翻畸形约9°，旋转角位于骨干内

影像学检查

膝关节正位X线片、侧位X线片、45°斜位X线片、髌股的X线片示三间室的膝关节炎，其中内侧间室最为严重（图8.1）。站立位双下肢全长X线片示右膝外翻7°（图8.2）。创伤后股骨与胫骨畸形明显，胫骨骨干骨折外翻畸形约9°（图8.3）。

手术入路

挑战与选择

膝关节置换的目的是恢复下肢力线和软组织平衡，对于涉及关节外畸形的患者仍然适用。然而，对于关节炎伴有关节外畸形的患者最首要解决的问题是能否通过关节内截骨或者关节外截

骨来恢复下肢力线。应该根据畸形的严重程度、从畸形部位到膝关节的距离和畸形的方向（冠状位、矢状位、旋转）决定。矢状或旋转畸形往往通过关节内截骨来矫正，需要在术前或膝关节置换时截骨矫形术。患者的临床检查必不可少，评估软组织结构稳定性及患者年龄、体重、功能、潜在性骨性疾病和固定内植物等。

充分的计划准备包括术前模板测量，确认股骨、胫骨垂直于机械轴的截骨是否可行。股骨侧、关节内畸形关节内截骨的极限是到副韧带起点，内侧副韧带在股骨侧起点离关节线约25毫米，因此在股骨截骨小于20毫米。当胫骨解剖轴远离畸形时关节内矫形并不妨碍胫骨植入物影响到韧带，或者类似的，当解剖轴位于

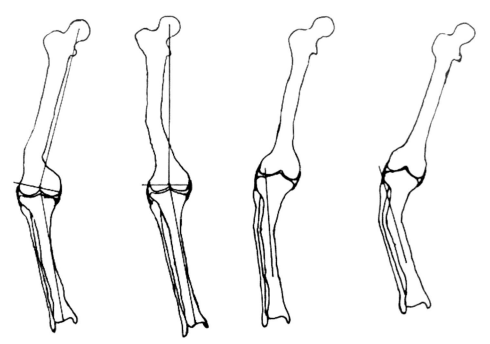

图8.4　关节外畸形的关节内截骨的极限是到副韧带的起点，因为内侧副韧带在股骨的起点离关节线约25毫米，因此在股骨的截骨不应大于20毫米。在胫骨畸形的一侧，传统上表明，当胫骨解剖轴远离畸形时关节内矫形并不妨碍胫骨植入物影响到韧带，或者类似的，当解剖轴位于的关节线通过胫骨髁时也不受影响

的直线通过胫骨髁时也不影响（图8.4）。当畸形足够大，特别是接近关节表面时，关节内矫正将损害韧带。先前的研究建议在冠状面上畸形不超过10°，在矢状面上不超过20°。对于这些情况，可能需要分期或者同期进行关节外截骨矫正。

术前计划

　　为了恢复膝关节的机械轴线，采用了骨科数字化术前计划软件对截骨进行测定。由于胫骨存在外翻畸形，为了使机械轴垂直，必须进行7°的内翻截骨（内侧截骨多于外侧）（图8.5）。然而术前模板显示，7°的内翻截骨将胫骨托非常接近胫骨近端外侧皮质（图8.6）。为了减小胫骨假体与外侧皮质之间碰撞的风险，决定进行5.5°的胫骨内翻截骨。对于存留的1.5°的胫骨残留的内翻畸形，计划将对股骨远端进行股骨机械轴1.5°的内翻截骨。

假体的选择

　　关节的稳定性依赖于完整的韧带和关节假体的设计以及下肢对线情况。对于仅用截骨矫正的关节外畸形，膝关节的稳定性依赖于软组织平衡和合适的假体尺寸。大多数情况下，能够充分实现屈曲/伸直间隙平衡，因此无须限制型假体。在严重畸形时，膝关节无法达到平衡，或者只有进行大量松解到韧带受损才能平衡，此时应该考虑关节外截骨，以保证关节内矫形时软组织覆盖。这个策略能够让手术医生恢复下肢机械轴线同时避免软组织大范围地松解，迫使使用内-外翻限制，甚至铰链型假体。目前情况下，患者保留副韧带可以达到预期的关节屈伸平衡，所以选择后稳定型关节假体。对于严重畸形或骨量较差的情况，可以考虑使用延长杆和垫块，以提供额外的固定和持久性。

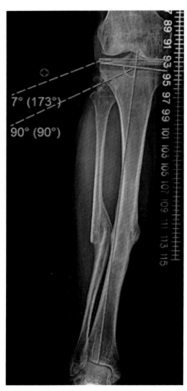

图8.5 术前数字化模板评估需要7°内翻截骨，才能垂直于胫骨机械轴

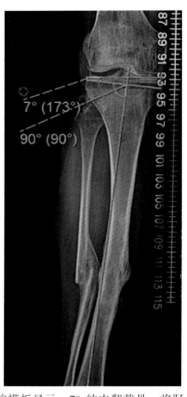

图8.6 术前模板显示，7°的内翻截骨，将胫骨托非常接近胫骨近端外侧皮质，为了减小胫骨假体与外侧皮质之间碰撞的风险，决定进行5.5°的胫骨内翻截骨

手术过程

通过髌旁内侧约10厘米的切口，经股内侧肌切开，膝关节充分暴露后，屈曲膝关节使髌骨半脱位。

将股骨截骨导板放置在股骨远端，通过推动导板使其进入滑车轨道并向下到股骨髁远端，任何阻挡导板前的软组织均要切除。通过远端钻孔来确定股骨假体的旋转和前后位置。将大头钉置于远端孔，将截骨导板固定于股骨。通过参照远端导板的垂直线与滑车间沟或内外上髁轴连线，可以检查截骨导板的外旋情况。在进行股骨远端截骨前，应使用髓外定位杆检查对线。然后移除截骨导板，放置四合一截骨模块前，再次检查旋转导孔来确认旋转对线。放置四合一截骨模块，完成股骨截骨。

胫骨截骨应先切除半月板和相连的软组织以避免干扰截骨导板的放置。胫骨截骨导板接触

的关键部位是胫骨平台的内侧、外侧和内侧皮质。然后将钉子放置在近端孔中。在进行胫骨截骨前，应使用髓外定位杆来确认导板的对线，截骨后，再次检查截骨的对线情况。

完全伸直膝关节，放入垫片检查伸膝间隙，对于该病例应考虑到需要内侧截骨来矫正胫骨外翻畸形，膝关节的两侧需要软组织松解直至伸膝间隙对称。通过适度松解后外侧角/弓状复合体和髂胫束，直到伸直间隙平衡。用撑开器在屈曲位时将膝关节撑开，除去前交叉韧带、后交叉韧带以及内侧和外侧半月板残余物，并使用骨凿清除骨赘。

用间隔器检查膝关节屈伸间隙，用定位杆检查力线。如果间隙不平等，则进行校正以确保其相等。由于外翻畸形需要在胫骨内侧截骨，所以最常见的是膝关节内侧不稳定。为了使膝关节平衡，因此通常需要松解膝关节外侧来平衡软组

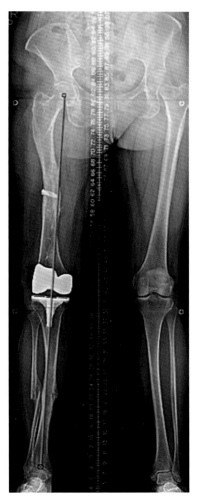

图8.7　术后双下肢全长X线片显示成功恢复了右下肢机械轴线

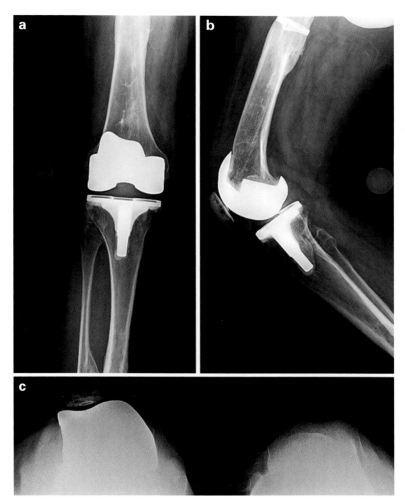

图8.8　膝关节正位X线片（a）、侧位X线片（b）和髌股X线片（c）显示：对位对线良好，假体位置正常，后侧髁的偏心距已经恢复，胫骨后倾角大约3°，髌骨能够在滑车沟内良好移动

织。反之，内翻畸形需要在外侧截骨，而产生外侧不稳定，使内侧松解代偿。

平衡膝关节屈曲和伸直后，确认胫骨与股骨的截骨力线，选用合适大小的聚乙烯垫片，修整髌骨表面，然后以标准的方式安装全部假体。

手术结果

术后影像显示成功恢复了右下肢机械轴线（图8.7）。通过对股骨和胫骨的截骨来矫正胫骨外翻畸形，恢复下肢力线。正侧位和髌股视图X线片显示假体固定、位置良好（图8.8）。股骨假体有轻微的内翻（约1.5°）以补偿胫骨外翻截骨相对残留的1.5°（图8.9），后髁的偏心距

已经恢复，胫骨后倾角大约3°，髌骨能够在滑车沟内良好移动，对线良好。

术后6周随访，患者可以不使用助行器行走，伤口愈合良好，没有主观不稳定感，膝关节体格检查显示2°～130°的屈曲以及活动过程中稳定性良好。

临床结果

多大程度关节外畸形允许在没有截骨的情况下，通过同期手术矫正受到广泛的争论。当考虑到患者及费用时，同期关节内矫形也有潜在的益处。Lonner等报道了关节外畸形的有效管理同时截骨矫正伴随着一些并发症和技术困难。关

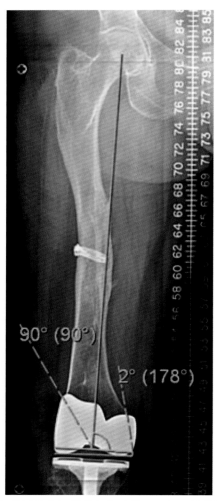

图8.9　股骨假体有轻微的内翻（约1.5°）以补偿胫骨外翻截骨相对残留的1.5°，后髁的偏心距已恢复

节外截骨困难导致畸形、骨不连、增加手术部位感染风险、延误康复等，从而导致后期恢复更加困难，出现更严重的运动障碍，最终功能可能更差。

Wang等报道了15例关节外畸形的患者，其中8例胫骨畸形的患者带有平均19°的冠状面畸形（10°～30°），每位患者均采用同期关节内矫形膝关节置换。他们指出膝关节评分及运动范围明显改善同时矫正了膝关节的机械轴线。没有出现感染、韧带不稳定、假体松动等并发症，平均随访时间为38个月。

Marczak等对进行了关节内矫形膝关节置换术后的36例患者（其中27例为胫骨畸形，11例为

股骨畸形）的评估。术前平均畸形为21.4°内翻或18.6°外翻。除1例外，所有患者在平均随访4年，膝关节评分和运动范围中均有改善。术后临床效果不佳的患者仍需要对胫骨假体无菌性松动进行翻修。有4例未完全矫正下肢机械轴线，没有其他并发症的报告。

Rajgopal等报道36例，均通过关节内截骨和软组织平衡来纠正关节外畸形，其中20例胫骨畸形的患者带有平均21°的冠状面畸形（12°～24°），平均随访时间为85个月。他们发现在膝关节评分、运动范围和平均2°之内的对线矫正均有明显的改善，没有其他并发症的报告。

随着新技术的发展，如计算机导航辅助和个性化截骨导板，对于关节外畸形有许多选择可供外科医生来准确地恢复机械轴线。个性化截骨导板被用来同期膝关节置换关节内矫正。在平均3.4年的随访中，膝关节功能评分明显改善，下肢对线恢复良好，髋-膝-踝角度平均为179.3°±1.3°。研究的结论是，个性化截骨导板是一种有效的替代传统工具的恢复机械轴线的工具，与计算机辅助导航相比，不需要识别骨性标志，而识别骨性标志在畸形的处理中是非常困难的。

有些研究还评估了计算机辅助技术的膝关节置换在治疗关节外畸形的有效性，大多数在相对较小系列和随访时间短的患者。Mullaji等报告40例关节外畸形（22例股骨，18例胫骨），接受了计算机辅助地膝关节置换。发现有明显的膝关节功能评分改善，平均术后下肢轴线为179.1°。与个性化截骨导板类似，虽然计算机辅助技术能够相对精确地截骨和内植物安放，但没有足够的证据得出结论，正是由于这些技术才使临床效果更加优异和内植物的存留时间延长。

关键点

·膝关节置换时，同期关节内矫形治疗关

节外畸形是首选的干预措施，随着关节外截骨的延迟愈合和术后并发症风险的增加。

· 在决定是否关节内矫形时必须考虑许多因素，包括畸形的大小、从畸形部位到膝关节的距离和畸形的方向、周围软组织结构的完整性，还有患者因素，如年龄、BMI、功能、骨质和并发症。

· 术前准备是必要的，以确认关节内矫形的可能性。胫骨截骨时不能损伤到副韧带。

· 畸形严重时，胫骨外侧（膝内翻）或胫骨内侧（膝外翻）截骨量相对较多，会造成截骨较多一侧的相对松弛。因此，为了保持膝关节的最佳稳定性同时恢复机械轴线，极为细致的软组织平衡是必不可少的。

· 个性化截骨导板和计算机导航辅助是有效的选择，可以减小畸形患者关节置换手术的难度。

方案 2：胫骨侧畸形－一期胫骨截骨术和人工全膝关节置换术

病例介绍

病史

患者，60岁，退休理疗师。右膝疼痛和不稳定，右下肢有外翻畸形伴有双下肢长度不等。有心房颤动、甲状腺功能减退、血脂异常既往病史，服用华法林、甲状腺素、阿托伐他汀药物治疗，否认吸烟、嗜酒、嗜毒品等不良嗜好。

患者5岁时右腿受到严重外伤，接受了多次外科手术，导致下肢不等长。15岁时接受了后足的三关节融合术，患者也有胫骨骨髓炎病史，与最初受到的右腿外伤有关。

患者指出，在负重功能锻炼时右膝疼痛剧烈，并在过去5年里症状加重。如果没有辅助器械他无法行走，减少活动和非甾体类抗炎药的使用能够缓解疼痛。

体格检查

患者身高167厘米，体重79千克，膝关节外翻和过伸位时不稳定，右下肢短缩，外翻外旋畸形，步态异常（图8.10）。拐杖挂于足内侧缘，足前进角向外旋，胫骨远端内侧缘的软组织覆盖有瘢痕、皮肤有脱屑。感觉减弱，足动脉和胫骨后动脉搏动明显。

右踝关节运动范围为中立位到跖屈30°，无疼痛，距下关节活动消失，有足下垂，右膝关节活动范围为屈曲120°、过伸20°，外翻不稳定3级，右下肢外翻45°，左下肢外翻15°。

影像学检查

双足前后站立位髋关节到踝关节（图8.11）、膝关节、踝关节X线片（图8.12～图8.14）显示：双下肢长度差7.7厘米，膝关节外翻畸形28°伴有严重骨关节炎和内侧半脱位，胫骨中段外翻畸形和右踝外翻畸形伴有严重骨关节炎。

手术入路
术前问题

· 3个部位畸形：膝关节、胫骨、踝关节。

· 右膝关节28°外翻畸形伴骨关节炎，外翻不稳定3级。

· 胫骨20°外翻畸形，30°外旋畸形。

· 重度踝关节骨性关节炎伴关节内-外翻畸形13°。

· 关节内矫形需要对胫骨平台内侧和所有剩余的稳定结构进行广泛截骨，并且会严重减少骨量。

· 双下肢长度差7.7厘米。

· 骨髓炎病史。

手术计划是先纠正腿部和踝关节的畸形，然后用全膝关节置换术矫正膝关节畸形。若没有大量的截骨，不可能通过全膝关节置换术矫正整个下肢的畸形。

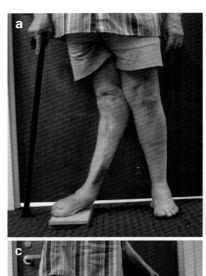
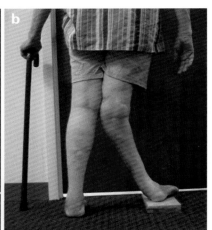
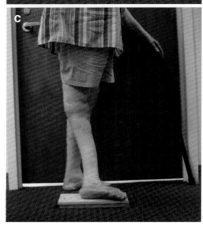

图8.10 前侧观（a）、后侧观（b）、侧面观（c）：膝、胫骨、踝畸形

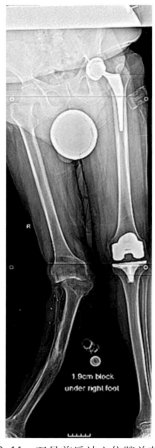

图8.11 双足前后站立位髋关节到踝关节，双下肢长度差7.7厘米，右下肢外翻畸形

图8.12 正位X线片（a）、侧位X线片（b）显示严重骨性关节炎，膝部外翻畸形和内侧半脱位，股骨外侧髁发育不良,胫骨侧平台缺损

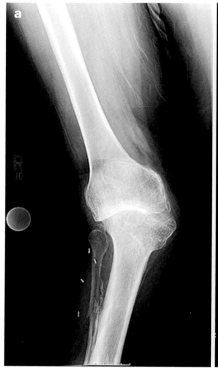
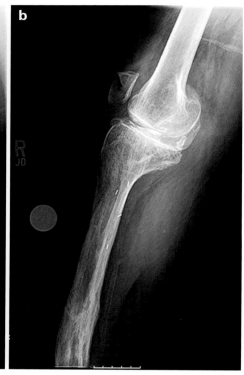

图8.13 前后位X线片（a）、侧位X线片（b）显示胫骨中段外翻畸形

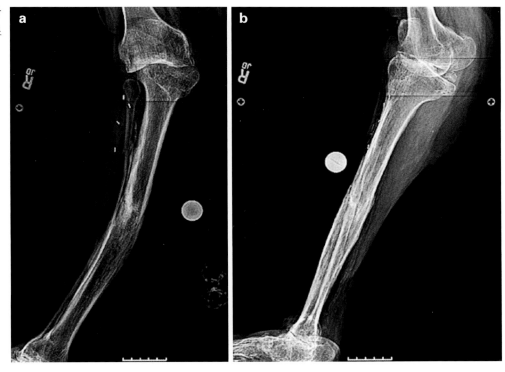

图8.14 前后位X线片（a）、侧位X线片（b）显示右踝外翻畸形伴有严重骨关节炎

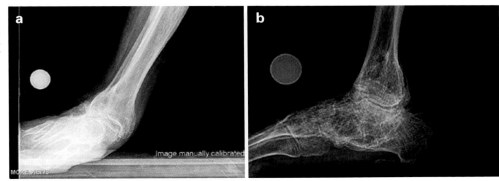

必须辨别关节外畸形的性质来仔细计划分期矫形。治疗的第一步是恢复膝关节远端的正常机械轴线，考虑到软组织覆盖情况、畸形程度，决定采用六足环形外固定支架逐步矫正胫骨畸形，然后使用同样的改良外固定支架固定踝关节。

六足环形外固定支架矫正胫骨骨干畸形

患者被带到手术室，仰卧位于碳纤维脊柱专用（Jackson）手术床，进行区域麻醉。术中使用物体垫于右臀部下方，使髌骨微向前，碘酒消毒，铺单，将止血带固定于大腿底部，用驱血绷带驱血，止血带充气至250毫米汞柱。

通过腓骨中段的3厘米外侧切口进行腓骨截骨术。解剖向下至筋膜，小心切开筋膜，避开腓神经浅表支。腓侧后肌间隙入路到达腓骨。腓骨前后表面的骨膜被抬起，在牵开器的保护下，应用钻孔和骨凿切开腓骨。用一根1.8毫米的伊利扎洛夫（Ilizarov）支架钢丝或同样大小钻头在骨头上做一排双皮质孔。为防止热坏死，必须仔细冲洗和清洁钻头凹槽。然后使用骨刀沿孔线完成截骨。转动截骨部位确认截骨完成，同一切口切开外侧筋膜，在胫骨中段水平使用10毫米切口通过前间隙经皮切开筋膜。

图8.15 前后位X线片（a）、侧位X线片（b）显示胫骨在术后5周逐渐恢复矫正

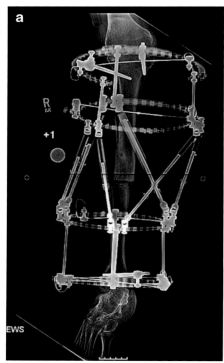
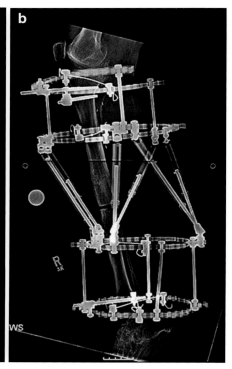

冲洗并闭合伤口，止血带放气。然后，将由两个六足环形外固定支架固定在胫骨上，每4个固定点与所需的近端和远端机械轴正交。将近端环形块固定在骨周围，以避免污染髓腔，以降低膝关节置换术后的感染概率。

获得固定器安装的参数，并在透视指导下确定截骨部位，在该水平胫骨前嵴外侧做长10毫米的纵向切口，用骨膜剥离子剥离内外侧的骨膜，使用4.8毫米的钻头与骨凿进行经皮低速多钻孔的截骨，发现胫骨骨质硬化，但无感染，用6个伸缩式外固定架支柱加固碎片。

在六足环形外固定支架的辅助下，从术后7天开始，每天矫正1毫米的安全速度矫正。术后第2天，开始预防深静脉血栓，针眼位置用生理盐水和过氧化物溶液来激发过氧化物酶的生成，允许患者部分负重。

一旦完全纠正畸形并恢复胫骨机械轴（图8.15），便进行第二步治疗，目的是调整踝和足后部与腿部的机械轴线，并恢复正常行走功能。将患者带回手术室，使用现有的改良外固定器进

行踝关节融合术（图8.16）。

术后6个月取出踝关节固定器，影像学上确认胫距关节融合位置。胫骨骨愈合延迟。术后12个月移除胫骨固定器，腿部安装特制的塑性踝足矫形器（AFO），在外固定期间未发现感染。

一旦关节畸形矫正后，则为一个复杂的外翻不稳定膝关节，并伴有骨性关节炎，可通过全膝关节置换来治疗，有必要使用限制型假体以获得稳定，使用半限制型、带延长杆假体足以实现膝关节稳定（图8.17）。

对于截骨部位愈合不良，可预防性使用胫距跟关节骨钉（图8.18）。

手术结果

允许患者承受50%的重量，并进行物理治疗恢复活动范围。6周后，患者发现锁定板远端的伤口裂开，暴露10平方毫米以上，未与假体相通，回手术室，移除钢板，插入扩髓抗菌水泥涂层的胫距跟骨钉，并使用负压敷料治疗创面破裂。请传染病专家会诊，根据建议给出了为期6

图8.16　使用改良外固定器进行踝关节融合，术后正位X线片（a）、侧位X线片（b）

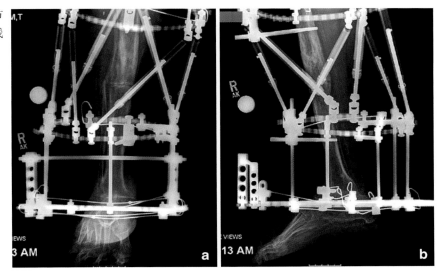

图8.17　膝关节置换术使用半限制型带延长杆假体正位X线片（a）、侧位X线片（b）

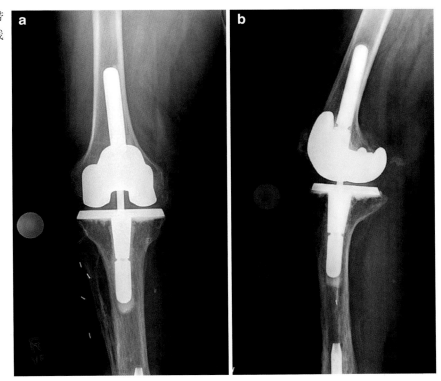

周的静脉注射抗生素方案，包括万古霉素和利福平6周的治疗疗程，创口逐渐愈合，患者可以忍受疼痛活动关节。最近随访中，术后6年，患者无不适，关节活动度改善，可以不需要助行器辅助行走。整体的机械轴线为中立位（图8.19）。由于足部倾斜，右鞋用鞋底增高来补偿20毫米的腿部长度差异。膝关节活动范围从完全伸直位至屈曲115°，无疼痛（图8.20）。

临床结果

　　膝关节置换术胫骨截骨的报告较少，Mullaji等治疗173例"明显的膝内翻畸形"，其中只有9例胫骨截骨术。9例用截骨术和髓内杆保护，无并发症。Ishida等报告1例膝关节置换和胫骨截骨的骨坏死，但是认为截骨术与膝关节置换联合治疗关节外畸形是一种有效的治疗方法。

图8.18 膝关节正位X线片（a）、侧位X线片（b）显示力线良好，无不稳定

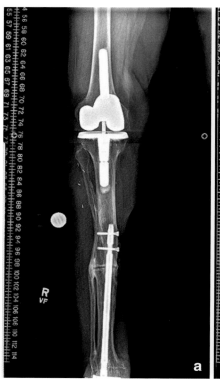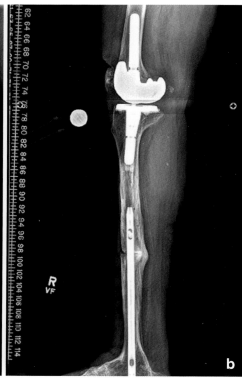

关键点

· 矫正关节外畸形，以便于随后膝关节置换术中的胫骨截骨正常化。

· 如果准备使用固定器，用六足环形外固定支架来矫正关节外畸形，这个病例中，巨大的胫骨畸形和软组织覆盖较差，逐渐被矫正。

· 保持骨生物学活性，用多孔钻头和骨凿经皮低速截骨。

· 用最小限制型假体植入物解决骨关节炎来获得关节稳定性。

方案3：股骨侧畸形－关节内矫正

病例介绍

病史

患者，男性，65岁。24岁时因机动车辆事故股骨远端骨折，继发创伤性左膝骨关节炎。

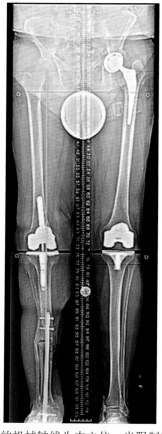

图8.19 整体的机械轴线为中立位，半限制型膝关节假体位置

图8.20　治疗后的右下肢图：前面（a）、背面（b）、侧面（c）观

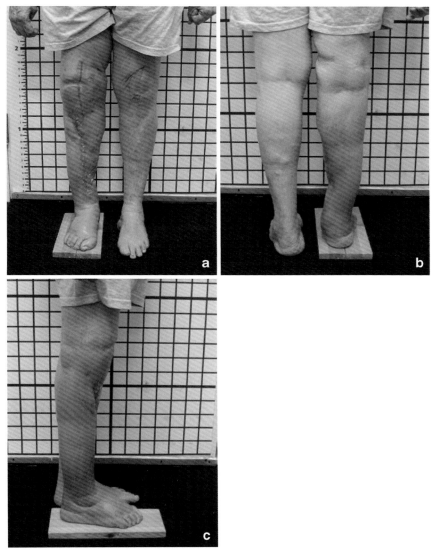

体格检查

　　左膝关节明显内翻畸形，步态疼痛，左膝关节屈曲挛缩15°。

影像学检查

　　影像学显示，大部分畸形位于股骨侧，膝关节内翻22°（图8.21）。

手术入路

术前评估

　　下肢关节外畸形的原因有许多，包括骨折畸形愈合、先天性或代谢性骨病、肿瘤、畸形性

骨炎（Paget病），先前经历过胫骨高位或股骨远端截骨术。在本章讨论的治疗原则是解决由于以上所述的原因所致的关节外畸形，除了胫骨近端和股骨远端截骨术将在不同章节讨论。了解关节畸形的原因是非常重要的，因为这些可能会影响治疗方案的选择。此外，需要术前规划来防止假体移位、髌股轨迹不良、韧带失衡。并且，本章重点讨论股骨畸形关节内矫形，然后，可以用类似方法来处理胫骨侧畸形。

　　确定正确治疗方案的一个关键是获得双下肢站立位的X线片。对于有股骨骨折病史的患者尤其重要，畸形矫正的类型取决于股骨畸形的角

图8.21 a~c.术前正位X线片、侧位X线片、双下肢全长位X线片

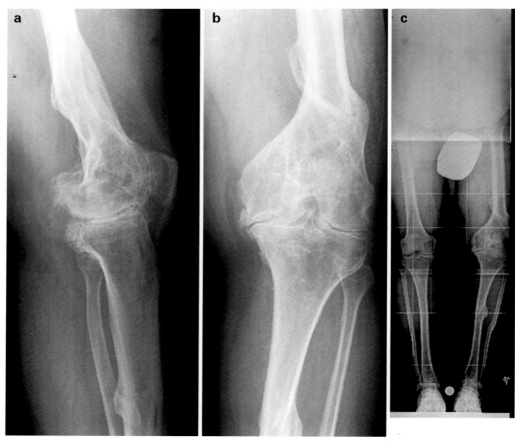

度和位置（距膝关节的距离），位于髋关节附近的畸形对膝关节轴线的影响较小，而靠近膝关节处的畸形影响较大。例如，位于股骨头与膝关节间有25°的畸形，会在膝关节处产生12.5°（一半）的畸形。位于膝关节到股骨长度的1/5处，有25°的畸形，会造成膝关节20°的畸形（在膝关节处仅20%）。一个简单的方法来计算关节外角度对膝关节整体轴线的影响，就是测量股骨近端（P）和远端（D）的长度，来通过[P/（P + D）/100]计算，然后将此数字乘以畸形角度。这里，我们将更多地讨论复杂案例（＞10°）的矫形。

股骨和胫骨可能同时存在其他畸形，因此需要一个双下肢站立位的全长影像学诊断评估。例如，膝关节整体的内翻成角畸形为24°，股骨长度的1/5处离膝关节的关节外畸形成角为20°，股骨远端外侧角为107°，胫骨近端内侧角为82°，股骨和胫骨都可能存在畸形。正常股骨远端外侧角为88°，差值为19°，因此，有19°的畸形是由股骨引起的。同样，正常胫骨近端内侧角为87°，差值为5°，因此有5°的畸形是由胫骨引起的。关节外畸形使膝关节成角为16°（占20°的80%），意味着股骨有额外4°内翻畸形不在特定的关节外畸形内。

一旦确定膝关节存在畸形的影响，便可以在膝关节置换中适当地倾斜截骨，然而这样截骨会导致副韧带的平衡问题。例如，对于严重的外翻畸形，需要股骨远端内侧过度截骨，这样会导致内侧副韧带松弛。相反，严重的内翻畸形，需要股骨远端外侧的过度截骨，这样会导致外侧副韧带松弛。然而，畸形不严重，外侧副韧带松弛可以通过阔筋膜张肌和伸膝装置补偿，因此在手

术前就要进行准备手术的模板和评估手术过度截骨的影响是很重要的。如果过度截股骨是必要的，但会影响到副韧带的起点，那么可用一个额外的方法（关节外截骨）进行或者分期膝关节置换。

手术技术

术中进行传统的髓内定位是不可能的，可通过股骨头中心定位来进行髓外定位[髂前上棘（ASIS）并不准确]。有一种方法可在手术开始前用X线确认股骨头中心，在患者身上放置标志物。理论上讲，可以使用术前计算机断层扫描（CT）或磁共振成像（MRI）进行计算机辅助手术，但是这些需要更多的资源，在CT扫描的情况下，会有更多的辐射暴露。通常在畸形小于20°时，可通过关节内矫形。在某些情况下，需要重建韧带，以及同时或两阶段截骨/置换术。这些都伴随着高风险的并发症，如骨折不愈合、关节纤维化、感染等。

高限制型膝关节置换

当软组织条件无法使用交叉韧带的保留型或后稳定型膝关节置换，这里有几种类型的限制型膝关节置换假体可供使用。对于轻度的膝关节松弛，可使用胫骨后部非铰链型的设计，扩大了内外侧副韧带来提供稳定性。对于严重的畸形，最常用旋转铰链型胫骨平台假体。胫骨与股骨假体通过把延长杆和轴与固定延长点连接来相互联系，最终的选择在股骨远端置换限制型假体，包括旋转铰链型。这通常是用于肿瘤切除后的膝关节置换，但也可以用于严重创伤后骨折或不稳定的骨丢失，限制型假体的缺点是对植入物和骨表面的高负重，这些假体能够承受传统的非限制型设计更大的重量，但可能会增加磨损、松动，并可能最终植入失败。因此，所有限制型材料都需要使用髓内杆支持来分配负重。

假体可以在一组特定的患者中减轻疼痛，并且在严重畸形后预后良好。Hartford等报告使用髁限制型假体进行严重膝关节畸形初次置换和膝关节翻修，其中82%在5年的随访术后好转患者，术后膝关节协会评分平均为86分。然而，根据Pour等的回顾性研究，使用旋转铰链装置进行的膝关节重建术后恢复不理想，应予老年人和久坐患者使用。在43名患者44例膝关节置换术中，膝盖协会评分从平均约29分改善到手术后74分，膝关节协会功能评分术后平均改善40~43分。植入物1年存活率为79.6%，5年为68.2%。

手术结果

关节外畸形通过关节内成功矫正，未进行韧带重建（图8.22）。

临床结果

在我们的机构中，关节外畸形＞10°的46膝中，大约70%接受了标准的关节置换术治疗。10%关节内矫正和韧带重建相结合，20%采用截骨术，包括同期和分期手术。

关键点

· 术前评估：获得下肢全长站立位片。

· 使用髓外定位。

· 决定机械轴线角度。

· 测量畸形大小。

· 测量到膝关节的距离。

· 注意倾斜截骨会导致副韧带平衡问题。

· 由于代偿原因，与内侧过度截骨相比，外侧过度截骨可能会更好地伸直稳定。

· 内–外翻关节畸形通常不会改变屈曲位的稳定性。

· 矢状平面对线和旋转畸形增加了手术复杂性。

图8.22 术后正位X线片（左）、双下肢全长位X线片（右）

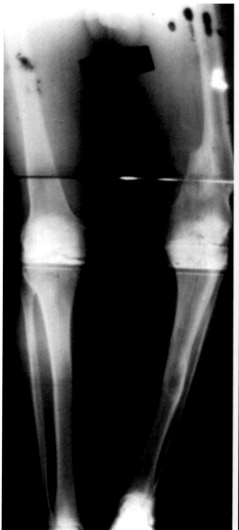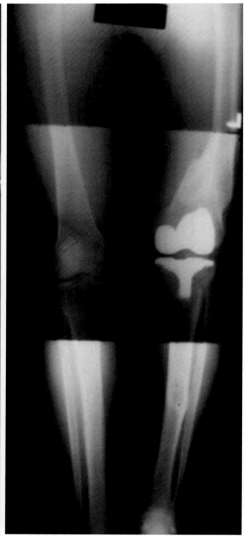

方案4：股骨截骨术和一期人工全膝关节置换术

病例介绍

病史

患者，女性，58岁。右下肢疼痛畸形，8岁时患小儿麻痹症，影响到右下肢，股四头肌萎缩，伸膝无力，随后她接受了左股骨远端骺骨干固定术来调整腿部长度。她的右下肢稍短，生长期结束后左股骨远端内翻。因为脊髓灰质炎后遗右膝关节畸形，长年使用一个轻型支架和前臂拐杖，负重于左膝关节上。

体格检查

患者用右前臂拐杖步行，一个轻型铰链式支架来支撑右膝。右侧为短腿步态，左侧为防痛步态，右腿股四头肌肌力减弱，无足下垂，右髋、膝、踝被动运动无疼痛，左髋运动范围正常无疼痛，大腿远端有20°～30°临床内翻，左膝关节运动范围5°～125°，膝关节3个间室伴有捻发音和压痛，屈曲挛缩畸形5°，韧带检查完整，足踝检查正常。

影像学检查

X线片检查显示左下肢股骨远端1/3和中段的交界处35°畸形（图8.23），膝关节X线片示三间室骨关节炎并伴有15°内翻和股骨侧的多处骨钉（图8.24）。

手术入路

术前使用抗生素后，患者送往手术室，左下肢常规术前准备和固定动脉止血带。

选择一个内侧切口，该切口与先前的短外侧垂直切口相距7厘米，内侧和外侧皮瓣升高，髌旁内侧切开关节，向近端劈开股四头肌腱，可至股四头肌腱部分以外数厘米位置，来充分暴露股骨干，并且不需要用其他切口（图8.25a）。髌骨外侧半脱位，确定股骨畸形的顶点，用电刀烧灼标记，股骨放置拉钩以进行保护周围软组织，用摆锯以30毫米外侧闭合楔形骨，楔形骨的大小和矫正以毫米为单位进行，移除的骨碎片留用并作为自体移植。用单皮质螺钉放置六孔钢板接近截骨边缘（图8.25）。该固定允许股骨假体放置髓内杆。

截骨的牢固固定，开始进行膝关节置换，按照内翻膝标准方式进行手术。标志出股骨前后（AP）轴，髓内开孔，第一个定位杆放置平行

前后（AP）轴，通过截骨部位。股骨远端和前侧截骨，确定股骨的大小，并完成所有截骨（图

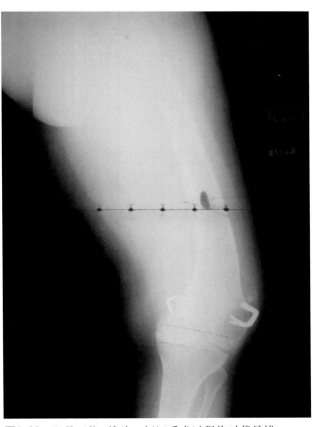

图8.23　股骨正位X线片，标记手术过程临时截骨线

图8.24　膝关节X线片：正位（a）、侧位（b）显示用骨干髁骨钉的位置

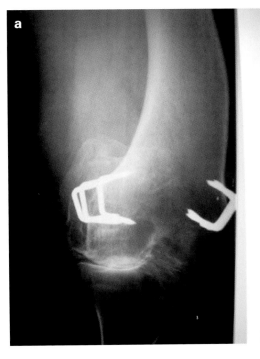

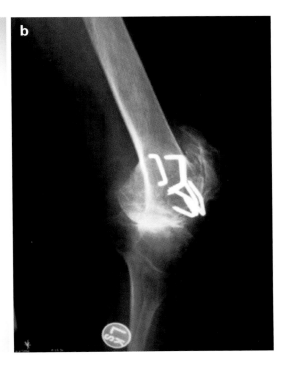

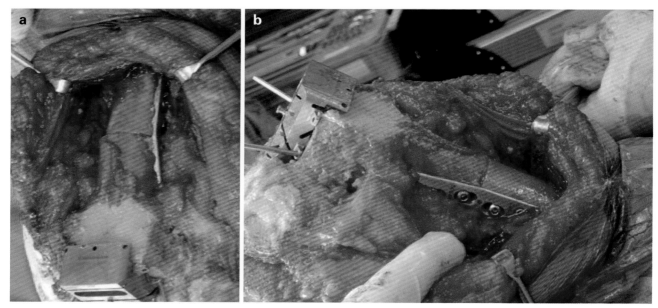

图8.25　术中股骨远端钢板位置及截骨块前面（a）及侧面（b）观

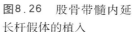
图8.26　股骨带髓内延长杆假体的植入

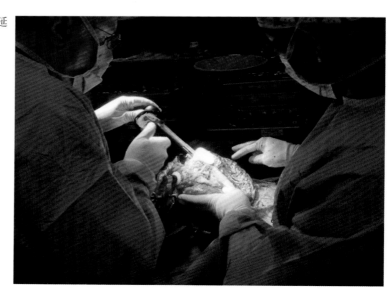

8.25b）。

　　安装髓外胫骨导板，检查内翻、外翻、屈曲、伸直。使用屈曲间隙技术，切开切口，放置垫片和髓外杆检查，胫骨和股骨表面常规操作，在股骨和胫骨两侧扩髓，以保护股骨带有延长杆的股骨截骨。修整髌骨表面，固定所有的假体。髓内延长杆与皮质接触（比扩孔直径小1毫米），部分未胶结（图8.26）。假体设计（后交叉韧带保留型和后稳定型）不是关键，因为手术的关节置换术部分是标准的膝关节置换术。在这

种情况下没有必要增加限制型但是要增加稳定性（图8.27）。

　　常规关闭缝合膝关节，用铰链型膝关节支具，可进行膝关节运动。X线片在术后恢复室中拍摄完成（图8.28）。

手术结果

　　术后，患者在6周内进行不负重的左下肢主动与被动范围内的功能锻炼。6周时X线显示愈合情况良好，接着开始部分负重功能锻炼，随后

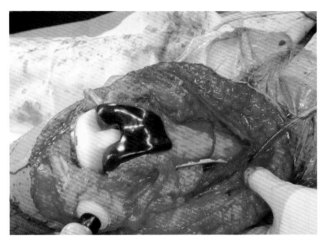

图8.27　水泥型假体与钢板的位置

全负重功能锻炼。术后6年患者恢复良好，膝关节活动正常。

临床结果

很少有文献记载结合膝关节置换进股骨干畸形联合手术治疗的临床疗效。Wolff等的文章为经典的总结，他的结论是，畸形越接近膝关节，股骨畸形就越难以在关节内矫形，因为代偿楔形截骨会导致膝关节完全伸直不稳定。关节外股骨截骨避免了膝关节置换中不稳定但涉及更广泛的手术。Wang JW和Wang CJ在15例关节内畸形治疗关节外畸形的患者中发表了他们的结果。在平均38个月随访中未出现感染、韧带不稳、假体松动的情况，然而他们股骨的畸形最大为20°。Lonner和他的同事报告了11例同时进行截骨术和膝关节置换的患者，术后平均46个月随访，膝关节协会评分从10分至87分，机械轴线恢复正常在2°之内，其中1例截骨术后患者骨折不愈合。

在股骨截骨术时，楔形截骨时应在冠状面、矢状面和轴向平面进行矫正。在这里，主要畸形在冠状面，很少伴有屈曲和旋转畸形。因此，X线前后位片来决定楔形截骨。在更复杂情况下，使用股骨三维CT重建能够对截骨计划有所帮助。

关键点

·确定股骨畸形的位置：关节内、干骺端和骨干。

·测量所涉及的畸形大小和平面。

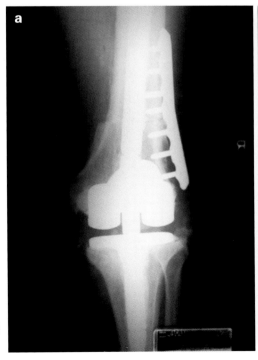
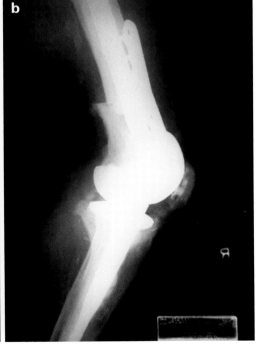

图8.28　前后位（a）、侧位（b）X线片示最终的假体和钢板

・股骨干畸形大于20°时应该与膝关节置换分开处理。

・股骨截骨术应单独进行或与膝关节置换同时进行。

・固定物的选择包括钢板、髓内杆、不带髓内杆的钢板或长杆、植入相应的股骨假体。

・如果两个手术同时进行，最安全、最简单的方法是先完成截骨术，然后用钢板固定，而不是完全依靠股骨的延长杆来稳定截骨块。

参考文献

[1] Wolff AM, Hungerford DS, Pepe CL. The effect of extraarticular varus and valgus deformity on total knee arthroplasty[J]. Clin Orthop Relat Res, 1991;(271): 35–51.

[2] Wang JW, Wang CJ. Total knee arthroplasty for arthri–tis of the knee with extraarticular deformity[J]. J Bone Joint Surg Am, 2002;84–A(10):1769–1774.

[3] Mullaji A, Shetty GM. Computer assisted total knee arthroplasty for arthritis with extra–articular defor–mity[J]. J Arthoplasty, 2009; 24(8):1164–1169.

[4] Koenig JH, Maheshwari AV, Ranawat AS, et al. Extra–articular deformity is always correctable intra–articularly: in the affirmative. Orthopedics. 2009;32(9). https://doi.org/10.3928/01477447–20090728–22.

[5] Hungerford DS. Extra–articular deformity is always correctable intra–articularly: to the contrary. Orthopedics. 2009;32(9):https://doi.org/10.3928/ 01477447–20090728–23.

[6] Lonner JH, Siliski JM, Lotke PA. Simultaneous femoral osteotomy and total knee arthroplasty for treatment of osteoarthritis associated with severe extra–articular deformity[J]. J Bone Joint Surg Am, 2000;82(3):342–348.

[7] Marczak D, Synder M, Sibinski M, et al. One-stage total knee arthroplasty with pre-existing fracture deformity: post-fracture total knee arthroplasty[J]. J Arthroplasty, 2014; 29(11): 2104–2108.

[8] Rajgopal A, Vasdev A, Dahiya V, et al. Total knee arthroplasty in extra articular deformities: a series of 36 knees[J]. Indian J Orthop, 2013;47(1):35–39.

[9] Tigani D, Masetti G, Sabbioni G, et al. Computer-assisted surgery as indication of choice: total knee arthroplasty in case of retained hardware or extra–articular deformity[J]. Int Orthop, 2012;36(7):1379–1385.

[10] Rhee SJ, Seo CH, Suh JT. Navigation–assisted total knee arthroplasty for patients with extra–articular deformity[J]. Knee Surg Relat Res, 2013;25(4):194–201.

[11] Thienpont E, Paternostre F, Pietsch M, et al. Total knee arthroplasty with patient–specific instruments improves function and restores limb alignment in patients with extra–articular deformity[J]. Knee, 2013;20(6):407–411.

[12] Bottros J, Klika AK, Lee HH, et al. The use of navigation in total knee arthroplasty for patients with extra–articular deformity[J]. J Arthroplasty, 2008;23(1):74–78.

[13] Mullaji A, Shetty GM. Computer–assisted total knee arthroplasty for arthritis with extra–articular deformity[J]. J Arthroplasty, 2009;24(8):1164–1169.

[14] Rozbruch SR, Kleinman D, Fragomen AT, et al. Limb lengthening and then insertion of an intramedullary nail: a case-matched comparison[J]. Clin Orthop Relat Res, 2008;

466(12):2923–2932.

[15] Gantsoudes GD, Fragomen AT, Rozbruch SR. Intraoperative measurement of mounting parameters for the Taylor Spatial Frame[J]. J Orthop Trauma, 2010;24(4):258–262.

[16] Rozbruch SR, Fragomen AT, Frame IS. Correction of tibial deformity with use of the Ilizarov–Taylor spatial frame[J]. J Bone Joint Surg Am, 2006;88(Suppl 4):156–174.

[17] Rozbruch SR, Segal K, Ilizarov S, et al. Does the Taylor Spatial Frame accurately correct tibial deformities? [J]. Clin Orthop Relat Res, 2010;468(5):1352–1361.

[18] Mullaji AB, Padmanabhan V, Jindal G. Total knee arthroplasty for profound varus deformity: technique and radiological results in 173 knees with varus of more than 20 degrees[J]. J Arthroplasty, 2005;20(5):550–561.

[19] Ishida K, Tsumura N, Takayama K, et al. Thermal necrosis after simultaneous tibial osteotomy and total knee arthroplasty using a press–fit extension stem[J]. Knee Surg Sports Traumatol Arthrosc, 2011;19(1):112–114.

[20] Hungerford DS. Extra–articular deformity is always correctable intra–articularly: to the contrary. Orthopedics. 2009;32(9). pii: orthosupersite.com/view.asp?rID=42844. doi: https://doi. org/10.3928/01477447–20090728–23.

[21] Mahoney OM, Clarke HD, Mont MA, et al. Primary total knee arthroplasty: the impact of technique[J]. J Bone Joint Surg Am, 2009;91(Suppl 5):59–61.

[22] McGrath MS, Suda AJ, Bonutti PM, et al. Techniques for managing anatomic variations in primary total knee arthroplasty[J]. Expert Rev Med Devices, 2009;6(1): 75–93.

[23] Oswald MH, Jakob RP, Schneider E, et al. Radiological analysis of normal axial alignment of femur and tibia in view of total knee arthroplasty[J]. J Arthroplasty, 1993;8(4):419–426.

[24] Haddad FS, Bentley G. Total knee arthroplasty after high tibial osteotomy: a medium–term review[J]. J Arthroplasty, 2000;15(5):597–603.

[25] Berend KR, Lombardi AV Jr. Distal femoral replacement in nontumor cases with severe bone loss and instability[J]. Clin Orthop Relat Res, 2009;467(2): 485–492.

[26] Shih LY, Sim FH, Pritchard DJ, et al. Segmental total knee arthroplasty after distal femoral resection for tumor[J]. Clin Orthop Relat Res, 1993;(292):269–281.

[27] Morgan H, Battista V, Leopold SS. Constraint in primary total knee arthroplasty[J]. J Am Acad Orthop Surg, 2005;13(8):515–524.

[28] Hartford JM, Goodman SB, Schurman DJ, et al. Complex primary and revision total knee arthroplasty using the condylar constrained prosthesis: an average 5–year follow–up[J]. J Arthroplasty, 1998;13(4):380–387.

[29] Pour AE, Parvizi J, Slenker N, et al. Rotating hinged total knee replacement: use with caution[J]. J Bone Joint Surg Am, 2007;89(8): 1735–1741.

第 2 部分

人工全膝关节翻修术

第9章 人工全膝关节置换术后感染的处理

Alfred J. Tria, Joshua Bingham, Mark J. Spangehl,
Henry D. Clarke, Thorsten Gehrke, Akos Zahar,
Mustafa Citak, Majd Tarabichi, Javad Parvizi,
David N. Shau, George N. Guild III

概述

随着全膝关节置换手术技术的成熟与发展，许多困难已经迎刃而解。关节不稳、关节假体磨损以及感染仍然是关节翻修的主要原因，其中感染仍然最为棘手。膝关节假体周围感染有多种治疗方案，但彻底根除感染仍然很困难。感染的治疗方案包括清创保留假体、一期和二期翻修术。本节中的病例介绍讨论这些方案，并综述治疗感染的方法。

方案 1：冲洗和清创

病例介绍

病史

患者，男性，68岁。急诊就诊，主诉2周前诊断为终末期膝关节炎（图9.1），并在4天前接受全膝关节置换术（图9.2），术后右膝切口持续发红、发热和流脓。

体格检查

右膝肿胀，切口有脓性渗出物。膝关节被动运动范围为10°～95°，疼痛伴随整个运动过程。血清白细胞计数为8300/微升，中性粒细胞百分比为82%。血清c-反应蛋白为136.0毫克/升，血沉为81毫米/小时。关节穿刺液常规提示白细胞计数为23833/微升，中性粒细胞百分比为70%。

影像学检查

膝关节X线片与最初手术后即刻图像相比没有变化。

手术入路

根据病史、临床检查和辅助检查，考虑诊断术后急性感染，行假体保留清创术。由于患者病情稳定，术前未使用抗生素。第二天早上，患者被带到手术室使用抗生素浸渍的骨水泥珠进行二期清创术的第一阶段。术中取3个深层组织标本进行培养。取出膝关节垫片，使用聚维酮碘消毒（Purdue Products, Stamford, CT, USA），再用氯己定灌洗。进行彻底的清创，重新植入消毒的膝关节垫片，并用稀释的聚维酮碘和稀的葡萄糖酸氯己定冲洗切口。接着放置负载抗生素的骨水泥珠，更换一套干净的器械封闭切口。

图9.1 患者术前膝关节正、侧位X线片

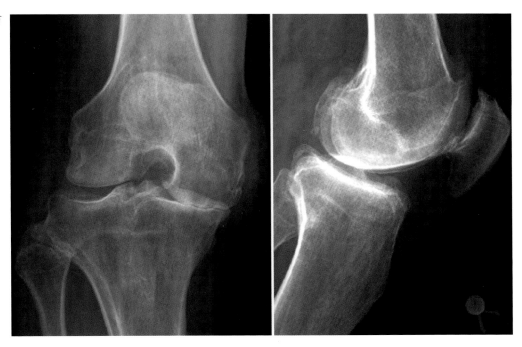

图9.2 患者术后膝关节正、侧位X线片

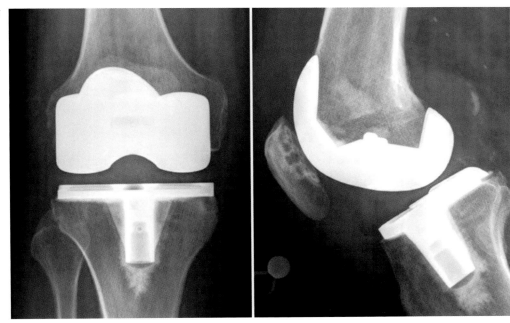

术后患者开始经验性使用万古霉素抗感染。最终细菌培养提示米氏链球菌和甲氧西林敏感的金黄色葡萄球菌（MSSA）。进行感染病科会诊后，将万古霉素改为头孢曲松和利福平静滴。

术后第5天，患者到手术室进行第二阶段的清创术及抗生素骨水泥珠清除术。膝关节垫片和抗生素骨水泥珠被移除，使用聚维酮碘和氯己定彻底冲洗、清创。再植入新的无菌膝关节垫片，

最后缝合切口。

手术方法

冲洗和清创可作为术后急性或急性迟发性感染的一期或二期的处理步骤。二期手术的步骤包括在一期清创时放置抗生素骨水泥珠，并在4~6天后进行二期清创取出珠子。如果病原菌未明确，术前应停止使用抗生素，直到清创时获得

组织培养为止。

设备

治疗急性假体周围感染需要下列设备：

· 专用聚乙烯垫片取出工具或骨刀。

· 间隙撑开器。

· 咬骨钳和刮匙。

· 6～9升冲洗用生理盐水。

· 0.35%聚维酮碘（在500毫升生理盐水中加入17.5毫升10%聚维酮碘）。

· 0.05%葡萄糖酸氯己定（在500毫升生理盐水中加入葡萄糖酸氯己定6毫升）。

· 无菌刷。

· 可吸收缝合线。

· 引流管。

· 一套干净的闭式引流设备。

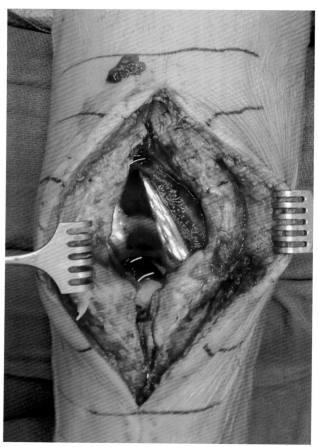

图9.3 急性术后感染患者术中照片提示增生的炎症反应性滑膜

如果计划使用抗生素骨水泥珠进行分阶段的清创，则需要额外的设备：

· 一组骨水泥（聚甲基丙烯酸甲酯）。

· 抗生素（3.6克妥布霉素、3克万古霉素、2克头孢唑林）。

· 大径缝合线。

手术技术

采用先前的手术入路，如果有多个切口，则应采用最外侧切口。

沿髌旁内侧切开关节，暴露关节间隙（图9.3），如果显露困难，可以斜切股四头肌来获取更多的暴露。应使用清洁、未使用的器械收集至少3个组织样本。组织标本应行需氧和厌氧培养。如果真菌在本地域很常见，也需要进行真菌培养；然而，真菌病原体是引起急性感染的一个不常见原因。细菌培养应达2周，真菌培养物培养4周，以分离生长缓慢的病原体。

在一期清创期间，所有可活动部分假体都应该被摘除。如果行一期清创，则应丢弃原先假体，并在缝合前植入新的无菌假体。如果行二期清创，假体应被浸泡在碘伏和氯己定溶液中进行消毒后再植入（图9.4）。

所有炎性滑膜和肥厚性滑膜均应从髌上囊及内侧和外侧沟中仔细切除。使用间隙撑开器来进入膝关节后侧，用咬骨钳和电刀清理（图9.5）。在伸膝装置的深部清除髌骨假体周围的瘢痕组织（图9.6）。

用刮匙清除假体表面，接着用刷子和消毒液清洗残留的成分，反复清洗尽可能去除细菌生物膜（图9.7）。我们推荐的消毒液是碘伏和氯己定。

彻底清创后，关节间隙用0.35%碘伏溶液浸泡3～5分钟，然后用0.05%葡萄糖酸氯己定浸泡3～5分钟（图9.8、图9.9）。

然后用脉冲枪接上6～9升的生理盐水冲

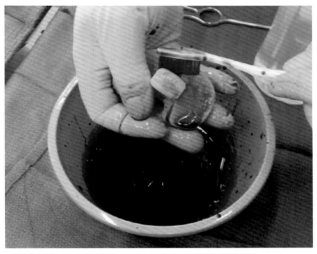

图9.4　使用碘伏及氯己定溶液清洗假体，应进行仔细彻底的清创和滑膜切除

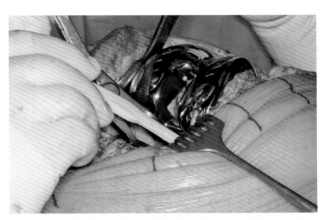

图9.5　用间隙撑开器进入膝关节后侧，用咬骨钳和电刀进行清理

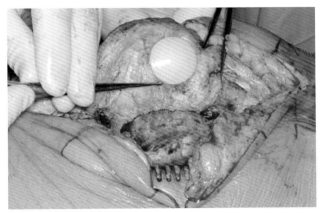

图9.6　仔细清理膝关节。术中照片显示，在骨-假体周围用一个刮匙进行彻底清创。其他假体表面也用类似方式清理

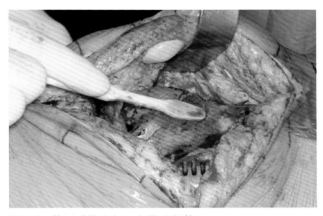

图9.7　使用碘伏和氯己定擦洗假体

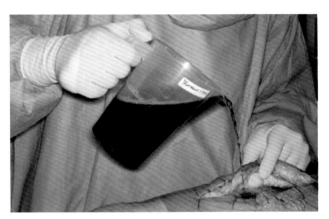

图9.8　彻底清洗后，用稀释的碘伏浸泡3～5分钟

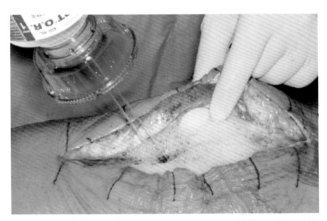

图9.9　在稀释的碘伏浸泡后，再用稀释的葡萄糖酸氯己定溶液浸泡3～5分钟

洗。接着，更换外层手套，并使用新的器械进行接下来的步骤。

止血带放气并止血。如果进行一期清创，则植入新的无菌假体，切口用可吸收缝合线，并放置引流。如果行二期清创，植入已消毒的原假体，并准备一包骨水泥与3.6克妥布霉素、3克万古霉素和2克头孢唑林混合制成高剂量抗生素骨水泥珠链（图9.10）。

当骨水泥处于面团期时，使用制珠模具或手工制作成直径10～15毫米的珠子（图9.11）。

当水泥处于硬化期时，使用1号不可吸收缝合线（依据医生的决定）将骨水泥珠串起来。在

缝合线的两端打结，以防止珠子滑落。另外，也可以将珠子单独放置在关节中。无论选择哪一种方法，都应该在珠子硬化后植入。此外，应仔细记录植入的珠子数量，以确保在二期清创时将骨水泥珠全部取出。

将抗生素骨水泥珠放置在内外侧沟和髌上囊中。通常，可以放置整包的骨水泥，但如果闭合时张力太大，可以取出部分抗生素骨水泥珠（图9.12、图9.13）。

在术后第1天拔除引流管。抗生素珠链可以持续释放抗生素直到被取出，使用引流管可以预防关节过度积血和肿胀。术后即允许患者下床，在膝关节伸直位固定支具保护下负重。

在两次清创期间，可以使用不同药物预防静脉血栓形成。我们的首选方案是术后第1天即开始用低分子肝素。二期清创的时间一般是在清创后的4～6天。在第二次清创时，应该再次取软组织进行培养，再次全面软组织清创以及消毒冲

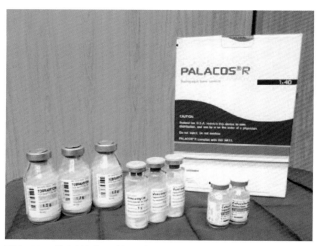

图9.10　使用的典型抗生素混合物包括3克万古霉素、2克头孢唑林和3.6克妥布霉素及骨水泥制作抗生素骨水泥珠链（捷迈邦美，华沙，美国）

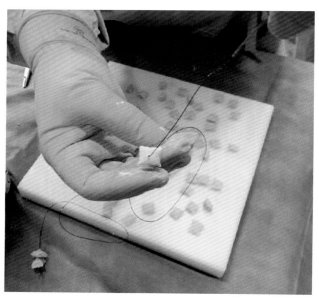

图9.11　将抗生素与骨水泥混合制成直径10～15毫米的珠子。当骨水泥珠处于硬化期时，将珠子串在一根不可吸收缝合线上

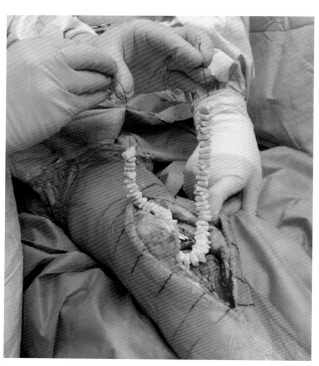

图9.12　在抗生素骨水泥珠硬化后，将缝合线两端扎结，放入髌上囊和内外侧沟中用单丝缝合线放置引流管，并缝合切口

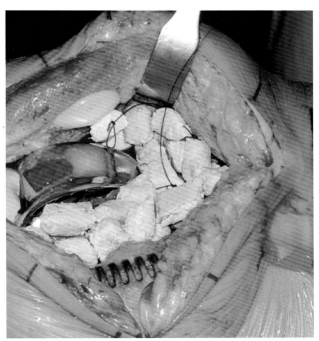

图9.13　术中照片展示了放置在髌上囊及内外侧沟中的骨水泥珠链

洗，并将旧的垫片替换为新的无菌垫片。放置引流管、缝合伤口。

术后方法

所有接受二期清创的患者实施标准的术后康复方案。请感染科会诊，静脉使用抗生素6周。所有葡萄球菌感染患者联合使用利福平治疗。口服抗生素的疗程为3～6个月，这已经被证明可以降低感染率。停止抗生素的标准包括临床无感染症状和炎症指标正常。

有严重的局部和（或）系统性疾病患者（免疫功能低下、活动性恶性肿瘤、慢性淋巴肿大、器官移植等）以及不建议取出假体患者（肿瘤型假体或长杆假体）通常需要接受长期的预防性抗生素治疗。

术后结果

患者在术后静脉滴注头孢曲松和利福平6周后，改为口服甲氧苄啶/磺胺甲噁唑。在术后6个月后随访，膝关节功能良好，炎症指标恢复正常，无感染迹象，停止口服抗生素。之后3个月随访，各项炎症指标和临床检查均保持正常。

临床结果

影响关节假体周围感染治疗结果的因素包括患者身体状态、手术技术、抗生素治疗方案和感染持续时间。感染可分为急性和慢性。急性感染可进一步细分为术后急性或急性迟发性感染。术后4周内发生的急性感染可能是术中手术切口污染导致，也可能是切口表浅感染扩散至关节导致。急性迟发性感染出现在功能良好的关节，伴有急性发作症状。在寻找感染来源时，血源性感染是应当首先考虑的。

慢性感染与细菌生物膜形成相关，通常需要抗生素间隔器-二期翻修根治感染。然而，对于术后急性或急性迟发性感染，保留假体的清创可以有效地治疗假体周围感染。及时手术干预可以最大限度减少细菌生物膜进一步形成，并可能提高总体成功率。根据术前或术中培养，持续使用抗生素。在术前使用抗生素的情况下，使用聚乙烯垫片或其他部件超声振荡分离培养，可以增加感染的检出率。严谨细致的清创是根除感染的关键。

几项研究报告清创和保留假体对于治疗急性感染（<28天）的结果。155～284例膝关节感染患者感染控制（24%～100%）。我们报告了分期治疗的20例患者，在完成二期清创和抗生素静滴6周后，成功治愈18例。其中10例患者平均口服抗生素9.0个月（1.2～21.6个月）。其中8例免疫缺陷患者，不论是否存在持续感染的迹象和症状都需长期服用抗生素进行预防性治疗。在我们最新的、尚未公布的随访结果中，我们发现该治疗方案也取得相似的成功率。在44例中有38例（86%）得到治愈。与膝关节翻修术后感染相比，初次膝关节置换术后感染预后更好（89%，82%）。症状的持续时间与成功率和失败率显著

相关。治愈的患者在清创前平均起病4.1天，失败的患者平均起病11.2天。

病菌的类型并不是决定治疗成功或失败的因素，先前的一些清创和保留假体研究显示，假体周围葡萄球菌感染的治疗效果不佳。然而，这些研究抗生素方案未联合使用利福平。一项比较抗生素是否联合使用利福平治疗的随机对照试验，发现联合利福平的治愈率为100%，而不使用利福平为58%。在另一项使用利福平联合治疗研究中，葡萄球菌感染不是治疗失败的决定因素。先前研究中，使用利福平8例葡萄球菌感染患者中只有1个失败案例。根据这些结果和其他研究，我们认为葡萄球菌感染，包括耐甲氧西林金黄色葡萄球菌（MRSA）并不是二期清创和保留假体的禁忌证。

由于从局部吸收入血清抗生素浓度很低，所以全身副作用风险也较低，使用抗生素骨水泥珠的二期清创和假体保留也被认为是安全的。虽然有使用抗生素骨水泥珠治疗假体周围关节感染导致急性肾衰竭和耳毒性的病例报道，但在二期清创和保留假体中使用抗生素骨水泥珠治疗假体周围关节感染的病例尚未见类似报道。使用抗生素骨水泥珠不会产生全身副作用的原因可能是因为只负载了一种抗生素骨水泥，而含抗生素的骨水泥间隔器中可能使用两种或两种以上抗生素骨水泥。然而，患者如果有严重肾功能不全，或者对敏感抗生素过敏，手术医生应在咨询相关专家后修改抗生素的使用剂量。

最后，最近研究表明，在清创保留假体术后，通过延长抗生素口服时间，可以降低感染率。这对于一期清创和感染金黄色葡萄球菌患者获益最大。基于这些发现，我们通常在二期清创后延长抗生素口服时间。在此基础上，我们认为只要对抗生素能够耐受并且是敏感细菌，所有患者都应口服抗生素6个月。

综上所述，假体周围关节感染的治疗结果取决于许多因素，包括患者身体状态、手术技术、抗生素使用方案、细菌种类和感染持续时间。为了获得最好治疗效果，只要明确诊断急性感染（术后或迟发性）患者应考虑清创和保留假体。我们更倾向于使用抗生素骨水泥珠链和保留假体的两期清创，因为这种治疗方案效果更好。然而，在患者不能耐受两次手术的情况下，可以考虑一期清创。根据目前证据，葡萄球菌感染不是联合利福平治疗、保留假体清创的禁忌证。在二期清创和假体保留后延长抗生素使用可提高治愈率。对于宿主条件不好、免疫抑制、复发性感染风险增加或不能忍受一期、二期治疗的患者，应考虑采用慢性抑制抗生素治疗。

关键点

· 术后急性感染或急性迟发性感染持续时间少于4周者，可考虑行清创和保留假体。

· 彻底的清创是成功根除感染的关键。

· 分期清创，间期使用抗生素骨水泥珠，可提供清除残余细菌生物膜所需的最小抑菌浓度，这是单期清创所无法做到的。

· 抗生素骨水泥被认为是安全的，因为在使用抗生素骨水泥珠的患者中没有关于系统毒性的报道。

· 清创、保留假体后延长抗生素口服时间，可提高感染治愈率。

方案2：一期人工全膝关节翻修术治疗人工全膝关节置换术后感染

病例介绍

病史

患者，男性，83岁。因左膝疼痛、肿胀而住进德国汉堡ENDO-Klinik医院。入院前4年，

图9.14 X线片显示，膝关节假体松动。a.正位片。b.侧位片

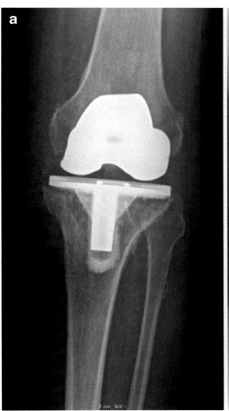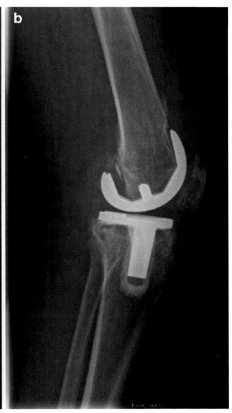

因骨关节炎于外院进行了初次全膝关节置换术，术后切口末端长时间出现分泌物，因此进行多次手术，包括VAC（封闭负压吸引术）治疗和二期切口缝合。抽取关节液进行培养显示粪肠球菌生长后，应用阿莫西林和克拉维酸进行为期3周的系统的抗生素治疗，之后继续口服氨苄西林7天。全膝置换术后4年，患者来到医院，诉左膝疼痛、肿胀、发红。步行距离限制在200米左右。

体格检查

入院时体重指数（BMI）为31，除了高血压和心肌病（射血分数为49%）外，没有发现其他系统性疾病。入院时的体格检查显示，除左膝肿胀和膝关节积液外，膝关节活动受限。左膝活动度0°～10°～90°，目前还没有出现膝关节不稳或神经系统损伤的临床症状。左膝正、侧位X线片示膝关节假体松动（图9.14）。膝关节穿刺液培养示粪肠球菌生长。

手术过程

术前计划及手术入路

术前常规拍摄X线片（膝关节正侧位、髌骨轴位片、站立位下肢全长片）。在翻修手术之前，根据笔者医院标准化方案，每个患者都要抽取膝关节液，以排除假体周围感染（PJI）。所有计划进行一期翻修患者，膝关节液抽取是最重要的术前诊断程序。术前的细菌培养结果决定了骨水泥中应混合哪种抗生素，并且这是膝关节一期翻修的主要指征。膝关节液的穿刺应在严格的无菌条件下进行。如果患者正在使用抗生素治疗，应在穿刺前14天停止使用抗生素。由于局麻药的抑菌特性可能会导致培养结果出现假阴性，故建议不要将局麻药浸润到关节。

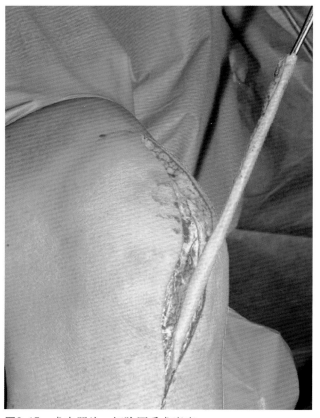

图9.15　术中照片。切除原手术瘢痕

彻底清创并移除所有假体

　　一般来说，彻底清除所有受感染的组织与假体是一期翻修术成功的关键。患者取仰卧位，清创手术从切除原手术瘢痕开始（图9.15）。如果有窦道，必须彻底切到关节囊，具体手术入路根据医生的经验和喜好选择。通常使用髌旁内侧入路。首先，清理关节囊外组织，然后切开关节并彻底清创，包括完整的滑膜切除。彻底清除所有无出血组织（图9.16、图9.17）包括覆盖副韧带周围和髌骨周围的所有感染组织。所以，我们不建议在清创时使用止血带，以观察分辨组织。完成周围组织的彻底清创后，需要移除假体。术中备齐合适的器械便于手术的顺利进行。在该病例中，使用摆锯（图9.18）或骨刀（图9.19）对股骨和胫骨假体–骨水泥进行分离。然后使用连

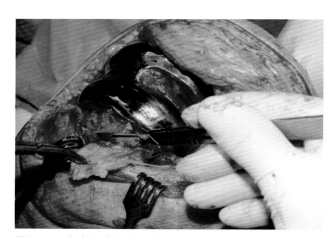

图9.17　术中切除所有受感染的组织，图示切除股骨周围的感染组织

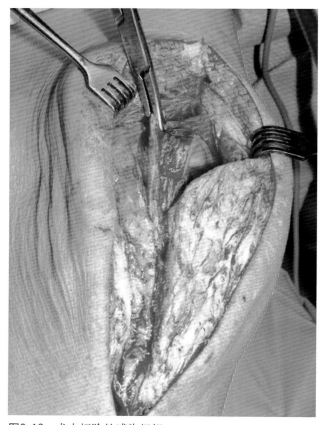

图9.16　术中切除的感染组织

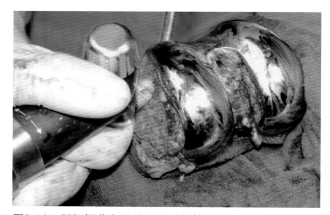

图9.18　用摆锯分离股骨和胫骨假体–骨水泥界面

接器直接移除活动的胫骨和股骨假体（图9.20、图9.21）。在清除完所有假体、骨水泥后，对骨骼和后侧软组织进行清创，包括所有的骨质溶解和死骨（图9.22）。在清创过程中，从术区采集了5份活检样本，用于微生物学和组织学联合评估。在完全移除假体和清创后，用含0.02%聚

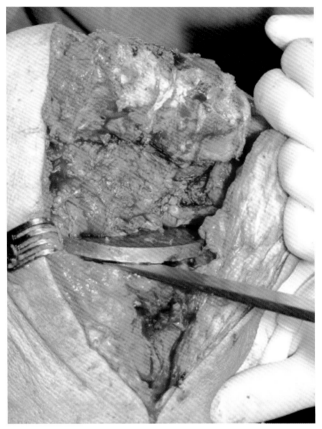

图9.19　使用骨刀分离股骨和胫骨假体–骨水泥界面

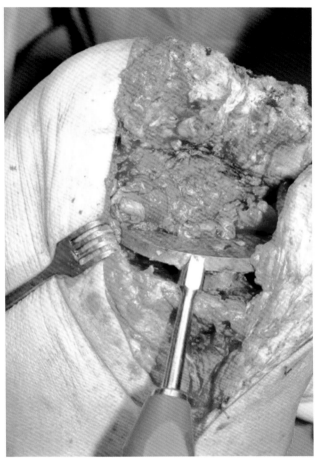

图9.21　取出胫骨假体

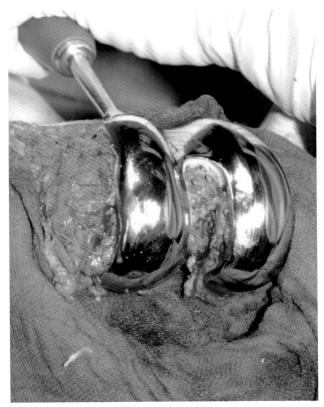

图9.20　取出股骨假体

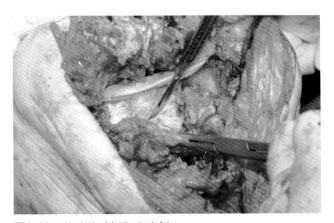

图9.22　膝关节后侧彻底清创

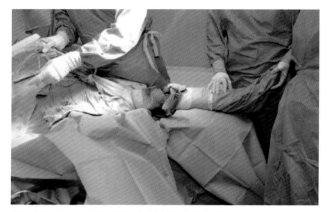

图9.23　植入新的假体手术操作前的准备

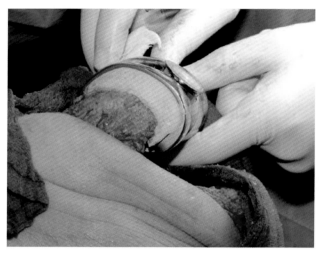

图9.25　术中水泥硬化过程中照片。120克含有庆大霉素和克林霉素骨水泥（COPAL, Heraeus Medical, Wehrheim, Germany）与万古霉素（每2克万古霉素与40克骨水泥）混合

新假体植入术

在取得微生物样本后，根据微生物学家的建议，给患者经验性静滴最佳剂量的氨苄西林和舒巴坦。然后将胫骨及股骨截骨至合适的大小（图9.24、图9.25）后用膝关节假体（LINK Endo-Model, Waldemar LINK GmbH & Co. KG,Hamburg, Germany）重建膝关节。用抗菌骨水泥进行新假体的固定和骨缺损的重建。不建议使用异体骨移植；相反，我们建议用骨水泥或骨小梁金属（Zimmer Biomet Inc., Warsaw, IN, USA）填充缺损。用预先含有庆大霉素及克林霉素的骨水泥（COPAL, Heraeus Medical, Wehrheim, Germany）与万古霉素混合（每40克骨水泥最多混合2克万古霉素）。股骨假体用120克抗生素骨水泥固定、胫骨假体用80克抗生素骨水泥固定。骨水泥变硬后冲洗，逐层缝合并放置引流管。

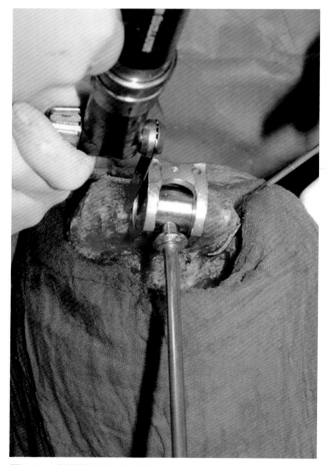

图9.24　使用截骨块进行股骨截骨

已缩胍溶液（Lavasept，B.Braun Melsungen AG，Melsungen，Germany）脉冲枪进行冲洗。然后，将浸透聚已缩胍溶液的纱布放置于术区，再进行新的假体植入前准备。手术准备包括重新铺巾和更换电刀、吸引器头、手术衣和手套（图9.23）。

手术结果

术后即刻行膝关节正、侧位X射线（图9.26）检查。术后氨苄西林和舒巴坦（3克TID）抗生素治疗14天。手术当天鼓励患者扶拐杖下地负重。术后48小时拔除引流管。每天在足量镇痛

图9.26　术后膝关节正、侧位X线片。使用骨水泥型旋转铰链膝关节炎（LINK Endo-Model, Waldemar Link GmbH & Co. KG, Hamburg, Germany）

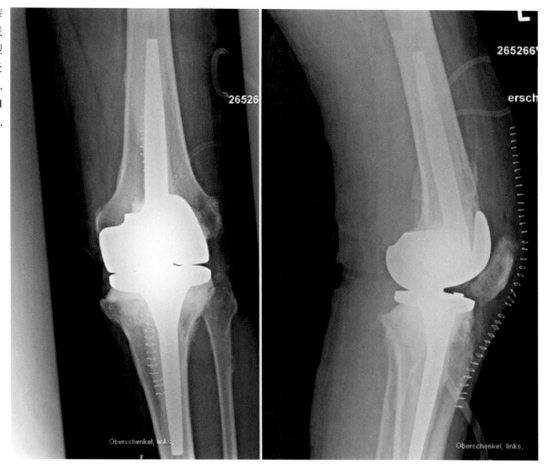

下强化功能锻炼。术后18天出院。出院时，切口愈合良好，左膝活动度0°～0°～100°。

临床结果

　　二期关节翻修已成为世界范围内的金标准，尽管没有实际数据表明二期翻修疗效卓越。ENDO-Klinik在20世纪70年代提出一期翻修手术。从那以后，笔者的医院超过85%关节假体周围感染采用一期翻修。行一期关节置换的必要条件是通过微生物诊断明确病原菌和敏感药物。目前，通过有限数量的研究评估一期翻修术的治疗效果与二期差不多。随访结果表明，一期翻修术成功率在75%～98%，一期翻修可与二期翻修相媲美。Zahar等报道了70例患者的一期翻修的成功结果。10年成功率为93%。其他10年或12年长期随访治愈率高于90%。Nagra和他的同事们发现，在膝关节置换术后感染治疗方案中，一期或二期翻修后再次感染的风险二者无显著性差异。此外，他们认为在特定的患者中，一期翻修疗效更好，包括再感染率和关节功能。

关键点

· 明确的医院基础设施和术前关节液抽取是至关重要的。

· 必须彻底清创并移除所有假体。

· 请微生物学家会诊，选择理想抗生素骨水泥和术后抗生素至关重要。

· 患者的术后护理非常重要。

· 拥有良好的一期置换手术具有以下优势：①只需要一次手术。②减少抗生素使用。③住院时间短。④费用低。

方案 3：固定型间隔器二期手术治疗人工全膝关节置换术后感染

病例介绍

病史

患者，男性，65岁。自诉左膝疼痛2年。1999年左膝关节置换手术，术后1年出现了耐甲西林金黄色葡萄球菌（MRSA）的感染，进行二期关节翻修手术。2009年因无菌性松动再次行膝关节翻修，但出现足下垂并发症。既往史：1969年越南战争期间的左股骨干骨折，行牵引治疗；2型糖尿病继发右下肢骨髓炎，最终右侧膝以下截肢。来笔者医院时正长期服用阿莫西林进行抗菌治疗。

体格检查

身高1.7米，体重73.7千克，体重指数（BMI）25.5。神清，方向感良好，没有急性症状，严重跛行，使用拐杖。左膝可见愈合的左膝手术瘢痕，未见肿胀、渗出。手术切口周围的皮肤色素沉着。膝部皮肤触诊柔软，左膝的活动明显受限，伸直5°、弯曲60°。进一步检查发现膝关节明显松弛，内翻、外翻应力试验前后移位超过20毫米，膝关节严重内翻畸形。

影像学检查

左膝X线片示股骨和胫骨假体松动，左股骨干骨折畸形愈合（图9.27、图9.28）。

手术入路

红细胞沉降率14毫米/小时，c-反应蛋白300毫克/升，关节液细胞计数 261 /微升，关节液中性粒细胞百分比30.7%，实验室检查指标没有升高，既往感染史以及长期使用抗生素。因此高度怀疑感染，手术时，患者组织仍怀疑存在感染。根据整体临床情况，决定进行二期膝关节翻修术。

一期间隔器植入术

患者送入手术室，行腰麻，术中使用止血带。消毒铺巾后，做膝关节正中切口，髌旁入

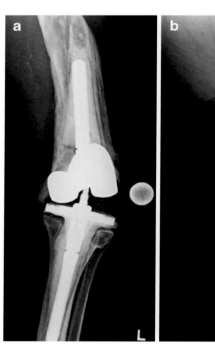
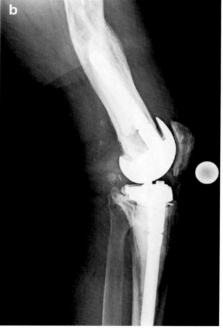

图9.27　a、b.术前左膝关节正、侧位X线片

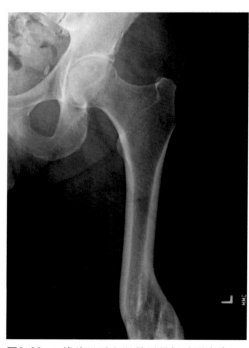

图9.28　X线片显示左股骨干骨折畸形愈合

图9.29　术后膝关节正位X线片（a）、侧位X线片（b）显示间隔垫位置良好

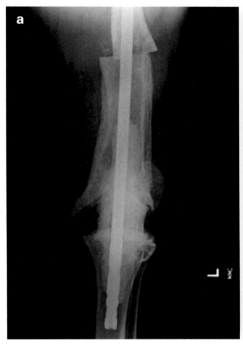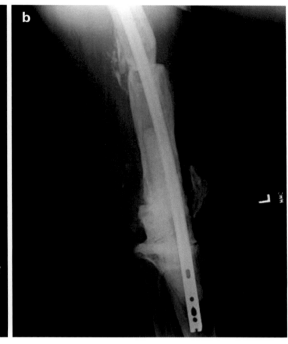

路，尽可能延长切口，确保足够手术视野，髌旁内侧入路进入关节。取适量的关节液，进行培养、白细胞酯酶检测等检查。首先移除聚乙烯垫片，可以降低软组织张力，增加手术的暴露，通常使用骨刀作为杠杆移除垫片，然后处理股骨侧。

在移除股骨、胫骨假体时，为了减少骨质缺损，重要的是小心地处理骨水泥-假体界面。先用骨刀分离骨水泥-假体界面，然后处理固定钉、凹槽、髁状突。注意要同时处理假体的内外侧，如果只单独处理一侧，骨刀或摆锯的切除轨迹难以控制，增加骨缺损风险。然后移除胫骨假体，通常用摆锯或骨刀分离骨水泥-假体界面。

处理胫骨时要注意保持膝关节足够高度屈曲，以确保胫骨充分暴露。股骨侧和胫骨侧假体松动明显，假体轻易取出。在取出股骨假体时，股骨远端骨缺损严重。同时发现股骨干骨折畸形愈合严重，导致膝关节畸形，于是在畸形部位截骨。

由于股骨缺损严重，且需要截骨矫正股骨干畸形，因此最佳手术方案是使用固定间隔器。制作骨水泥间隔器，使用膝关节模具，填充抗生素骨水泥，用一根髓内钉（460毫米，DePuy

Synthes, Warsaw, IN, USA）穿过固定。填充髓腔内的间隙，同时作为股骨与胫骨之间垫片使用。固定间隔器的大小，根据聚乙烯垫片的厚度来确定。需要使用2袋40克骨水泥，每袋骨水泥中加入2克万古霉素和3.6克妥布霉素。在植入间隔器前，用9升抗生素冲洗液大量地冲洗膝关节和髓腔。然后植入间隔器，间隔器跨越膝关节，同时固定截骨部位，再闭合切口，并用银离子敷料覆盖。术后X线片显示间隔垫位置良好（图9.29）。

术后结果

患者术后无特殊，术后第2天转至康复中心，部分负重。由于细菌培养和分子生物检测阴性，所以在二期手术之前没有进行抗生素治疗。患者在第一期手术6周后成功地再次植入假体。3个月随访中，患者切口愈合良好，无红肿及渗出。膝关节检查：膝关节活动范围改善至0°～80°，内-外翻应力试验良好，髌骨轨迹良好。X线片显示股骨和胫骨假体位置关系良好，没有松动及骨折的迹象（图9.30）。

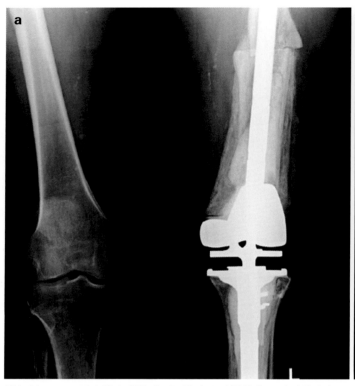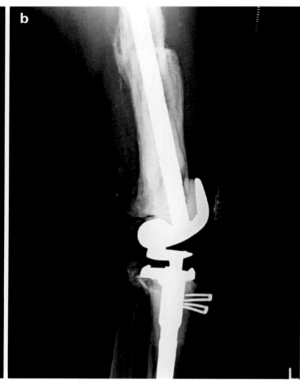

图9.30　a、b.再次植入假体术后X线片显示假体位置及对位良好

临床结果

无论选择使用固定型或活动型抗生素骨水泥关节间隔器，治疗全膝置换感染目标是一致的，即在尽可能多地恢复膝关节功能的同时根除感染。这两种间隔器都可以局部释放抗生素，并保持适当的软组织张力，防止挛缩。至于再感染率，最近两项研究表明，这两种垫片再感染率没有明显差别。

近年来，由于许多原因，推荐使用活动型间隔器，例如减少骨缺损，改善膝关节功能，以及在再植入假体时视野容易暴露。由于固定型间隔器被认为会导致更多的骨丢失，可能与骨质侵蚀和间隔器本身移动有关。而关节间隔器本身可以活动和出现半脱位（并非罕见），也会引起骨缺损，植入新的假体时需要使用限制型假体。此外，Fehring等发现，使用固定型间隔器骨缺损增加，可能与间隔器设计不合理有关，因此希望通过使用活动型间隔器来改善患者预后。但是，三项系统评价的数项研究均未发现固定型和活动

型间隔器在临床结果方面存在差异。

有学者认为，固定型间隔器使再植入假体时暴露变得困难，可能由于下肢长期处于伸直位，股四头肌短缩所致。Park等报道说，再次植入手术时，固定型间隔器患者较活动型暴露更为困难，然而并没有显著统计学差异。

虽然使用固定型间隔器还是活动型间隔器的决定最终取决于手术医生，但有时必须使用固定型间隔器，例如大面积的骨缺损或软组织缺损。因此，我们强烈建议术者术前能够认识到这种情况，以便做好充分准备。

关键点

·对有感染史和（或）多种手术史的患者应高度怀疑感染。

·熟悉多种膝关节手术的暴露方式是非常必要的。

·将假体从水泥界面逐步剥离对于减少骨

缺损至关重要，使未来膝关节重建变得不那么复杂。

· 虽然间隔器类型的选择在很大程度上取决于手术医生，但要熟悉最适合使用固定型间隔器的情况（软组织缺损、大面积骨缺损）。

方案 4：活动型间隔器二期手术治疗人工全膝关节置换术后感染

病例介绍

病史

患者，女性，80岁。1个月前在外院行初次右全膝关节置换术，行右全膝关节置换术的主刀医生请求协助治疗其急性膝关节假体周围感染。当时的手术指征为严重的骨性关节炎及内翻畸形。在初次全膝关节置换术中，主刀医生出于对髌腱完整性的考虑，在髌骨下极放置了2个缝合锚钉。术后患者出现疼痛、红肿和间歇性渗出，无伤口裂开。术后2周，患者再次入院接受静滴抗生素治疗，5天后出院，并口服头孢菌素治疗。患者无糖尿病病史，无吸烟史，免疫状态正常。

体格检查

患者身高174厘米，体重指数（BMI）为29。右膝对称无畸形，疼痛步态，需要助行器辅助行走。仰卧位膝关节检查显示，膝关节被动活动范围10°～85°，接近于正常膝关节。股四头肌肌力为4/5。膝盖正中见一手术瘢痕，中度红肿，无渗出及切口开裂。存在中度关节积液。在伸直及屈曲时冠状面稳定。除膝关节正中手术切口外侧处皮肤感觉丧失外余肢皮感正常，足背动脉可触及。

影像学检查

患者在诊室时，右膝用酒精和聚维酮碘进行消毒，穿刺抽取出25毫升关节液检测。采集血清实验室检查。结果如下：

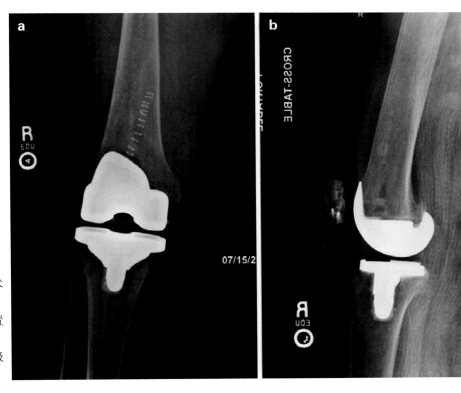

图9.31　右膝关节术前X线片：a.正位片。b.侧位片。全膝关节置换术后，假体位置、关系良好。髌骨下极见2个缝合锚钉

血清检查

- 白细胞计数：4.0×10^9/升。
- 血沉：89毫米/小时。
- CRP：41.85毫克/升。

关节液检测

- 白细胞计数：8500/微升。
- 中性粒细胞：85%。
- 细菌培养：耐甲氧西林表皮葡萄球菌。

右膝关节X光线显示骨水泥固定牢固，假体稳定，为后稳定型假体。髌骨下极可见2个缝合锚钉（图9.31）。

关节假体周围急性感染的诊断很困难，并且已制订外科治疗指南（表9.1、表9.2）。这种情况下，诊断为急性假体周围感染是基于实验室检查、培养和体格检查。

对急性假体周围感染进行二期翻修是有争议的，同时要考虑诸多因素。目前建议对行急性感染二期翻修的适应证是：患者身体状况差，症状持续时间＞3周，软组织包膜不良，假体松动，耐药菌。症状持续时间短、患者免疫力强、软组织包膜坚固、症状小于3周、假体稳定、敏感药物患者，可选择保留假体清创。该名患者症状持续时间大于3周且培养出耐甲氧西林表皮葡萄球菌，因此符合行急性感染二期翻修的适应证。

手术入路

如果有多个陈旧性手术瘢痕，应该选择最外侧的切口，以避免破坏膝内侧的大片皮肤血运。任何窦道与焦痂都应当认真清理。如果对软组织能否存活有顾虑，特别是对胫骨近端内侧，应考虑整形外科会诊进行皮瓣转移。使用活动型间隔器可防止膝关节表面软组织挛缩，有利于二期手

表9.1 国际假体周围关节感染诊断共识（引自Parvizi和Gehrke，已获得授权）

诊断假体周围感染需要符合以下主要条件中的1项或次要条件中的3项	
主要条件	· 至少从受累关节两处不同部位取出的组织或关节液培养出相同病原菌 · 出现与假体相通的窦道
次要条件	· 血清c-反应蛋白和红细胞沉降率升高 · 关节液白细胞计数升高或在白细胞酯酶试纸上显示（++） · 关节液中性粒细胞比例升高 · 假体周围软组织镜检阳性 · 单次培养阳性

表9.2 假体周围感染次要诊断标准的实验室检查阈值（引自Parvisi和Gehrke，已获得授权）

次要标准	急性假体周围感染（<90天）	慢性假体周围感染（>90天）
血沉（毫米/小时）	对诊断无帮助，无阈值	>30
CRP	>100	>10
关节液白细胞计数（细胞数/微升）	>10000	>3000
关节液中性粒细胞（%）	>90	>80
白细胞酯酶	+或++	+或++
组织学检测	在5个高倍视野中每个高倍视野都发现>5个中性粒细胞	在5个高倍视野中每个高倍视野都发现>5个中性粒细胞

术切口直接闭合，不需要二期再行皮瓣转移术。应当尽可能延长手术切口，微创技术在二期翻修中并不重要。通常采用髌旁内侧入路，最初暴露目标是通过切除滑膜及髌上囊重建内外侧沟，出于保护髌腱目的通常不外翻髌骨，松解外侧髌股韧带，剥离胫骨上端附着髌骨的肌腱，使髌骨外侧半脱位（髌骨剥离技术）。在膝关节内侧进行大范围的松解，以允许胫骨外旋，这将有助于暴露和保护伸膝装置。这样，通常就不需要进行更广泛的暴露（如股四头肌切开术、胫骨结节截骨术）。

常规取5种标本培养以确定微生物和药敏：关节液，股骨组织，胫骨组织，股骨管拭子和胫骨管拭子。培养标本应在清创前取得。

移除假体

移除聚乙烯垫片。一旦暴露充分，首先取出垫片。如果使用了固定平台聚乙烯衬垫，通常可以用1/4英寸（0.63厘米）的骨刀将其取出。旋转平台聚乙烯衬垫可以用摆锯切割后取出。对于一体式胫骨假体可以使用摆锯切割界面和（或）移除固定柱。

移除股骨假体。股骨假体移除通常使用手持式显微尖状锯（图9.32）和薄骨刀来对骨水泥界面处分离。带角度骨刀可用于后髁和髁间，可以最大限度减少骨质丢失。一旦松动，用打击器将股骨假体取出。如果术中交叉韧带仍在，应该切除，也有利于清创。

移除胫骨假体。在骨水泥界面使用摆锯以及薄骨刀分离。胫骨后外侧难以分离；如果未充分分离，可能在移除假体时发生胫骨假体周围骨折。胫骨托会影响分离胫骨平台后外侧，可以用长而薄的骨刀从后内侧到后外侧进行分离。宽骨刀在移除假体时也十分有用（图9.33）。应该避免杠杆式地使用骨刀。一旦分离完结，伸直膝关节，在胫骨假体前侧用打击器将其安全取出。用摆锯截除1～2毫米胫骨近端，以进一步清创。如

果胫骨内关节角度改变（膝内翻畸形），这时可以进行关节内矫形。

髌骨假体移除。髌骨假体在骨水泥界面用摆锯去除，用高速骨钻去除凸起部分。如果存在金属支撑髌骨，可能需要金属切割锯来取出植入物。

清创

彻底清除软组织、骨水泥、异物是根除感染的关键，通常是手术中最耗时的部分。在清创后侧时应注意保护神经血管束。股骨和胫骨的髓腔用铰刀清理。彻底清创后，用聚维酮碘配6升生理盐水（每17毫升碘伏配500毫升生理盐水）冲洗3分钟。

骨质缺损与活动型间隔器

骨缺损的经典分型使用安德森骨科研究所（AORI）标准分型（表9.3）。活动型间隔器的

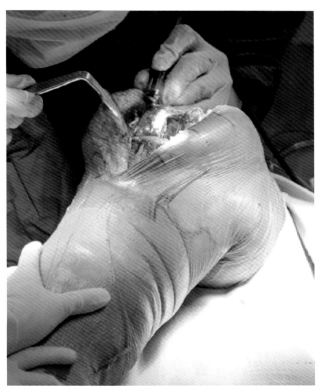

图9.32　用手持式显微尖状锯移除股骨，在骨水泥界面也可以使用薄骨刀来移除

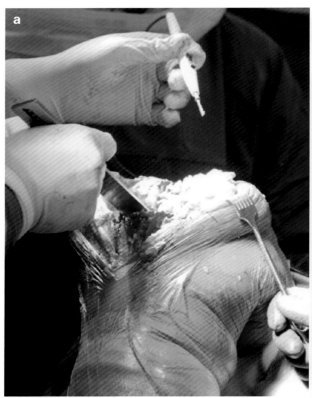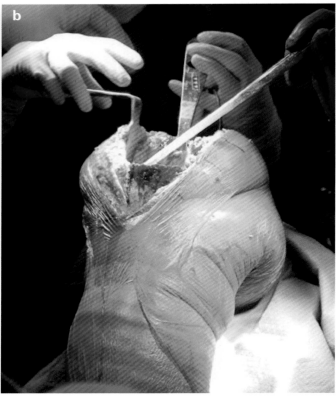

图9.33 使用薄而柔韧的骨刀，或者宽骨刀（a）来移除胫骨假体（b）

禁忌证是Ⅲ型股骨缺损，以及膝关节软组织覆盖困难（可考虑使用固定型间隔器），笔者首选的活动型间隔器方法是使用一种新的钴铬股骨和一种不含托的全聚乙烯胫骨假体。用原来的假体大小来确定新的股骨和聚乙烯假体的大小。安装股骨假体试模，并评估大小和旋转情况（参照髁轴）。股骨后髁偏心距应当利用假体恢复。胫

表9.3 安德森骨科研究所标准分型

分型	描述	处理
1	小骨缺损，干骺端骨完整，稳定性不受损害	骨水泥填充，异体骨植骨
2A	股骨髁或胫骨平台干骺端骨缺损	骨水泥填充，小骨块移植
2B	干骺端骨损伤累及股骨髁或胫骨平台	骨水泥填充，小骨块移植
3	大量骨损伤，涉及大部分股骨髁或胫骨平台，可累及副韧带或髌腱	大量同种异体移植、定制植入物、巨型假体、多孔钽、干骺套、旋转铰链

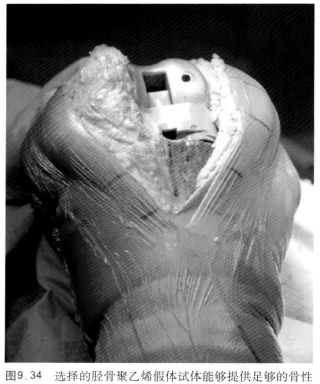

图9.34 选择的胫骨聚乙烯假体试体能够提供足够的骨性覆盖、旋转（胫骨结节的1/3），使膝关节从屈伸到完全伸直及整个运动过程中的稳定性。后稳定型假体或半限制型胫骨假体可增加适当的冠状面稳定性

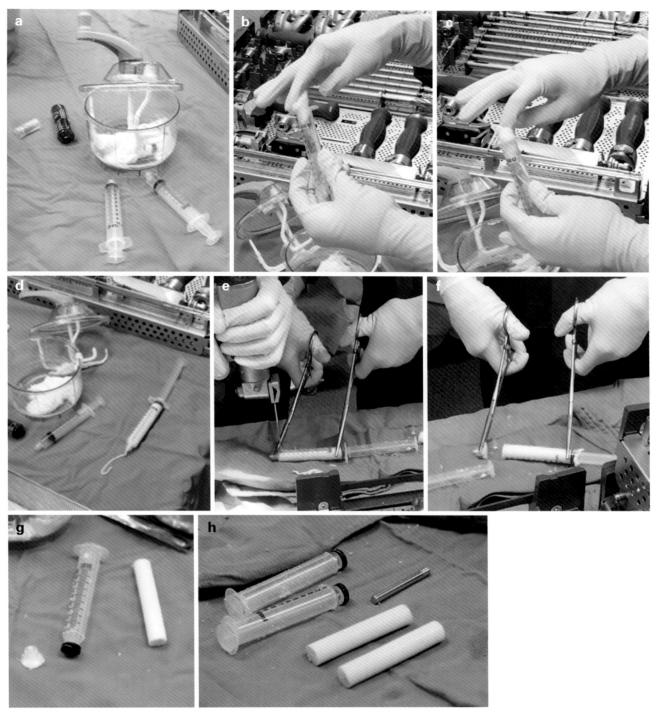

图9.35　用高剂量抗生素骨水泥（a）制作骨水泥髓内钉。用2个10毫升注射器制备含有抗生素的高黏度骨水泥（Palacos，Zimmer Biomet，Warsaw, IN, USA）（b、c）。用一包水泥混合2克万古霉素和3.6克妥布霉素制作。骨水泥在注射器中固化（d），硬化后，用摆锯（e、f）切断注射器尖端。然后用柱塞（g、h）挤出

骨聚乙烯假体应能够提供足够的骨性覆盖、旋转（胫骨结节的1/3）。选择的聚乙烯假体，能够使膝关节屈曲到完全伸直过程中的稳定性。后稳定型设计假体或半限制型胫骨假体可增加适当的

冠状面稳定性（图9.34）。

骨水泥髓内钉

　　30%的膝关节假体周围感染可能感染了股

骨和胫骨的髓腔。因此，使用高剂量抗生素骨水泥制作骨水泥髓内钉。用2个10毫升注射器制备含有抗生素的高黏度骨水泥（Palacos, Zimmer Biomet,Warsaw, IN, USA）。用一包水泥混合2克万古霉素和3.6克妥布霉素制作。骨水泥在注射器中固化，硬化后，用摆锯切断注射器尖端。然后用柱塞挤出（图9.35）。

植入

用2包40克聚甲基丙烯酸甲酯（PMMA）骨水泥将股骨和胫骨假体固定到位。每袋水泥加2克万古霉素和3.6克妥布霉素。如果明确细菌类型及其药敏情况，可以调整抗生素使用方案，但重要的是要维持骨水泥中高剂量抗生素（每40克水泥加入4～5克抗生素）。将骨水泥混合并放置股骨宿主骨上。将硬化的骨水泥钉放置在面团状

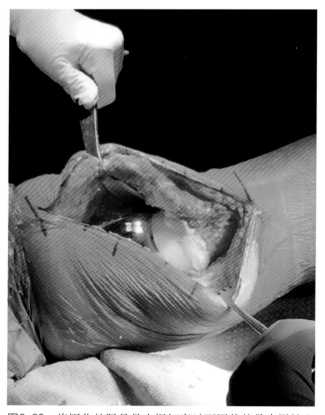

图9.36　将固化的胫骨骨水泥钉穿过面团状的骨水泥植入胫骨近端，重建关节结构。将胫骨假体与胫骨贴牢，伸直膝关节以压缩水泥

的骨水泥中，使骨水泥钉与股骨骨水泥黏合。然后将股骨假体植入股骨，然后将面团状的骨水泥放置在胫骨近端。将固化后的胫骨骨水泥钉穿过面团状的水泥植入胫骨近端，重建关节。将胫骨假体与胫骨贴牢，伸直膝关节以压缩水泥（图9.36）。

缝合

为了维持膝关节内抗生素高浓度，没有使用引流管。如果进行胫骨结节截骨术，则应用3根环扎线闭合。粗的单丝缝合线通常用于闭合关节囊，在真皮和皮肤上使用较小的单丝缝合线与缝合钉。拍摄术后X线片（图9.37）。

手术方案、康复与结果

术后允许患者全身负重，患者膝关节主被动活动范围训练至0°～100°，接近于初次全膝关节置换术后的疗效。如果担心切口愈合，活动度和负重可以根据具体情况进行调整。笔者发现，在使用功能良好的活动型间隔器后，全身负重和膝关节活动并不会影响切口愈合，即使再做了股四头肌斜切的情况。除非敷料渗透了，否则用敷料一直覆盖切口直至术后第10天。术后一般在家中进行3周物理治疗，然后再到门诊进行3周的理疗。由于这种活动型间隔器相对稳定，所以不需要拐杖。

在大多数情况下，我们在手术当天便会请传染病专家会诊，以帮助我们确定合适抗生素和治疗时间，标准时间一般为6周。

临床结果

固定型间隔器和活动型间隔器之间的差异一直存在着一些争议。在文献中，固定型间隔器和活动型间隔器的感染根除率相同，根除率大约为90%。一些研究也推翻了将新钴铬股骨假体与聚乙烯间隔器一起植入会增加感染率的观点。使

图9.37　术后右膝关节正位X线片（a）和侧位X线片（b）显示：股骨和胫骨假体固定、对位良好

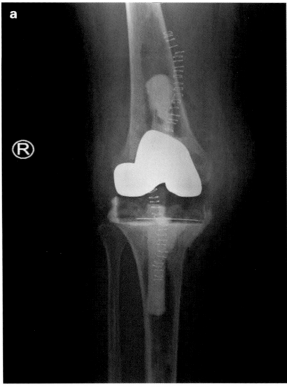
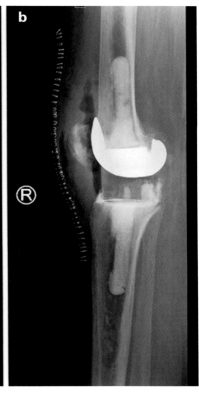

用高剂量抗生素水泥根除感染（每包＞4克）。由于30%的髓腔感染率，强烈建议含抗菌髓内骨水泥髓内钉植入髓腔，可防止固定型或活动型间隔器脱位。虽然固定型和活动型间隔器之间的疗效没有统计学上差异，但一些研究确实显示，活动型间隔垫植入的患者活动性增加。根据AORI分级，活动型隔离垫比固定型造成的骨质缺损更少。研究也表明，在二期再植入假体时使用活动型间隔器需要更少的额外暴露 [股四头肌斜切，胫骨结节截骨（TTO）]，也可以减少假体再植时的困难。使用活动型间隔器也有相关禁忌证，例如AORI型 III 型股骨缺损，软组织覆盖困难需要手术皮瓣覆盖时应慎用。关于最佳活动型间隔垫结构仍存在争议。最近一项比较了不同活动型间隔器结构的研究报告称，金属-聚乙烯间隔器与骨水泥-骨水泥活动型间隔器相比，提高了恢复期活动度，减少了间隔器断裂并发症的发生。一个功能良好的金属-聚乙烯间隔器也能使某些患者只需行一期手术。

关键点

· 急性假体周围感染的诊断十分困难。体格检查、血清实验室检查、关节液实验室（包括 α 防御素）检查及培养有助于确诊。

· 二期翻修治疗急性假体周围感染是有争议的，但在患者身体状况差、持续时间＞3周、软组织包膜不良、假体松动和耐药的情况下，应考虑使用这种方法。

· 手术时可能需要充争暴露，以安全地移除假体和间隔器置入，其中包括股四头肌切除或胫骨结节截骨术。

· 固定牢固的假体可以使用显微尖状锯和柔韧的骨刀去除，以最大限度减少骨质缺损和防止假体周围骨折。

· 术前应充分考虑使用活动型隔离垫来改善过渡期关节功能，帮助假体再植，减少骨丢失，两种间隔器感染根除率相当。

· 强烈建议使用高剂量（每包＞4克）抗生

素骨水泥间隔器和骨水泥钉。

·可考虑使用金属-聚乙烯间隔器，以减少水泥型间隔器断裂的发生，提高过渡期膝关节活动度。

参考文献

[1] Vessely MB, Whaley AL, Harmsen Ws, et al. Long term survivorship and failure modes of 1000 cemented condylar total knee arthroplasties[J].Clin Orthop Relat Res, 2006; 452:28–34.

[2] Le DH, Goodman SB. Maloney WJ, et al. Current modes of failure in TKA: infection, insta bility, and stiffness predominate[J]. Clin Orthop Relat Res, 2014; 472(7):2197–2200.

[3] Koyonos L, Zmistowski B, Della Valle CJ, et al. Infection control rate of irrigation and débridement for periprosthetic ioint infection[J]. Clin Orthop Relat Res, 2011;469(11):3043–3048.

[4] George DA, Konan S, Haddad FS. Single–stage hip and knee exchange for periprosthetic ioint infection[J]. J Arthroplasty, 2015;30(12):2264–2270.

[5] Estes Cs, Beauchamp Cp, Clarke HD, et al. A two–stage retention debridement protocol for acute periprosthetic joint infections[J]. Clin Orthop Relat Res, 2010;468(8):2029–2038.

[6] Smith DC, Maiman R, Schwechter EM, et al. Optimal irrigation and debridement of infected total joint implants with chlorhexidine gluco-nate[J]. J Arthroplasty, 2015;30(10):1820–1822.

[7] Brown NM, Cipriano CA, Moric M, et al. Dilute betadine lavage before closure for the prevention of acute postoperative deep peri-prosthetic joint infection[J]. J Arthroplasty, 2012;27(1): 27–30.

[8] Triantafyllopoulos GK, Poultsides LA, Sakellariou VI, et al. Irrigation and debridement for periprosthetic infections of the hip and factors determining outcome[J]. Int Orthop, 2015;39(6):1203–1209.

[9] McConoughey SJ, Howlin R, Granger JF, et al. Biofilms in peri prosthetic orthopedic infections[J]. Future Microbiol, 2014;9(8):987–1007.

[10] Trampuz A, Piper KE, Jacobson MJ,et al. Sonication of removed hip and knee prostheses for diagnosis of infection[J]. N Engl J Med, 2007;357(7):654–663.

[11] Odum SM, Fehring TK, Lombardi AV, et al. Irrigation and debride ment for periprosthetic infections: does the organism matter? [J].J Arthroplasty, 2011;26(6 Suppl):114–118.

[12] Kazimoglu C, Yalcin N, Onvural B, et al. Debridement, antibiotics, irrigation, and reten tion (DAIR) of the prosthesis after hip hemiarthro plasty infections. Does it work? [J]. Int J Artif Organs, 2015;38(8):454–460.

[13] Azzam KA, Seeley M, Ghanem E, et al. Irrigation and debridement in the man agement of prosthetic joint infection: traditional indications revisited[J]. J Arthroplasty, 2010;25(7): 1022–1027.

[14] Deirmengian C, Greenbaum J, Lotke PA, et al. Limited success with open debridement and retention of components in the treatment of acute staphylococcus aureus infections after total knee arthroplasty[J]. J Arthroplasty, 2003;18(7 Suppl 1):22–26.

[15] Konigsberg BS, Della Valle CJ, Ting NT, et al. Acute hematogenous infection follow ing total

hip and knee arthroplasty[J]. J Arthroplasty, 2014;29(3):469–472.

[16] Zimmerli W, Widmer AF, Blatter M, et al. Role of rifampin for treatment of orthopedic implant–related staphvlococcal infections: a ran domized controlled trial[J]. Foreign–Body (EBD) Study Group. JAMA, 1998;279(19):1537–1541.

[17] Tattevin P, Crémieux AC, Pottier P, et al. Prosthetic joint infection: when can prosthesis salvage be considered? [J]. Clin Infect Dis,1999;29(2):292–295.

[18] Züircher–Pfund L, Uçkay L, Legout L, et al. Pathogen–driven decision for implant retention in the management of infected total knee prostheses[J]. Int Orthop, 2013;37(8):1471–1475.

[19] Kiedrowski MR, Horswill AR. New approaches for treating staphylococcal biofilm infections[J]. Ann N Y Acad Sci, 2011;1241:104–121.

[20] Dovas S, Liakopoulos V, Papatheodorou L, et al. Acute renal failure after antibiotic–impregnated bone cement treatment of an infected total knee arthroplasty[J]. Clin Nephro, 2008;69(3):207–212.

[21] van RTM, Visser LE, Vulto AG, et al. Acute renal failure after local gentamicin treatment in an infected total knee arthroplasty[J]. J Arthroplasty, 2002;17(7):948–950.

[22] Siqueira MBP Saleh A, Klika AK, O' Rourke C, et al. Chronic sup pression of periprosthetic joint infections with oral antibiotics increases infection–free survivorship[J]. J Bone Joint Surg Am, 2015;97(15):1220–1232.

[23] Frank JM, Kayupov E, Moric M, et al. Oral antibiotics reduce reinfec tion after two–stage exchange: a multicenter, ran domized controlled trial[J]. Clin Orthop, 2017;475(1) 56–61.

[24] Mortazavi SM, O' Neil JT, Zmistowski B, et al. Repeat 2–stage exchange for infected total hip arthroplasty: a viable option? [J]. J Arthroplasty, 2012;27(6):9236el.

[25] Mortazavi SM, Vegari D. Ho A, Zmistowski B, et al. Two–stage exchange arthroplasty for infected total knee arthroplasty: predictors of failure[J]. Clin Orthop Relat Res, 2011; 469(11):3049–3054.

[26] Buechel EE, Femino FP D' Alessio I. Primary exchange revision arthroplasty for infected total knee replacement: a long–term study[J]. Am J Orthop (Belle Mead NJ), 2004;33(4):190–198.

[27] Haddad FS, Sukeik M, Alazzawi S. Is single–stage revision according to a strict protocol effective in treatment of chronic knee arthroplasty infections? [J]. Clin Orthop Relat Res, 2015;473(1):8–14.

[28] Jenny JY, Barbe B , Gaudias J, et al. High infection control rate and function after routine one–stage exchange for chronically infected TKA[J]. Clin Orthop Relat Res, 2013;471(1):238–243.

[29] Macheras GA, Kateros K, Galanakos SP, et al. The long term results of a two–stage protocol for revision of an infected total knee replacement[J]. J Bone Joint Surg Br, 2011;93(11):1487–1492.

[30] Selmon GP, Slater RN, Shepperd JA. Wright EP Successful 1–stage exchange total knee arthroplasty for fungal infection[J]. J Arthrop-

lasty.1998;13(1):114–115.

[31] Singer J, Merz A, Frommelt L, et al. High rate of infection control with one-stage revision of septic knee prostheses excluding MRSA and MRSE[J]. Clin Orthop Relat Res, 2012;470(5):1461–1471.

[32] Tibrewal S, Malagelada F, Jevaseelan L, et al. Single-stage revision for the infected total knee replacement: results from a single centre[J]. Bone Joint J, 2014;96-B(6):759–764.

[33] Zahar A, Kendoff DO, Klatte TO, et al. Can good infection control be obtained in one-stage exchange of the infected TKA to a rotating hinge design? 10-year results[J]. Clin Orthop Relat Res, 2016;474(1):81–87.

[34] Nagra NS, Hamilton TW, Ganatra S, et al. One-stage versus two-stage exchange arthroplasty for infected total knee arthroplasty: a systematic review[J]. Knee Surg Sports Traumatol Arthrosc, 2016;24(10):3106–3114.

[35] Shahi A, Deirmengian C, Higuera C, et al. Premature thera peutic antimicrobial treatments can compromise the diagnosis of late periprosthetic joint infection[J]. Clin Orthop, 2015;473(7):2244–2249.

[36] Parvizi J, Jacovides C, Antoci V, et al. Diagnosis of periprosthetic joint infection: the utility of a simple vet unappreciated enzyme[J]. J Bone Joint Surg Am, 2011;93(24):2242–2248.

[37] Pivec R, Naziri Q, Issa K,et al. Systematic review comparing static and articulating spacers used for revision of infected total knee arthroplasty[J]. J Arthroplasty, 2014;29(3);553–557.

[38] Voleti PB, Baldwin KD, Lee G-C. Use of static on articulating spacers for infection following total knee arthroplasty: a systematic literature review[J]. J Bone Joint Surg Am, 2013;95(17);1594–1599.

[39] Guild GN, Wu B, Scuderi GR. Articulating vs static antibiotic impregnated spacers in revision total knee arthroplasty for sepsis[J]. A systematic review, 2014;29(3):558–563.

[40] Lau ACK, Howard JL, Macdonald SJ, et al. The effect of subluxation of articulating antibiotic spacers on bone defects and degree of constraint in revision knee arthroplasty[J]. I Arthroplasty, 2016;31(1):199–203.

[41] Fehring TK, Odum S, Calton TE, et al. Articulating versus static spacers in revision total knee arthroplasty for sepsis[M]. The Ranawat Award Clin Orthop, 2000.

[42] Thabe H, Schill S. Two-stage reimplantation with an application spacer and combined with delivery of anti biotics in the management of prosthetic joint infection[J]. Oper Orthop Traumatol, 2007;19(1):78–100.

[43] Park S-J, Song E-K, Seon J-K, et al. Comparison of static and mobile antibiotic impregnated cement spacers for the treatment of infected total knee arthroplasty[J]. Int Orthop, 2010;34(8):1181–1186.

[44] Parvizi J, Gehrke T. International Consensus Group on Periprosthetic Joint Infection. Definition of peripros thetic joint infection[J]. J Arthroplasty, 2014;29(7):1331.doi: https://doi.org/10.1016/i.arth.2014;03.009.

[45] Duque AE Post ZD, Lutz RW, Orozco FR, et al. Is there still a role for irrigation and debride.ment with liner exchange in acute

periprosthetic total knee infection? [J].J Arthroplasty, 2017;32(4):1280-4 https://doi. org/10.1016/i.arth.2016;10.029.

[46] Engh GA, Ammeen DJ. Bone loss with revision total knee arthroplasty: defect classification and alternatives for reconstruction[J]. Instr Course Lect,1999;48:167-175.

[47] Engh GA, Parks NL. The management of bone defects in revision total knee arthroplasty[J]. Instr Course Lect,1997;46:227-236.

[48] Hanssen AD, Spangehl MJ. Practical applications of antibiotic loaded bone cement for treatment of infected joint replacements[J]. Clin Orthop Relat Res, 2004;(427):79-85.

[49] Hofmann AA, Goldberg T, Tanner AM, et al. Treatment of infected total knee arthroplasty using an articulating spacer: 2- to 12- vear experience[J]. Clin Orthop Relat Res, 2005;(430):125-131.

[50] Parvizi J, Gehrke T, Chen AF. Proceedings of the international consensus on periprosthetic joint infection[J]. J Bone Joint, 2013;95- B(11):1450-1452.

[51] Fehring TK, Odum S, Calton TF, et al. Articulating versus static spacers in revision total knee arthroplasty for sepsis[J]. The Ranawat AwardClin Orthop Relat Res, 2000;(380):9-16.

[52] Guild G, Spivey C, Scuderi GR. Articulating spacer technique in revision total knee arthroplasty for sepsis[J]. A systematic review of the literature. Orthopaedics, 2017;40(4):212-220.

[53] Choi HR, Freiberg AA, Malchau H, et al. The fate of unplanned retention of pros thetic articulating spacers for infected total hip and total knee arthroplasty[J]. J Arthroplasty, 2014;29(4): 690-693.

第 10 章　人工膝关节屈曲不稳定

Giles R. Scuderi, Zachary P. Berliner,
José A. Rodriguez, Gregg R. Klein,
Michael A. Kelly

概述

膝关节置换的初衷是获得良好的下肢力线和间隙平衡。股骨假体大小、位置、屈伸间隙平衡等因素影响术后膝关节的功能。股骨远端截骨、假体的大小、假体安装的位置（包括假体在冠状位、矢状位）的对齐以及旋转都是获得假体良好平衡的必要因素。膝关节置换的目的是获得间隙平衡和重建股骨后髁偏心距。术后不稳定的原因是未能获得屈伸间隙平衡，当屈曲间隙大于伸直间隙时，屈曲不稳定就产生了。

膝关节置换术后不稳定是早期翻修的主要原因之一，可出现关节脱位或者更常表现为一些细小的临床症状和不适感。膝关节可有不同程度的不稳定，当膝关节完全伸直稳定而屈曲时韧带松弛即可诊断为屈曲不稳。后交叉韧带保留型假体和后稳定型假体的全膝关节置换术后都可出现屈曲不稳定。有些不稳定表现为关节假体脱位，更多表现为下楼梯时的"启动痛"；不稳定感挥之不去；关节反复积液，最初在胫骨近端内侧鹅足位置，然后向关节周围蔓延，同时伴随关节反常活动。

要解决单纯的膝关节置换术后屈曲不稳定，首先应需做全面的术前评估以排除其他原因引起的疼痛，通过查体评估韧带松弛程度，了解影像学上股骨后髁偏心距减小程度，胫骨后倾角增大程度和股骨假体的旋转不良情况，这些因素共同所导致非对称性屈曲不稳定。当影像学上出现一个或更多的上述现象，应考虑行股骨和胫骨假体翻修。个别特殊病例，影像学无明显上述现象，可尝试单独更换增厚及更高限制型垫片同时进行后关节囊松解。当选择用更换垫片解决屈曲不稳定时，需确保在纠正屈曲松弛的情况下不发生伸直间隙过度充填和造成屈曲挛缩。当更换垫片不能平衡屈伸间隙时，应选择更换股骨和胫骨侧假体。通常使用非限制型假体即可完成单纯的屈曲不稳定膝关节翻修。

接下来的病例介绍将会描述屈曲不稳定膝关节治疗的适应证和手术技巧以及取得的临床疗效。

方案 1：胫骨假体翻修术治疗人工膝关节屈曲不稳定

病例介绍

病史

患者，男性，62岁。既往有艾滋病长期服

药史、哮喘、胃食管反流病、吸烟、多发腰椎间盘突出、左膝骨性关节炎。患者17岁时发生股骨远端骨髓炎，曾住院花了将近1年时间治疗骨髓炎，治疗后患者膝关节功能恢复良好，可满足日常活动（包括跑步和打篮球）。

55岁那年，在新泽西的仓库工作时，从1.5米高的货台摔倒。造成了多发损伤，包括肩袖损伤、多发椎间盘突出、左膝内侧半月板和前交叉韧带撕裂伴随关节软骨损伤。他第一时间做了关节镜手术，但不可避免地发生了创伤性关节炎。6年后（2012年8月）在其他医生的建议下选择行左全膝关节置换术，并选择了后稳定型假体。

术后2个月，患者左膝出现进行性肿胀、疼痛，关节穿刺抽出20毫升血性液体，未能明确是否感染。血常规炎症指标未见明显升高，其中白细胞计数7.24×10^3/微升，多核细胞50%，白介素-65皮克/毫升，血沉和CRP分别为58毫米/小时和0.2毫克/升。他的症状可能是由于过度活动以及生活中肌肉强度要求过大造成，最终发展为不稳定。

术后8个月，患者持续患肢疼痛伴行走活动困难。查体有明显的波动感，局部皮肤温度升高，关节活动受限，活动度0°～90°。关节穿刺见20毫升混悬液体；培养革兰染色、厌氧菌培养阴性，白细胞、葡萄糖、蛋白均在正常值上限。未发现结晶。平时口服羟考酮止痛并就诊医院拟进一步治疗。

患者就诊笔者医院，诉左膝疼痛明显，关节僵硬、感觉关节"反常活动与分离"。术后肿胀反复发生，因为疼痛患者只能行走约5条街的距离。

体格检查

疼痛步态，左膝可见愈合良好的膝关节置换后手术切口以及骨髓炎伤口。另外可见4个关节镜手术后的瘢痕形成。尽管未见明显窦道渗出，但局部松弛肿胀明显。内外侧关节间隙及髌骨后方压痛明显。关节活动度7°～110°，约有6°的外翻畸形。施加内外侧应力时膝关节张口分别约10°和5°。前抽屉试验胫骨有5～10毫米的前移。

当患者膝关节固定于屈曲位时，其胫骨会明显地发生分离，此时向股骨施加向上、轴向的压力时，这种分离减小。当膝关节屈曲并下拉胫骨时凹陷征阳性。患者的伸膝装置退化，股四头肌腱萎缩明显，股四头肌、胫骨后肌、髂胫束挛缩。

影像学检查

X线片上显示骨髓炎术后改变，全膝关节假体位置良好，胫骨内侧可见一透亮影，考虑骨膜炎反应引起（图10.1）。胫骨平台近端表面截骨位于腓骨头水平，翻修手术时建议更换大一号假体。图10.1显示股骨假体外旋约3°，图10.2显示13°的胫骨后倾。后方应力位X线片显示了胫骨相对于股骨髁向后脱位（图10.3）。

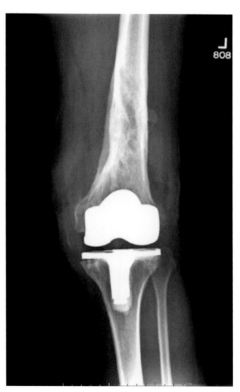

图10.1　左膝正位X线片

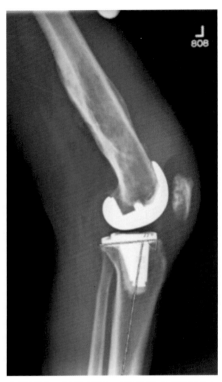

图10.2　左膝侧位X线片显示，胫骨平台后倾过大

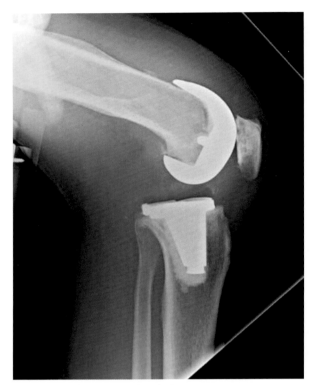

图10.3　左膝后方应力位X线片

影像学与临床检查都提示患者膝关节的屈曲不稳定。造成不稳定的因素包括：胫骨假体位置欠佳、假体外翻伴随后倾角过大以及外侧韧带松弛等。由于患者股骨侧骨髓炎病史以及股骨侧假体匹配良好，我们暂不考虑更换股骨侧假体。综上各个因素，我们计划纠正胫骨假体的力线及位置同时使用高限制型假体，至于股骨侧根据术中情况决定。

手术入路

术中确认假体安装固定良好。明确造成不稳定的因素包括：胫骨后倾过大、外侧副韧带松弛导致屈曲不稳定和胫骨相对股骨后脱位。

为了充分显露胫骨平台，在保证内侧副韧带完整性的前提下，紧贴骨膜下松解内侧副韧带至鹅足止点，后侧松解至半膜肌关节囊止点。这样可增加胫骨相对于股骨的外旋角度。

取出聚乙烯垫片，更充分显露胫骨平台骨面与骨水泥接触面。用骨刀和摆锯分离骨水泥界面，然后用骨凿取出胫骨假体。

残留骨水泥分片取出。为纠正胫骨后倾和冠状面力线，用10毫米髓腔扩大器打磨髓腔以获得良好匹配和稳定性。将胫骨假体摆放到正确的位置，同时前抽屉试验可向前移动3~4毫米，膝关节凹陷征显著改善。内侧副韧带张力良好，外翻应力试验时可有2毫米张嘴。外侧副韧带仍然松弛，但额外的限制型垫片减少了其在内翻应力及旋转时的移动，这个患者术前患膝有5°的屈曲挛缩畸形。鉴于稳定性良好，我们决定不进行股骨侧翻修。

尽管胫骨平台有足够的骨水泥接触面，但考虑到纠正后倾导致的后方缺损，我们考虑使用水泥型延长杠，放置骨水泥中置器，胫骨髓腔及平台干骺端骨面用脉冲枪冲洗并擦干。为获得假体良好安放位置，一次性注入骨水泥，并保持假体位置直至骨水泥凝固。关节稳定性依赖髁限制型假体和长14毫米的连接杆。使用髁限制型假体连接杆时需要使用高速磨钻打磨股骨髓腔。

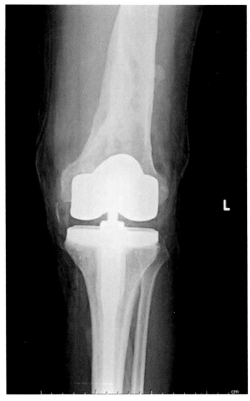

图10.4　左膝翻修术后正位X线片

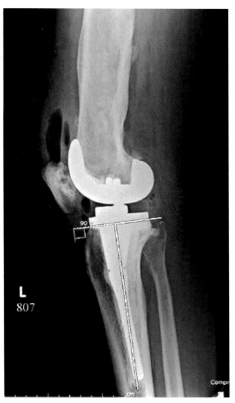

图10.5　左膝翻修后侧位X线片，显示胫骨平台0°后倾

术后X线片（图10.4、图10.5）显示各个平面假体垂直于胫骨轴线，胫骨后方关节线水平缺损处骨水泥填充以及全骨水泥涂层位置良好的胫骨假体。

手术结果

患者术后康复过程无明显不适，功能效果佳。术后2周，前抽屉试验有3毫米的前移，并残留5°的屈曲挛缩畸形。术后6周，关节活动度显著改善，可以屈曲到115°。不管是前、后方应力还是旋转外力下，患者膝关节稳定性良好。虽然术后3个月患者仍然有轻度跛行，但患者疼痛较术前明显缓解。

临床结果

膝关节初次置换后不稳定引起的翻修占所有膝关节翻修的10%～20%。术后屈曲不稳定发生率占膝关节置换比例将近1%，由于屈伸间隙

平衡欠佳，屈曲间隙过大导致屈曲不稳定。力学上后倾过大、股骨后髁过量截骨以及胫骨或股骨旋转不良导致屈曲不稳定。

虽然更常见于后交叉韧带保留型假体，我们同样发现后稳定型假体也有屈曲不稳定的存在。患者的症状与文献上描述的基本一致，包括：疼痛、反复积液、不稳定感、韧带周围的压痛感以及上下楼梯困难。尽管现代稳定型假体胫骨柱可防止膝关节后脱位，但是我们发现屈曲90°时确实发生了脱位（图10.3）。总之，过度的后倾、胫骨截骨过多、假体放置外翻一起导致了功能性的屈曲不稳定现象。

文献报道无关节脱位的稳定型假体膝关节置换术后不稳定的翻修手术是成熟的。Schwap等报道了1995—2001年10例此类患者，表明翻修术后患者疼痛缓解、稳定性增加、提高了患者的满意率。笔者建议全关节翻修，对单纯更换聚乙烯垫片持怀疑态度，认为单纯更换聚乙烯垫片会导

致伸直位过度填充。

2014年有报道指出，有经验的术者分析了12例全关节翻修和7例单纯更换聚乙烯垫片的膝关节置换术后患者。两组患者临床疗效都得到改善，两组间比较无明显差异。值得重视的是，两组患者力线问题全部得到纠正。不管何种重建材料，当前抽屉试验前移小于5毫米，关节凹陷征得到解除以及屈曲挛缩小于5°时，认为重建是成功的。另外，当胫骨轨迹允许时都可应用选用限制型内衬，后者显著提高了稳定型假体屈曲不稳定的旋转与冠状面稳定性。根据这些标准，95%的患者第一次翻修后不稳定症状得以解决。其中一例患者，单纯更换聚乙烯垫片，使用定制的带2毫米高边的限制型垫片，同样取得满意的疗效。

关键点

屈曲不稳定单纯更换聚乙烯衬垫治疗，需要满足以下条件：

· 股骨侧假体力线和旋转良好。
· 胫骨侧假体力线及后倾是可调整的。

· 使用内翻或外翻限制型假体。
· 外力辅助稳定性试验时，屈曲挛缩不超过5°。

方案2：全膝关节翻修术治疗人工膝关节屈曲不稳定

病例介绍

病史

患者，64岁，现役网球运动员。因骨性关节炎于外院行全膝关节置换手术后11个月。患者诉关节置换之后其活动能力比预期的差。全膝关节置换术后康复过程还算顺利。事实上，术后2周患者膝关节就能弯曲到110°，他的物理康复师告诉他恢复得很好。过去的11个月里，他做了大量的物理康复训练但膝关节功能都没有明显的提高。在康复过程中也没有伤口愈合及感染的问题。他最主要抱怨膝关节的慢性疼痛和肿胀。早上刚睡醒时感觉比较好，到晚上时疼痛和肿胀明显。如果有剧烈的活动时上述症状更加严重，同时觉得下楼梯困难。他说不准明确的疼痛点，

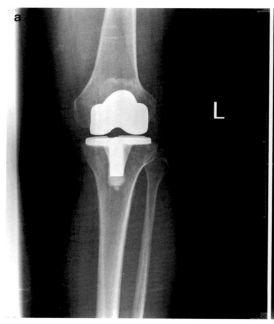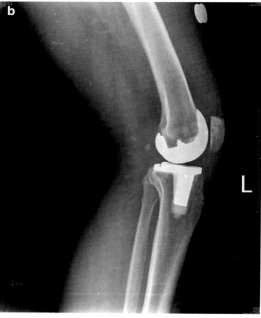

图10.6 a、b.左膝正、侧位X线片显示水泥型后稳定型假体，可以看到股骨假体型号偏小，股骨后髁偏心距减小

而是胫骨近端内外侧区域一个广泛的疼痛。疼痛跟肿胀使他不能进行网球运动。他每次尝试双打时，10～15分钟后患膝就肿胀明显，需要几天的时间才能消肿（图10.6）。

体格检查

膝关节活动度为0°～135°，关节力线可以。伸膝装置完整，股四头肌肌力良好。伤口愈合良好，可触及中等量的关节积液。膝关节前方特别是鹅足滑囊处存在广泛的压痛。膝关节伸直时内-外翻应力下，关节稳定性良好。在屈曲30°时出现生理性的张嘴但关节还未失去稳定。当下肢悬挂在训练桌上，并且屈曲90°时，出现将近10毫米的胫骨相对于股骨的前移。

当向胫骨后方施加压力时，膝关节有一个稳定的活动止点。血沉、CRP等实验室检查均在正常值范围。

通过上一个医院了解了患者的病史和影像学资料。患者在行初次膝关节置换之前，患膝存在一个15°的屈曲内翻畸形。影像学资料显示患者膝关节内翻畸形，内侧关节间隙符合晚期关节炎表现伴随髌股关节退变。

诊断

患者膝关节置换术后呈现屈曲不稳定。一般不稳定可细分为以下4点：①轴向不稳定（内-外翻）。②膝关节反张（过伸）。③屈曲不稳定（前后位）。④全关节不稳。具体来说这个患者属于屈曲不稳定。膝关节完全伸直时，在内-外翻应力作用下，膝关节稳定性良好，未出现膝关节反张，在屈曲90°时出现松弛。屈伸间隙不平衡，屈曲间隙大于伸直间隙即可诊断为屈曲不稳定。

这个患者诊断屈曲不稳定应注意以下细节，包括关节积液、肿胀、膝关节周围不明确的广泛疼痛以及关节脱位。如今关节脱位比较少见，由于现代的假体型号更匹配以及后稳定型假体增加了立柱的设计。患者多数时间主诉肿胀在休息时缓解，活动后加重，特别是下楼梯时疼痛明显加剧。疼痛同时出现在鹅足上方以及韧带周围，另外不稳定的一些细小的特征是关节滑脱和膝关节前方疼痛。详细询问患者症状很重要，因为他通常分不清髌股关节不稳还是胫股关节不稳。

获取关于上次手术时患者的病例以及假体型号的一些细节是很有帮助的。后交叉保留型假体和后稳定型假体的屈曲不稳定是有区别的，明确不稳定发生的时间同样很重要。早期不稳定常见于假体安装时力线及位置问题、间隙平衡欠佳或者韧带损伤，例如过度松解或后稳定型假体发生后交叉韧带损伤等。晚期不稳定常见于后交叉韧带断裂、聚乙烯内衬磨损或者假体松动等因素。关节力线欠佳往往会加重不稳定症状。

体格检查很关键。这类患者的关节活动度往往很好，患者会说他们早期比较轻松就可以获得满意的活动度。应该在伸直，屈曲30°和90°位检查患者内-外翻应力试验。完全伸直时后方关节囊紧张，此时会产生侧副韧带也是紧张的错觉。当屈曲30°时后方关节囊松弛，此时评估侧副韧带的松紧意义更大。

屈曲90°检查膝关节前后位稳定性。检查时患者坐在检查床边缘，膝关节自然放松屈曲90°，此时来做膝关节前后抽屉实验。正常情况下，为完成膝关节活动度，膝关节存在5毫米的生理性的前后移动。当前后移动超过5毫米时就可诊断为不稳定。当做上述检查时，健侧应做同样检查，因为不同人存在不同的正常生理上的关节松弛。后交叉保留型假体出现后沉征时提示后交叉韧带断裂，极个别的后稳定型假体出现后沉征提示内衬中间柱的断裂。股四头肌肌力检查时，由于胫骨受到股四头肌的牵拉向前，本来屈曲位于半脱位的胫骨恢复原来正常的位置。

应仔细阅片，评估假体位置、力线以及是

否松动。在重建股骨后髁偏心距和胫骨后倾时应特别注意假体大小。通常侧位X线片上可发现一些问题，包括胫骨相对于股骨向后半脱位，而在前后位X线片上两者关系正常。应力位片可帮助诊断不稳定。

术前检查血沉、c-反应蛋白指标排除感染很重要。术前发现血性关节积液应降低手术的期望值，关节积液同样提示一个关节不稳。Fehring报道了一系列的膝关节翻修，发现在膝关节不稳的患者中，关节液血细胞计数都偏高（平均64000/毫米）。

手术入路

任何可延伸的手术切口都可以用于翻修手术中，只要有充足空间就可以取出假体完成翻修手术。这个患者我们选择髌旁内侧入路，术前了解引起屈曲不稳的原因（表10.1）可指导术者术前计划（假体选择）和术中纠正畸形。

膝关节不稳通常是由于多种因素共同引起的，股骨假体安放前置太多，或者假体型号选择太小将会使屈曲间隙大于伸直间隙，术前患者膝关节屈曲挛缩畸形往往会造成上述问题。术前屈曲挛缩会造成膝关节伸直间隙紧张，屈曲间隙松弛。处理胫骨关节面时为达到完全伸直而过分追求伸直隙平衡最终造成屈曲间隙过于松弛。相反，胫骨关节面足够厚以填充屈曲间隙，术后容易造成屈曲挛缩畸形。屈曲挛缩可以通过松解后方关节囊，必要时加大股骨远端截骨来平衡。但是，增加股骨远端截骨将抬高关节线水平而导致半屈曲位不稳定、低位髌骨或者后交叉韧带不平衡等问题（在后交叉保留型假体）。

股骨假体安装前置问题可以通过调整股骨后髁截骨量来解决。后参考截骨器可以帮助截除合适的股骨后髁截骨量。使用后参考截骨器可能面临股骨前方截骨过多出现凹痕或太少，而出现过度填充等问题。股骨假体应根据前后径来选择

大小而不是左右径。有些患者内外侧间距相对偏窄（股骨侧居多）在使用前后径选择假体时，假体在左右侧会出现外挂情况。而如果使用左右径进行参考时，往往造成股骨后髁截骨量过多，导致屈曲间隙大于伸直间隙。幸运的是，现代股骨假体设计有多种假体型号用以平衡内外侧间距包容性问题而减少上述问题发生。

表10.1 引起屈曲不稳定的原因

股骨假体太小
股骨假体安放过于前置
股骨假体旋转不良
膝关节翻修时为匹配骨缺损而选择小一号假体
内衬中间柱性能欠佳
胫骨后倾过大
侧副韧带松解过多
后交叉韧带断裂
后交叉韧带松解过多
聚乙烯内衬磨损

进行膝关节翻修时，应仔细取出假体避免进一步造成骨量丢失和畸形。应注意不要用股骨假体去匹配残存骨量，这一点在需要多次手术的膝关节或股骨假体取出伴大量骨丢失的膝关节中尤为重要。这将会导致股骨假体选择过小而出现过大的屈曲间隙。假体大小选择应根据屈曲间隙平衡来选择而不是残留的骨缺损来决定。通常使用加大号股骨假体，其后方的骨缺损使用垫块来填充。研究表明使用后方垫块填充会使结构更稳定，临床效果更好。另外一种做法是使用偏心股骨杆使股骨假体相对股骨轴线后置放置，当使用后置偏心杆时不可避免造成股骨前方皮质凹痕，使用偏心杆可以后移股骨假体后髁而紧缩股骨侧间隙。偏心技术可用于选择大一号股骨假体造成左右径过大而出现假体撞击侧副韧带的情况。以上各项技术都是为了充分地重建股骨后髁偏心距以提高关节的稳定性。

胫骨假体安放位置也可对屈曲间隙稳定性

产生影响。胫骨后倾角度过大会导致屈曲间隙松弛。了解使用中的胫骨假体的特点很重要，每一款胫骨假体的后倾都不一样，截骨角度也不一样，都有固定的后倾角度要求。通常来说后交叉保留型假体的后倾角度大于后稳定型假体。翻修时使用髓内定位杆将有助于重建胫骨后倾。如今，大部分翻修假体要求水平截骨或者说0°后倾截骨，而后倾角度是通过假体自带后倾来完成的。

股骨假体旋转不良也同样会导致屈曲不稳定。股骨假体过度外旋导致外侧屈曲间隙小于内侧间隙，从而产生内侧间隙屈曲不稳定。相反，股骨假体过度内旋导致屈曲时内侧间隙比外侧紧张而产生外侧屈曲间隙不稳定。

翻修时无法达到间隙平衡或者软组织平衡时，可选择限制型假体。不同等级的限制型假体包括超常规的后交叉保留型假体、后稳定型假体、加大型后稳定型假体、内–外翻限制型假体以及铰链式假体。应选择能取得平衡稳定的最低限制型假体，因为限制性增加假体与宿主骨接触界面的应力传导增加，从而增加了假体松动概率。使用时应明白单纯使用高限制型假体（例如加大型后稳定型假体或内–外翻限制型假体）在理论上并不能解决屈曲不稳定。不稳定主要还是要通过平衡屈伸间隙来解决。

手术结果

这个患者同时翻修股骨侧及胫骨侧假体。加大了股骨侧假体型号，后方垫块填充缺损。胫骨近端使用髓内定位杆后倾0°截骨。这种胫骨假体，其后倾通过假体底座和杆的设计来完成（图10.7）。术后随访1年，患者诉其膝关节肿胀、疼痛消失。关节活动度为0°～125°，比翻修前活动度减小。但患者的满意度高，已经重返双打网坛。

患者觉得翻修后的康复过程，花费了他很大的力气才取得满意的屈曲活动度。

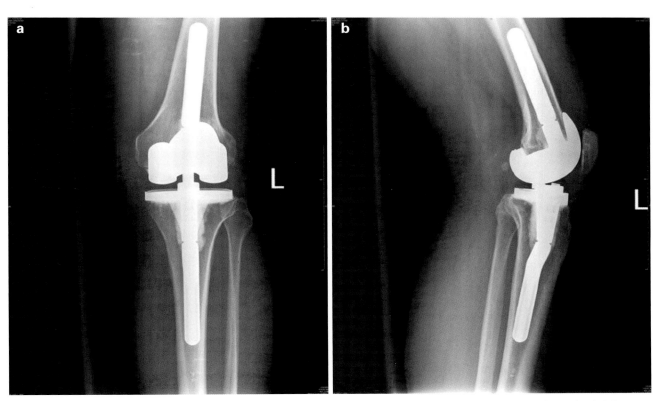

图10.7　a、b.翻修后正、侧位X线片。更换了大号的股骨假体，垫块填充后方缺损，可以看到股骨后髁的偏心距得到重建

临床结果

单纯关于膝关节屈曲不稳的研究比较少。先前有关于膝关节置换术后屈曲不稳定行翻修手术治疗的报告，但大都是一笔带过。不稳定是膝关节翻修的常见原因之一，仅次于感染和松动。某种意义上说，临床上无菌性松动引起的翻修比不稳定、关节僵硬引起的翻修更多见。van Kempen等研究表明，不同的诊断会影响翻修疗效，他们指出初次膝关节置换术后无菌性松动引起的翻修疗效比关节僵硬引起的翻修疗效好。而诊断不稳定、位置不良、无菌性松动引起的膝关节翻修、结果疗效中等。这类患者行膝关节翻修时往往疼痛更明显，并发症多。

Grayson等回顾了177例膝关节置换失败后翻修的患者，其中92例翻修原因为屈曲不稳定、感染、松动以及少数的骨溶解。不同原因引起翻修的患者可进行功能改善程度及期望值的对比研究。屈曲不稳定引起的翻修患者的满意率往往低于其他感染、松动引起翻修的患者，因为翻修术后未能达到他们的期望值。虽然翻修术后他们的功能也得到满意的提高，但是由于术前他们就具有更高的活动度，所以，他们仍没有达到理想的效果。

Pagnano等报道了25例疼痛明显的后交叉韧带保留型膝关节置换患者，因为屈曲不稳定进行膝关节翻修手术。其中22例患者使用后稳定型假体进行翻修，3例患者通过更换聚乙烯内衬完成。翻修术后膝关节KSS评分普遍提高，平均达到90分（82~99分）。而进行后稳定型假体翻修的患者术后功能评分平均为45~100分，有效率为86%。2/3更换内衬的患者发生反复的不稳定而需要进行二次翻修。有其他术者通过早期疗效观察建议通过更换限制型内衬进行屈曲不稳定型膝关节翻修手术治疗。然而，有报道通过更换后交叉韧带保留型假体内衬为限制型内衬来解决单纯的PCL功能不全或弱化引起的膝关节不稳，并

取得成功的病例。

Kannan等近期做了屈曲不稳定型膝关节翻修术后患者满意度的调查。37例初次膝关节置换术后的患者，后交叉韧带保留型假体占24例，后稳定型占13例。其中12例患者已经有一段时间的膝关节不同位置的不明原因的疼痛，这些患者的初次膝关节置换大都是由经验丰富的医生完成的。这些患者都不是单纯更换内衬，其中70%安装后交叉韧带保留型假体的患者翻修术后疗效比后稳定型假体翻修术后的疗效明显提高。再翻修控制良好（1/37），但是由于髌骨撞击和关节僵硬而进行再次手术的比例比较高（7/37）。如果是同一组经验丰富的术者完成的话，后交叉韧带保留型膝关节置换术后进行翻修的疗效比后稳定型疗效更好。

后稳定型假体膝关节置换术后发生屈曲不稳定不容易明确诊断。后稳定型假体因为时常会有膝关节假体脱位发生，就像本章前面提到的关节脱位和屈曲不稳定症状十分类似。Schwaab等报道了一系列后稳定型假体膝关节置换术后患者屈曲活动和关节力线良好，但表现为屈曲不稳定症状。他们对上述患者进行全关节翻修并随访40个月，取得满意的效果。Abdel等回顾了一些膝关节置换术后屈曲不稳定的患者，强调了后稳定型假体术后屈曲不稳定诊断的困难性。他们通过关节置换登记表回顾了假体安装良好的60位患者的60例膝关节，这些患者由于屈曲不稳定进行了翻修手术治疗。其中1/3的患者使用了后稳定型假体。随访时间为3.6年（2~9.8年）。

他强调纠正股骨后髁偏心距、减小胫骨后倾、改善股骨假体的旋转以及恢复关节线水平是达到术后良好功能疗效的关键。术后患者膝关节KSS评分（34~82分）、功能评分（37~84分）显著提高。没有患者出现术后不稳定及反复的肿胀问题。

Azzam等报道了一系列屈曲不稳定行膝关节

翻修的患者，指出股骨侧、胫骨侧全假体翻修结果优于单纯的更换聚乙烯垫片。68例患者中75%使用了后稳定型假体，其中不稳定类型包含了冠状位、屈曲位以及混合型不稳定。单纯更换内衬的患者翻修术后60%出现反复的关节不稳，12.5%关节稳定性尚可。这组关节不稳定患者翻修术后的成功率为80%，这些患者翻修前大多使用后稳定型假体。

总之，由于初次膝关节置换术后屈曲不稳定导致关节翻修是常见问题。在大多数病例中不推荐单纯更换聚乙烯内衬，因为有报道指出其疗效欠佳。准确诊断屈曲不稳定是关键但具有一定难度，特别是后稳定型假体患者。本章中强调分段的双切口不利于膝关节翻修。术前应告知屈曲不稳定型患者应降低翻修后的期望值，特别是相对于其他原因引起的翻修。全关节假体置换可更好地增加假体的限制稳定性。

关键点

·屈曲不稳定的诊断具有一定难度，容易产生混淆。

·后交叉韧带保留型假体和后稳定型假体两者的屈曲不稳定不同。

·屈曲不稳定往往由多种原因引起屈曲间隙大于伸直间隙。

股骨假体选择太小。

股骨假体安放太前置。

胫骨后倾角度过大。

参考文献

[1] Clarke HD. Scuderi GR. Flexion instability in primary total knee replacement[J]. J Knee Surg, 2003;16(2):123–128.

[2] Schwab JH, Haidukewych GJ, Hanssen AD, et al. Flexion instability without disloca tion after posterior stabilized total knees[J]. Clin Orthop Relat Res, 2005:440:96–100.

[3] Pagnano MW, Hanssen AD, Lewallen DG, et al. Flexion instability after primary posterior cruciate retaining total knee arthroplasty[J]. Clin Orthop Relat Res, 1998:(356):39–46.

[4] Deshmane PP, Rathod PA, Deshmukh AJ, et al. Symptomatic flexion instability in posterior stabilized primary total knee arthroplasty[J]. Orthopedics, 2014:37(9):768–774.

[5] Parratte S. Pagnano MW. Instability after total knee arthroplasty[J].J Bone Joint Surg Am, 2008:90(D:184–194.

[6] Vince KG, Abdeen A, Sugimori TJ. The unstable total knee arthroplasty: causes and cures[J]. Arthroplasty, 2006:21(4 Suppl 1):44–49.

[7] Rodriguez–Merchan EC. Instability following total knee arthroplasty[J]. HSS J, 2011: 7(3): 273–278.

[8] Abdel MP, Haas SB. The unstable knee: wobble and buckle[J]. Bone Joint J, 2014:96–B(11 Suppl A):112–114.

[9] Deshmane PP, Rathod PA, Deshmukh AJ, et al. Symptomatic flexion instability in posterior stabilized primary total knee arthroplasty[J]. Orthopedics, 2014:37(9):e768–774.

[10] Romero J, Stähelin T, Binkert C, et al. The clinical consequences of flexion gap asymmetry in total knee arthroplasty[J]. J Arthroplasty, 2007:22(2):235–240.

[11] Engh GA, Koralewicz LM, Pereles TR. Clinical results of modular polyethvlene insert exchange with retention of total knee arthroplasty components[J]. J Bone Joint Surg Am, 2000:82(4):516–523.

[12] Brooks DH, Fehring TK, Griffin WL, et al.

Polyethylene exchange only for prosthetic knee instability[J]. Clin Orthop Relat Res, 2002:405:182–188.

[13] Willson SE, Munro ML, Sandwell JC, et al. Isolated tibial polyethylene insert exchange outcomes after total knee arthroplasty[J]. Clin Orthop Relat Res, 2010:468(1):96–101.

[14] Fehring TK, Valadie AL. Knee instability after total knee arthroplasty[J]. Clin Orthop Relat Res,1994:(299):157–162.

[15] Moreland JR. Mechanisms of failure in total knee arthroplasty[J]. Clin Orthop Relat Res, 1988:(226):49–64.

[16] Warren PJ, Olanlokun TK, Cobb AG, et al. Laxity and function in knee replacements A comparative study of three prosthetic designs[J]. Clin Orthop Relat Res, 1994:305:200–208.

[17] McAuley JP, Engh GA, Ammeen DJ. Treatment of the unstable total knee arthroplasty[J]. Instr Course Lect, 2004:53:237–241.

[18] Azzam K, Parvizi J, Kaufman D, et al. Revision of the unstable total knee arthroplasty: outcome predictors[J]. J Arthroplasty, 2011:26(8):1139–1144.

[19] Kannan A, O'Connell RS, Kalore N, et al. Revision for flexion instability improves patient reported outcomes[J]. J Arthroplasty, 2015:30(5):818–821.

[20] Sharkey PF, Hozack WJ, Rothman RH, et al. Insall Award paper. Why are total knee arthroplasties failing today? [J]. Clin Orthop Relat Res, 2002:(404):7–13.

[21] van Kempen RW, Schimmel JJ, van Hellemondt GG, et al. Reason for revision predicts clinical outcome: prospective evaluation of 150 consecutive patients with 2–years followup [J]. Clin Orthop Relat Res, 2013;471(7):2296–2302.

[22] Grayson CW, Warth LC, Ziemba–Davis mm, et al. Functional improvement and expectations re diminished in total knee arthroplasty patients revised for flexion instability compared to aseptic loosening ano nfection[J]. J Arthroplasty, 2016:31(10):2241–2246.

[23] Hofmann AA, Evanich CJ. Camargo MP. Posterior stabilization in total knee arthroplasty with use of an ultracongruent[J] polyethylene insert. J Arthroplasty, 2000;15(5):576–583.

[24] Kelly MA, Ligament instability in total knee arthroplasty[J]. Instr Course Lect, 2001:50:399–401.

[25] Vince KG. Why knees fail[J]. J Arthroplasty, 2003:18(3 Suppl 1):39–44.

[26] Abdel MP, Pulido L, Severson EP, et al. Stepwise surgical correction of instability in flexion after total knee replacement[J]. Bone Joint J, 2014:96–B(12):1644–1648.

第 11 章　人工膝关节全面性不稳定

Alfred J. Tria, Marcel A. Bas, Stephen Stephan,
Matthew S. Hepinstall, Kevin I. Perry,
Arlen D. Hanssen

概述

全膝关节置换术（TKA）术后不稳仍是膝关节翻修的主要原因之一，主要由于软组织因素和假体的位置。全膝关节置换术是一种依赖屈伸间隙平衡的技术，良好的下肢力线以及在正确截骨基础上植入合适假体是成功的关键。最近，该技术一些方法受到了质疑，并且需要重新评估。因此，外科医生必须对患者的症状做出正确的诊断，并评估翻修的可能性，有时可能只需翻修其中一个部分。然而，由于手术过程涉及骨与软组织，因此必须同时解决所有问题，这往往需要对假体进行全面的翻修。本章病例回顾分析发生不稳的可能因素及讨论的结果。

方案 1：胫骨假体翻修术治疗人工膝关节屈曲不稳定

病例介绍

病史

患者，女性，63岁。表现为左膝关节疼痛，肌力减退、广泛关节不稳的纤维肌痛症。左全膝关节置换术后屈曲畸形2年，主诉为膝关节表面异响感、膝关节各方向活动不稳定，以及中度的膝关节广泛疼痛。上下楼梯困难，需使用助行器，主要抱怨不是因纤维肌痛引起膝关节疼痛仅能行走5~10个街区，两位其他骨科医生为该患者提供诊疗建议，其中一位建议更换聚乙烯衬垫，另一位建议翻修所有假体。

体格检查

腰部和左侧髋关节检查正常，左侧膝关节检查显示中立位和完全伸直位时的内外侧稳定，外翻时相对松弛。中度屈曲时，膝关节内-外翻松弛。图11.1描绘屈曲15°外翻时出现中度松弛。屈曲90°前抽屉试验大于5毫米移位，该位置内-外翻应力时，股骨髁明显移位，可见少量积液。图11.2显示了患者术前中立位时前抽屉试验大于5毫米向前移位。膝关节主动屈曲到伸直，髌骨周围可听到明显的压轧音。活动范围从完全伸直至屈曲140°。肌力测试股四头肌肌力正常，并且没有伸膝滞后。皮肤检查显示膝关节正中手术切口瘢痕愈合良好。神经、血管检查显示肢端感觉、搏动可。

影像学检查

膝关节标准前后位X线片、屈曲位和伸直位侧位X线片，以及轴位片评估髌骨轨迹（图11.3）。胫股角接近5°外翻，胫骨和股骨假体在冠状位和矢状位力线良好，股骨后髁偏心距重建良好。

手术入路

该患者诊断为膝关节中度整体不稳定并伴有髌骨周围纤维化。考虑到患者髌骨轨迹、假体力线良好以及无假体松动迹象，尝试单纯更换聚乙烯衬垫处理胫骨股骨不稳定，切除髌骨周围瘢痕以解决伴随的髌骨压轧音。

使用膝关节原有正中切口和标准髌旁内侧入路暴露膝关节，切除髌骨周围瘢痕以解决髌骨压轧音，同时去除髌下肌腱深处的瘢痕组织，优化伸膝装置以利于手术暴露。稳定性检查显示在中度屈曲位有2毫米左右的外侧间隙和3~4毫米

的内侧间隙，前抽屉试验又证实了存在大于5毫米的前移，近鹅足位置松解胫骨前内侧软组织，在胫骨关节线水平处剥离内侧副韧带，保持远端附着的完整，用部分Ran-sall Maneuver操作方法（最初由Ranawat和Insall命名）暴露胫骨——通过极度外旋胫骨和过度屈曲膝关节完成膝关节半脱位显露。移除9毫米胫骨聚乙烯衬垫，发现其完好，没有明显磨损。改用11毫米后稳定型（PS）衬垫测试前抽屉试验移动小于5毫米，检查屈伸间隙平衡且稳定，膝关节内翻和外翻时，内侧间隙张口1~2毫米，外侧间隙张口小于1毫米。在髂胫束和外侧副韧带使用18号针头进行拉花松解技术（pie-crusting）松解。插入13毫米的后稳定型衬垫反复测试，出现5°屈曲挛缩。关节囊后交叉韧带止点水平位置到后外侧角进行横向松解，并确保关节囊的紧密，使其不影响膝关节的伸直。插入13毫米的后稳定型衬垫，膝关节依然无法完全伸直；为了获取更好的关节稳定性

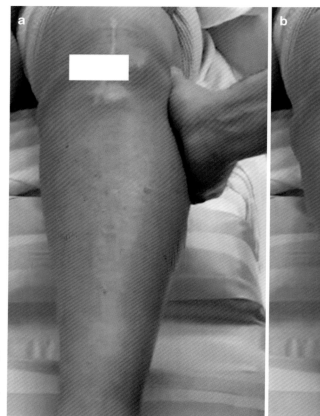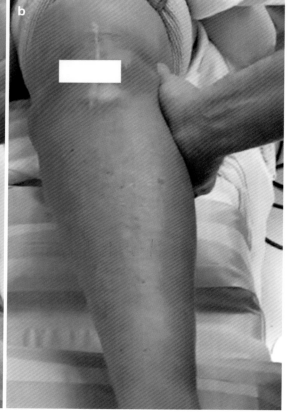

图11.1 膝关节屈曲15°时膝关节内侧（a）和内侧松弛度（b）检查

图11.2　a、b.术前中立位时，前抽屉试验胫骨大于5毫米的向前移位

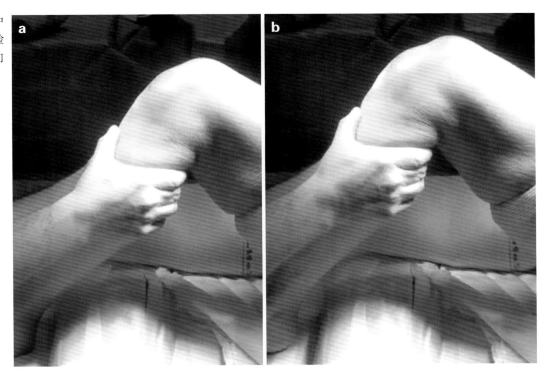

图11.3　a~d.术前膝关节前后位、伸直位和屈曲位侧位片、髌骨轴位X线片示：左侧膝关节假体力线及固定良好

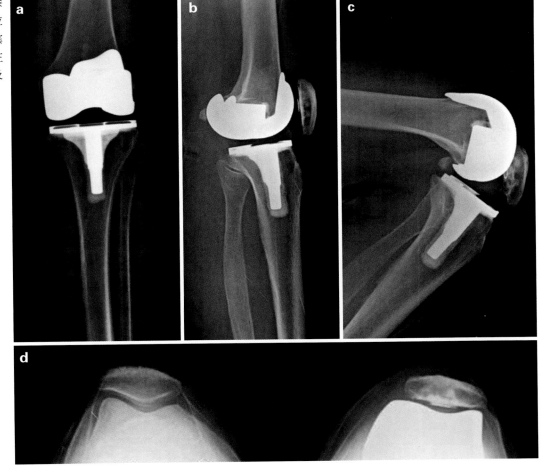

图11.4　更换聚乙烯衬垫1年后随访前后位X线片（a）、屈曲位侧位X线片（b）和伸直位侧位X线片（c）

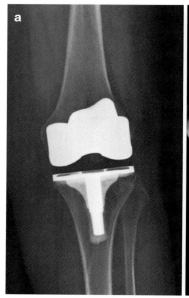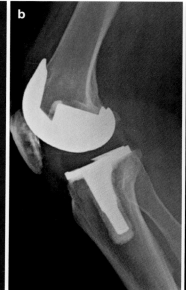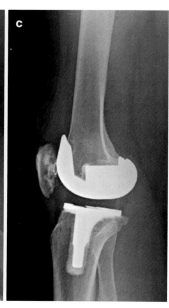

和活动度，采用11毫米的内–外翻限制型衬垫。逐层缝合切口，并覆盖无菌抗菌敷料。患者在手术当天走动，并在手术后2天出院，没有出现并发症以及输血。

术后结果

术后3周，患者关节活动度恢复到0°～120°，可不借助助行器行走。在1年的随访中，患者报告膝关节疼痛和稳定性明显改善。由于可以更好地进行膝关节的主动高度屈曲，患者感觉活动度改善。检查显示手术瘢痕愈合良好，无积液、红点或瘀斑，活动度0°～130°，稳定性极佳，没有髌骨压轧音，肌力正常，没有伸膝滞后。图11.4为术后膝关节前后位、伸直位和屈曲位侧位片X线片。

临床结果

该病例重点是单独胫骨侧假体翻修治疗TKA后的整体不稳，这包括如上所述的更换聚乙烯衬垫和翻修整个胫骨侧假体。

膝关节整体不稳定被认为是全膝关节置换失败最常见的原因之一，占所有翻修手术的10%～22%。膝关节不稳被定义为关节假体的

异常和过度移位导致的临床失败，多位学者基于病因学和对活动度影响来分类关节不稳的类型。胫股关节和髌股关节不稳定可能同时存在，或者一个关节稳定而另一个关节不稳定。

识别导致不稳定的因素是治疗的第一步，髌股关节不稳定通常由股骨旋转不良引起，因此需要纠正股骨旋转不良。由于固定失败导致的不稳定则需要翻修松动的假体。由于假体力线不良引起的不稳定则需要通过翻修获得准确的力线。由于韧带松弛引起的不稳定则需要增加关节限制性。由于关节屈伸间隙的不平衡引起的不稳则需要翻修股骨侧假体以及调整关节线和（或）股骨后髁偏心距。

当股骨假体是不稳定的主要因素时，例如股骨假体松动、力线不良或旋转不良，以及在屈伸间隙极其不匹配的情况下，单独翻修胫骨侧则是禁忌。韧带条件不良的情况下，以往通过翻修股骨侧来增加关节限制性，对于一些韧带完整但功能减弱的情况下也可能会起到作用。新植入的假体通常较初次置换的股骨假体限制性更高，改善了单纯胫骨侧翻修的效果。后稳定型（PS）假体能提供限制内–外翻衬垫，后交叉韧带保留型假体切除后交叉韧带后可选择高度匹配或深碟

形衬垫以增加旋转限制并完成后滚和屈曲，而不是通过凸轮-立柱（cam-post）机制。

单独的胫骨侧翻修最适用于关节整体不稳，关节整体不稳定义为检查时在整个活动过程中存在多个方向动态松弛。常常同时存在内外侧不稳、前后不稳和旋转不稳。通过更换聚乙烯衬垫或翻修胫骨侧假体来增加胫骨侧结构厚度和（或）限制性来增加稳定性。

与更换聚乙烯衬垫不同，翻修胫骨侧假体可以解决由于胫骨松动、胫骨脱位和胫骨旋转不良引起的不稳。与更换聚乙烯衬垫相比，尽管胫骨假体翻修具有更多的作用，但在胫骨假体没有松动的情况下极少选择该方法。我们对最近的一项关于术后不稳而未发生关节松动病例进行翻修的临床经验回顾性研究，发现90例中36例为更换聚乙烯衬垫，只有2例是单纯翻修胫骨侧。文献综述显示，很少报告通过单纯翻修胫骨侧以解决膝关节置换术后不稳。但一些专注于单纯胫骨侧翻修的学者研究结果提示临床疗效良好。虽然更换聚乙烯衬垫通常可以通过简单暴露就可完成（图11.5），但是单独胫骨侧假体翻修需要更广泛地暴露，对此而言，完整的Ran-sall Maneuver技术操作就是必需的（图11.6）。

随着组配式假体设计的发展，更换聚乙烯衬垫对于假体牢固的患者，最初被视为一种快速、安全、骨量保存良好的方法。更换聚乙烯衬垫适用于治疗关节不稳定、关节僵硬和其他相关症状，如渗液、疼痛和早期聚乙烯磨损等。

早期关于更换聚乙烯衬垫数据显示结果并不明确，Engh等报告，48例膝关节（17%）接受更换聚乙烯衬垫中的8例平均5年内失败。Willson等报告，23例通过更换聚乙烯衬垫治疗膝关节不稳中有13例失败（57%）。另有一些报告失败率在11%～57%，许多学者不建议更换聚乙烯衬垫用于治疗膝关节术后关节不稳、关节僵硬、感染、疼痛和聚乙烯磨损。但该类文献具有

许多局限性。将由于磨损和骨溶解进行聚乙烯置换和由于不稳定关节的报道混杂在一起，导致关节不稳定的原因没有记载，且更换聚乙烯衬垫的严格指征也没有明确。

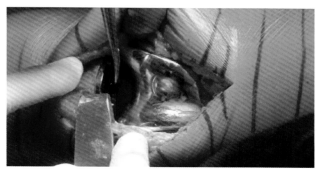

图11.5　更换聚乙烯衬垫通常不需要完全暴露

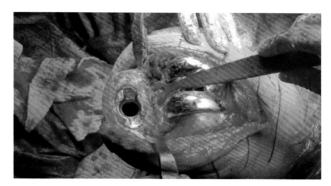

图11.6　胫骨侧假体翻修，为了使胫骨足够的暴露与保留股骨假体需要完整的Ran-sall Maneuver操作

与这些报告相反，我们中心数据认为：当严格把握适应证，更换聚乙烯衬垫用于膝关节置换术后不稳是可行的翻修策略。我们最近报道90例因膝关节不稳翻修患者，其中40%的患者接受更换聚乙烯衬垫。在平均39个月的随访中，观察到更换聚乙烯衬垫组（19.4%）和假体翻修组（18.5%）之间存在相似的失败率。再次翻修最主要的共同原因是再次发生关节不稳。各组临床疗效、活动范围、翻修率和临床失败率无显著差异。在用更换聚乙烯衬垫翻修36例膝关节中，聚乙烯的尺寸平均增加4.4毫米。17例膝关节（47%）除了衬垫增厚之外还增加了限制型内衬。增加关节限制组与仅增加聚乙烯尺寸组相比，再翻修率较低。

手术治疗不稳的决定因素是保持还是增加限制程度。我们认为，仅翻修胫骨侧假体解决不稳时，增加关节限制性应在股骨假体设计允许的情况下才选择。虽然其他人建议在翻修手术中使用限制性最低原则以达到韧带平衡，但实际上，我们的病例中如果同时进行股骨侧和胫骨侧翻修而不增加限制性，则会出现更高的失败率。不需要增加限制型组认为，可通过翻修假体获得极好的稳定性。这组病例由于不稳再次翻修率更高，这表明了术中软组织平衡评估可能是不可靠的。软组织可能在膝关节翻修术后出现动态改变，所以如果股骨假体无法增加限制性，我们会犹豫是否仅仅翻修胫骨假体。

并非仅有我们对更换聚乙烯衬垫存在好感，Jensen等报道了27例更换聚乙烯衬垫的膝关节翻修，平均随访40个月，大多数翻修原因为聚乙烯磨损。31个月随访临床成功率为80%，翻修率为10%。他们认为，更换聚乙烯衬垫和膝关节翻修具有相似的短期生存率，更换聚乙烯衬垫应推荐用于良好固定和力线尚可、假体表面未破坏的老年患者。Baker等报道了45例更换聚乙烯衬垫结果，诊断包括聚乙烯磨损、僵硬和不稳。结果显示该手术后临床效果得到显著改善。在2年随访中，其中4例（9%）需要翻修；所有再次手术原因是在聚乙烯垫片更换前，出现骨溶解引起的股骨或胫骨假体松动。然而当满足特定标准时，更换聚乙烯衬垫能提高膝关节功能，改善生活质量和增加患者的满意度。

总之，结合文献和我们自己的经验表明，单独的胫骨侧假体翻修，特别是更换聚乙烯衬垫，是治疗膝关节置换术后不稳的可行策略，尤其是配合增加限制性。当把握合适的指征时，术后结果与胫骨和股骨假体翻修不相上下。当然，更换聚乙烯衬垫不推荐使用于假体力线不良、旋转不良或韧带功能不全的患者。这些造成膝关节术后不稳的病因往往需要胫骨和股骨假体翻修，我们发现在不稳定翻修中58%是需要进行胫骨和股骨假体翻修。

关键点

· 治疗关节整体不稳定，与股骨胫骨侧都翻修相比，单独的胫骨侧假体翻修和更换聚乙烯衬垫为我们提供了更微创的手术选择方案，并且在合适的患者中具有相似的短期和中期效果。

· 股骨侧假体稳定性和假体位置良好，这是单纯胫骨侧假体翻修获得成功的前提。冠状位和矢状位力线必须是可接受的，后髁偏心距必须足以匹配伸直时关节线，并获得屈伸间隙的平衡，旋转必须满足屈曲间隙与髌骨伸膝装置中心轨迹的平衡。

· 胫骨平台稳定和假体位置良好是更换聚乙烯衬垫获得成功的前提。

· 当原有的假体可匹配高限制型垫片时可提高手术的成功率。

· 术中检查提示"平衡良好"的软组织在术后早期可能再次失衡，导致再次发生不稳。

· 虽然有些人主张关节不稳翻修术应该采用最低限制性原则，但我们的数据显示，在不稳翻修中，没有增加限制性，不稳复发率更高。

· 为了减少再次出现不稳的风险，我们常规使用保留的股骨侧假体所允许的最大限制性，仅进行胫骨侧翻修来解决整体不稳定。

方案2：全膝关节翻修术治疗人工膝关节屈曲不稳定

病例介绍

病史

患者，男性，67岁，体健。2009年在外院因膝关节终末期关节炎进行初次右全膝关节置换术，术后数月恢复良好，但逐渐出现膝关节疼痛和不稳。他自诉中度疼痛，在不平坦的地面行走和下楼时等活动后加重。他自诉"不再信任膝关节"，并且有时觉得它将"罢工"。自觉膝盖不断肿胀，活动后加重。初次全膝关节置换术前有多年膝关节外伤病史，导致外侧副韧带损伤，但未接受手术治疗。

初步了解后，开始采用正规股四头肌强化锻炼以及铰接式膝关节支具的非手术治疗，患者自觉症状在使用支具后有所改善，但在6个月后不愿继续使用支具，考虑手术治疗。

体格检查

患者的右膝正中切口愈合良好，呈现轻微的对抗性步态以利于右膝行走。膝关节活动度良好，活动范围在0°～135°，但在完全伸直和屈膝90°时，在冠状面和矢状面都有明显的不对称松弛。伸直时，内翻应力下膝关节间隙张开约4毫米，在外翻应力下大约6毫米。屈曲90°时，前抽屉试验时胫骨向前平移1厘米。膝关节有中

度积液，Gerdy结节和鹅足周围软组织压痛。肢端血运良好，皮肤感觉可，神经、血管检查良好。

影像学检查

患者膝关节站立位正位（AP）和侧位X线片（图11.7）显示假体位置良好，没有磨损或松动的迹象。胫骨假体呈轻微内翻，股骨假体轻度屈曲位，但假体无明显异常。股骨髁外侧可见陈旧外侧副韧带复止点钙化（图11.7a）。

手术入路

由于既往复合性外侧副韧带损伤和假体位置不佳，结合可能需要增加假体限制性，因此决定同时进行股骨侧和胫骨侧翻修。术前检测血沉和c-反应蛋白以排除感染，结果都在正常范围内。另外，在翻修手术前，进行膝关节穿刺术证实膝关节无感染。

手术进行脊髓麻醉，术中使用充气止血带。切口选择患者先前的正中切口，进行标准的髌旁正中入路切开关节囊。移除聚乙烯衬垫，彻

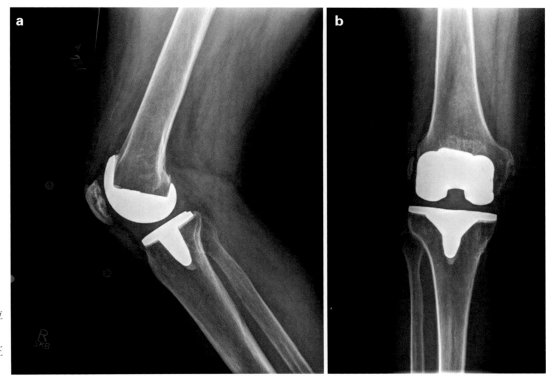

图11.7　屈曲位侧位X线片（AP）（a）和伸直位正位X线片（b）

底切除滑膜以获得更佳的暴露。然后使用弧形骨凿、锯移除股骨和胫骨假体，股骨侧注意做到最小的骨量缺损。正如预期，在去除骨水泥覆盖层水泥外套后胫骨平台中心上存在少量的中央型骨缺损。检查髌骨假体，假体位置及固定良好，故决定保留髌骨假体。此时，对外侧副韧带附着点进行检查，膝关节内翻时外侧明显不稳。

假体选择

首先处理胫骨侧，胫骨侧中央骨缺损选择多孔涂层垫块，延长杆远端为压配非水泥固定，近端采用水泥固定。接着处理股骨侧，将股骨髓腔逐渐扩髓，直至获得良好的皮质接触。然后进行股骨远端截骨，股骨远端表面与锯片紧贴。发现股骨远端需要5毫米垫块以获得适合的冠状位力线，屈膝90°，放置四合一截骨块，平行于胫骨平台确定股骨旋转。将截骨导向器固定于合适的位置，进行股骨前侧、后侧以及斜面的截骨。需要在后外侧使用5毫米垫块以获得良好的宿主骨接触。股骨假体安装压配延长杆，打入股骨远端。测试关节稳定性，发现膝关节在屈曲和伸直时略微向侧方张口。可能与复合外侧副韧带损伤产生移动有关，于是决定使用限制内-外翻（VVC）聚乙烯衬垫试模。具有更好的横向稳定性，解决屈伸时由于外侧副韧带损伤产生的移动。术中拍片，评估矢状位和冠状位的力线，确认假体位置合适，移除试模。打开假体并于台上组装，对称的胫骨多孔锥形加强垫块使用髓内冲击器安装到胫骨假体中。然后假体采用骨水泥混合固定，骨水泥涂于胫骨假体表面和干骺端。当股骨侧水泥完成固化时，再次插入限制内-外翻聚乙烯衬垫试模，膝关节可以完全伸直并且在整个活动范围内稳定。于是，安装衬垫真体，用生理盐水和稀释的聚维酮碘彻底冲洗伤口。然后将膝关节逐层关闭，患者复苏。

手术结果

术后第1天，患者开始负重和进行屈伸运动。术后无手术切口愈合问题，且手术后症状即刻改善。术后4周重返工作，且在2年随访时均无不稳症状，2年随访X线片见图11.8a、b。

临床结果

全膝关节置换术后不稳定可能对膝关节置换术后功能和患者满意度产生严重影响。特别是整体关节不稳定，这是全膝关节置换术术后最常见的不稳定形式之一，整体关节不稳指在整个运动范围内膝关节松弛。常见的病因包括膝关节周围软组织问题、严重的屈伸间隙不平衡、反复关节积液或滑膜炎，偶尔还有伸膝装置不全。如果保守治疗失败，整体关节不稳定往往需要进行翻修手术。幸运的是，由于膝关节整体不稳引起的相关症状进行膝关节翻修，患者症状明显改善且膝关节稳定。Firestone等报告了109例膝关节不稳的结果，其中大多数表现出整体不稳。所有患者均报告术后功能改善，仅有2例患者因不稳症状持续出现需要再次手术。

Luttjeboer等报告了对膝关节术后不稳翻修的77例患者结果，其中32例为整体不稳定。所有患者2年随访，均获得良好的临床结果。此外他们还阐明在因伸直不稳、屈曲不稳还是整体不稳的翻修，临床结果没有差异。同样，Song等发现所有83例膝关节不稳翻修中，冠状面、矢状面足够稳定，包括16个被诊断为整体不稳定的膝关节，手术方法包括单独的聚乙烯衬垫更换、单纯股骨侧假体翻修、单纯胫骨侧假体翻修、股骨胫骨翻修和伸膝装置重建。

关键点

· 膝关节不稳是全膝关节置换术后常见的失败因素，在膝关节翻修中占10%～27%。

图11.8　膝关节正位（AP）X线片（a）和侧位X线片（b）在2年随访中显示固定良好，没有松动或磨损迹象，假体对位对线良好

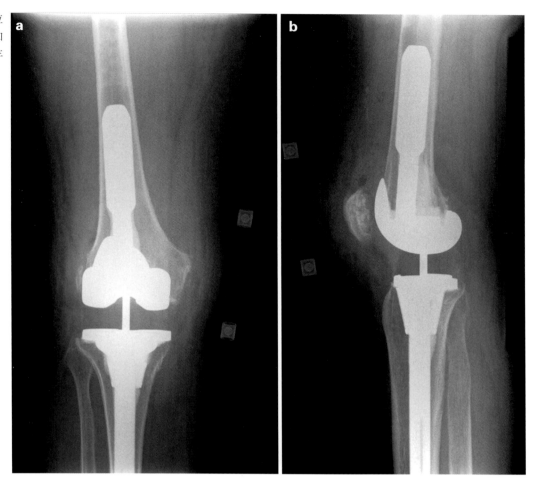

·膝关节的不稳通常是多因素造成的，当因膝关节不稳考虑膝关节翻修时，必须要解决所有可能造成患者膝关节不稳的因素。特别是矫正冠状位、矢状位力线，旋转对线，胫骨后倾，关节线位置，后股骨后髁偏心距和假体尺寸，这些对于获得膝关节稳定性至关重要。

·尽管整体不稳膝关节翻修可能需要使用铰接式膝关节，但通常在矫正所有病因情况下可以选择较小限制型假体翻修，对于膝关节不稳翻修假体选择的原则是选择关节稳定所需的最小限制型假体。

参考文献

[1] Vince KG. Why knees fail[J]. J Arthroplasty, 2003;8(3 Suppl 1):39–44.

[2] Unitt L, Sambatakakis A, Johnstone D, et al. Short term outcome in total knee replacement after soft tissue release and balancing[J]. J Bone Joint Surg, 2008;90(2):159–165.

[3] Roche M, Elson L, Anderson C. Dynamic soft tis–sue balancing in total knee arthroplasty[J]. Orthop Clin North Am, 2014;45(2):157–165.

[4] Paratte S, Pagnano MW, Trousdale RT, et al. Effect of postoperative mechanical axis align–ment on the fifteen year survival of modern, cemented total knee replacements[J]. J Bone Joint Surg, 2010;92(12):2143–2149.

[5] Nedopil AJ, Howell SM, Hull ML. Does malrotation of the tibial and femoral components compromise function in kinematically aligned total knee arthroplasty? [J]. Orthop Clin North Am, 2016;47(1):41–50.

[6] Insall J, Ranawat CS, Scott WN, et al. Total condylar knee replacement: preliminary report[J]. Clin Orthop Relat Res, 1976;120:149–154.

[7] Sharkey PF, Lichstein PM, Shen C, et al. Why are total knee arthroplasties failing today–has anything changed after 10 years? [J]. J Arthroplasty, 2014;29(9):1774–1778.

[8] Parrate S, Pagnano MW. Instability after total knee arthroplasty[J]. J Bone Joint Surg Am, 2008;90(1): 184–194.

[9] Vince KG, Abdeen A, Sugimori T. The unstable total knee arthroplasty[J]. The J Arthroplasty, 2006;21(4): 44–49.

[10] Chang MJ, Lim H, Lee NR, et al. Diagnosis, causes and treatments of instability following total knee arthroplasty[J]. Knee Surg Relat Res, 2014;26(2):61–67.

[11] Song SJ, Detch RC, Maloney WJ, et al. Causes of instability after total knee arthroplasty[J]. J Arthroplasty, 2014;29(2):360–364.

[12] Rodriguez–Merchan EC. Instability following total knee arthroplasty[J]. HSS J, 2011;7(3):273–278.

[13] Indelli PF, Giori N, Maloney W. Level of constraint in revision knee arthroplasty[J]. Curr Rev Musculoskelet Med, 2015;8(4):390–397.

[14] Cooper HJ, Hepinstall MS, Scuderi GR, et al. An algorithmic approach to management of symptomatic instability following total knee arthroplasty (abstract). In: Scientific Exhibit SE10[J]. American Academy of Orthopaedic Surgeons Annual Meeting, 2015; (3):24–28.

[15] Willson SE, Munro ML, Sandwell JC, et al. Isolated tibial polyethylene insert exchange outcomes after total knee arthroplasty[J]. Clin Orthop Relat Res, 2009;468(1):96–101.

[16] Griffin WL, Scott RD, Dalury DF, et al. Modular insert exchange in knee arthroplasty for treatment of wear and osteolysis[J]. Clin Orthop Relat Res, 2007;464:132–137.

[17] Babis GC, Trousdale RT, Morrey BF. The effectiveness of isolated tibial insert exchange in revision total knee arthroplasty[J]. J Bone Joint Surg Am, 2002;84(1):64–68.

[18] BrooksDH,FehringTK,GriffinWL, et al. Polyethylene exchange only for prosthetic knee instability[J]. Clin Orthop Relat Res, 2002;404:182–188.

[19] Engh GA, Koralewicz LM, Pereles TR. Clinical results of modular polyethylene insert exchange with retention of total knee arthroplasty components[J]. J Bone Joint Surg Am, 2000;82(4):516–523.

[20] Konrads C, Brieske S, Holder M, et al. Outcome of isolated polyethylene tibial insert exchange after primary cemented total knee arthroplasty[J]. Int Orthp, 2014;39(6):1093–1097.

[21] Jensen CL, Petersen MM, Jensen KE, et al. Outcome of isolated tibial polyethylene insert exchange after uncemented total knee arthroplasty[J]. Acta Orthop, 2006;77(6):917–920.

[22] Baker RP, Masri BA, Greidanus NV, et al. Outcome after isolated polyethylene tibial insert exchange in revision total knee arthroplasty[J]. J Arthroplasty, 2013;28:1–6.

[23] Fehring TK, Valdie AL. Knee instability after total knee arthroplasty[J]. Clin Orthop Relat Res, 1994;(299):157–162.

[24] Deshmane PP, Rathod PA, Deshmukh AJ, et

al. Symptomatic flexion instability in posterior stabilized primary total knee arthroplasty[J]. Orthopedics, 2014;37(9):e768–774.

[25] Firestone TP, Earle RW. Surgical management of symptomatic instability following failed primary total knee replacement[J]. J Bone Joint Surg Am, 2006;88(Suppl 4):80–84.

[26] Petrie JR, Haidukewych GJ. Instability in total knee arthroplasty: assessment and solutions[J]. Bone Joint J, 2016;98–B(1 Suppl A):116–119.

[27] Luttjeboer JS, Bénard MR, Defoort KC, et al. Revision total knee arthroplasty for instability—outcome for different types of instability and implants[J]. J Arthroplasty, 2016;31(12):2672–2676.

[28] Parratte S, Pagnano MW. Instability after total knee arthroplasty[J]. J Bone Joint Surg Am, 2008;90(1):184–194.

[29] Vince KG. Why knees fail[J]. J Arthroplasty, 2003;18(3 Suppl 1):39–44.

[30] Fehring TK, Valadie AL. Knee instability after total knee arthroplasty[J]. Clin Orthop Relat Res, 1994;(299):157–162.

[31] Fehring TK, Odum S, Griffin WL, et al. Early failures in total knee arthroplasty[J]. Clin Orthop Relat Res, 2001;392:315–318.

[32] Abdel MP, Pulido L, Severson EP, et al. Stepwise surgical correction of instability in flexion after total knee replacement[J]. Bone Joint J, 2014;96–B(12):1644–1648.

第 12 章　关节僵硬

Fred D. Cushner, David A. Crawford,

Keith R. Berend, Stephen Petis,

Robert Trousdale

概述

患者在术后立即出现膝关节僵硬并不少见。虽然患者自觉他们的膝关节"僵硬"，但往往他们所谓僵硬的膝关节活动度却大于120°。为了便于探讨，本讨论将集中在术后早期屈曲位小于90°的患者。Lotke等对关节僵硬进行定义，认为如果存在大于15°的挛缩和小于75°的活动才能定义为膝关节僵硬。根据这一定义，在总数为1000多个病例中，总发病率为1.3%。在本研究中，正如预期的术前活动受限患者更有可能在术后出现关节僵硬。

这种情况并不奇怪，部分膝关节僵硬患者在改善膝关节活动度方面进展缓慢。虽然原因是多方面的，但有几个因素在术后起了很大的作用。术前活动度就是一个很重要的因素，术前活动受限很大程度上会造成术后的关节僵硬；另一个主要因素是术后疼痛的控制，患者在术后因为明显疼痛而不愿立即锻炼来提升他们的活动度；术后关节血肿也是限制关节活动的重要因素，但是随着在膝关节置换术中氨甲环酸的使用，出血量也大大减少。

首次尝试重获关节活动度的方法是在麻醉下手法松解，大量的临床研究表明，术后12~26周麻醉下松解，可提高患者的活动度。在笔者医院，用照片记录手术前和手术后的活动度很常见，虽然使用手机很便利，但他们往往没有保存好图像，因此需要有人将手机的图像输入图表。我们更喜欢用计算机软件拍摄，当外科医生回到办公室时，通过扫描仪可以很容易地将这些照片存入患者的图表里。另一个优点是，患者在出院时也可以得到一份活动度提高的拷贝光盘，众所周知，最终获得的活动度比在手术室麻醉下获得的活动度要小得多。这些照片可以直观地证明，实际上可以实现更好的活动度。

麻醉下操作并非没有风险，如前所述，在麻醉状态下松解不一定保证可以改善活动度。另一个风险就是骨折，虽然不常见，事实上也是一个手术风险，因此我们应该与患者术前沟通这个问题，也有可能会撕裂皮肤。出于这些原因，通常要到第6~8周期间才能进行该操作，此时避免皮肤撕裂发生。当然，在操作的时候，可能会出现骨折，偶有髌腱断裂，这是一个难题，因为需要保护修复，可能再次导致膝盖僵硬。

如果操作不成功，我们可以采取其他的方法改善关节活动度。第二次操作可以通过关节镜检查来完成。如果尝试这样做，关节镜检查不仅用来进行粘连的松解，而且还可以清理髌股关节，从而有助于改善膝关节活动度。

另一个选择是使用动态夹板，动态夹板可用于膝关节屈曲和伸直畸形，既可作为单独的治疗方法，也可与关节镜或不与关节镜联合使用。

对于因为膝关节僵硬进行翻修的结果在文献中的报道各不相同。Lotke指出术后关节活动度从54.6°增加到82.2°。虽然活动度在93%的病例中确实有所改善，但整体活动度仍然受限。笔者医院Scuderi也证明了膝关节翻修改善关节僵硬疗效有限，73%的患者疼痛改善，但仅13%患者活动改善。

与大多数手术并发症一样，预防是最好的治疗方法。一个良好的多模式镇痛计划、正确的假体位置和良好的软组织平衡可能有助于防止这类并发症的发生。

方案 1：胫骨假体翻修术

病例介绍

病史

患者，男性，50岁。在外院行右全膝关节置换术后疼痛和膝关节僵硬8个月。患者自诉膝关节在手术前僵硬。在进行了膝关节置换手术后，患者围术期过程并不复杂，但他的确很难完全活动。患者虽从事较为轻松的工作，但工作仍有困难，上下楼梯以及从座位上站起时均有困难。无感染史或感染症状。

体格检查

患者，身高1.8米，体重103千克，体重指数为32.1。步态僵硬，右膝在步态检查时无法完全伸直。患者手术切口愈合良好，伴有少量积液。右下肢3°外翻。膝关节的活动度为10°～85°。

右膝关节在内-外翻应力和前/后应力均稳定。髌骨轨迹良好。白细胞计数、c-反应蛋白和血沉等指标均正常。膝关节置换术后血常规示白细胞计数为35，无细菌生长。膝关节协会功能评分38分，临床评分70分。

影像学检查

右膝关节前后位X线片（图12.1）未见胫骨骨溶解或松动迹象。股骨假体大小合适和力线良好。胫骨平台与胫骨机械轴成90°。胫骨假体匹配，无外挂。与对侧相比，关节线升高6毫米。

右膝关节侧位X线片（图12.2）未见胫骨或股骨假体松动。胫骨平台成2°后倾。

右膝髌骨轴位X线片（图12.3）显示重建的髌骨轨迹良好。原髌骨厚度为19毫米，重建后髌骨厚度为28毫米。

手术入路

该患者膝关节在屈曲位和伸直位时都是僵硬状态的。在回顾X线片时，我们找出了一些可能的原因。关节线轻微抬高，且对后交叉韧带保留型假体而言后倾不足。胫骨聚乙烯垫片的厚度为12毫米，通过改变垫片厚度或滑膜切术加大关节间隙的能力有限。解决方法是更换所有假体或者单独更换胫骨侧假体。我们认为可以通过增加胫骨截骨量来增加屈曲和伸直间隙，并通过增加胫骨平台的后倾来增加屈曲间隙，必要时对后交叉韧带进行处理。因此，我们选择仅对胫骨侧假体进行翻修。髌股关节出现过负荷，我们同时也计划对髌骨假体进行翻修。

患者麻醉状态下查体显示右膝关节活动度为10°～85°，使用原手术切口，行髌旁内侧入路。与我们所有的翻修手术一样，取关节液进行细胞计数。关节囊切开向下延长至胫骨结节，内侧松解至胫骨平台后侧。胫骨前外侧也通过松解

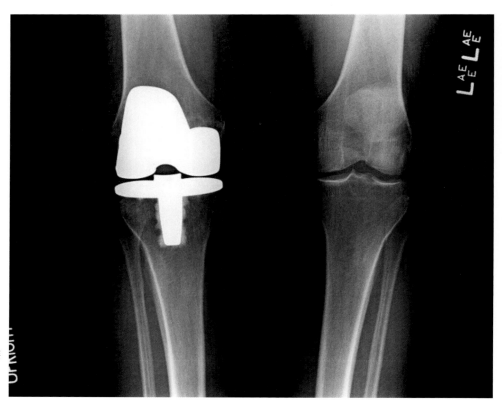

图12.1 术前右膝
关节前后位X线片

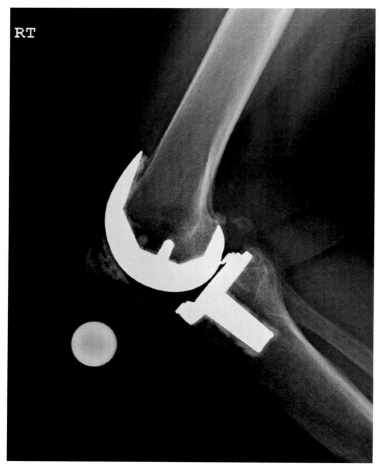

图12.2 术前右膝关节侧位X线片

图12.3 术前右膝髌骨轴位X线片

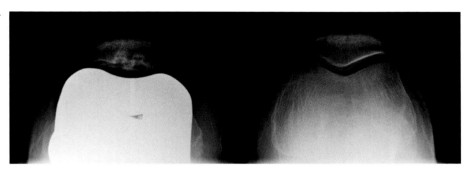

所有粘连并切除纤维组织，显露至髌腱附近。在膝关节僵硬的情况下，胫骨脱位前进行彻底的松解是至关重要的一个步骤，以防止出现侧副韧带或髌腱的医源性损伤。然后仔细重建髌骨旁内外侧沟，并切除所有纤维瘢痕组织。切下的组织与假体后方组织一同送检细菌培养。然后用与内侧相同的方式重建髌骨旁外侧沟。取出聚乙烯垫片，确定垫片的尺寸为12毫米，然后外翻髌骨，并在髌骨外侧用电刀对外侧支持带进行松解。

如果试图保留胫骨假体，单独更换聚乙烯垫片，在这一步，需要探查膝关节后方是否有骨赘并松解后侧关节囊。为了能够撑开关节，我们更喜欢使用橡胶撑开器，以防止损害胫骨和股骨假体。首先在关节屈曲位时在关节外侧放置撑开器，清理膝关节后内侧。然后，将撑开器放在内侧，清理膝关节后外侧。用弧形骨刀和刮匙去除残留骨赘以及松解后侧关节囊。此时胫骨前脱位，并松解后内侧任何需要松解的软组织，然后测试假体。如果几乎保留胫骨侧假体，可先试用较小的胫骨垫片，如果这时后交叉韧带保留型假体伸直间隙良好，但屈曲间隙仍然紧张的情况下，可考虑进一步截骨或者松解后交叉韧带。一些膝关节假体系统具有前稳定或高交联聚乙烯垫片，可用于替代后交叉韧带，这样就无须因为切除后交叉韧带而更换股骨假体。如果实现屈曲和伸直间隙平衡，则植入最终的聚乙烯垫片。

在我们的病例中，单纯更换垫片无法改善

屈伸间隙，我们移除胫骨假体以进行胫骨侧翻修。按照先前描述的胫骨平台的内侧和外侧显露之后，我们开始在内侧使用小的摆锯在胫骨托/骨水泥界面处小心地移除胫骨托。根据胫骨托的设计，这种锯通常可以绕过胫骨托立柱后部到达胫骨的侧面，再以相同的方式移除平台的前外侧，髌腱会限制锯能到达胫骨托外侧的范围，然后用骨刀完成胫骨托的移除。

移除胫骨托后，使用标准的髓外定位杆对胫骨侧进行翻修截骨。参考术前X线片和先前垫片大小，以指导截骨水平，并评估术前冠状位或矢状位对线不良情况。建立合适的后倾角是重要的，因为后交叉韧带保留型假体设计后倾角的不足（或在本病例中为前倾）将导致膝关节屈曲间隙的紧张和较差的活动度。将水泥从胫骨干骺端取出，胫骨侧准备一个40毫米的延长杆，使整个杆距胫骨托长度为80毫米。注意确保适当的胫骨平台旋转，因为胫骨假体的旋转不仅会导致髌骨轨迹不良，还会导致膝关节僵硬。正确放置胫骨托位置后，放置合适的胫骨假体试体。如前所述，如果后交叉韧带是完整的，并且屈曲间隙过紧，外科医生可以考虑松解后交叉韧带来增加屈曲间隙。本病例中我们松解后交叉韧带。当屈曲和伸直间隙平衡后植入胫骨托并安置14毫米前稳定聚乙烯垫片。重建髌骨，增加髌骨的截骨量，最终假体和髌骨厚度为24毫米。当闭合关节切口并松开止血带后，我们能够实现膝关节的完全伸直和120°的屈曲角度。

对于膝关节僵硬的患者，我们使用连续被动运动（CPM）器械进行膝关节高屈曲康复训练术后方案（表12.1）。我们常规安排术后6~8周在麻醉下进行手法松解。

手术结果

术后X线片（图12.4~图12.6）。术后患者膝关节可完全伸直，术后2个月再次进行麻醉下手法松解术，术中屈曲达到115°。术后屈曲度下降到95°并保持稳定。在8年的随访中，患者未诉膝关节疼痛，且可在无辅助装置的情况下每天步行4.8千米。患者膝关节协会功能评分为93分，临床评分为100分。

临床结果

全膝关节置换术（TKA）后僵硬被定义为活

动范围不足，即患者的活动功能受限。即使患者膝关节活动正常，但可能还会有膝关节"僵硬"的感觉。

虽然每位患者可能因特定活动需要，对运动范围需求不同，但大多数外科医生努力实现膝关节完全伸直及膝关节屈曲至少达90°。生物

表12.1 术后6小时立即开始高屈曲连续被动运动（CPM）方案

术后天数	活动范围（°）	持续时间
0天		
	60~120	2小时
	30~120	2小时
	0~120	2小时
1~14天		
	0~120	2小时（每天3次）

标准术后第1天至14天连续被动运动康复方案

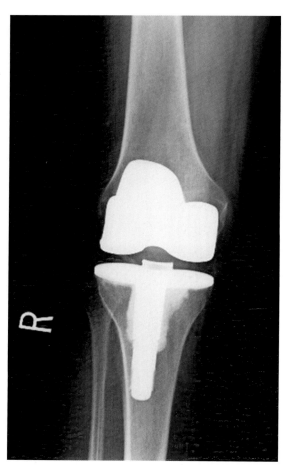

图12.4 术后右侧膝关节前后位X线片

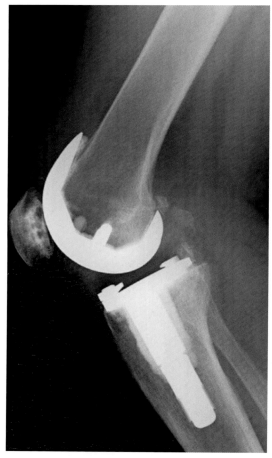

图12.5 术后右膝关节侧位X线片

图12.6 术后右膝髌骨
轴位X线片

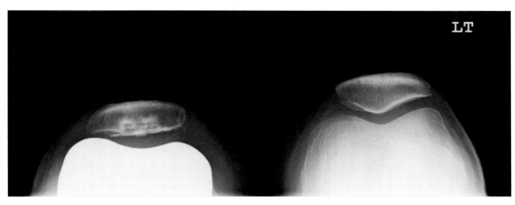

力学研究表明，患者在正常行走时需要67°的屈曲，在上下楼梯或者从椅子上起立时至少需要80°～90°膝关节屈曲。膝关节置换术后膝关节僵硬发生率为1%～12%。全膝关节置换术后膝关节僵硬的原因有很多，如患者本身因素和手术因素。术前活动范围是影响术后活动范围的最重要的患者因素。女性和年龄的增加也被证明会增加膝关节置换术后僵硬的风险，手术因素包括屈曲/伸展间隙的不平衡，定位错误和（或）假体的尺寸不匹配，关节线过高，或骨赘去除不完全。

在治疗膝关节僵硬前，外科医生必须首先确定病因。在假体位置和大小合适的情况下，可考虑单独切除滑膜和更换垫片，这种方式技术报道结果好坏参半。Babis等报道了7例进行仅行胫骨假体置换和关节松解术的患者，发现膝关节评分或运动范围没有任何改善，所有患者均感到疼痛。同样，Wislon等也报道了仅行垫片更换术患者中存活率仅为58%，30%的患者仍然有疼痛和僵硬。其他研究显示单独的滑膜切除和更换垫片是有效的。在Ghani等系统回顾的报道中，滑膜切除和垫片更换术后膝关节活动度平均增加43.4°。

关于单独胫骨平台翻修的结果，未见文献报道，但是已经有大量文献报道全假体翻修的疗效。研究表明，全假体翻修后，膝关节屈曲度改善了17°～35°，膝关节评分和疼痛也有显著改善，但是仍有部分患者需要再次麻醉下手法松解术或再次手术。麻醉下手法松解的发生率为15%～49%，高达25%的患者可能需要进行再次手术。

关键点

· 术前确定僵硬的潜在原因。

· 仔细评估假体的大小和位置。

· 重建股骨内外侧沟，并进行髌骨周围瘢痕去除和支持带松解。

· 如果为CR假体屈曲间隙严重狭窄，考虑在膝关节置换中松解或切除PCL。

· 确保适当的胫骨平台后倾。

· 了解翻修后持续僵硬风险，需要麻醉下手法松解或再次手术。

方案2：全膝关节翻修术

病例介绍

病史

患者，男性，73岁。右全膝关节置换术（CR假体）两年半后转至笔者医院。患者主诉术后膝关节僵硬感逐渐加重，且伴有上下楼梯膝关节不稳定。膝周弥漫性疼痛，活动后加剧。同侧髋关节及腰椎无症状。

该患者非手术治疗无效，包括口服镇痛、

抗感染治疗和物理治疗。患侧膝关节既往无其他手术史，否认夜间疼痛及任何其他不适，尚未尝试麻醉下松解术。

考虑进行翻修手术之前，需对膝关节置换术后僵硬进行鉴别诊断。常见的病因可分为内在因素和外在因素（表12.2）。此外，结合既往手术史与简要的病史，有助于鉴别诊断。

体格检查

膝关节正中手术切口愈合良好，无感染征象。患者中立位站立时，双膝下肢力线可。浮髌征阳性，提示关节积液，覆盖于膝关节上的软组织可移动。膝关节活动范围为30°～90°（图12.7），直腿抬高试验阴性。根据医学研究委员会评分系统，股四头肌肌力评分为5/5。膝关节

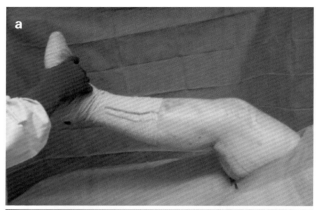

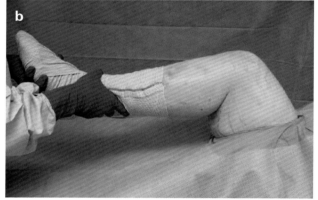

图12.7 麻醉下患者术中膝关节（a）伸展（b）屈曲的外观照

屈曲90°时，前后平移大于10毫米。膝关节伸展和屈曲时，膝关节内侧和外侧有大于5毫米的开口。髋关节活动正常，患者神经、血管检查正常。

假体周围关节感染是膝关节置换术后关节僵硬的重要原因，需通过详细地询问病史、体格检查和辅助检查。记录膝关节的主动和被动活动范围，以确定不是因伸膝装置损伤导致运动丧失。建议在翻修手术前对患者运动范围拍照，以便手术前后比较分析。检查膝关节是否存在不稳，长期膝关节不稳定可导致术后膝关节疼痛，阻碍术后康复。部分病例中由于陈旧手术瘢痕或植皮手术导致膝前软组织不能移动、膝关节屈曲受限，此时，医生可考虑软组织松解。

影像学检查

患者感染相关检查结果显示，白细胞计数：6.1×10^9/升，血沉：2毫米/小时，CRP：3.0

表12.2 全膝关节置换术后关节僵硬的常见病因

内在因素	手术因素：
	· 选用后交叉韧带保留型假体，后交叉韧带紧张
	· 股骨假体过大
	· 髌股压力过大
	· 屈曲-伸直间隙不匹配
	· 关节线过高
	· 假体位置不良（旋转、屈伸、胫骨后倾）
	· 截骨不足（胫骨、股骨、骨赘）
	假体无菌性松动
	术前严重畸形
	创伤后关节炎
	术前关节强直
	既往膝关节手术
	假体周围感染
外在因素	同侧髋关节炎
	同侧腰椎神经根病
	异位骨化
	覆盖皮肤纤维化（既往皮肤移植、烧伤）
	复杂区域疼痛综合征
	康复计划遵嘱情况不佳

毫克/升。X线片表示：骨水泥固定良好，髌骨表面置换、后交叉韧带保留型假体膝关节置换术后改变。对于膝关节术后疼痛患者常规行双下肢全长（髋-膝-踝关节）X线片，以评估假体位置及力线，全长X线片还可帮助排除是否存在髋关节炎向膝关节放射痛。X线片显示胫骨平台的内侧存在非进展性低密度区（图12.8）。

手术入路

患者麻醉满意后取仰卧位。麻醉下查体，与术前膝关节僵硬的活动范围相符，在冠状位和矢状位上的关节不稳。为了避免对大腿肌肉产生张力影响运动范围评估，仅在骨水泥固定时用止血带并充气。

沿原手术切口切开皮肤，随后小心分离内

外侧皮下皮瓣。进行标准髌旁内侧切开关节术。进入膝关节后，从内外侧滑车沟以及髌上区域切除大量纤维化瘢痕组织。在翻修手术中，倾向于侧向半脱位髌骨，以避免对伸膝装置造成过度的压力。为了在翻修术中活动伸肌装置，我们有一个简单的办法就是斜切股四头肌。还可以考虑V-Y翻转和胫骨结节截骨。通常送组织进行病理检查以排除急性炎症，提示阴性。

是否同时更换两个假体取决于膝关节伸直和屈曲间隙是否良好。冠状面和矢状面不稳的存在也需要更换股骨假体以获得更好的关节稳定性，髌骨假体未更换。但是，如果髌股关节过度填充，髌骨截骨不足，或更换后的股骨假体与髌骨轨迹不良，则应考虑更换髌骨。

我们移除了股骨和胫骨部分，没有明显的

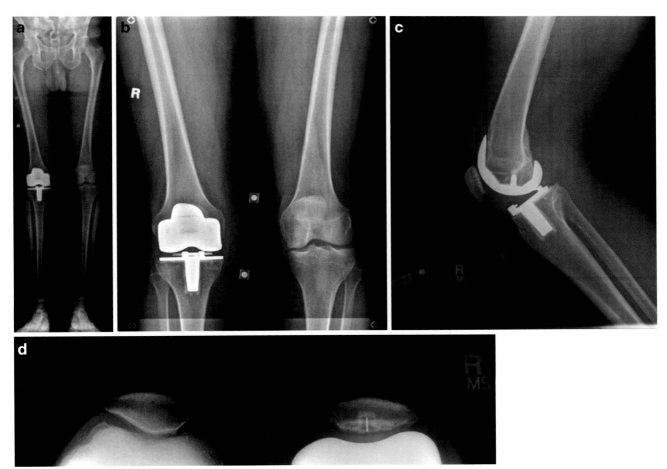

图12.8 术前膝关节X线片系列。a.双下肢全长片示：假体位置良好。b.膝关节正位X线片示：全膝关节置换术后。c.膝关节侧位X线片示：屈曲位时股骨假体与重建髌骨位置。d.膝关节髌骨置换术后髌骨轴位

骨量丢失。胫骨再次垂直于机械轴截骨。首先准备胫骨来评估屈伸间隙，小心地股骨截骨，以保持中立的机械轴，以避免抬高关节线。评估股骨旋转与膝关节屈曲间隙，以确保一个矩形屈曲空间。我们增加股骨假体尺寸以填充过大的屈曲间隙。在股骨后外侧髁使用垫块，以保证股骨假体外旋，并帮助平衡之前因屈曲间隙造成的屈曲稳定。应避免过度旋转股骨或胫骨部分，以及过大的假体，以避免软组织紧张，这可能导致术后持续僵硬。考虑到伴随不稳，我们使用一个髁限制型膝关节假体。采用带延长杆骨水泥型旋转平台胫骨假体，来减小假体–骨水泥、骨水泥–骨界面的应力。通常在术中拍摄照片，以记录运动度的恢复。

术后结果

术后，患者的运动度改善为从完全伸直至120°屈曲（图12.9）。临床检查没有发现冠状面或矢状面膝关节不稳。X线示了假体固定良好，位置良好（图12.10）。基于视觉模拟疼痛量表，患者疼痛从术前的8改善到术后的1。

临床结果

据报道，膝关节置换术后僵硬需要翻修发生率在1.3%～18%。治疗方法包括麻醉下手法松解术，开放或关节镜下关节松解术，更换聚乙烯垫片，单一假体的翻修或翻修全部假体。在过去的几十年中，膝关节置换术后关节僵硬完全恢复的效果不明确（表12.3）。大多数研究报告翻修术后膝关节活动范围和患者主诉均有所改善。然而翻修术前仍需要告知患者可能需要再次手术，我们的研究表明仅9%～36%的患者接受进一步的干预来解决关节持续僵硬。这主要是由于难以确定关节僵硬的确切原因，以及假体选择的异质性和翻修手术的难度。

本文综述了膝关节置换术后僵硬的诊断和患者选择的重要性，以便在治疗膝关节置换术后僵硬时获得最佳的治疗效果。了解失败的原因，外科医生利用重建原理来改善运动。排除其他可能的病因，如伴随的关节炎和调整患者因素（如康复依从性差），这些都有利于获得良好的治疗效果。

关键点

·仔细询问患者病史，体格检查和X线片可以帮助膝关节置换术后僵硬的鉴别诊断。

·警惕存在假体周围感染和导致膝关节僵硬的外在原因。

·在膝关节翻修手术期间，仔细地处理软组织和清理纤维化组织至关重要。

·在翻修膝关节置换术后僵硬时，准备使用可扩展的暴露方式以帮助假体的移除和重建。

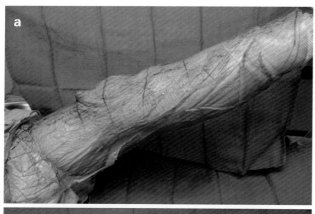
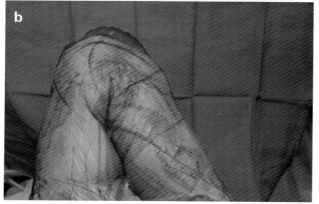

图12.9 a、b.术中拍照膝关节翻修术后活动度

图12.10　术后膝关节X线片。正位（a）和侧位（b）X线片显示位置良好，带延长杆髁限制型膝关节假体

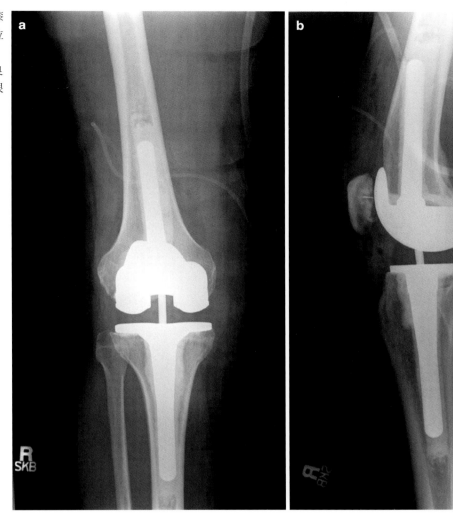

·更换假体可以帮助减轻屈伸间隙不匹配，并同时处理伴随不稳定。

·即使全假体翻修仍无法保证彻底解决膝关节僵硬，需准备更多的方法来解决翻修手术后的持续僵硬。

表12.3　全膝关节置换术（TKA）后股骨、胫骨假体翻修的临床结果

研究者	TKA病例数	术前活动度（°）	术后活动度（°）	患者结果评分	干预措施（平均值）	并发症
Nicholls and Dorr	12	伸直：–32 屈曲：44	伸直：–7 屈曲：62	40% 患者主诉痊愈或良好	4 二次松解	无报道
Haidukewych et al	16	40	73	膝关节协会评分 术前：28 术后：65 66%的患者满意	3例二次松解 1例二次翻修	2例术中股骨骨折
Hartman et al	35	伸直：–13.5 屈曲：67.1	伸直：–2.7 屈曲：100.7	膝关节协会评分 术前：32.2 术后：60.9	9例二次操作 2例关节镜	无报道
Kim et al	56	伸直：–11.3 屈曲：65.8	伸直：–3.2 屈曲：85.4	膝关节协会评分 术前：38.5 术后：86.7	3例二次松解 2例重新翻修	无报道
Keeney et al	11	伸直：–21.6 屈度：72.8	伸直：–8.9 屈曲：76.2	膝关节协会评分 术前：21.9 术后：25.5 55%的患者满意	未报道	无报道
Kim et al	23	67	85	膝关节协会评分 术前：45.7 术后：67.9	6 例二次翻修	无报道
Heesterbeek et al	35	60	85	膝关节协会评分 术前：43 术后：61	7例二次松解	1 例伤口裂开 骨折
Christensen et al	11	39.7	83.2	膝关节协会评分 术前：31.1 术后：75.5	4 例二次松解	2 例伤口裂开

参考文献

[1] Bédard M,Vince KG,Redfern J,et al.Internal rotation of the tibial component is frequent in stiff total knee arthroplasty[J].Clin Orthop Relat Res,2011;469(8):2346–2355.

[2] Kettelkamp D.Gait characteristics of the knee:normal,abnormal,and postreconstruction. In:American Academy of Orthopaedic Surgeons symposium on reconstructive surgery of the knee[M].St.Louis:CV Mosby,1978.

[3] Laubenthal KN,Smidt GL,kettelkmap DB.A quantitative analysis of knee motion during activities of daily living[J].Phys Ther, 1972;52(1):34–43.

[4] Kim J,Nelson CL,Lotke PA.Stiffness after total knee arthroplasty.Prevalence of the complication and outcomes of revision[J].J Bone Joint Surg Am,2004;86–A(7):1479–1484.

[5] Scranton PE Jr.Management of knee pain and stiffness after total knee arthroplasty[J]. J Arthroplasty,2001;16(4):428–435.

[6] Daluga D,Lombardi AV Jr,Mallory TH,et al.Knee manipulation following total knee arthroplasty:analysis of prognostic variables[J].J Arthroplasty,1991;6(2):119–128.

[7] Mauerhan DR,Mokris JG,Ly A,et al.Relationship

between length of stay and manipulation rate after total knee arthroplasty[J].J Arthroplasty,1998;13(8):896–900.

[8] Goudie ST,Deakin AH,Ahmad A,et al.Flexion contracture following primary total knee arthroplasty:risk factors and outcomes[J]. Orthopedics, 2011;34(12):e855–859.

[9] Ritter MA,Stringer EA.Predictive range of motion after total knee replacement[J].Clin Orthop,1979;(143):115–119.

[10] Babis GC,Trousdale RT,Pagnano MW,et al.Poor outcomes of isolated tibial inset exchange and arthrolysis for the management of stiffness following total knee arthroplasty[J].J Bone Joint Surg Am,2001;83–A(10):1534–1536.

[11] Wislon SE,Munro ML,Sandwell JC,et al. Isolated tibial polyethylene inset exchange outcomes after total knee arthroplasty[J].Clin Orthop Relat Res,2010;468(1):96–101.

[12] Ghani H,Maffulli N,Khandua V.Management of stiffness following total knee arthroplasty:a systematic review[J].Knee,2012;19(6):751–759.

[13] Donaldson JR,Tudor F,Gollish J.Revision surgery for the stiff total knee arthroplasty[J]. Bone Joint J,2016;98–B(5):622–627.

[14] Keeney JA,Clohisy JC,Curry M,et al.Revision total knee arthroplasty for restricted motion[J]. Clin Orthop Relat Res,2005;440:135–140.

[15] Heesterbeek PJ, Goosen JH, Schimmel JJ, et al. Moderate clinical improvement after revision arthroplasty of the severly stiff knee [J].

Knee Surg Sports Traumatol Arthrosc, 2016;24(10):3235–3241.

[16] Kim GK,Mortazavi SM,Parvizi J,et al.Revision for stiffness following a predictable procedure? [J].Knee,2012;19(4):332–334.

[17] Hartman CW,Ting NT,Berger RA,et al.Revision total knee arthroplasty for stiffness[J].J Arthoplasty,2010;25(Suppl 6):62–66.

[18] Parvizi J,Zmistowaski B,Berbari EF,et al.Net definition for periprosthetic joint infection:from the Workgroup of the Musculoskeletal Infection Society[J].Clin Orthop Relat Res, 2011; 4699(11): 2992–2994.

[19] Le DH,Goodman SB, Maloney WJ, et al. Current modes of failure in TKA: infection, instability, and stiffness predominate[J].Clin Orthop Relat Res, 2014; 472(7):2197–2200.

[20] Nicholls DW,Dorr LD.Revision surgery for stiff total knee arthroplasty[J].J Arthroplasty,1990;5 (Suppl):S73–77.

[21] Haidukewych GJ, Jacofsky DJ, Pagnano MW, et al. Functional results after revision of well-fixed componets for stiffness after total knee arthroplasty[J].J Arthroplasty, 2005;20:133–138.

[22] Hartman CW,Ting NT,Moric M,et al.Revision total knee arthroplasty for stiffness[J].J Arthroplasty,2010;25z(6 Suppl):62–66.

[23] Christensen CP, Crawford JJ, Olin MD, et al. Revision of the stiff total knee arthroplasty[J].J Arthroplasty,2002;17(4):409–415.

第 13 章　胫骨缺损的治疗

Giles R. Scuderi, Thomas J. Parisi,
Douglas A. Dennis, David G. Lewallen,
Russell E. Windsor, Danielle Y. Ponzio

概述

严重的胫骨缺损是全膝关节翻修术中最具挑战的问题之一。常见的缺损原因有：①非感染性失败，包括假体松动、下沉、骨溶解和骨折。②感染性失败，包括骨吸收和骨溶解。③假体取出时医源性缺损。准确评估胫骨缺损是十分必要的，尤其在干骺端，因其影响胫骨假体的位置和固定。尽管有多种骨缺损的分类方式，但放射学评价仍然存在局限性，常常被低估。胫骨缺损程度最终在手术中确定。最常用的分类是安德森骨科研究所（AORI）分类，描述了胫骨缺损的严重程度，依据干骺端的完整性以及涉及胫骨平台一侧或两侧。

全膝关节翻修术中胫骨缺损的处理取决于缺损的大小和位置（图13.1），以及是包容性缺损还是非包容性缺损。手术选择包括骨水泥填充、螺钉骨水泥填充、垫块增强、打压植骨、结构性植骨、干骺端袖套和钽金属补块。目的是为胫骨假体建立一个稳定的支撑平台。AORI 1型胫骨少量缺损，干骺端骨质良好，可采用骨水泥填充或打压植骨修复小的空洞型缺损。AORI 2型骨缺损干骺端缺损较多，通常采用垫块增强

或结构性植骨。3型骨缺损延伸至胫骨结节的远端，更具挑战性，可以使用骨小梁钽金属补块、结构性植骨或节段性假体。下面的病例报告将描述各种外科技术来应对这一具有挑战性的问题。

方案 1：胫骨严重缺损的处理：胫骨移植

病例介绍

病史

患者，女性，68岁。表现为右膝渐进性疼痛和肿胀。17年前右侧膝关节因终末期类风湿关节炎接受初次全膝关节置换术。20多岁时诊断为类风湿关节炎，服用甲氨蝶呤和泼尼松进行治疗。膝关节置换术后功能良好，近1年来开始出现疼痛、肿胀和进行性内翻畸形。否认近期与膝关节疼痛相关的创伤、疾病、发烧或寒战。

体格检查

体格检查显示术后膝关节中度积液，关节活动度为0°～100°，早期切口愈合良好，无红

1 型骨缺损　　　　　　　2 型骨缺损　　　　　　　3 型骨缺损

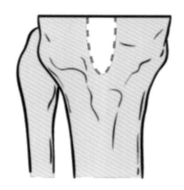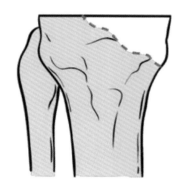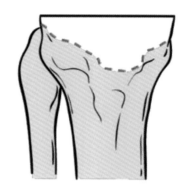

- 骨水泥
- 颗粒骨植骨
- 组配式垫块

- 骨水泥和螺钉
- 组配式垫块
- 结构性植骨

- 骨小梁钽金属补块
- 结构性植骨
- 节段性假体

图13.1　安德森骨科研究所骨缺损的分类及处理

斑或硬结。右膝关节5°内翻畸形。稳定性评价显示存在冠状面和矢状面中等程度不稳伴后沉征。髌骨弹响，但无伸膝迟滞。值得注意的是，患者右侧腰5分布区域轻微感觉异常，踝关节背屈轻微无力。另外，神经、血管检查无异常。

影像学检查

　　膝关节正位、侧位和髌骨轴位片显示，骨水泥型假体，胫骨平台内侧骨溶解明显，与胫骨假体内翻相关。X线片还提示髌骨假体松动（图13.2）。未进行进一步的影像检查（如CT扫描），可更好地评估溶骨性病变区域。

手术入路

　　严谨的术前计划提高了膝关节翻修的成功率（表13.1）。本病例临床和放射学评估证实膝关节置换失败是由多种原因造成的，包括聚乙烯衬垫的磨损伴随骨溶解、不稳、胫骨和髌骨假体松动。术后早期X线片对照，对假体移位进行评估，可确定是否有松动。该患者X线片已无法获得，X线片评估会低估骨溶解缺损的真实程度，确定重建方案时需重视。

　　首先，必须排除假体周围感染。术前血

沉、c-反应蛋白和白细胞计数，作为术前评估的一部分。术前进行膝关节穿刺，穿刺液进行细胞计数、晶体分析和培养。研究认为，关节液白细胞计数大于1700/微升（范围1100~3000）或多形核细胞百分比大于65%（范围64%~80%）表明存在慢性感染。应当指出，如果存在病原菌培养困难，培养应至少延长至14天。该患者术前感染指标全阴性。本病例考虑为假体松动、假体下

表13.1　术前注意事项

排除感染
·ESR、CRP和WBC计数
·关节腔穿刺
·核素扫描（双/三同位素）
缺损评估
·X线片
·CT三维重建
假体选择
·全限制型假体
·延长杆
·干骺端钽金属补块或袖套
同种异体骨的选择
·股骨头、股骨远端、胫骨近端
·解剖匹配标本（骨小梁）

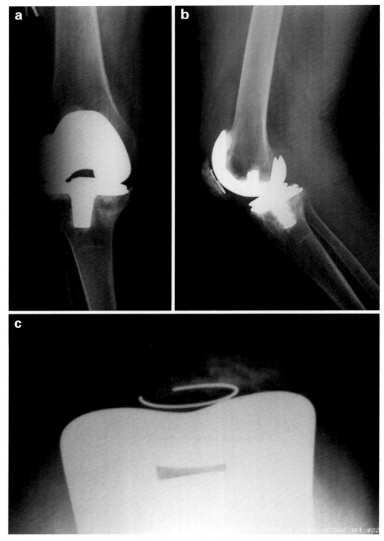

图13.2 膝关节前后位X线性（a）、膝关节侧位X线性（b）和髌骨轴位X线性（c）等影像学提示：胫骨假体下沉，胫骨平台内侧骨溶解，髌骨假体松动

沉和骨溶解造成的骨缺损。

　　一旦排除了感染，骨缺损的大小、部位和类型（松质骨与皮质骨、包容性与非包容性）就需要严格评估。虽然存在许多缺损分类系统，但笔者赞成使用安德森骨科研究所（AORI）骨缺损分类（表13.2）。回顾该病例的术前影像学检查提示2B型胫骨缺损。当意识到普通X线片低估了缺损的真实程度，可以考虑采用进一步的影像学检查（如CT扫描），以进一步确认缺损的位置和程度，在本病例中并未进行该项检查。然而，即使有进一步的影像学检查，外科医生也必须预计和规划在取出假体的过程中额外的缺损。

除了缺损的程度之外，缺损位置的评估对于采用哪种骨支撑是很重要的。与节段性骨缺损相比，包容性缺损在植骨重建后稳定性更强。

表13.2　胫骨缺损AORI分型

1型	胫骨平台少量包容性松质骨缺损，干骺端骨皮质完整，不影响翻修假体组件的稳定性
2A型	胫骨平台一侧的松质骨或皮质骨的中到重度缺损，干骺端的一侧缺损较大
2B型	胫骨平台双侧松质骨或皮质骨中到重度缺损
3型	双侧胫骨平台空洞型及节段性骨缺损、干骺端缺损，骨缺损包括了胫骨近端的主要部分

在膝关节翻修术中，有许多重建方法可以治疗骨缺损，包括使用或不使用螺钉的骨水泥填充、垫块增强、高度多孔的干骺端钽金属补块或袖套、部分或自体骨或异体骨结构性植骨来填充缺损。如果选择植骨修复较大的缺损，自体骨植骨的数量通常不足，需要使用同种异体骨。在所提出的骨缺损处理的年代，尚无干骺端袖套和钽金属补块。由于骨缺损的深度大于使用垫块增强所能填充的深度。因此，选择结构性植骨来重建。

结构性植骨重建的使用指征通常为冠状面缺损大于1.5厘米或超过典型金属垫块增强的高度。异体骨植骨的一个潜在优势是骨重建，尤其是对可能面临再次翻修手术的年轻患者。还有包括能够容易将同种异体骨塑形成宿主骨缺损的形状、成本相对低、可能发生生理负荷转移的优点。缺点是可能出现同种异体骨再吸收伴晚期塌陷、畸形愈合或不愈合、疾病传播（同种异体移植）、骨折和感染。

最后，强调选择合适的同种异体骨。同种异体骨尺寸很重要，避免伤口发生延迟闭合。最常用的同种异体骨标本是股骨头、股骨远端或胫骨近端。如果可能，选择一种与宿主缺损相匹配的同种异体骨是明智的（如选用同种异体胫骨近端用于宿主胫骨近端缺损）。据认为，与冷冻干燥的同种异体移植物相比，新鲜冷冻的同种异体骨提供了优越的结构支持。当发生严重的（2型或3型）胫骨缺损常伴有侧副韧带损伤，应使用限制型假体。延长杆和结构性植骨联合使用通常是必要的，达到加强假体和同种异体骨固定的目的，并且可以在宿主骨生长期间起分散应力的作用。有时是需要使用高速磨钻重塑缺损和同种异体骨，以及额外的固定（如螺钉和钢板）。

膝关节翻修重建的目标是：①保护宿主骨。②修复宿主骨。③恢复膝关节的稳定性，恢复屈曲和伸直间隙平衡。④恢复适当的关节线。

重建一个稳定的平台来支撑新的翻修假体，确保假体的长期稳定。此外，当使用同种异体骨重建时，获得同种异体骨牢固地固定以保证与宿主骨的骨整合。

任何膝关节翻修手术的首要挑战为是否充分地暴露，特别是在大量骨质缺损的情况下。在某些病例中，外科医生需要做好充分准备以利于膝关节手术的暴露，例如切断股直肌、胫骨结节截骨术或内侧上髁截骨术。采用标准的髌旁内侧入路，结合原先皮肤切口，随后进行关节内滑膜广泛切除术。

充分暴露后，小心取出假体对于减少宿主缺损至关重要。该病例髌骨和胫骨假体松动明显，容易取出。股骨假体固定良好，需要通过薄型摆锯和往复锯以及薄型截骨刀来分离骨水泥假体界面。然后在直视下用水泥凿和高速磨钻磨碎去除残余水泥。在去除假体和骨水泥后，精确评估骨缺损的大小和位置。可见到股骨髁缺损较小（1型）和胫骨缺损较大（2B型），尤其涉及胫骨内侧髁（图13.3）。股骨缺损采用自体骨和垫块加强的骨水泥柄。胫骨缺损的范围需要使用术前规划的结构性植骨进行重建。

然后去除所有的纤维增生和无血管硬化骨来修复宿主骨缺损，获得血管化的宿主骨却不损害结构的完整性。其目标是最小限度地切除宿主骨，修复缺损形状，以获得同种异体骨的稳定性和与宿主骨接触的最大化。这可以通过摆锯、刮匙、骨刀和高速磨锯的组合来完成。对于同种异体股骨头植入，使用小号髋臼锉（<40毫米）使缺损呈半球形，从而获得宿主骨的塑形（图13.4a、b）。此时注意评估关节线水平，因为同种异体骨胫骨侧植骨可能会抬高关节线。

然后修整同种异体骨以匹配宿主骨缺损，所有的软骨和软组织必须去除。在该病例中的同种异体股骨头使用内半球铰刀（Allo-Grip，DePuy Synthes，Warsaw，IN，USA;图13.4c、d）

入低于预期的胫骨近端截骨面（图13.4f），该过程是用摆锯和胫骨近端截骨模块完成的，以重建胫骨近端的松质骨结构（图13.5）。虽然同种异体骨为假体增加了结构上的支撑，但必须使用髓内延长杆对负荷支撑装置进行保护。使用高速磨钻优于使用动力扩髓器来进行髓腔的准备，可以避免同种异体移骨的骨折或损害同种异体骨的内固定。

在植入物的放置、固定和轮廓塑形完成后，使用适当的人工膝关节翻修原则来准备并平衡完成剩下的膝关节翻修过程。在植入试体和假体过程中必须小心，不必过度在固定的同种异体骨上加压。

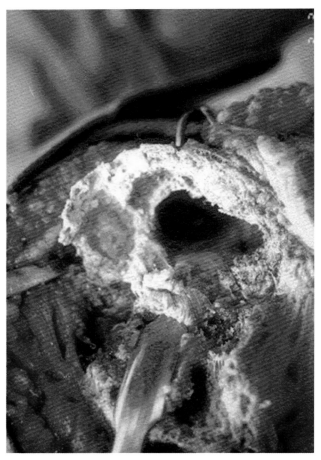

图13.3 术中照片显示胫骨内侧平台缺损较大（2B型）

进行修整。使用该方法时，最好的做法是将同种异体骨修整到比宿主骨半球形缺损大1～2毫米的直径，以提供一点压力，加强同种异体骨与宿主骨压配固定。

将塑形过的同种异体骨打压到宿主的骨缺损中（图13.4e）。将同种异体骨植入时，使骨小梁方向平行于轴向负荷的方向，可增加结构植骨的强度。由于使用铰刀进行精确塑形，同种异体骨和宿主骨之间没有明显的间隙。如果存在间隙，应将自体骨或同种异体骨颗粒填充间隙。用骨钳将同种异体骨临时固定，也可使用克氏针临时固定，但应避免在移植的异体骨上钻孔，因为会造成应力的增加，限制了填充和愈合的潜能。同种异体骨最终必须刚性固定，以促进骨的整合，可以通过轴向的螺钉或钢板辅助固定来实现。在该病例中，选择轴向螺钉固定，螺钉头沉

手术结果

术后患者接受常规物理治疗，第1个月负重仅限于步行时脚趾触地，但允许负重13.61千克，术后3个月，患者允许完全负重。大多数学者建议保护性负重至少6～8周，甚至需要延长到异体骨-宿主界面可见愈合的放射线征象为止。此外，许多人建议在早期康复期间使用膝关节支具保护，除非术中已经获得良好膝关节稳定。

术后早期的X线片显示异体骨、膝关节假体的固定和位置结果满意（图13.6）。术后1年，膝关节活动度为0°～117°，无明显的疼痛、弹响或韧带松弛。术后4年，膝关节活动度为0°～115°，无疼痛，无影像学证据提示骨质溶解或内固定失败。术后15年的最近一次随访中，患者保持了活动范围和膝关节的稳定性，无疼痛。当时的X线片显示移植物无磨损、吸收或固定消失（图13.7）。

临床结果

在膝关节翻修术中，缺损的治疗至关重要。虽然垫块增强、干骺端袖套和钽金属补块以及延长杆作为膝关节翻修治疗方案的应用越来越

普遍，但同种异体骨仍然是治疗大量缺损的一种可行方案。虽然这些复杂病例中经常出现并发症，但多项研究表明若实现坚强固定，则异体骨与宿主骨结合率高。同种异体骨5年生存率和10年生存率的临床存活率为72%~100%不等（表13.3）。

由于同种异体骨畸形愈合或不愈合、塌陷、再吸收、骨折和感染等可能的并发症，对于结构性植骨的长期疗效存在一些担忧。然而，文献综述表明，对于某些患者和骨缺损结构，结构性植骨仍是一种相对经济有效的选择。一些学者建议，对于生活质量需求较低的2型和3型缺陷，结构性植骨仍然是一个不错的选择，以便在假体

表13.3　全膝关节翻修术中结构性植骨的临床效果

研究（年）	膝（数量）	平均随访时间（月）	生存率（%）
Mow et al.（1996）	13	46	92
Ghazavi et al.（1997）	30	50	77
Clatworthy et al.（2001）	52	120	72
Dennis（2002）	32	50	86
Backstein et al.（2006）	61	64	86
Engh et al.（2007）	35	97	87
Bauman et al.（2009）	70	60	81
Lyall et al.（2009）	15	63	87
Chun et al.（2014）	27	107	96
Wang et al.（2013）	30	76	100
Sandiford et al.（2016）	30	60	92

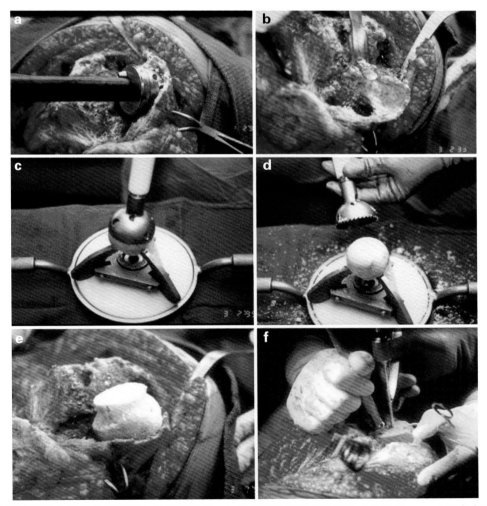

图13.4　a.术中用小号髋臼锉修整胫骨平台缺损的照片。b.完成修整后胫骨缺损的术中照片。c、d.用内半球铰刀修整同种异体股骨，去除软组织、软骨和软骨下骨。e.将同种异体移植物放置到修整后的宿主骨缺损中的照片。f.用轴向螺钉将同种异体骨固定于宿主骨

植入之前降低塌陷或骨折的风险，或者对于为未来的翻修机会较高的年轻个体保留骨量。植骨对于大块骨缺损也是有利的，这些骨缺损比单纯用干骺端袖套或钽金属补块处理的骨缺损更为有利。

在膝关节翻修中，使用结构性植骨与干骺端钽金属补块治疗骨丢失的比较报道有限。Beckmann等对结构性植骨和多孔金属钽金属补块进行了系统评价，其中195例植入胫骨的结构性植骨。平均随访70.8个月，再次手术的总体移植失败率为15.4%。Logistic回归分析发现，与结构性植骨相比，多孔金属补块组的感染率无显著差异，但松动率显著降低，总失效率有降低的趋势。Sandiford等评价45例膝关节翻修病例，其中需要用同种异体股骨头结构植骨或多孔干骺端钽金属补块进行宿主骨加强（30例）。两组之间没有显著的临床差异。同种异体植骨的5年和10

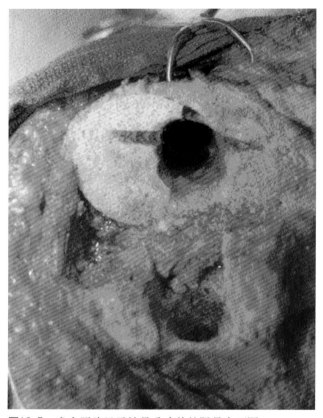

图13.5　术中照片显示植骨重建前的胫骨表面图

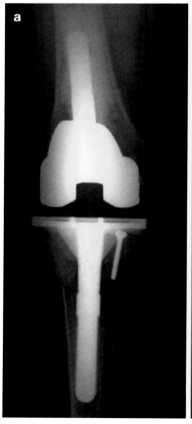
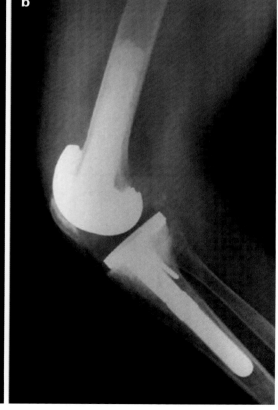

图13.6　术后4周前后位（AP）（a）和侧位（b）X线片显示胫骨近端骨重建

图13.7　膝关节翻修术中使用结构性植骨，术后15年前后位（AP）（a）和侧位（b）X线片

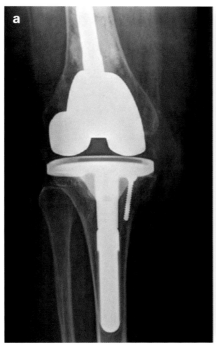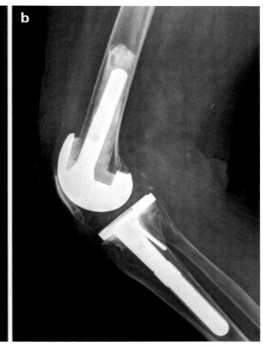

年生存率分别为93%（95% CI：77～98）和93%（95% CI：77～99），而骨小梁金属补块组平均5年生存率为91%（95% CI：56～98）。并发症发生率无明显差异。

对于那些需要立即负重的患者来说，结构性植骨可能不是最佳的选择。此外，虽然研究表明，使用同种异体骨植骨是否增加感染风险，仍存在争议，但许多学者建议在感染病例翻修中避免使用结构性植骨。报告的感染发生率从0至10%，骨不连发生率从0至4%。

对异体植入物疾病传播的关注是多虑的。以往的报告估计艾滋病病毒的传播风险低于1/160万，其中只有两例是因同种异体肌肉骨骼移植导致的艾滋病病毒传播。然而，通过采取更严格的筛查程序，要求对所有献血者进行血液检查，包括HIV 1和HIV 2、乙型肝炎和丙型肝炎、梅毒滴度等，这种风险也可能降低。

证据显示的同种异体骨再吸收的发病率是相互矛盾的。虽然在多个报告中，再吸收被认为是使用同种异体骨的一个可能缺点，但是这个相对罕见的发现临床意义并不清楚。事实上，许多较大的病例系列回顾并不是继发于同种异体骨吸收的失败。在那些提到放射线吸收的患者中，其中有1张X线片存在4/52个同种异体骨有吸收，4张X线片中有2张评级为轻度，1张评级为中度，只有1张评级为严重。另一份报告指出，在33例患者的X线片中，有2例存在渐进性放射线透亮线，但两者都不需要翻修手术。

总之，使用结构性植骨重建2型和3型骨缺损，在膝关节翻修中仍然是可行的选择，并且可以提供长期的骨支持和临床效果，如本文所述病例所示。

关键点

- 植骨的适应证。
  - 少量包容性缺损：颗粒骨植骨。
  - 巨大非包容性缺损：结构性植骨。
- 术前。
  - 首先排除感染。
  - X-线片很大程度低估了骨质缺损的严重程度。计划限制型/延长杆假体。

- 技术说明。
  - 可能需要使用进一步的影像检查。
  - 同种异体骨植骨必须刚性固定。异体骨和宿主骨的几何塑形增强了机械互锁。轴向放置的螺钉和钢板提供的附加固定。
  - 在同种异体骨植骨中使用延长杆来减少同种异体骨的负荷。
  - 骨水泥植入到同种异体骨表面，但避免渗透到同种异体骨–宿主骨界面。
- 术后。
  - 如果支撑稳定性不够，可配合膝关节支具保护，部分负重至少6周，完全负重时间应根据放射显像（3～4个月）联合血沉、c–反应蛋白、白细胞。

方案2：金属垫块和袖套

病例介绍

体格检查

患者，女性，72岁。无主要并发症，因骨性关节炎引起的进行性疼痛和膝关节症状，在入院前13年行右侧膝关节初次全膝关节置换术。同年行左侧全膝关节置换术，目前表现良好，无疼痛，但右膝疼痛和不稳症状渐进性加重。在右侧初次全膝关节置换术后，伤口初始愈合良好，无明显局部或全身的症状提示膝关节感染。术前实验室检查和膝关节穿刺排除感染。

影像学检查

X线片可见胫骨假体下沉，骨水泥界面见透亮线，以及胫骨平台垫片较厚，这都表明初次膝关节置换时，胫骨平台截骨过度。由于松质骨溶解和假体松动造成的内翻塌陷引起额外的骨缺损（图13.8）。

手术入路

建议该患者进行膝关节翻修术，计划使用大的多孔胫骨钽金属垫块对胫骨近端的骨缺损进行重建，为胫骨假体提供稳定的机械支撑。通过骨水泥固定以及骨水泥型（和非骨水泥型）延长杆可以使胫骨平台获得初始稳定，后期多孔钽金

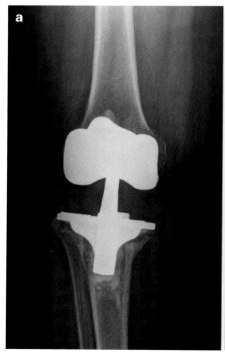
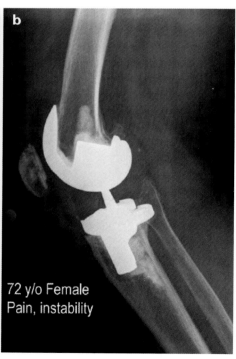

72 y/o Female
Pain, instability

图13.8 显示72岁女性，伴有膝关节疼痛和不稳症状的前后位（a）和侧位（b）X线片。在初次全膝关节置换术中，显而易见用了加厚的聚乙烯垫片，胫骨假体松动并塌陷

属垫块的骨长入，远期将应力分散至骨水泥界面。重建胫骨侧后，试体测试软组织的稳定性和平衡。当需要超过20毫米的胫骨垫片来平衡时，则需要在胫骨托下加用块状的间隔器，以允许使用更薄的聚乙烯垫片，避免晚期较厚的垫片（尽管在平台下使用10毫米垫块）长时间牵拉韧带。手术前应考虑使用内-外翻限制型假体，但最后应根据间隙平衡后，术中通过对韧带稳定性的评估，做出假体限制型程度的选择。

临床效果

本病例中，跟术前预计的一样，去除松动的胫骨假体后骨缺损相当大，空洞型缺损且前内侧为节段性缺损。在使用合适大小的塑料垫块试体对缺损程度评估后，用小的磨铣沿胫骨缺损的中心修整，以允许合适大小的多孔钽金属垫块植入（图13.9）。

在完成胫骨侧的重建和胫骨试体测试后，重建股骨侧并平衡屈伸间隙和伸直间隙后，在胫骨托下方使用10毫米的垫块。使用松质骨或其

他的异体骨替代物来填充金属补块与宿主骨之间任何小的间隙。本病例前内侧的缺损使用可塑形的同种异体骨来减小对软组织的刺激（图13.10）。

术后结果

术后6周的X线片显示下肢力线对齐、假体位置和骨水泥固定良好，胫骨金属补块与宿主胫骨干骺端结合紧密，胫骨托下方的支撑充分。值得注意的是，胫骨金属补块的内侧由同种异体骨充分覆盖。侧位片上髌骨的位置表明关节线的恢复良好，与正位片同时显示使用内-外翻限制型假体，用于解决内侧韧带的损伤（图13.11）。

该患者术后1年恢复良好，X线片上未发现任何透亮线，假体位置固定良好（图13.12）。

在手术后6年随访时，患者总体功能良好，无疼痛，无明显透亮线或假体移位（图13.13）。值得注意的是，胫骨金属补块内侧的同种异体骨吸收，但患者无任何症状。

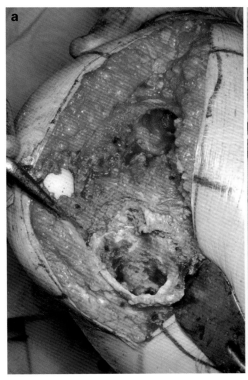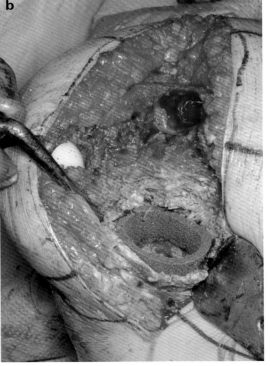

图13.9　术中胫骨骨缺损（a），多孔钽金属补块植入后（b）。注意胫骨前内侧为节段性缺损

临床结果

应用多孔钽金属垫块治疗大的结构性骨缺损的理念来源于髋关节翻修，特别是髋臼骨缺损的治疗。多孔钽金属最初用于治疗骨缺损的植入物材料因其具有很强的骨长入潜力、良好的材料性能以及承受生理负荷的能力，而广受关注。传统使用的同种异体骨重建髋臼，由于骨吸收作用较差等，结果并不满意。多孔钽金属技术促进了钽金属垫块的发展，作为假体结构性植入物，允许骨长入，以及机械支持，同时不会像同种异体骨一样被吸收。随着早期使用金属垫块重建髋臼缺损的成功，开始尝试在其他部位使用髋臼垫

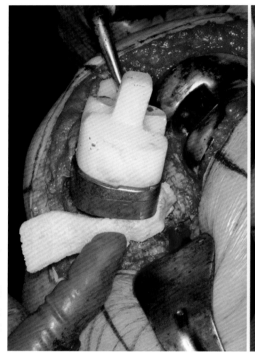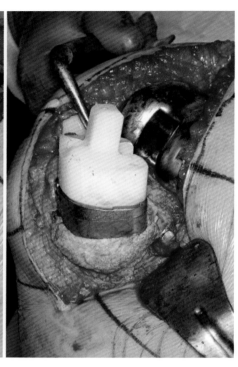

图13.10 术中水泥型胫骨托下方使用10毫米的垫块重建，以减少聚乙烯衬垫的厚度，并获得韧带平衡。注意在金属补块与宿主骨间隙植骨，以减小软组织的刺激

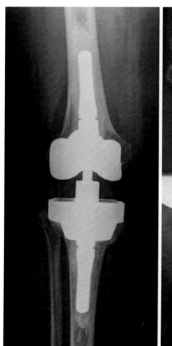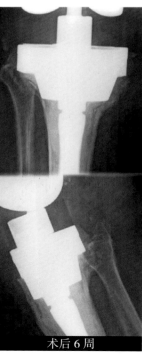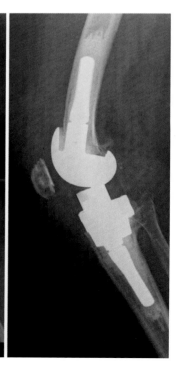

术后6周

图13.11 术后6周的正侧位片。尽管有一个主要的骨缺损，但在干骺端金属补块固定，允许使用一个中等长度的骨水泥延长杆。X线片可见内侧的植骨

图13.12　在术后1年的影像学检查，固定良好，骨和假体或水泥的界面无透亮线。值得注意的是，植骨区域仍然可见，但与之前相比密度较低

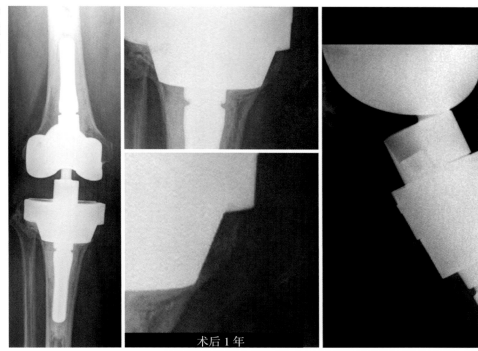

术后 1 年

块。髋臼垫块模仿了股骨头的外形，最初适用于膝关节周围股骨和胫骨大的骨缺损，历史上也有使用同种异体股骨头植骨重建。尽管"假体结构性植骨"被证实在某些特定的全膝关节翻修手术是有效的，但仅限与膝关节骨缺损大小和形状接近于可供选择的髋臼垫块形态，术中通常需要使用金属切割工具对植入物进行修整，使其与膝关节假体相匹配。一系列专门为针对膝关节股骨侧或胫骨侧设计、解剖形态、多种尺寸可供选择、外形适合、更加实用的金属补块出现，最早出现的是相对简单的胫骨侧，随后是较复杂的股骨侧金属补块。

多孔钽金属垫块于2002年首次投入使用后，用在难度大、最具挑战性的骨缺损问题上，其临床结果良好、放射学表现优异、结合率高以及非常好的假体生存率等优势。随后没有直接参与假体设计的其他小组的后续报告很快证实了这种新的骨缺损治疗方式，在胫骨侧和股骨侧的成功，扩大了在较大的骨缺损病例中的使用，成为一种常规的联合使用延长杆胫骨托或股骨髁的方法，并衍生出多种假体系统。

大型膝关节翻修患者的长期随访队列研究可以观察到多孔钽金属补块的疗效。Kamath等报告了66例使用胫骨钽金属补块进行膝关节翻修的随访研究，平均随访了70个月。根据AORI骨缺损分类系统，所有患者均有较大的骨缺损，其中3型24例、2B型25例、2A型17例。本组半数患者有关节置换术后感染病史，曾接受而且翻修或处于二期翻修期间。尽管这些患者既往手术次数平均3.4次，最高达20次，在末次随访中，胫骨钽金属补块的生存率仍然超过95%。膝关节协会评分（KSS）平均从55分增加到80分（28～100分），临床结果明显改善，具有统计学差异。本组中3名患者发现垫块没有完全的骨长入：1名患者X线片示胫骨侧有部分透亮线，1名患者X线片示钽金属补块周围有完全透亮线；提示为纤维固定；还有1名患者因为无菌性松动而翻修。

近年来，新出一系列钽金属补块，大的有解剖型补块，小的有可用于干骺端中央更小的骨缺损的补块，以及在同一种假体上同时使用骨水泥固定和非骨水泥固定，这种混合固定方式提供了协同的固定效果，骨水泥提供即刻的固定帮助

实现钽金属补块和宿主骨交界处完全无活动的目标。骨长入非骨水泥固定的多孔钽金属部分提供了一种用于长期的固定并减少骨水泥骨界面的应力，保护整体植入物的长期固定。

关键点

·因其具有骨长入的潜力，且能提供结构支持和固定，因此使用多孔钽金属治疗严重胫骨缺损是一个不错的选择。

·解剖型大号的金属补块可用于严重胫骨空洞型缺损，小号金属补块可用于胫骨干骺端中央较小缺损。

·多孔钽金属补块远期骨长入为假体提供长久固定。

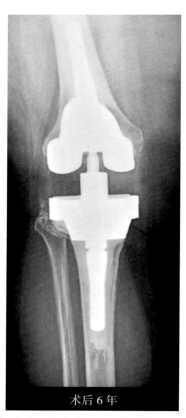

术后 6 年

图13.13　术后6年X线片表现：固定良好，移植物完全吸收，无疼痛。临床结果良好

方案 3：胫骨近端金属假体

病例介绍

病史

患者，男性，60岁。在1979年火车事故中受伤，骨盆骨折，左下肢开放性骨折，胫骨远端骨折，膝副韧带损伤。行内侧副韧带重建、前交叉韧带重建、股动脉吻合和跟腱Z形成形术。1993年，因创伤性关节炎接受了左侧全膝关节置换术（TKA），1996年又因无菌性松动接受了胫骨侧假体翻修。术后16年出现左膝肿胀、不稳和明显的内翻畸形，功能严重受限。

体格检查

患者行走时下肢短缩，有明显的外侧疼痛步态。内侧、中线、外侧切口均愈合，关节积液明显增多。左下肢内翻15°。内–外翻应力测试：3+，外侧松弛伴疼痛。关节活动度0°～90°，伴弹响。神经、血管未见异常，左踝因先前的融合手术，无活动度。

影像学检查

图13.14～图13.16为左膝的正位、侧位和髌骨轴位X线片，X线片上可以看出在原来的膝关节翻修中，使用了带延长杆的胫骨假体，后交叉韧带保留型假体失败，韧带重建的内固定物存在。X线片提示胫骨缺损，胫骨假体松动、机械性失败，以及胫骨假体内翻下沉，胫骨近端骨缺损。

手术入路

由于胫骨假体无菌性松动、金属疲劳和不对称负荷导致的胫骨近端骨折，需要进行膝关节翻修。在1996年的第一次翻修手术中，胫骨假体内侧曾用楔形金属垫块来处理骨缺损的问题。胫

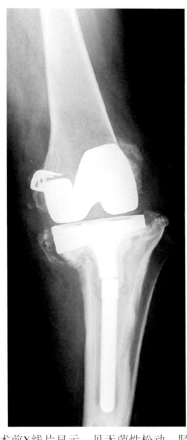

图13.14　术前X线片显示，见无菌性松动、胫骨翻修假体周围骨折、胫骨假体内翻下沉、胫骨近端内侧大面积非包容性骨缺损

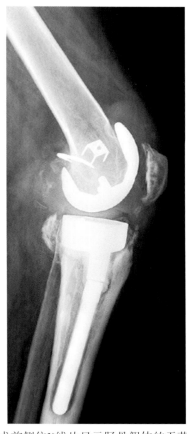

图13.15　术前侧位X线片显示胫骨假体的无菌性松动，前交叉韧带和内侧副韧带重建、铆钉固定

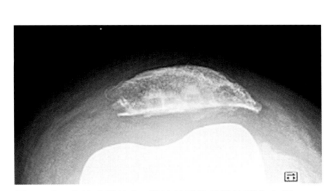

图13.16　术前髌骨轴位X线片显示髌骨假体固定良好

骨骨折部位的进行性内翻下沉导致胫骨近端内侧的严重破坏。

由于先前膝关节翻修的后交叉韧带保留型假体无法使用，因此需要对股骨和胫骨假体进行完全的翻修，使用新的、带延长杆的限制型假体。既往韧带重建很可能不再起作用，使用限制型假体不仅要解决内侧副韧带功能不全，还要解决由于行走时长时间的外侧推力导致的外侧副韧带的继发性损伤。

手术面临重建内侧骨缺损和恢复关节线的挑战。胫骨假体的内翻引起内侧骨缺损，残留的外侧皮质可作为关节线重建的参考。新的假体应该位于外侧皮质的近端，而胫骨近端的内侧则需要垫块重建严重的骨缺损。重建骨缺损的方法，包括胫骨内侧使用更大的楔形金属垫块，带延长杆远端固定和金属垫块或结构性同种异体骨移植。由于患者多次手术史，要通过骨水泥的渗透在皮质骨和仅剩的一点点松质骨实现胫骨假体的远期固定极具挑战。因此，为了给骨水泥提供一个固定点，必须使用大的多孔干骺端固定垫块进行近端重建。

该病例的金属垫块包括使用骨小梁钽金属，以及固定在胫骨假体上的大号垫块，股骨侧假体按常规翻修。改用后交叉替代型假体，股骨髁间截骨作为胫骨的自体骨移植物。髌骨假体稳定，无须翻修。

根据先前初次和第一次翻修时的切口，选择正中纵向切口。灰色增厚的绒毛样滑膜增生是慢性无菌性松动的典型表现。由于其具有侵袭性，尽可能完整切除整个滑膜。

为了更好地暴露，首先用翻修锯片破坏假体-骨水泥界面，取出股骨假体。保留骨量，并将髁间截骨保留作为自体移植物用于胫骨侧的重建。

胫骨假体疏松、断裂，假体和柄轻松取出。注意完全切除纤维滑膜。注意保护胫骨的外侧，以允许更多的骨水泥固定。胫骨扩髓，使用14毫米×100毫米的延长杆。

胫骨近端内侧准备使用30毫米×15毫米钽金属骨小梁垫块。垫块体的外表面将被放置在无骨水泥部位，为了骨的长入。将假体牢固地植入扩髓后，将取自股骨的自体骨沿着外侧边缘进行植骨，以促进骨长入。

金属骨小梁垫块固定在胫骨假体杆上。由于没有大面积的内侧骨质缺损，在胫骨托下附加了一个22.5毫米内侧半楔形金属垫块。对于大小的骨缺损，金属垫块固定优于使用骨水泥或同种异体骨结构性植骨。内侧金属垫块位于金属骨小梁垫块的近端表面。值得注意的是，胫骨托的外侧面位于近侧外侧皮质的水平，从而保留了患者的原始关节线。

手术结果

在4年的随访中，患者在骨与胫骨假体近侧外侧表面之间的界面处有一小块非进行性扩大的低密度区（图13.17、图13.18）。围绕干骺端垫块的界面是完整的。患者膝关节活动度0°～110°，仅有轻度肿胀和疼痛。患者未诉膝关节不稳，且查体应力试验无松弛表现。

临床结果

胫骨无菌性松动和不稳是膝关节置换失败的主要原因，常与骨缺损相关。在膝关节翻修时，骨质疏松会影响假体的早期稳定和远期固定，如本例所显示的，胫骨假体翻修的失败需要

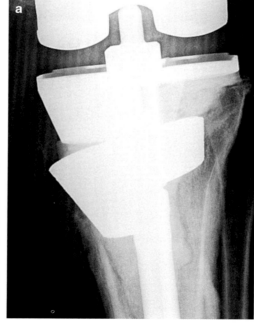
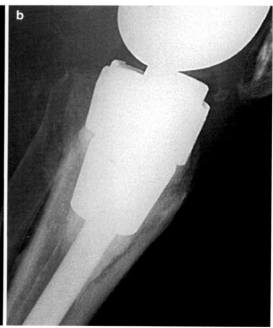

图13.17 翻修术后的正位（a）和侧位（b）X线片显示胫骨近端联合使用了金属垫块和干骺端补块重建。金属骨小梁垫块被植入后，外表面直接与宿主骨接触，而内表面与骨水泥锚固

图13.18 翻修术后前后位（a）和翻修后的侧位（b）X线片显示：骨水泥覆盖的近端外侧，无进行性透亮线。而在胫骨干骺端金属骨小梁垫块周围没有透亮线

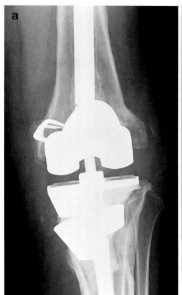
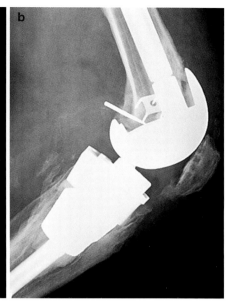

重新翻修。翻修的目的是保留有效的宿主骨，重建骨缺损用于假体固定，恢复关节线，实现合适的髌骨轨迹，建立合适的力线，并优化韧带稳定性和屈伸平衡。长远的目标是为了有一个牢靠的、稳定的膝关节，改善患者的功能状态和生活质量。治疗骨缺损的重建技术的选择取决于外科医生的经验和训练、后交叉韧带和侧副韧带的完整性、骨缺损的位置和大小，以及患者因素（包括再次翻修可能、患者的功能需求和并发症）。

对于较大的骨缺损，安德森骨科研究所（AORI）2B型和3型，可以采用打压植骨联合或不联合钛网固定、结构或大块植骨、模块化的金属垫块或者肿瘤型假体。在膝关节翻修术中重建干骺端骨缺损的每个选择都有优点、缺点，没有明确哪种技术最佳。有关同种异体骨结构性植骨的研究报告，发现骨不连、延迟愈合、塌陷、移植物吸收、移植物感染等并发症，以及疾病传播的可能性，并且再手术率为8%～23%。在我们的病例中，解决方法是通过胫骨内下方联合金属垫块的组合重建骨缺损，通常用于重建深度在5～20毫米之间非包容性的节段性缺陷。干骺端垫块主要用于填充较大的空洞和空洞-节段性干骺端缺损。垫块与宿主骨直接接触，以实现周围

骨长入，提供远期结构支撑。钽金属的多孔隙率及其对成骨细胞活性的支架能力使骨能够向内生长，其为用于垫块的合适材料。骨整合后，垫块分散髓内轴向载荷，有效保护干骺端的固定，提高结构的旋转稳定性。各种假体装置可以固定到干骺端金属补块的内面和中央表面。在这种情况下，内侧胫骨假体垫块位于干骺端金属补块之上。从股骨髁间截取的自体骨在垫块周围的使用，以确保骨接触。然后垫块可作为骨水泥和胫骨延长杆基底。金属垫块重建胫骨近端的优点包括为胫骨部件提供机械支撑、提供长期生物固定的潜力、降低重建的复杂性、即刻承重、避免与同种异体骨相关的并发症。缺点包括费用昂贵、缺乏长期临床经验、在某些情况下需要移除宿主骨来放置植入物，且如果需要拆卸时，有可能存在取出困难。

许多研究已证实使用干骺端补块短期结果良好，虽然患者数量有限。Long和Scuideri对16例采用胫骨干骺端补块治疗的患者随访了31个月，没有一例因为无菌性松动而翻修，所有患者影像学证据都提示有骨长入。Meneghini等随访15例使用胫骨补块膝关节翻修术后患者2年以上，影像学均提示骨长入。Lachiewicz等回顾了

27例病例一共33个钽金属补块（9个股骨，24个胫骨）患者，平均随访3.3年。其中有1例膝关节使用了2个补块，最后因感染而取出。1例补块未发生骨融合。1例膝关节因为股骨补块和假体松动而翻修。Kamath等包括研发多孔钽干骺补块的资深学者在内，首次报道了66个胫骨补块植入的中期结果，平均5.8年。其中1例患者胫骨杆和垫块存在渐进性的透亮线。1例患者的胫骨补块X线片上存在完整透亮线，考虑为纤维向内生长。共有3例垫块被翻修：一个因为感染，一个因为无菌松动，一个因为假体周围骨折。在末次的随访中，胫骨干骺端补块的存活率＞95%。De Martino等报告了18例在膝关节翻修中使用钽补块，所有的补块平均6年均发生了骨融合。

无论使用何种技术，在所有情况下，必须注意恢复解剖关节线。这优化了韧带稳定性和关节运动学。在此例中强调了恢复关节线的原则，在翻修过程中，假体向外侧移动，增加了假体与近端外侧皮质接触，以此作为关节线的参考，评估需要重建的范围。对于韧带功能不全和中度骨质缺损的病例，髁间限制型膝关节假体（CCK）作为侧副韧带的补充。在伴有侧副韧带支持丧失或大量屈伸不匹配的大块骨缺损情况下，可使用铰链式假体。

多孔金属干骺端补块和袖套是翻修治疗干骺端骨缺损的最新技术。这些技术为假体翻修提供了生物性内向生长固定和机械性支撑，同时避免骨移植相关的并发症。但还需要长期的临床随访。

关键点

· 以完整的近端外侧皮质作为参考，重建并恢复关节线。

· 根据需要使用自体骨移植或同种异体骨移植来实现骨小梁金属干骺端垫块和增强垫块的

骨长入。

· 内侧的干骺端垫块应当作为骨水泥基底，使胫骨底板和胫骨干相匹配。

· 水泥技术方面，根据手术医生的偏好，翻修杆上充分涂抹骨水泥或者部分混合涂抹。

· 骨小梁金属干骺端垫块为假体的远期稳定提供固定点，在该病例中补块内侧使用20毫米的内侧垫块。

参考文献

[1] Reish TG,Clarke HD,Scuderi GR,et al.Use of multi-detector computed tomography for the detection of periprosthetic osteolysis in total knee arthroplasty[J]. J Knee Surg, 2006; 19(4): 259-264.

[2] Engh GA,Ammeen DJ.Bone loss with revision total knee arthroplasty:defect classification and alternatives for reconstruction[J].Instr Course Lect,1999;48:167-175.

[3] Lucey SD, Scuderi GR, Kelly MA, et al. A practical approach to dealing with bone loss in revision total knee arthroplasty[J]. Orthopedics, 2000; 23(10):1036-1041.

[4] Engh GA,Ammeen DJ.Use of structural allograft in revision total knee arthroplasty in knees with severe tibial bone loss[J].J Bone Joint Surg Am,2007;8(12):2640-2647.

[5] Long WJ,Scuderi GR.Porous tantalum cones for large metaphyseal tibial defects in revision total knee arthroplasty:a minimum 2-year follow-up[J].J Arthroplast,2009;24(7):1086-1092.

[6] Dennis DA.The structural allograft composite in revision total knee arthroplasty[J]. J Arthroplast, 2002;17(4 Suppl 1):90-93.

[7] Della Valle CJ,Sporer SM,Jacobs JJ,et al. Preperative testing for sepsis before revision

total knee arthroplasty[J].J Arthroplast, 2007; 22(6 Suppl 2): 90–93.

[8] Ghanem E,Parvizi J,Burnett RS,et al.Cell count and differential of aspirated fluid in the diagnosis of infection at the site of total knee arthroplasty[J].J Bone Joint Surg A,2008; 90(8): 1637–1643.

[9] Trampuz A,Hanssen AD,Osmon DR,et al. Synovial fluid leukocyte count and differential for the diagnosis of prosthetic knee infection[J]. Am Med,2004;117(8):556–562.

[10] Della Valle C,Parvizi J,Bauer TW,et al.Diagnosis of periprosthetic joing infections of the hip and knee[J].J Am Acad Orthop Surg,2010;18(12):760–770.

[11] Butle–Wu SM,Burns EM,Pottinger PS,et al. Optimization of periprosthetic culture for diagnosis of Propionibacterium acnes prosthetic joint infection[J].J Clin Microbiol, 2011;49(7):2490–2495.

[12] Clatworthy MG,Ballance J,Brick GW,et al.The use of structural knee arthroplasty.A minimum five–year review[J]. J Bone Joint Surg Am, 2001; 83–A(3): 404–411.

[13] Engh GA,Ammeen DJ.Classification and preoperative radiographic evaluation:knee[J]. Orthop Clin North Am,1998;29(2):205–217.

[14] Hockman DE,Ammeen D,Engh GA.Augments and allografts in revision total knee arthroplasty: usage and outcome using one modular revision prosthesis[J]. J Arthroplast, 2005;20(1):35–41.

[15] Mnaymneh W,Emerson RH,Borja F,et al. Massive allografts in salvage revisions of failed total knee arthroplasties[J].Clin Orthop Relat Res, 1990; 260:144–153.

[16] Chun CH,Kim JW,Kim SH,et al.Clinical and radiological results of femoral head structural allograft for severe bone defects in revision TKA–a minimum 8–year follow–up[J].Knee, 2014; 21(2):420–423.

[17] Bauman RD,Lewallen DG,Hanssen AD. Limitations of structural allograft in revision total knee arthroplasty[J].Clin Orthop Relat Res, 2009;467(3):818–824.

[18] Ghazavi MT, Stockley I,Yee G,et al. Reconstruction of massive bone defects with allograft in revision total knee arthroplasty[J].J Bone Joint Surg Am, 1997;79(1):17–25.

[19] Buck BE,Malinin TI,Brown MD.Bone transplantation and human immunodeficiency virus.An estimate of risk of acquired immunodeficiency syndrome(AIDS)[J].Clin Orthop Relat Res, 1989;240:129–136.

[20] Berrey BH Jr,Lord CF,Gebhardt MC,et al.Fractures of allografts.Frequency, treatment, and end–results[J].J Bone Joint Surg Am, 1990; 72(6):825–833.

[21] Hilgen V,Citak M,Vettorazzi E,et al.10–year results following impaction bone grafting of major bone defects in 29 rotational and hinged knee revision arthroplasties:a follow–up of a precious report[J].Acta Orthop, 2013;84(4):387–391.

[22] Pelker RR,Friedlaender GE.Biomechanical aspects of bone autografts and allografts[J]. Orthop Clin North Am,1987;18(2):235–239.

[23] Garvin KL,Scuderi G,Insall JN.Evolution of the quadriceps snip[J].Clin Orthop Relat Res,1995;321:131–137.

[24] Scott RD,Siliski JM.The use of a modified V–Y quadricepsplasty during total knee replacement to gain exposure and improve flexion in the

ankylosed knee[J].Orthopedics, 1985;8(1):45–48.

[25] Whiteside LA,Ohl MD.Tibial tubercle osteotomy for exposure of the difficult total knee arthroplasty [J]. Clin Orthop Relat Res, 1990; 260:6–9.

[26] Engh GA,Ammeen DJ.Use of structural allograft in revision total knee arthroplasty in knees with severe tibial bone loss[J].J Bone Joint Surg Am, 2007;89(12):2640–2647.

[27] Reilly D,Walker PS,Ben–Dov M,et al.Effects of tibial components on load transfer in the upper tibia[J].Clin Orthop Relat Res,1982;165:273–282.

[28] Engh GA,Herzwurm PJ,Parks NL.Treatment of major defects of bone with bulk allografts and stemmed components during total knee arthroplasty[J].J Bone Joint Surg Am, 1997; 79(7):1030–1039.

[29] Wang JW,Hsu CH,Huang CC,et al. Reconstruction using femoral head allograft in revision total knee replacement: an experience in Asian patients[J].Bone Joint J,2013;95–B(5):643–648.

[30] Sandiford NA,Misur P,Garbuz DS,et al.No difference between trabecular metal cones and femoral head allografts in revision TKA:minimum 5–year followup[J].Clin Orthop Relat Res,2017;475(1):118–124.

[31] Huten D.Femorotibial bone loss during revision total knee arthroplasty[J].Orthop Traumatol Surg Res,2013;99(1 Suppl):S22–33.

[32] Mow CS,Wiedel JD.Structural allografting in revision total knee arthroplasty[J].J Arthroplast, 1996;11(3):235–241.

[33] Lyall HS,Sanghrajka A,Scott G.Severe tibial bone loss in revision total knee replacement managed with structural femoral head allograft: a prospective case series from the Royal London Hospital[J]. Knee, 2009; 16(5): 326–331.

[34] Richards CJ,Garbuz DS,Pugh L,et al.Revision total knee arthroplasty:clinical outcome comparison with and without the use of femoral head structural allograft[J].J Arthroplast, 2011; 26(8): 1299–1304.

[35] Qiu YY,Yan CH,Chiu Ky,et al.Review article: treatments for bone loss in revision total knee arthroplasty[J]. J Orthop Surg(Hong Kong), 2012;20(1):78–86.

[36] Vasso M,Beaufils P,Cerciello S,et al.Bone loss following knee arthroplasty:potential treatment options[J].Arch Orthop Trauma Surg,2014;134(4):543–553.

[37] Beckmann NA,Mueller S,Gondan M,et al. Treatment of severe bone defects during revision total knee arthroplasty with structural allografts and porous metal conesa systematic review[J]. J Arthroplast,2015;30(2):249–253.

[38] Tomford WW,Thongphasuk J,Mankin HJ,et al.Frozen musculoskeletal allografts.A study of the clinical incidence and causes of infection associated with their use[J].J Bone Joint Surg Am,1990;72(8):1137–1143.

[39] Haidukewych GJ,Hanssen A,Jones RD. Metaphyseal fixation in revision total knee arthroplasty:indications and techniques[J].J Am Acad Orthop Surg,2011;19(6):311–318.

[40] Cuckler JM. Bone loss in total knee arthroplasty: graft augment and options[J].J Arthroplast,2004;19(4 Suppl 1):56–58.

[41] Backstein D.Safir O,Gross A.Management of bone loss:structural grafts in revision total knee arthroplasty[J].Clin Orthop Relat Res, 2006;

446: 104-112.

[42] Tomford WW.Transmissionof disease through transplantation of musculoskeletal allografts[J]. J Bone Joint Surg Am,1995;77(11):1742-1754.

[43] Khan SN,Cammisa FP Jr,Sandhu HS,et al.The biology of bone grafting[J].J Am Acad Orthop Surg,2005;13(1):77-86.

[44] Bobyn JD,Poggie RA,Krygier JJ,et al.Clinical validation of a structural porous tantalum biomaterial for adult reconstruction[J].J Bone Joint Surg Am,2004;86-A(Suppl 2):123-129.

[45] Nehem A,Lewallen DG,Hanssen AD.Modular porous metal augments for treatment of severe acetabular bone loss during revision hip arthroplasty[J].Clin Orthop Relat Res, 2004; 429: 201-208.

[46] Meneghini RM,Lewallen DG,Hanssen AD.Use of porous tantalum metaphyseal cones for severe tibial bone loss during revision total knee replacement[J].J Bone Joint Surg Am, 2008; 90(1):78-84.

[47] Patil N,Lee K,Goodman SB.Porous tantalum in hip and knee reconstructive surgery[J].J Biomed Mater Res B Appl Biomater, 2009; 89(1):242-251.

[48] Lachiewicz PF,bolognesi MP,Henderson RA,et al.Can tantalum cones provide fixation in complex revision knee arthroplasty?[J].Clin Orthop Relat Res,2012;470(1):199-204.

[49] Howard JL,Kudera J,Lewallen DG,et al.Early results of the use of tantalum femoral cones for revision total knee arthroplasty[J].J Bone Joint Surg Am,2011;93(5):478-484.

[50] Kamath AF,Lewallen DG,Hanssen AD.Porous tantalum metaphyseal cones for severe tibial bone loss in revision knee arthroplasty:a five

to nine-year followup[J].J Bone Joint Surg Am,2015;97(3):216-223.

[51] Potter GD Ⅲ, Abdel MP,Lewallen DG,et al. Midterm results of porous tantalum femoral cones in revision total knee arthroplasty[J].J Bone Joint surg Am,2016;98(15):1286-1291.

[52] Dyrhovden GS,Lygre SHl,badawy M,et al. Have the causes of revision for total and unicompartmental knee arthroplasties changed during the past two decades?Cline Orthop. 2017. https://doi.org/10. 1007/s11999-017-5316-7. [Epub ahead of print]

[53] Daines BK,Dennis DA.Management of bone defects in revision total knee arthroplasty[J]. INstr Course Lect,2013;62:341-348.

[54] Dennis DA,Berry DJ,Engh G,et al.Revision total knee arthroplasty[J].J Am Acad Orthop Surg,2008;16(8):442-454.

[55] Ponzio DY,Austin MS.Metaphyseal bone loss in revision knee arthroplasty[J].Curr Rev Musculoskelet Med,2015;8(4):361-367.

[56] Hanna SA,Aston WJS,de Roeck NJ,et al. Cementless revision TKA with bone grafting of osseous defects restores bone stock with a low revision rate at 4 to 10 years[J]. Cline Orthop, 2011; 460(11): 3164-3171.

[57] Engh G.Bone defect classification.In:Engh GA,Rorabeck CH,editors.Revision total knee arthroplasty.Baltimore[M] .MD:Lippincott Williams & Wilkins,1997.

[58] De Martino I,De santis V,Sculco PK,et al. Tantalum cones provide durable mid-term fixation in revision TKA[J].Clin Orthop Relate Res,2015;473(10):3176-3182.

[59] Barnett SL,Mayer RR,Gondusky JS,et al.Use of stepped porous titanium metaphyseal

sleeves for tibial defects in revision total knee arthroplasty:short term results[J].J Arthroplast,2014;29(6):1219–1224.

[60] Backstein D,Safir O,Gross A.Management of bone loss:structural grafts in revision total knee arthroplasty[J].Clin Orthop,2006;446:104–112.

[61] Bauman RD,Lewallen DG,Hanssen AD. Limitations of structural allograft in revision total knee arthroplasty[J]. Clin Orthop, 2009; 467 (3):818–824.

[62] Mabry TM,Hanssen AD.The role of stems and augments for bone loss in revision knee arthroplasty[J].J Arthroplast,2007;22(4 Suppl):56–60.

[63] Derome P,Sternheim A,Backstein D,et al. Treatment of large bone defects with trabecular metal cones in revision total knee arthroplasty: short term clinical and radiographic outcomes[J].

J arthroplast, 2014; 29(1): 122–126.

[64] Rao BM,Kamal TT,Vafaye J,et al.Tantalum cones for major osteolysis in revision knee replacement[J].Bone Joint J,2013; 95–B(8):1069–1074.

[65] Schitz H–CR,Klauser W,Citak M,et al.Three-year follow up utilizing tantal cones in revision total knee arthroplasty[J].J Arthroplast,2013;28(9):1556–1560.

[66] Villaueva–Martínez M,De la Torre–Escudero B,Rojo–Manaute JM,et al.Tantalum cones in revision total knee arthroplasty.A promising short–term result with 29 cones in 21 patients[J].J Arthroplast,2013;28(6):988–993.

[67] Vasso M,Beaufils P,Schiavone PA.Constraint choice in revision knee arthroplasty[J].Int Orthop,2013;37(7):1279–1284.

第 14 章　严重股骨缺损的治疗

Alfred J. Tria, Richard W. Rutherford,

Douglas A. Dennis, David G. Lewallen,

R. Michael Meneghini, Kirsten Jansen

概述

　　严重的股骨缺损常见于无菌性或感染性松动、假体周围骨折或假体取出后继发的医源性骨缺损。术前评估应注意骨缺损的程度，为手术做更充分的准备。以安德森骨科研究所（AORI）的分型作为标准，将骨缺损分为3型：F1、F2、F3。这对翻修的术前准备有很大帮助（图14.1）。F1型缺损几乎是可以忽略的，只需要简单的自体骨移植或使用水泥填充。F2型缺损稍复杂，伴有皮质缺失，需要重建缺损和使用髓内杆。F3型缺损包括骨缺损和软组织损伤，需要通过假体来重建骨缺损和韧带支持。下面的病例将介绍此分型方法及其相适应的治疗策略。

方案1：股骨植骨治疗严重骨缺损

病例介绍

病史

　　患者，男性，79岁。16年前诊断为"骨性关节炎"行全膝关节置换术（TKA），术后功能良好，近6个月来，出现了无痛肿胀。除轻微扭伤，否认明显外伤史。X线片显示：股骨远端由于聚乙烯磨损引起的大面积骨溶解，股骨远端应力性骨折出现不同阶段的骨愈合。建议行膝关节翻修术，采用股骨结构性植骨以解决股骨远端大面积骨溶解。术前检查：血沉、CRP和膝关节穿刺液细胞计数和培养均未发现感染。

体格检查

　　术前检查，左膝前正中手术切口愈合良好，中等量关节积液。膝关节活动度0°～110°，关节矢状面及冠状面轻度松弛。神经、血管检查未见异常。

影像学检查

　　左膝关节前后位、侧位和髌骨轴位显示：聚乙烯假体偏内侧磨损，继发股骨远端大面积骨溶解。X线片显示：假体固定良好（图14.2）。后交叉韧带保留型股骨假体相对于后交叉韧带替代型而言，可更直观见到股骨远端骨溶解。膝关节的斜位X线片及CT扫描可进一步评估骨溶解的程度，但对本病例而言，并不是十分必要。

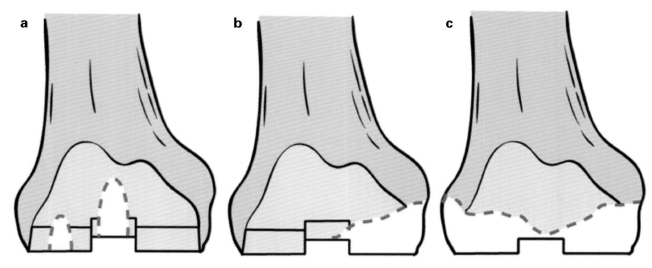

图14.1 安德森骨科研究所分型：a. F1型缺损：股骨髓内骨缺损，干骺端骨皮质完整。b.F2型缺损：干骺端骨皮质缺损。c.F3型缺损：干骺端骨皮质缺损并累及侧副韧带附着处

手术入路

术前计划

排除感染后，第一步是评估骨缺损的大小、位置和特点。安德森骨科研究所骨缺损分型是膝关节置换术中一种行之有效的骨缺损分类方法。在F1型缺损中，有足够的干骺端骨，且关节线接近正常。F2a型股骨缺损有股骨远端一侧髁松质骨丢失，需用使用翻修假体髓内杆联合垫块或者植骨。F2b型股骨缺损是累及股骨双侧髁的广泛损伤。F3型股骨缺损通常累及干骺端骨，干骺端完全丧失，且可能皮质缺损，导致副韧带的损伤。术前评估时，应该认识到X线平片通常会低估骨缺损的严重程度，特别是涉及股骨时。低估是由于放射后假体不透明造成的视觉障碍，还有在假体取出过程中发生骨丢失，以及X线片在骨缺损定量方面的内在敏感性差等。面对膝关节翻修术中大量骨缺损的情况，重建的目的是为了保留宿主骨，避免假体取出时造成医源性骨丢失，通过异体骨结构性植骨或金属垫块获得屈伸间隙平衡及重建关节线，确保假体的刚性固定及膝关节稳定性。

感染是翻修术的禁忌证，在考虑用金属或异体骨治疗严重的股骨缺损之前，必须排除感染。通常包括实验室检查血沉和c-反应蛋白，以及抽取关节液的有核细胞计数和细菌培养。细胞计数为70×10^9~250×10^9/升、中性粒细胞为60% ~ 65%，高度怀疑感染。保持至少14天的培养可以提高固着菌或需要复杂培养环境的微生物的检出可能性。

膝关节翻修术中骨缺损的治疗取决于缺损的大小和位置，以及它是否是包容性骨缺损。对于范围小的缺损，可以联合或不联合使用螺丝钉骨水泥加固。对包容性骨缺损，可考虑颗粒植骨。对于5~15毫米F2型骨缺损，可以利用垫块加强。对于F2型或F3型干骺端骨缺损或深度大于15毫米的骨缺损，推荐采用植骨或干骺端金属补块或袖套。在较大的骨缺损中，通常无法使用结构性的自体植骨，因此同种异体植骨是一种比较常用的植骨方法。同种异体结构性植骨的优点是，在需要时它可以为假体提供支持，以及如果将来需要进行膝关节翻修的骨储备，可以根据缺损个体化定制，对比金属垫块和袖套是一种成本效益较高的方法，并更加符合生理性负荷分布。然而，结构性植骨存在骨不连或畸形愈合、晚期吸收和塌陷以及疾病传播的风险（<1/100万艾滋病病毒传播风险），而且在重

图14.2 a.正位X线片显示，左全膝初次置换术后，聚乙烯磨损，股骨远端骨溶解。b.侧位X线片显示，骨溶解以及股骨远端应力性骨折（后侧皮质）。c.髌骨轴位片显示，髌骨固定良好，伸膝装置无分离

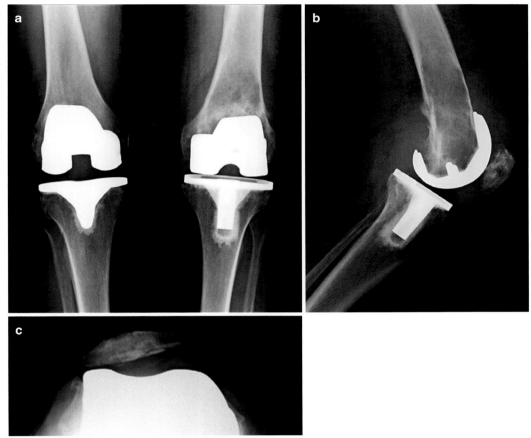

塑同种异体骨以匹配相应的骨缺损时，需要一定的操作技巧。

术前，强调选择合适的同种异体骨，同种异体骨的尺寸关系到随后切口闭合难度，最常使用股骨头、股骨远端或胫骨近端组织。在可能的情况下，明智的做法是选择与宿主缺损匹配的同种异体骨类型（例如股骨远端同种异体骨用于宿主股骨远端骨缺损）。放置同种异体骨时，骨小梁应与穿过同种异体骨的轴向载荷方向平行，可提高结构负载的强度。术前检查应该评估软组织覆盖和副韧带的状态，如果皮肤及周围软组织受损，建议尽早进行相关科室会诊。当严重的（F2型或F3型）股骨干骺端丢失，有可能导致副韧带功能不全，应采用限制型的翻修假体。假体通常需要延长杆与同种异体结构性植骨结合使用，以提供更强的假体稳定性，并在其与宿主骨结合的过程中分散同种异体骨的应力。有时需要

高速磨钻来重塑缺损和同种异体骨。另外应准备其他固定设备，如螺钉和钢板。在本病例中，采用新鲜冷冻股骨远端异体骨，如在没有必要进行异体结构性植骨的情况下，可采用干骺端多孔涂层袖套。

手术过程

手术采用既往正中切口以及髌旁内侧入路。对深部内侧副韧带进行部分松解以更好显露假体，术中见滑膜炎增生，予以广泛滑膜切除，进一步显露假体以及恢复髌上囊和内外侧沟。不需要诸如股四头肌切断术或胫骨结节截骨术等延伸性显露。髁间切迹可见与X线片相一致的20毫米缺损（图14.3）。

然后，通过薄摆锯和灵活的骨刀凿开假体-水泥界面，取出股骨假体。由于骨皮质骨鞘较薄，所以需非常小心地取出假体，避免骨折（图

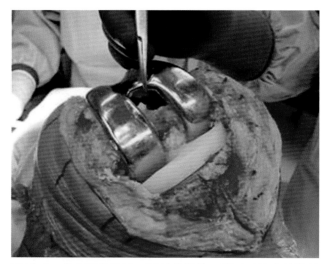

图14.3 术中照片显示，膝关节假体显露后可见溶骨性骨缺损同X线片所见

14.4）。鉴于溶骨性骨缺损范围大于袖套和金属补块的最大尺寸，因此决定使用股骨远端同种异体植骨。由于保留后交叉韧带假体特有的后倾，以及相关的韧带不稳定性，于是决定使用限制型假体，取出胫骨假体，然后胫骨近端准备采用带干骺端袖套及延长杆的假体，并植入胫骨试体。

由于这例巨大骨缺损为空洞型，计划对同种异体结构进行套管技术或内套技术。首先将新鲜冷冻股骨远端移植物在含抗生素的温热溶液中解冻，用传统的股骨截骨导向器进行标准的股骨截骨（图14.5）。同种异体骨也使用干骺端袖套和内固定钉，以提高固定的强度。最后，用锯片和高速摆锯对同种异体骨进行成形，使移植物与宿主的接触面最大化，提供同种异体骨的内在稳定性，并确保异体移植长度，恢复一个可接受的关节线。不考虑在宿主骨上进一步截骨和同种异体骨进一步辅助修整，因为会造成截去更多的宿主骨。采用内固定法可获得较好的同种异体–宿主稳定性。

同种异体股骨和股骨假体试体组装并植入，膝关节修复。适当的软组织松解、选择合适厚度的胫骨聚乙烯衬垫，评估和平衡膝关节伸直间隙。选择了限制型旋转平台，以降低应力集中

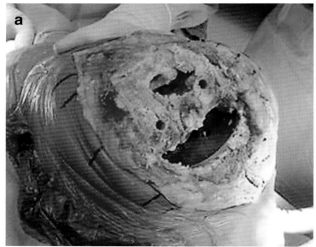

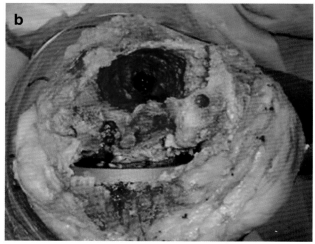

图14.4 a、b.术中照片显示，取出股骨后见大量骨溶解

和施加在约束凸轮–立柱结构上的载荷。通过调整同种异体骨与宿主股骨远端绞锁的旋转位置，最大限度地提高了屈曲稳定性。

在获得满意的假体位置和稳定性后，取出试体。然后对膝关节进行充分的冲洗，准备固定。股骨假体固定在同种异体骨上（图14.6）。将胫骨髁表面假体固定在胫骨上，以压配的方式放置延长杆和袖套。然后，将股骨远端同种异体骨–假体复合物打压至宿主股骨，注意确保适当的旋转。确定获得良好的旋转稳定性，无微动。该患者髌骨轻微的磨损，但固定良好，没有骨溶解，予以保留。待骨水泥固化之后，松开止血带并进行止血，放置引流管。随后以传统的方式缝合关闭切口。

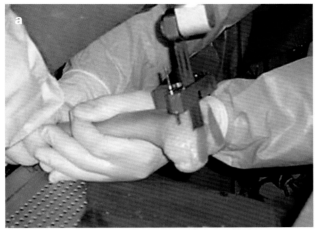

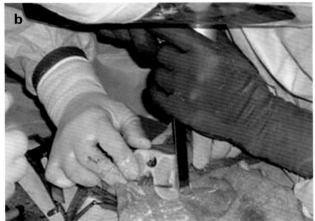

图14.5　术中照片显示，术中股骨远端同种异体骨的准备（a）和同种异体骨进一步成形，使移植物与宿主的接触面最大化（b）

同种异体骨结构性植骨技术的关键是选取一个有活性的、血运的宿主受体部位，最大限度地利用同种异体-宿主与假体-宿主的接触，优化移植物与宿主的机械联锁，修复解剖关节线，以获得假体稳定、无错位的刚性固定。在本病例中，选择的同种异体股骨远端移植物，采用内固定技术打压进入宿主股骨。以最大限度地扩大同种异体骨的接触面积和稳定性。其他制备同种异体骨结构性植骨技术，如用外半球或内半球的髋臼磨锉来完成宿主和异体骨的半球形几何形状。增加的表面积可最大限度地增加骨接触与加强异体骨的结合。在某些情况下，同种异体骨植骨时，用髓内杆或轴向螺钉和钢板永久固定之前，先用骨固定器或克氏针暂时固定。

手术结果

术后，患者的负重仅限于足趾触地，前8周使用铰链式膝关节支具，以减轻异体骨-宿主骨界面的剪切力，对膝关节活动度可不作限制。术后X线片如图14.7所示。随后2个月，允许患者承受13.6～18.1千克的负重。采用铰链式膝关节支具使用3个月。在术后1年，患者独立行走，无须支具辅助，稳定性好，膝关节活动度0°～118°。X

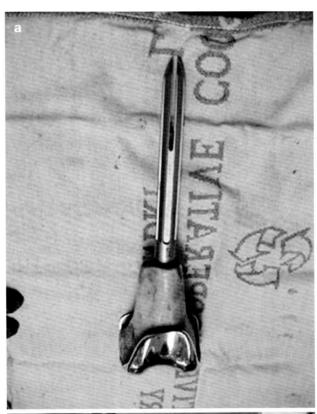

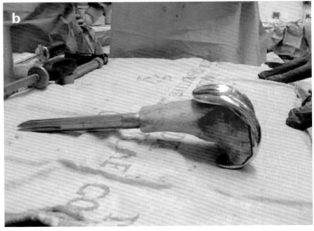

图14.6　a、b.术中照片显示，植入前的异体骨-假体复合物

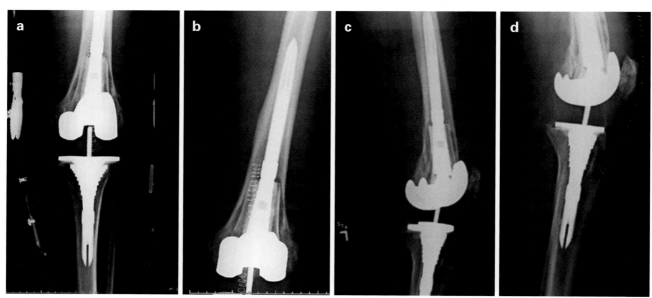

图14.7　a～d.术后即刻X线片显示，膝关节翻修采用内套技术植入股骨远端同种异体骨

线片显示同种异体骨或假体没有移位，并与宿主股骨远端结合。

术后5年，患者偶尔会出现髌骨周围疼痛。查体后显示稳定性良好，膝关节活动度为5°～125°。在髌骨外侧小关节处压痛，与髌骨外侧关节综合征表现一致，保守治疗无好转。因此，计划进行髌骨外侧切除术。术中发现髌骨骨质疏松。将髌骨取出后，髌骨症状得以缓解。术后5年的X线片显示假体位置良好，同种异体骨与宿主骨结合牢固（图14.8）。

临床结果

关于描述同种异体结构性植骨在膝关节翻修的中长期临床随访的文献数量较少。Chun等在27例患者长达107个月随访的回顾性研究报告中，结果显示除1例异体移植物因感染进行翻修外，其他患者均存活。Clatworthy报道了在66例的结构性植骨中52次膝关节翻修手术的结果，其中13例膝关节置换术失败，5例因同种异体骨吸收失败，2例由于缺乏骨性愈合，4例因感染而失败。在这项分析中，10年生存率为72%。

Beckman及其同事最近对17项研究进行了系统性回顾，结果表明在平均随访期为70.8个月的805个异体骨的翻修率为10.2%，翻修最常报道的原因为移植物无菌性松动或骨折，其次是感染。如前所述，使用同种异体结构性植骨的缺点包括骨不连或畸形愈合、晚期再吸收、骨折和疾病传播。图14.9显示了1例患者在膝关节翻修23年后，同种异体骨发生晚期骨吸收。对于这个患者，考虑到同种异体骨的吸收量和患者的高龄，所以该患者膝关节采用股骨远端置换术修复的。

钽金属补块和多孔干骺端袖套是替代结构性异体骨用于膝关节翻修，用于治疗大面积骨缺损。它的优点包括更容易植入和固定，而不依赖于异体骨-宿主的结合。实际上这只是一种假设，假设钽金属补块比结构性同种异体骨具有更好的生物相容性，因此具有更好的骨整合能力。这个假设在文献中得到了支持，文献显示无菌松动率下降，翻修率下降，骨小梁金属补块与同种异体结构性植骨的感染率无统计学差异。

尽管由于袖套和金属补块等较新的假体出现，结构性异体骨的使用率有所下降，结构性植骨对年轻的大面积缺损的患者仍有帮助。骨量的恢复是有利于将来翻修。

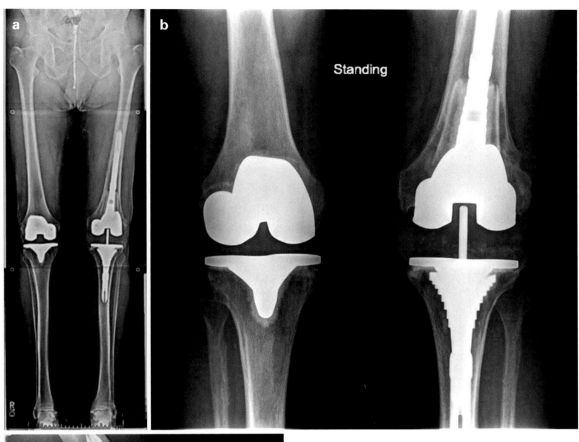

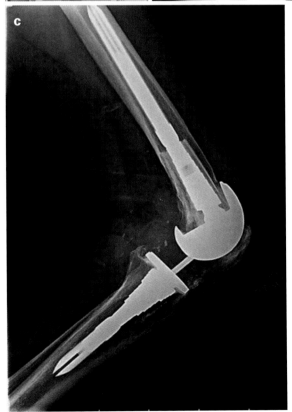

图14.8　a~c.术后5年X线片显示，同种异体骨位置满意，固定良好

关键点

·同种异体结构性植骨适用于年轻患者的大面积骨缺损。

·为了最大限度地增加同种异体骨与宿主之间的接触面积，以及随后的骨整合，对宿主骨缺损和同种异体骨进行精确的骨修整是十分有必要的。

·必须坚强固定，在某些情况下，通常需要使用延长杆、螺钉和钢板。

·需要同种异体结构性植骨的病例通常伴有韧带不稳定，建议增加假体限制性。

·X线片通常会低估骨缺损的程度，尤其是股骨侧。

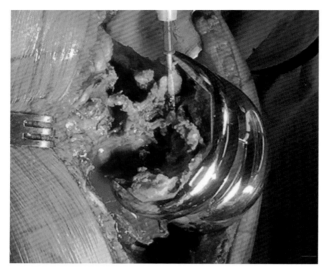

图14.9 全膝关节置换术失败后（23年）股骨远端异体骨吸收的术中照片

方案2：金属垫块和袖套

病例介绍

病史

患者，男性，64岁。无严重并发症，10年前，由于进行性疼痛和骨关节炎的膝关节症状，进行了初次左膝关节置换术。

体格检查

膝关节置换术后初期表现良好，最近3年出现渐进性疼痛，过去几个月疼痛、肿胀和关节不稳定明显加剧。初次膝关节置换术后切口愈合良好，患者无局部或全身症状能表明膝关节感染。术前化验及膝关节穿刺检查感染指标均呈阴性。

影像学检查

X线片显示，明显的股骨侧移位和松动的迹象（图14.10），在近距离透视可见固定良好的胫骨下有明显的骨溶解（图14.11）。

手术入路

建议患者手术治疗，手术方案为对胫骨侧和股骨侧进行翻修。准备好术中可能需要用到的限制假体，若侧副韧带损伤，则术中应选择使用内-外翻限制型假体。术中见：股骨侧假体松动明显，胫骨侧固定良好，但不牢固，易取出。取出假体评估骨缺损，为股骨干骺端和胫骨包容性缺损。术前X线片见股骨巨大空洞型骨缺损涉及双侧股骨髁，同时包括取出胫骨假体骨量丢失、广泛性骨溶解造成的骨缺损，对于关节的重建来说都是挑战（图14.12）。根据骨缺损的范围和位置，股骨侧与胫骨侧均适合选用多孔钽金属补块进行重建。胫骨侧运用2个胫骨补块以"堆叠"的方式组合使用，即远端为小垫块，近端为较大的垫块（图14.13）。使用带延长杆翻修胫骨托，有助于重建稳定的胫骨平台。然后，使用一个大的股骨金属补块置于股骨远端髓内，以获得良好的固定，为股骨侧提供重要的机械支持。用股骨补块试体为参考，用高速磨钻修整缺损的股骨髁。使补块嵌入宿主骨时达到与宿主之间最大限度地接触（图14.14）。在股骨前后缘和股骨后髁夹持的作用下，大的股骨金属补块通过股骨前缘和后髁前后限制，不仅提供了轴向支撑，而且还提供了旋转稳定性。重建胫骨和股骨侧干骺端支撑后，用试体来平衡膝关节屈伸间隙和内-外翻。重建的胫骨平台作为起点或参照，调整股骨试体的尺寸、垫块近端和远端的位置，来调整宿主骨和垫块的接触面以达到平衡。确定假体最佳的尺寸和位置，达到软组织平衡，此时确定是否需要增加限制性。在一些特殊情况下，残留的内外侧不平衡，需要髁限制型假体。放置假体时，延长杆与假体之间采用骨水泥固定，使多孔金属垫块与宿主骨之间形成无活动的初始界面，安装顺序先是胫骨侧，然后是股骨侧。在同一假体上将骨水泥和无骨水泥联合固定，实现了补块与假体之间的协同固定作用。多孔补块的逐步骨长入，保护了骨水泥-骨界面，从而维持了补块的稳定。从长远来看，随着骨的长入，假体−骨水泥−骨界面应力会转移到的补块−骨界面。

手术结果

在此病例中，术后X线片显示力线良好和固

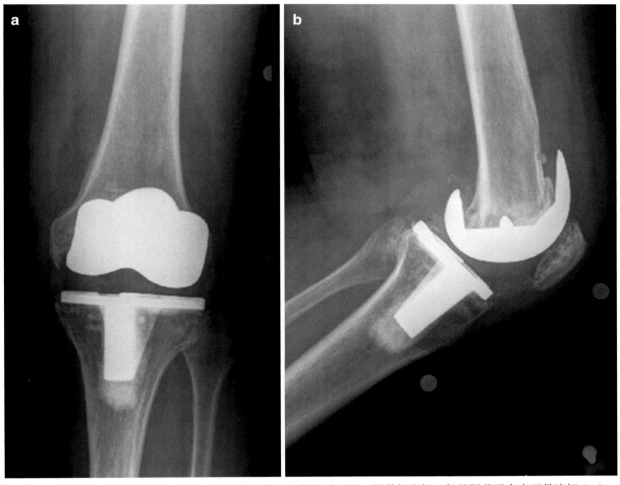

图14.10　64岁男性，膝关节疼痛，不稳。膝关节正位片和侧位片显示，胫骨侧良好，但是胫骨平台表面骨溶解（a）；股骨近端假体松动，近端移位（b）

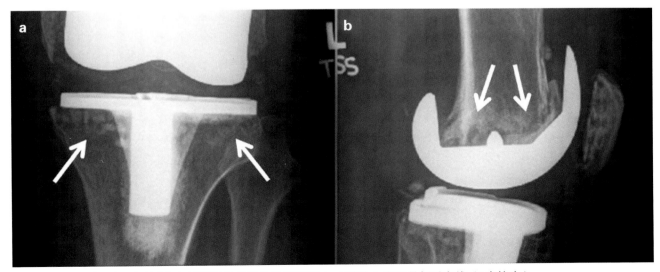

图14.11　近距离透视可见固定良好的胫骨有明显的骨溶解（a中箭头）和股骨侧透亮线（b中箭头）

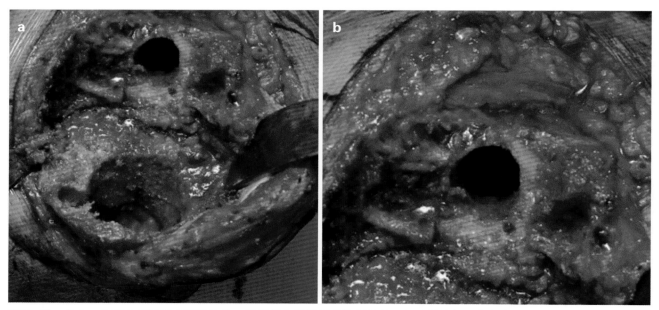

图14.12 术中，在植入多孔钽金属补块前，胫骨侧和股骨侧骨缺损情况。记录胫骨侧巨大包容性骨缺损（a）和股骨髁巨大空洞型骨缺损（b）

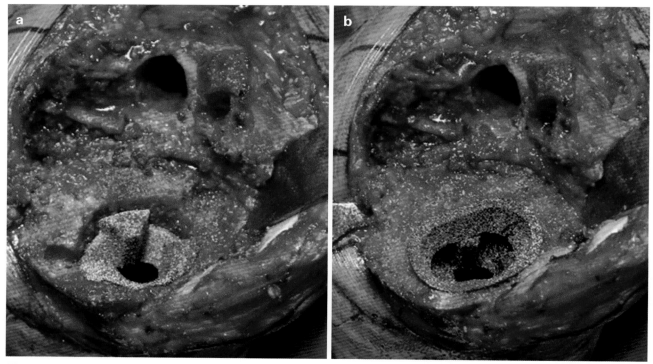

图14.13 植入较小的胫骨补块，远端到达骨干和干骺端（a），然后叠上第2块较大的干骺端补块以适应胫骨侧空洞型缺损（b）起到支撑作用从而重建胫骨平台

定牢固，膝关节稳定（图14.15）。术后早期的诊疗过程中逐渐增加活动度和负重，在获得早期骨水泥初始稳定下，可以耐受早期负重。切口愈合和康复情况无异常，最近随访中，患者表示满意，已恢复自主行走，不需进一步的手术，并无其他不良反应。现在，使用小的骨干金属补块的填充方案已成为替代方案，本病例中选择使用较大的金属补块是另外一种选择。在股骨远端为中央型骨缺损，但

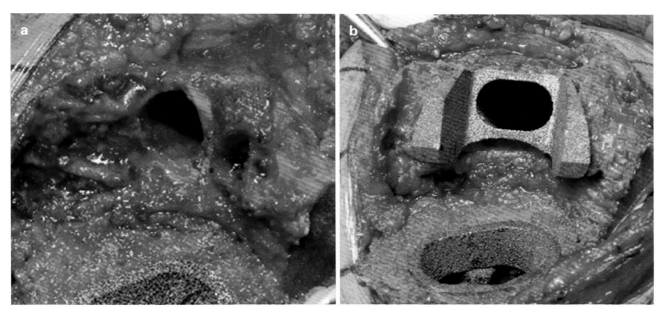

图14.14　反复使用磨钻（a）进行股骨缺损的成形，股骨补块反复测试来逐渐塑形，确定"最佳贴合"股骨补块（b）

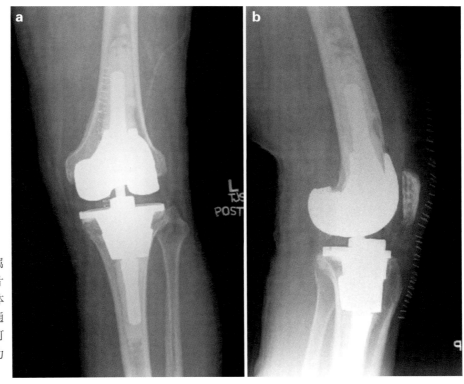

图14.15　术后X线片显示，金属补块在位，正位片（a）和侧位片（b）显示膝关节力线良好，假体固定牢固，当未发生骨长入时，通过骨水泥延长杆实现初始稳定，可对骨水泥-骨界面产生保护性应力减压分布的作用

股骨髁大部分仍然完整，使用更大的金属补块时需过度切除宿主骨，联合骨水泥和非骨水泥固定后这些金属补块可以提供相同固定的强度。

临床结果

同胫骨补块一样，股骨多孔钽金属补块的发展也是早期髋关节翻修手术中成功使用多孔钽金属髋臼补块推动的。多孔钽金属作为这些修复植入物的翻修材料，是因其骨生长速度快、材料性能好及结构强度足以容许独立承重。最初设想将髋臼垫块和后来的股骨、胫骨金属补块作为"假体同种异体结构性植入物"，以避免与同种异体结构性植骨的骨吸收，造成技术失败和增加医疗费用。当这一概念在髋关节翻修手术中的有效性被证实后，应运而生地迅速发展出解剖形状的假体，用于治疗膝关节翻修术中骨缺损。据报道，在同种异体骨的使用上也存在类似的挑战。由于胫骨近端的解剖结构特点，同时和由此特点决定的胫骨缺损更加简单且对称，早期的胫骨金属补块最早出现于2002年，不久之后，在2003年出现了更为复杂的左右侧股骨金属补块。从此，越来越多样式的解剖型补块便开始产生，包括最新的股骨小骨干垫块，在缺损较轻、股骨髁完整的情况下，允许"混合"非骨水泥加上股骨假体的骨水泥固定。但骨质和骨表面缺损，如果仅仅采用标准骨水泥固定股骨远端，有可能存在长期的不牢固。

对于早期使用胫骨垫块的人来说，早期的多孔钽金属补块的临床结果同样令人满意，具有很好的临床表现和良好的X线片表现，没有移位、松动或X线片出现进行性密度减低。尽管有这种良好的早期植入表现，但仍存在着负面的偏见，因为补块的使用是为最坏的翻修病例所准备的，这些病例具有最具挑战性的骨缺损问题，通常有既往感染史。其他学者的后续报告迅速证实，在膝关节翻修术期间，与股骨缺损的治疗效果相似。

最近在大型膝关节翻修患者相关的队列研究中，对多孔钽金属补块的性能进行了长期随访。Potter等报道了157例患者使用159枚股骨补块作为膝关节翻修的一部分，平均随访时间为60个月。按安德森骨科研究所分类系统分型：所有患者均有较大的骨缺损，80%被归类为F2b型、20%被归类为F3型。这些患者平均接受了4次膝关节手术（1～23次），近半数的患者（75/157）曾因感染的关节置换史，23/159需要再次翻修，具有感染症状：14例，无菌性松动：6例，轻度松弛：3例。6例无菌性松动均为F3型股骨缺损，均采用旋转铰链膝治疗。在最后的

随访中，因无菌性松动的存活率超过96%，且在84%的情况下未取出假体。临床结果显示有统计学意义上的显著改善，膝关节协会评分从术前平均47分到术后65分（6～94分）。所有134例患者在随访X线片检查中均显示明显的骨长入。

这些数据支持单个假体联合"混合"骨水泥加非骨水泥固定概念的潜在价值，因为这种技术似乎明显有助于提高股骨固定的中期耐用性，以应对翻修膝关节置换术中的巨大缺损。这些具有多孔钽组件的中期结果导致更广泛采用这种相同的非骨水泥干骺端固定理念，在其他膝关节系统，使用部分关节假体周围和延长杆骨水泥固定，并固定于各种多孔钛补块和多孔涂层干骺端袖套。需要更多的数据和更长期的随访，以进一步验证这一总体重建策略，并确定各种具体材料和各植入物的相对优点，用于膝关节翻修手术中骨缺损的处理和加强固定。

关键点

·多孔钽金属补块不仅可使骨长入，并提供股骨假体的支撑结构。

·小的骨干股骨垫块可用于混合干骺端非骨水泥固定，加强关节周围与延长杆的骨水泥固定。

·对于不需要同种异体结构植骨的翻修案例，较大的股骨干骺端缺损用较大的解剖型钽金属补块，可提供骨长入的无骨水泥干骺端固定和结构基础。

方案3：股骨远端金属假体

病例介绍

病史

患者，女性，73岁。既往有贫血和骨质疏松

症，在几天前外出度假时因摔下楼梯继发出现左膝疼痛和无法负重。4个月前，她因骨性关节炎进行初次全膝关节置换术，并对治疗效果表示非常满意。

体格检查

膝关节肿胀疼痛，外翻畸形，手术切口愈合良好。

影像学检查

X线片显示膝关节置换术后伴股骨远端假体周围骨折，表现为股骨外髁完全骨折和移位，膝外翻塌陷（图14.16）。计算机断层扫描（CT）显示假体周围有严重粉碎性骨折，但股骨侧假体松动不明显。

手术入路

除了轻度贫血外，常规的实验室检查无明显异常。因此，患者由于股骨远端假体周围骨折

导致初次膝关节置换失败。由于股骨严重粉碎和骨量不足，加上患者的年龄、活动度需求较低、X线片骨量减少，所以计划使用限制型假体进行翻修。

术前计划是至关重要的，以确保恢复下肢长度，膝关节翻修股骨远端采用铰链或胫骨近端置换，可能会影响伸肌肌肉张力及随后的股四头肌萎缩和膝关节伸展力量。尽量恢复关节线和复原冠状面解剖，以确保最佳伸肌张力和优化髌骨功能。

由于切口位于近端位置，可能需要使用无菌手术止血带。通常采用扩大的髌旁内侧入路进入关节，由于使用旋转铰链，可以从胫骨近端松解内侧副韧带浅层，以便于显露，尤其是在如果预计需要进行胫骨近端置换的时候。强调熟悉关节周围的神经、血管解剖。应慎重进行广泛性解剖，避免偏离骨表面的方向。

术中可见股骨外髁严重粉碎性骨折，伴有术前CT扫描或X线片检查中未发现骨折横断穿过

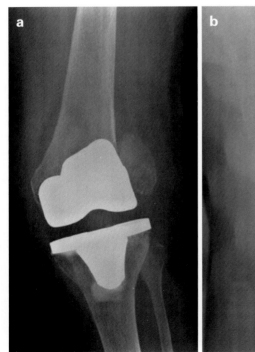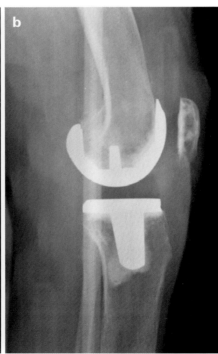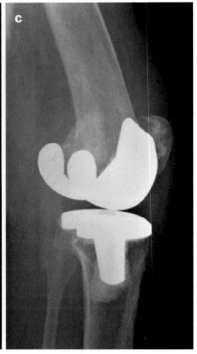

图14.16　正位X线片（AP）（a）、侧位X线片（b）和斜位X线片（c）显示，膝关节置换术后伴股骨远端假体周围骨折，表现为股骨外髁完全骨折和移位，膝外翻塌陷

股骨内髁。胫骨端固定良好。因为患者的骨折情况，骨质量不足以进行内固定，再加上患者对活动水平要求低，采用股骨远端假体翻修是最适合的。小心保护周围的神经、血管结构。在取出股骨侧假体之前，根据待植入假体计算关节线位置，并在股骨上标记合适的股骨旋转位置。在确保不损伤周围重要软组织的情况下，垂直于股骨解剖轴在股骨假体上缘完成横断面截骨。胫骨假体采用常规技术取出，尽量保留胫骨骨量。准备胫骨和股骨，待植入骨水泥延长杆，并放置假体试体。试验了不同型号的旋转铰链，直至达到间隙平衡和对称。确认股骨长度、髌骨轨迹和伸肌肌肉张力。将试体取出，最后将假体固定在合适位置，并注意重建假体旋转，用电刀标记位置（图14.17）。假体安装完成后，以标准的方式缝合关节腔，同时注意对软组织和皮肤进行细致保护。由于该手术涉及大量的死腔，操作者主张在关闭前局部注射氨甲环酸，并将关节内引流至术后2天。

手术结果

术后即可允许在协助下负重。在8周的随访中，患者几乎恢复了之前的活动水平，可完全伸直和屈曲120°。膝关节周围无感染迹象，术中培养阴性。

临床结果

在关节周围骨质差或骨量丢失严重的情况下，进行人工膝关节翻修，往往是一项复杂的任务。在大量有关股骨或胫骨缺损的罕见病例中，由于传统膝关节翻修所必需的自体骨支持不足或周围韧带条件差，所以常常用大号假体替代缺损骨的修复重建可能是最理想的方式。这种方式同样也适用于当股骨远端或胫骨近端的骨量不足无法进行内固定时的假体周围骨折中。由于假体限制性的增加导致轴承将应力传递到假体-骨界

面，该设计可能是造成早期失败的主要原因。但现代旋转铰链设计（图14.17）已经证实了更好的预后及临床结果。旋转铰链假体在股骨远端置换术中的应用，仅适用于老年患者和活动需求较低的患者中严重的骨量丢失病例。

股骨远端是否进行翻修取决于股骨近端骨丢失的程度。如果骨量丢失累及内髁且导致内侧副韧带失效，则需要以旋转铰链的形式更大程度地限制其内-外翻。由于铰链关节和轴承放置的空间所需，故需进行大量的截骨。这种方法在灾难性骨缺损的情况下可能是最佳的，例如慢性感染、严重的骨溶解或严重的骨量丢失及股骨远端假体周围骨折。对于高龄或活动需求较低的患者，采用假体替代骨丢失可能是较为有利的，以便于早期活动，避免长时间的限制承重，及避免

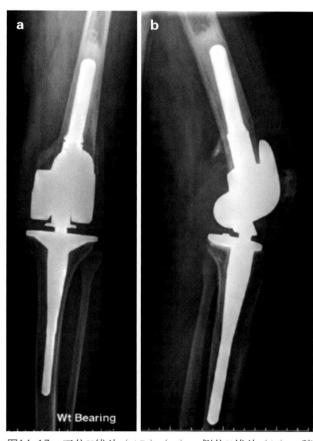

图14.17 正位X线片（AP）（a）、侧位X线片（b）。膝关节翻修使用旋转铰链进行股骨远端置换，由于患者活动需求较低，因此使用骨水泥延长杆，以便早期活动与负重

与大量异体移植相关的不可预测的愈合率。

股骨远端旋转铰链假体置换的临床效果令人满意，可以挽救最严重的骨折缺损和复杂的膝关节翻修。Springer及其同事发表了在梅奥诊所接受治疗26例膝关节采用节段式、运动学、模块化旋转铰链全膝关节假体翻修非肿瘤性肢体。适应证包括股骨周围骨折不愈合、严重骨丢失、韧带不稳、股骨髁上骨折不愈合、急性假体周围骨折、原铰链断裂或既往截骨成形术。患者平均年龄72.3岁，平均随访58.5个月。大多数患者在功能评分和运动方面有改善。8例有并发症，最常见的是深部感染（5例）。

Barrack报告了一系列使用第二代旋转铰链假体的23例膝关节翻修的患者。手术适应证包括内侧副韧带断裂、翻修原铰链假体大量骨丢失、老年股骨远端粉碎性骨折或股骨远端骨不连等。伸膝装置断裂需要重建的不稳定膝关节，关节僵硬需要股骨剥离显露伴有中度残留的屈伸间隙不平衡。在2～9年的随访中，其临床结果、运动范围和满意度评分可与标准髁翻修膝关节置换术相媲美，但病例却更加复杂。

Berend和Lombardi报告了39例老年患者的膝关节的治疗结果，平均年龄76岁，采用旋转铰链置换股骨远端。手术适应证有严重骨丢失或韧带不稳、非模块组铰链失效、股骨远端骨不连、关节置换、既往截骨成形术、假体周围骨折、急性股骨骨折和复杂的初次膝关节置换等。在24～109个月的随访中，有5例再次手术，没有无菌性松动，极大地缓解疼痛和改善功能。

已经发表了几项研究，特别针对使用旋转铰链股骨远端置换治疗骨质疏松的周围骨折。Mortazavi发表了22例膝关节研究，平均随访58.6个月。虽然有10例出现术后并发症，5例需要额外手术，但是膝关节评分大大改善。Jassim评估了11例老年患者的预后，平均年龄81岁，随访4～72个月，没有再次手术病例，功能结果可以

接受。Saidi比较了23例70岁以上股骨远端粉碎性骨折的治疗方法。其中7例使用同种异体骨体及假体置换，9例标准膝关节翻修及垫块，7例股骨远端置换。膝关节翻修及股骨远端置换术后手术时间及出血量明显减少。股骨远端置换后住院时间较短，6周和6个月随访时功能评分相等。在最近的一项研究中，Hart和其他学者比较了切开复位内固定和股骨远端置换治疗70岁或70岁以上患者股骨远端粉碎性骨折的疗效。报告显示接受切开复位内固定手术的患者中，有1/4的患者是坐轮椅的，而所有接受股骨远端置换术的患者在1年随访时均不需卧床。所有学者都支持使用股骨远端置换治疗复杂的假体周围骨折合并骨缺损。

研究表明，以股骨远端或胫骨近端置换的形式使用大号假体可以适用于某些临床情况，例如严重的干骺端骨丢失、患者活动需求较低的股骨粉碎性骨折或假体周围骨折。若患者选择合适可取得满意的临床效果。

关键点

- 考虑用股骨远端假体置换：
  严重的股骨丢失。
  韧带附着处骨丢失。
  股骨远端骨折、骨量不足以进行远端骨折内固定。
- 在假体置换时，允许适当的下肢长度增加、股骨旋转和伸膝装置紧张。
- 股骨远端置换术在适当的条件下可节省手术时间和减少出血，尤其是在老年患者中。

参考文献

[1] Lucey SD,Scuderi GR,Kelly MA,et al.A practical approach to dealing with bone loss in revision total knee arthroplasty[J].Orthopedics,2000;23(10):1036–1041.

[2] Engh GA,Ammeen DJ.Bone loss with revision total knee arthroplasty:defect classification and alternatives for reconstruction[J].Instr Course Lect,1999;48:167-175.

[3] Engh GA,Ammeen DJ.Classification and preoperative radiographic evaluation:knee[J]. Orthop Clin North Am,1998;29(2):205-217.

[4] Mulhall KJ,Ghomrawi HM,Engh GA,et al.Radiographic prediction of intraoperative bone loss in knee arthroplasty revision[J].Clin Orthop Relat Res,2006;446:51-58.

[5] Mason JB,Fehring TK,Odum SM,et al.The value of white blood cell counts before revision total knee arthroplasty[J].J Arthroplast, 2003; 18(8):1038-1043.

[6] Trampuz A,Hanssen AD,Osmon DR, et al. Synovial fluid leuckocyte count and differential for the diagnosis of prosthetic knee infection[J]. Am J Med, 2004;117(8):556-562.

[7] Schäfer P,Fink B,Sandow D,et al.Prolonged bacterial culture to identify late periprosthetic joint infection:a promising strategy[J].Clin Infect Dis, 2008;47(11):1403-1409.

[8] Lombardi AV,Berend KR,Adams JB.Management of bone loss in revision TKA:it's a changing world[J].Orthopedics,2010;33(9):662.

[9] Buck BE,Malinin TI,Brown MD.Bone transplantation and human immunodeficiency virus. An estimate of risk of acquired immuno-deficiency syndrome(AIDS)[J]. Clin Orthop Relat Res,1989;(240):129-136.

[10] Chun CH,Kim JW, Kim SH, et al. Clinical and radiological results of femoral head structural allograft for severe bone defects in revision TKA-a minimum 8-year follow-up[J].Knee, 2014; 21(2):420-423.

[11] Clatworthy MG,Ballance J,Brick GW,et al.The use of structural allograft for uncontained defects in revision total knee arthroplasty. A minimum five-year review[J].J Bone Joint Surg Am,2001;83-A(3):404-411.

[12] Beckmann NA,Mueller S,Gondan M,et al. Treatment of severe bone defects during revision total knee arthroplasty with structural allografts and porous metal conesa systematic review[J].J Arthroplast,2015;30(2):249-253.

[13] Haidukewych GJ, Hanssen A, Jones RD. Metaphyseal fixation in revision total knee arthroplasty:indications and techniques[J].J Am Acad Orthop Surg,2011;19(6):311-318.

[14] Lachiewicz PF, Watters TS. Porous metal metaphyseal cones for severe bone loss: when only metal will do[J]. Bone Joint J, 2014;96-B(11 Suppl A):118-121.

[15] Nehme A,Lewallen DG,Hanssen AD.Modular porous metal augments for treatment of severe acetabular bone loss during revision hip arthroplasty[J].Clin Orthop Relat Res, 2004; 429:201-208.

[16] Bobyn JD,Stackpool GJ,Hacking SA,et al. Characteristics of bone ingrowth and interface mechanics of a new porous tantalum biomaterial[J]. J Bone Joint Surg Br, 1999; 81(5):907-914.

[17] Bobyn JD,Poggie RA,Krygier JJ,et al.Clinical validation of a structural porous tantalum biomaterial for adult reconstruction[J].J Bone Joint Surg Am,2004;87(Suppl 2):123-129.

[18] Bauman RD,Lewallen DG,Hanssen AD. Limitations of structural allograft in revision total knee arthroplasty[J]. Clin Orthop Relat Res, 2009; 467(3):818-824.

[19] Meneghini RM,Lewallen DG,Hanssen AD.Use

of porous tantalum metaphyseal comes for severe tibial bone loss during revision total knee replacement[J].J Bone Joint Surg A,2008;9(1):78–84.

[20] Howard JL,Kudera J,Lewallen DG,et al.Early results of the use of tantalum femoral cones for revision total knee arthroplasty[J].J Bone Joint Surg Am,2011;93(5):478–484.

[21] Long WJ,Scuderi GR.Porous tantalum cones for large metaphyseal tibial defects in revision total knee arthroplasty:a minimum 2–year follow–up[J].J Arthroplast,2009;24(7):1086–1092.

[22] Patil N,Lee K,Goodman SB.Porous tantalum in hip and knee reconstructive surgery[J].J Biomed Mater Res B Appl Biomater, 2009; 89(1):242–251.

[23] Lachiewicz PF,Bolognesi MP,Henderson RA,et al.Can tantalum cones provide fixation in complex revision knee arthroplasty?[J].Clin Orthop Relat Res,2012;470(1):199–204.

[24] Kamath AF,Lewallen DG,Hanssen AD.Porous tantalum metaphyseal cones for severe tibial bone loss in revision knee arthroplasty[J].J Bone Joint Surg Am,2015;97(3):216–223.

[25] Potter GDⅢ, Abdel MP,Lewallen DG,et al. Midterm results of porous tantalum femoral cones in revision total knee arthroplasty[J].J Bone Joint Surg Am, 2016;98(15):1286–1291.

[26] Saidi K,Ben–Lulu O,Tsuji M,et al. Supracondylar periprosthetic fractures of the knee in the elderly patients:a comparison of treatment using allograft–implant composites,standard revision components,distal femoral replacement prosthesis[J]. J Arthroplast, 2014;29(1):110–114.

[27] Jassim SS,McNamara I,Hopgood P.Distal fermoral replacement in periprosthetic fracture around total knee arthroplasty[J]. Injury,2014;45(3):550–553.

[28] Mortazavi SM, Kurd MF, Bender B,et al. Distal femoral arthroplasty for the treatment of periprosthetic fractures after total knee arthroplasty[J].J Arthroplast, 2010;25(5):775–780.

[29] Berend KR,Lombardi AV Jr.Distal femoral replacement in nontumor cases with severe bone loss and instability[J].Clin Orthop Relat Res,2009;467(2):485–492.

[30] Springer BD,Sim FH,Hanssen AD,et al.The modular segmental kinematic rotating hinge for nonneoplastic limb salvage[J].Clin Orthop Relat Res,2004;421:181–187.

[31] Springer BD,Hanssen AD,Sim FH,et al.The kinematic rotating hinge prosthesis for complex knee arthroplasty[J].Clin Orthop Relat Res,2001;392:283–291.

[32] Barrack RL.Evolution of the rotating hinge for complex total knee arthroplasty[J].Clin Orthop Relat Res,2001;392:292–299.

[33] Westrich GH,Mollano AV,Sculoc TP,et al. Rotating hinge total knee arthroplasty in severely affected knees[J]. Clin Orthop Relat Res,2000;379;195–208.

[34] Barrack RL,Lyons TR,Ingraham RQ,et al.The use of a modular rotating hinge component in salvage revision total knee arthroplasty[J].J Arthroplast,2000;15(7):858–866.

[35] Hart GP,Kneisl JS,Springer BD,et al.Open reduction vs distal femoral replacement arthroplasty for comminuted distal femur fractures in the patients 70 years and older[J].J Arthroplast,2017;32(1):202–206.

第 15 章　髌骨缺损的治疗

Fred D. Cushner, Stephen Petis, Michael Taunton,
Arlen D. Hanssen, Michael D. Ries, Kelly G. Vince,
Michel Malo

概述

众所周知，髌骨表面重建有其局限性。严重的髌骨缺损可发生在初次膝关节置换，明显的髌骨缺损导致难以进行髌骨表面重建。最终限制髌骨表面重建的是髌骨骨量的残留量，通常认为，髌骨表面重建时至少需要12毫米的骨量来避免并发症的发生。

明显的髌骨缺损的情况下，有几种处理方法可选择。第一是进行髌骨成形术。如果髌骨残存骨量不足的话，可以去除骨赘，残存髌骨轮廓不再放置假体。这也可适用于翻修的过程中。一旦髌骨假体和残留的骨水泥被移除，可能造成髌骨缺乏足够的骨量用于重建。Pagnano回顾了在髌骨翻修中行髌骨成形术的患者，发现髌骨成形组有明显的疼痛以及股四头肌无力。Parvizi也发现了类似的结果，即未进行表面置换的患者预后不良。

因此，若髌骨可以进行髌骨表面重建，则可避免并发症的发生。另一选择是髌骨假体的选择。Bourne及其同事阐述了双凹面设计髌骨的应用。准备好骨床，具有两个穹隆型面的假体骨水泥固定。根据他们的研究，髌骨假体的生存率为97%。另外一种选择是使用钽金属髌骨。一旦残留骨床成型后，将髌骨的钽侧缝合到残留的髌骨。假体在位后，即可将聚乙烯假体用骨水泥固定到髌骨表面。使用这种设计的关键是残留髌骨必须在位。Ries发表了他的初步经验，并且发现当将钽金属髌骨缝合到没有残留骨床的软组织时，失败率较高。

Vince提出了一种独特的技术用于处理严重的髌骨缺损，即鸥翼截骨术。即以经典的梅赛德斯跑车设计而命名，在残留的髌骨骨骼中进行垂直分割，髌骨的"翅膀"翘起，并形成滑车设计。Hartzband及其同事发表了他们在12名患者的实验初步结果，预后良好。

最后一个选择是Hanssen推广的髌骨植骨手术。该技术利用以沿着圆周的方式缝合在残留髌骨周围的软组织包膜。另外一种选择是使用局部的软组织或者移植材料。一旦形成包膜，然后放置自体骨碎片并重建髌骨块。Hanssen发表了他的结果，即平均术后髌骨厚度达到22毫米。Hanssen已回溯并翻修了一些此类髌骨患者，一旦植骨愈合后即可放置髌骨假体。

当然最好的治疗方法是预防。因此，在翻修手术中若髌骨稳定且厚度适当，则应尽可能保留。

方案 1：髌骨移植

病史

患者，男性，81岁。接受后稳定型假体全膝关节置换术以及髌骨置换术后两年半转诊笔者诊所。主诉是膝前痛进行性加重，上下楼梯疼痛加重。该疼痛症状在术后1年时出现且逐渐加重。体检发现严重的股四头肌无力，即膝关节不稳定。该患者为一名狂热的自行车手，发现脚踩踏板困难，尤其是每次骑自行车时踩踏板膝关节屈曲增加的时候。同侧腰椎及髋部无任何不适。无夜间痛及无其他全身症状。患者既往接受过物理治疗，但症状无改善。目前口服镇痛药以完成日常活动。

全膝关节置换术后膝前痛的鉴别诊断非常复杂（表15.1）。几十年前由于髌股关节并发症进行翻修手术非常常见。主要是由于机械失败和髌骨金属基底设计的聚乙烯磨损，以及股骨滑车设计匹配不良。随着现代外科技术和假体设计的提高，因髌骨相关并发症而进行翻修的手术减少。然而，作为患者病史的一部分，回顾患者先前的手术方案是至关重要的，这决定了假体安置

表15.1　全膝关节置换术后膝前痛的鉴别诊断

髌骨假体无菌性松动
髌骨组件广泛的骨缺损和骨溶解
假体旋转不良和髌骨轨迹不良
髌骨假体周围骨折
髌骨缺血性坏死
髌骨假体聚乙烯磨损
髌股关节撞击综合征
髌股关节过填充
外侧撞击
髌骨非表面置换出现髌股关节炎
股四头肌肌腱炎或髌腱炎
髌股关节不稳/脱位
假体周围感染

时旋转和力线的方法以及髌骨准备的技术是否正确，因为髌骨轨迹不良，假体松动和过度截骨可导致全膝关节置换术后骨缺损。在膝关节翻修术中治疗髌骨缺损相对不常见，因此在诊疗上缺乏相关的共识。

体格检查

患者的膝关节正中手术切口愈合良好，没有任何感染的症状。双下肢力线良好。疼痛步态，特别在起立阶段。髌骨外侧缘触痛，髌骨压痛阳性，主动及被动活动膝关节活动范围为伸直10°到屈曲110°，膝关节屈曲30°时，髌骨轨迹轻微向外侧脱位。患者直腿抬高试验阴性。根据医学研究委员会评分系统，股四头肌肌力评分为4/5。患者膝关节冠状面及矢状面上无膝关节不稳。髋关节活动正常。患者神经、血管检查正常。

详细的临床检查可以帮助确定髌骨假体失败引起的缺陷或者运动异常。压痛可能由缺血性坏死、假体周围骨折、无菌性松动或侧向倾斜引起的小关节撞击所致。髌骨轨迹不良通常是由于假体旋转不良引起。股四头肌无力可能继发于髌骨移位。髌股关节过填充可导致屈曲受限。其导致接触压力增加，加速聚乙烯的磨损并增加无菌性松动的风险。

影像学检查

膝关节的平片显示髌骨假体骨水泥-骨界面周围透亮线。髌骨假体位置的过度偏内以及髌骨外侧面的骨溶解。由于髌骨截骨过多和髌骨假体松动引起的骨质溶解，髌骨骨量极小。股骨和胫骨假体部分固定良好（图15.1）。炎症指标未提示感染。

手术入路

患者麻醉后，取仰卧位。我们在麻醉状态

图15.1 膝关节术前X线片。a.正位片（AP）X线片显示股骨和胫骨假体固定良好。b.侧位X线片显示髌骨骨量极少，在骨水泥和骨界面之间有透亮线。c.髌骨轴位片，髌骨位置偏内侧，外侧面侵蚀，骨水泥–骨射线透亮线

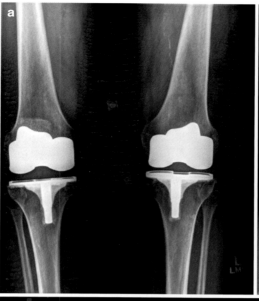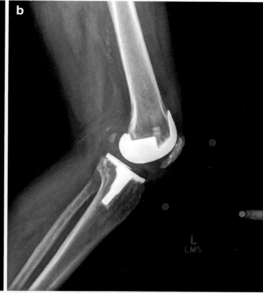

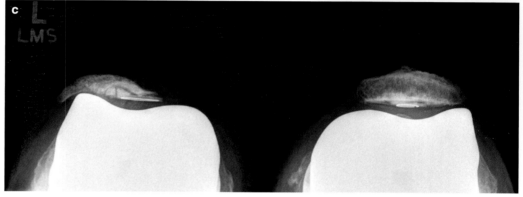

下检查了膝关节以确定手术前活动范围，以及确认冠状面及矢状面的稳定性。止血带仅在安装膝关节假体时使用。

取既往手术切口，使用标准的髌旁内侧入路。既往手术使用的聚乙烯髌骨假体松动，并且易从髌骨取出。我们注意到髌骨假体过度偏内，使得其中一个髌骨吊耳没有位于髌骨上。

我们评估了胫骨及股骨假体的位置，有证据表明两个假体都发生内旋（图15.2）。在此基础上，选择翻修整个膝关节。尽可能地减少股骨远端的截骨以避免抬高关节线，从而避免髌股关节力学的改变。在股骨假体后外侧使用了垫块，以确保获得足够的外旋。试体植入后髌骨轨迹非常良好。

我们倾向于选择髌骨移植。清除髌骨表面

残存骨水泥，并将硬化的骨头打磨，直至骨床出血。我们测量了残余髌骨的最大厚度为6毫米。修整髌周和髌上组织以创造包含髌骨移植物的组织瓣。该自体组织质量很差，因此决定使用张力性筋膜同种异体移植物来创建所需的组织瓣。使用几种不可吸收的缝线将同种异体移植物缝合至髌周及网状纤维组织（图15.3）。同种异体移植组织瓣中的小窗口用来允许同种异体移植松质骨碎片的插入及嵌入（图15.4、图15.5）。我们建议将髌骨厚度恢复到至少20毫米，因为这可以改善髌股关节接触压力、减少髌骨研磨疼痛、优化股四头肌杠杆臂，并且这也解释了随着时间的推移可能发生的髌骨移植物再吸收。

重新检查膝关节活动范围以确定合适的髌骨轨迹，活动度为伸直0°～屈曲120°。用骨水泥固

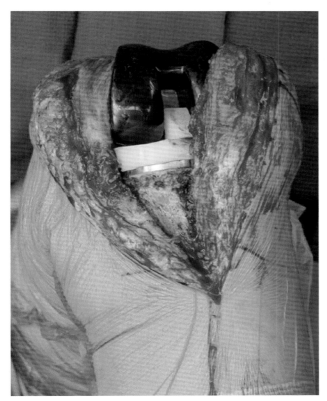

图15.2　术中照片显示股骨部分向内侧旋转。注意股骨后稳定型的假体位置的不对称

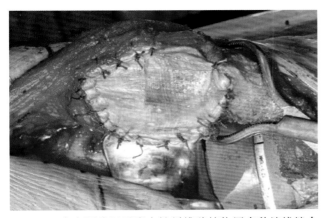

图15.3　术中照片显示张力性纤维移植物用多种缝线缝合到髌骨周围的软组织。可见组织瓣残留一个小窗口，用于骨移植物的植入

定移植物，确保与膝关节组件的旋转相匹配。术后，允许患者负重并进行适当的功能锻炼。

手术结果

　　术后，X线片显示髌骨位置良好。髌骨位于股骨滑车的中央（图15.6）。膝关节的活动范围

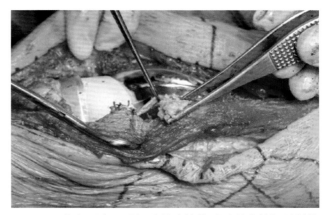

图15.4　术中照片显示松质骨移植物通过紧张的肌腱纤维移植物中间窗口植入

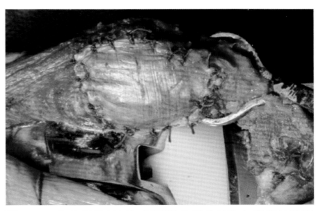

图15.5　术中照片显示组织瓣缝合到移植物与最后的组件植入

提高到了伸直0°～屈曲120°。整个膝关节在正常活动范围内，髌骨在股骨滑车内运动轨迹良好。患者在后期随访中无任何膝前痛。

临床结果

　　膝关节置换术后髌骨缺损是一种相对罕见的情况，很少有成功的重建或补救措施。治疗方案包括保留目前的髌骨假体、全部或部分髌骨切除术、髌骨成形术、同种异体移植重建术、鸥翼截骨术、钽金属重建术和髌骨移植术。

　　Hanssen发表了9例膝关节置换术后翻修患者的髌骨移植术技术和临床结果。这项技术是Cave和Rowe对既往发表提出的手术方式的改进，其中髌下脂肪垫被缝合并插入髌骨和股骨滑车之

图15.6 膝关节术后即刻X线片。正位片（a）、侧位片（b）及髌骨轴位片（c）显示翻修后的股骨和髌骨部分，并显示重建髌骨厚度

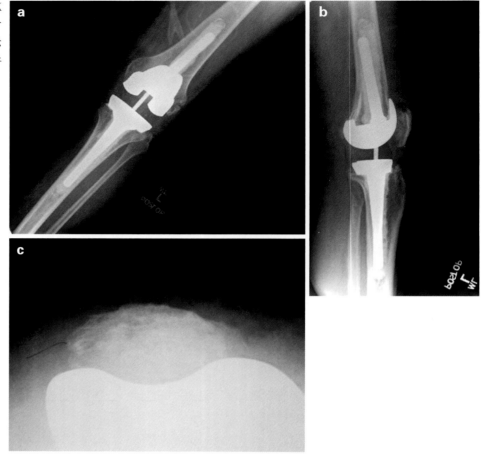

间，即生物材料间置关节成形术。翻修髌骨移植的病因包括4例无菌性松动、4例含有金属背衬的髌骨植入物的聚乙烯磨损，以及1例髌骨。髌骨外侧周围瘢痕组织（4例膝关节）、髌上囊（2例膝关节）或阔筋膜（4例膝关节）用于容纳骨移植物的组织。将该组织小心地缝合到周围的髌骨和网状纤维组织上，留下小口以植入骨移植物，试图重建至少20毫米厚的髌骨。本研究的平均随访时间为36.7个月。膝关节疼痛和功能评分分别从39分增加至91分以及40分增加至84分。膝关节活动范围从过伸6.7°恢复到1.1°，屈曲从82.8°提高到98.9°。随着时间的推移，髌骨移植将再次吸收，因为髌骨厚度从术后当时的22毫米减小到最近一次随访时的19毫米。这种再吸收可能是移植物血管缺乏、股骨滑车设计和髌骨接触的不均匀性，以及组件的旋转不良导致髌骨轨迹不

良引起的结果。

关于严重髌骨缺损移植术后的临床和影像结果较少。Buechel报道了5例失败膝关节置换术因先前部分或完全切除髌骨进行髌骨移植。在随访的后期5例中有4例预后良好。5个病例中3例在X线片上发生了骨吸收。

最近，Boettner和Monsef报道了在3例失败的膝关节置换术使用跟腱同种异体移植物增强伸肌运动获得良好的临床结果。同种异体肌腱也用于容纳置于髌骨表面的骨移植物。髌骨制备的原则与Hanssen阐述的原则一样。该报告称，依据西安大略省和麦克马斯特大学的膝关节评分患者从53分提高到88.5分，且晚期随访没有出现并发症。

膝关节翻修时罕见髌骨移植。髌骨组件磨损、松动和骨溶解继发于组件设计，髌骨旋转不良和技术错误可导致严重的骨缺损而需要翻修。

关于髌骨移植成功的报道很少。然而，早期临床和X线片结果令人满意。

关键点

·膝关节膝前痛的鉴别诊断复杂。缩小诊断范围需要详细的病史、准确的体格检查以及围术期影像学的重要评价。

·需要分析手术的技术错误和植入物选择，关系到髌骨组件是否易于发生机械失败。

·髌骨移植需要仔细准备残余的骨质以优化与移植物的结合。

·膝关节周围的软组织可用于容纳髌骨移植物。如果这种组织质量差，建议进行同种异体移植组织。

·如果有任何髌骨旋转不良的证据，应该翻修股骨和胫骨组件，因为这可能关系到加速骨吸收和髌股关节的外侧半脱位。

方案 2：金属垫块

病例介绍

病例1：骨小梁金属（TM）植入物——骨覆盖率大于50%

病史

患者，男性，72岁。双侧膝关节置换术后12年，出现了双侧膝关节膝前痛。在膝关节置换术后，他能运动并且能够在陡峭的斜坡和山上徒

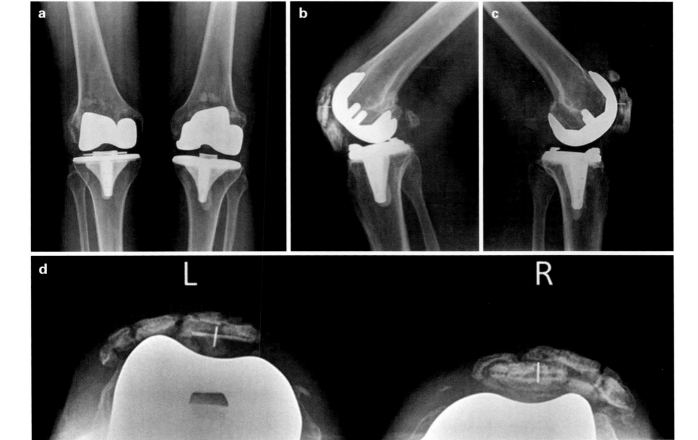

图15.7　a.两膝关节的正位（AP）X线片显示位置良好的后交叉韧带保留型膝关节置换术后。b.右膝关节侧位X线片显示髌骨部分松动和髌骨感染。c.左膝侧位X线片显示髌骨部分松动和髌骨骨折。d.左（L）和右（R）双膝髌骨X线片显示双侧周围假体骨折

步旅行。然而，在过去的1年里，他经历了双膝疼痛和感觉障碍。在行走或起立时即可出现症状。在过去的6个月里，他无法在斜坡上行走。使用布洛芬可在一定程度上缓解疼痛，但却无法进行正常活动。该患者的目标不仅仅是恢复日常活动，还要回到户外运动。既往无打软腿和摔倒病史。

双膝活动度0°～120°。双膝关节无伸膝迟滞。该患者主动伸膝出现疼痛。膝关节屈曲过程，双膝存在可触及和可听到的捻发音。双侧膝关节髌骨内外侧软组织压痛，但胫骨股骨无压

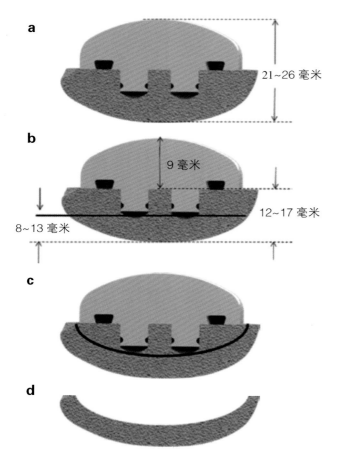

图15.8　a.髌骨表面置换后的横切面显示截骨位置和髌骨假体的位置，髌骨和假体的复合厚度应等于天然解剖学髌骨厚度，通常为21～26毫米。b.为了使髌骨和9毫米厚的髌骨组件的复合厚度达到21～26毫米，剩余髌骨的厚度应为12～17毫米。对于带有1毫米骨水泥的3毫米深钉，栓钉下方的髌骨厚度为8～13毫米。c.骨钉下方（黑线）的骨缺损可由感染、骨溶解或松动引起，并导致大的空洞型缺损。d.骨缺损后剩余髌骨骨量低于栓钉的水平。由于松质骨原料已经丢失，因此通常不可能使用骨水泥成分进行翻修

痛。膝关节屈曲时，存在轻度的膝关节内侧松弛，但伸直位均稳定。

影像学检查

前后位（图15.7a）和侧位X线片（图15.7b、c）X线片显示双侧交叉韧带保留型的全膝关节置换术后改变，伴有髌骨组件松动和髌骨缺损。髌骨轴位X线片（图15.7d）显示较大的髌骨骨折。

手术入路

髌骨是人体最大的籽骨，其中有大约1/3的骨质在初次膝关节置换髌骨的时候被切除。大多数髌骨的厚度为21～26毫米（女性为18～27毫米，男性为20～30毫米）。传统的髌骨假体厚达9毫米。在进行髌骨表面置换的水平截骨后，剩余髌骨的厚度减小到12～17毫米，以保持高度为21～26毫米（图15.8a、b）。

髌骨置换失败的原因包括机械松动、磨损、感染及其他原因。若发生失败，导致髌骨钉水平的骨缺损，相对较大的空洞型缺损会导致松质骨的缺损（图15.8c、d）。使用骨水泥假体应用于翻修可能不可行。骨小梁金属髌骨组件为非骨水泥固定髌骨翻修提供了一种选择，与髌骨缺损相关，基于骨小梁金属髋臼垫块用于全髋关节置换术翻修以及用于全膝关节置换术翻修的胫骨和股骨的骨小梁金属补块（TM cones）的成功应用。动物研究还表明，软组织可直接黏附于骨小梁金属，这表明肌腱和肌肉直接附着于骨小梁金属表面具有可行性。

骨小梁金属髌骨组件由钽金属髌骨假体和超高分子量聚乙烯两部分组成（图15.9）。金属植入物的弯曲的非骨水泥表面固定在剩余的髌骨上，通过髌骨周围的钻孔缝合（图15.10a）。然后将超高分子量聚乙烯（UHMWPE）固定到金属组件上（图15.10b）。

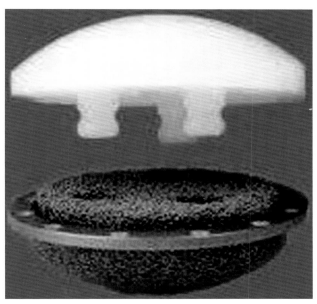

图15.9　钽金属（TM）髌骨由非骨水泥骨小梁金属底板和超高分子量聚乙烯（UHMWPE）界面组成

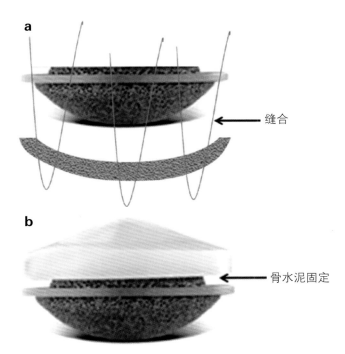

图15.10　a.将髌骨内部扩孔至光滑表面，并将钽金属组件用缝线固定，所述缝线通过髌骨周边的钻孔放置。缝合线系在金属基板上而不是髌骨的前表面上，以最大限度地减少皮下缝合线对软组织的刺激。b.超高分子量聚乙烯（UHMWPE）界面固定在骨小梁金属髌骨底板上

患者接受双侧聚乙烯垫片置换和骨小梁金属髌骨假体翻修。使用髌旁内侧入路切开关节。在手术时，尽管髌骨碎裂，两个伸肌结构软组织袖套仍然是连续的。移除松动的髌骨组件。清除松散的水泥碎片、无血流的髌骨碎片以及滑膜。更换胫骨平台垫片，并将新的后交叉韧带保留型垫片植入，该垫片比先前植入大2毫米，固定于胫骨托。

剩余的髌骨表面采用锥形扩孔器制备，以提供平滑的曲线形状，以适应骨小梁金属髌骨组件（图15.11a~c）。骨小梁金属髌骨组件用巾镊固定，每个外围孔用光滑的K线钻孔。然后使用2号编织缝线将骨小梁金属组件缝合到伸膝装置中，再将超高分子量聚乙烯（UHMWPE）衬垫植入物固定到骨小梁金属基板上（图15.11d、e）。

手术结果

术后X线片显示，右膝关节的几乎所有骨小梁金属髌骨假体和左膝关节的约2/3的骨小梁金属髌骨假体都覆盖有骨质（图15.12）。手术后允许可耐受的负重活动，膝关节用可调节护膝限制在屈曲90°以内。允许股四头肌等长收缩加强锻炼，但阻力对抗训练在术后6周以后进行。手术后6周，开始进行不受限制的活动和锻炼。

临床结果

手术后6个月，患者双膝关节活动度为0°~125°且股四头肌肌力正常。手术后9个月，他又可以登山（图15.13）。术后10年，患者的股四头肌肌力正常，无膝关节疼痛，双膝活动度0°~125°。由于背部和臀部问题，他不再爬山，但在其他活动中行动正常。X线片显示骨小梁金属髌骨组件位置牢固（图15.14）。

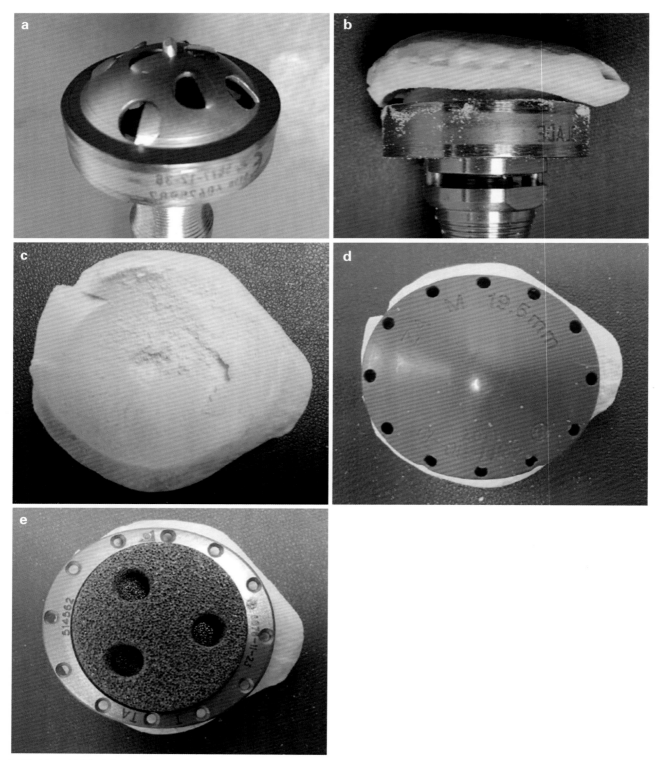

图15.11 a.圆锥形磨挫,类似于全髋关节置换术中使用的髋臼磨挫,用于残留髌骨内壁的准备。b.磨挫(与医用髌骨一块展示)用于髌骨成型以与髌骨组件相匹配。c.直视观察扩孔完的髌骨表面,圆顶和周边已被保留,为骨小梁金属植入物提供完全的骨覆盖。髌骨的下极显示在右侧,而远端显示在左侧。通过宿主髌骨钻出外周孔,然后将缝合线穿过骨小梁金属植入物和髌骨进行固定。d.髌骨试体与剩余的髌骨相匹配,其显示植入物的尺寸和方向以及用于缝合线固定植入物的周边孔的位置。e.骨小梁金属植入物与扩孔的髌骨相匹配。通过宿主髌骨钻出外周孔,然后将缝合线穿过骨小梁金属植入物和髌骨进行固定。缝合线缝合在骨小梁金属植入物而不是髌骨的前表面上,以减小软组织刺激

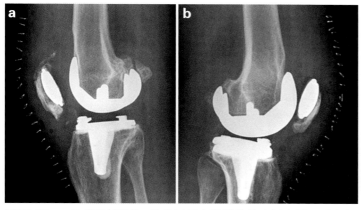

图15.12　a.术后即刻侧位X线片显示右膝关节骨小梁金属几乎全部被髌骨覆盖。b.术后即刻侧位X线片显示左膝关节骨小梁金属的一半成分被骨质所覆盖

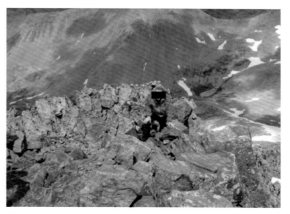

图15.13　术后9月，患者在无任何辅助设备情况下攀爬了3600米的高山

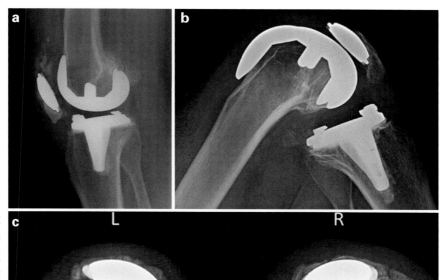

图15.14　a.术后10年左右的右膝侧位X线片显示骨小梁金属表面近端的近1/3骨质发生再吸收，但是髌骨成分的位置稳定。b.左膝10年术后侧视图显示，在超过50%的骨小梁金属表面可见骨质。c.手术后10年的髌骨视图视图显示两个骨小梁金属植入物上的骨质覆盖变薄

病例2：既往髌骨切除术，无髌骨骨质残留

病史

患者，男性，52岁。在多次韧带重建和髌骨切除术后发生右膝创伤性关节炎。他接受了初次膝关节置换术，但由于屈曲不稳导致出现了打软腿和摔倒的症状。然后，他接受了半限制假体加延长杆翻修手术。然而，患者诉在下楼梯或下斜坡时出现持续的膝前痛和打软腿。

膝关节多处瘢痕。与对侧膝关节相比，股四头肌肌力减弱，但患者没有伸肌迟滞。主动和被动膝关节活动范围为0°～110°。在屈曲和伸直时双膝内翻和外翻应力稳定。

影像学检查

X线片显示延长杆假体翻修位置良好，以及可看到一个小髌骨碎片（图15.15a、b）。

手术入路

通过将骨小梁金属基板直接缝合到股四头

图15.15 a.前后位X线片显示延长杆假体位置良好，髌骨缺损。b.髌骨轴位X线片显示一块髌骨骨残留。c.术后即刻侧位X线片显示骨小梁金属重建直接缝合于伸肌结构的软组织袖套中，位于解剖位置上。d.术后6个月X线片显示骨小梁金属植入物脱位并向前移位

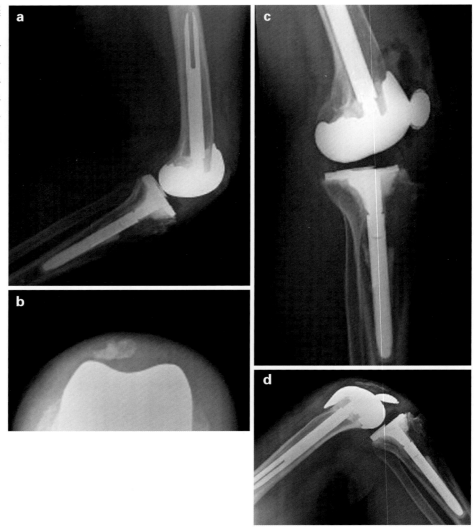

肌腱中，对骨小梁金属髌骨重建进行治疗（图15.15c）。

术后结果

术后6个月，患者出现膝前痛和打软腿。X线片显示骨小梁金属组件下移和骨小梁金属位置不良（图15.15d）。移除骨小梁金属组件及进行伸肌肌腱成形。术后2年，患者出现中度膝前痛，活动受限，无打软腿。膝关节活动度0°～110°，无伸肌迟滞。

临床结果

Nassar和Poggie报告了11例膝关节翻修骨小梁金属髌骨重建患者。术前膝关节功能和疼痛评分分别为24分和20分，平均膝关节活动度为62°。平均随访32个月，膝关节疼痛和功能评分分别提高到69分和53分，平均膝关节活动度为103°，未发现假体松动。

Tiganai等报道了10例骨小梁金属髌骨重建的患者（3例初次和7例翻修）。9例患者有明显的髌骨缺损，1例患者曾进行过髌骨切除术。患者随访平均45个月。既往髌骨切除患者的髌骨组件

失效，但当至少50%的骨小梁金属植入物被宿主骨覆盖时，假体无移位。

Nelson等报道了20例膝关节翻修连续接受了骨小梁金属髌骨重建治疗的患者。17例患者预后良好。3例患者出现髌骨极骨折，在23个月的平均随访时间内，3例骨小梁金属组件均未移位。学者后来报道了23例使用该技术的患者、随访至少5年的结果。在最近的随访中（平均7.7岁），膝关节疼痛和功能评分平均分别为82.7分和33.3分。4例患者接受了翻修手术。手术失败与残存髌骨缺少血管和组件直接固定到伸膝装置有关。

Ries等报道了16例（18个膝关节）接受骨小梁金属髌骨重建治疗的患者，并根据髌骨残存骨量的数量将患者分为两组。第1组（7个膝关节）先前进行了髌骨切除术，没有髌骨骨质残留。第2组（11个膝关节）的骨小梁金属植入物的骨覆盖率大于50%。第1组中的7个膝关节（100%）髌骨组件在1年内均发生松动。其中2个发生了伸肌结构的坏死，导致伸肌结构不连续。第2组中的1个组件被感染而出现松动，而剩余的10个（91%）在12个月的随访中膝关节保持稳定。

Kwong和Desai报道了7例接受过髌骨切除的骨小梁金属髌骨重建的患者。其中3例患者中在15个月内，植入物发生了松动。尽管固定牢固，但是仍有2名患者出现了症状。一例患者伤口出现了并发症，而且由于伤口不可能闭合导致一名患者放弃了手术。笔者建议既往髌骨切除术患者避免这种术式。然而，Nanjayan和Wilton报道了在一例先前的髌骨切除术后骨小梁金属髌骨重建成功案例，该案例用荷包缝合技术其组件边缘缝合到股四头肌腱的软组织袋中，以及将骨小梁金属部件缝合到股四头肌腱上。笔者将其良好的临床结果归因于钽软组织附着于钽的质量和稳定性，其技术将钽边缘置于股四头肌腱中。

总结

在既往髌骨表面置换失败后，成功翻修髌骨可以恢复有利的股四头肌力量和膝关节功能。大多数研究报告了早期至中期随访的较少病例的汇报，强调了骨小梁金属植入物需足够活性的宿主骨覆盖的重要性。当超过50%的骨小梁金属植入物被宿主骨覆盖时通常可以获得更好的结果，而当既往进行髌骨切除术并且将植入物直接缝合到软组织中时会出现不良预后。

虽然动物研究已证明软组织具有直接黏附于骨小梁金属的能力，但既往髌骨切除术后骨小梁金属髌骨重建的临床经验结果却是效果较差。造成这种情况的原因可能有很多，包括使用缝线固定骨小梁金属植入物的宿主软组织–骨小梁金属界面的稳定性，伸肌结构软组织内的血管分布受损，以及术后在膝关节活动范围和运动下向髌骨固定面的可变力的传导。

关键点

· 骨小梁金属向内生长表面应该超过50%被可存活的宿主髌骨覆盖。如果将组件直接缝合到软组织（先前的髌骨切除术），则存在很高的失败风险。

· 将接受治疗者的骨骼扩大到光滑的空腔外。

· 调整适当的骨小梁金属种植体的尺寸。将植入物定位在股骨组件滑车关节面的中心附近，恰好在关节线上方。

· 用巾钳或夹子将骨小梁金属植入物固定在扩孔的髌骨表面。钻孔周边孔用于缝合固定。将2号编织缝合线穿过每对相邻的钻孔，并在骨小梁金属植入物上打结。

· 水泥型超高分子量聚乙烯（UHMWPE）植入骨小梁金属组件。使用少量骨水泥以避免水泥穿过骨小梁金属植入物进入无骨水泥骨小梁金属/髌骨界面。

方案 3：Gullwing 髌骨截骨术治疗严重骨溶解

病例介绍

病史

患者，男性，67岁。在6年前进行了全膝关节置换术（TKA）后因无菌性松动进行全膝关节翻修术。这次翻修后疼痛逐渐加重，并伴有大量积液。

体格检查

患者呈疼痛步态，其中存在与膝关节相关的5°内-外翻的假性松弛。大量的积液和疼痛将膝关节屈曲限制在90°以内。膝关节可以完全伸直且无伸肌迟滞。患者做任何动作都很痛苦，髌骨轨迹均处于中线。

影像学检查

X线片显示骨溶解和广泛性的透亮影，表明复发性无菌性松动。髌骨位于中线，假体松动，广泛骨溶解（图15.16）。滑液吸收导致白细胞计数低，但培养阴性，排除假体周围感染。

手术入路

松动的髌骨假体周围有大量骨缺损。一旦髌骨组件被移除，只有骨皮质层保留，并且这在股骨外侧髁上铰接，因为它与股骨滑车不适配。因此，在第二次翻修时，从上至下（在矢状面中）进行髌骨截骨术。髌骨的内侧和外侧边缘向前抬起，而侧向碎片的内侧边缘和内侧碎片的外侧边缘向后推（图15.17）。

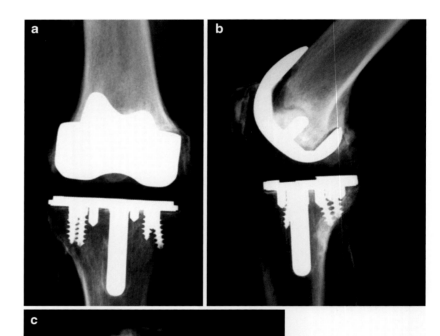

图15.16　a.全膝关节翻修失败的正位X线片，进行翻修原因为初次膝关节假体的无菌性松动。b.翻修失败的侧位X线片显示股骨的无菌性松动和伸肌结构的骨溶解。c.髌骨轴位X线片显示表面复发的溶骨（周围低密度影），仅有骨皮质作为残留骨。一旦假体被移除，髌骨将不能很好地适应股骨髁

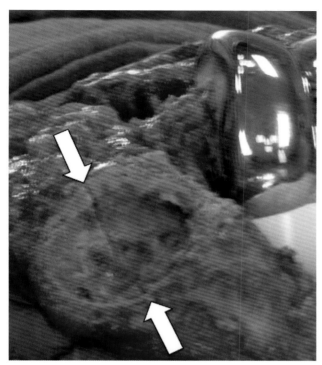

图15.17　第二次翻修手术中外翻髌骨的术中照片。箭头表示鸥翼截骨术的上端和下端

第二次翻修，包括鸥翼截骨术，采用胫骨优先的技术，确定屈曲间隙，然后将其与伸直间隙相匹配。

手术技术：决策进行时

通常在植入胫骨和股骨组件后，在翻修关节成形术时需做出关于髌骨处理决定。应保留与翻修股骨组件匹配（未磨损）、定位良好且固定良好的髌骨组件。移除松动、磨损或位置不良的组件。一旦移除，如果残留的骨量足够重新牢靠地固定，则应植入新的假体。在这种情况下重新翻修的一般目标是恢复髌骨杠杆臂和关节的一致性。

当仅保留前皮层时，传统的聚乙烯植入物可能迅速松动，因为该设计用于固定在平坦的松质骨表面上。Biconvex聚乙烯髌骨植入物一次性使用。它们具有"适应"骨缺损的优点，但是在翻修关节成形术中，剩余的硬化表面仍然是骨水泥的不良固定界面。良好的假体解决方案是模块

化的金属植入物，其多孔凸起的金属表面针对残存骨而设计，以及可将传统的圆顶形聚乙烯按钮黏合成相对平坦的表面。如果仍然存在用于向内生长的骨，那么尽管有大量骨缺损，髌骨的厚度和杠杆臂也可以恢复。在髌骨切除术的情况下，骨小梁金属植入物预后较差。小袋骨移植是另一种恢复髌骨厚度的方法。Ritschi等在书中和外科视频中清楚地展示了这些治疗选择，包括鸥翼截骨术。

截骨术

随着膝关节完全伸直并且伸肌结构外翻，髌骨的残余关节面朝向术者。使用从近端到远端定向的摆动锯将髌骨分成内侧和外侧两个半部分。截骨术的每个"翼"可以向前"开裂"，使得截骨术本身位于滑车槽中并且翼部铰接在相应的股骨髁上。一些小的自体骨移植物可以通过截骨术植入到皮质骨前层，将被保持在髌骨前表面的软组织下（图15.18）。关节切开，通常是在内侧进行，可以用传统技术缝合。

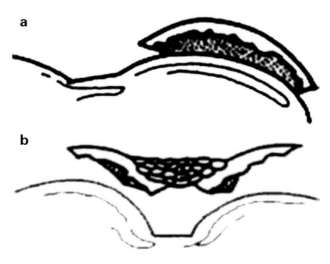

图15.18　a.从髌骨射线照片的角度看，溶解性髌骨的部分被移除，如厂家视图。尽管髌骨组件的旋转位置有利于伴随运动，但是髌骨的特殊凹形趋向于"拥抱"外侧股骨髁。b.相同的视角，但现在髌骨通过垂直截骨术分为内侧和外侧部分。可以通过截骨术将小块骨移植物放置在髌骨的前表面上

术后护理

由于伸肌结构从起点到止点保持了完整，因此可进行膝关节翻修术的标准康复。截骨术将改变残留髌骨的形状，使其适合两个股骨髁之间。这不能解决由胫骨或股骨组件的内部旋转定位引起的轨迹不良问题。它也不会解决在长时间的不正常运动或错位期间形成的瘢痕持续存在的错误伴随运动。理想状态下，截骨的髌骨将在股骨远端一致地伴随运动，杠杆臂稍微优于髌骨切除术。

手术结果

由于侧副韧带是完整的，关节成形术证实了中立位稳定性，则不需要限制型假体。在随访中，膝关节完全没有伸肌迟滞并可屈曲至110°（图15.19～图15.21）。

临床结果

多种病因导致膝关节置换术失败可能需要进行翻修手术，假体周围感染和无菌性松动是最常见的两种病因。两者存在大量骨缺损。前者，必须侵袭性清创才可能根除感染；而后者，骨溶解破坏了大量的骨，包括髌骨的关节面。如果髌骨再次翻修，则只留下外侧骨皮质。较薄的扁平髌骨，或者更糟糕的是，这种残留骨骼的"碗状"或"舟状"形状不能在股骨髁之间一致地铰

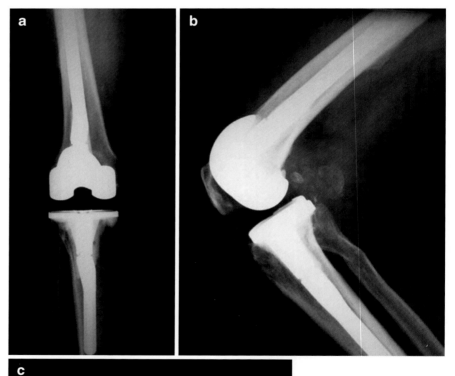

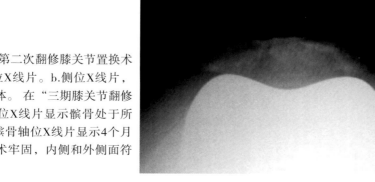

图15.19 a.第二次翻修膝关节置换术后4个月正位X线片。b.侧位X线片，非限制型假体。 在"三期膝关节翻修术"后，侧位X线片显示髌骨处于所需高度。c.髌骨轴位X线片显示4个月时鸥翼截骨术牢固，内侧和外侧面符合滑车槽

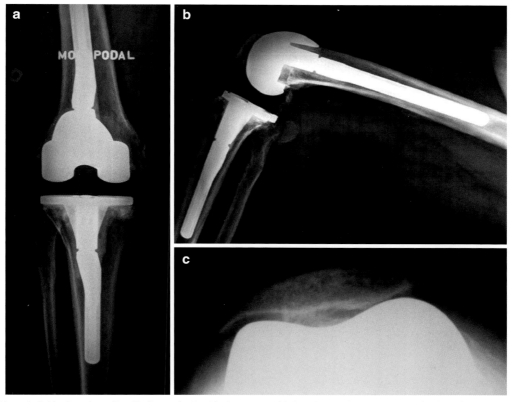

图15.20　a.第二次翻修后2.4年正位X线片。b.侧位X线片。c.髌骨轴位X线片。侧位片上髌骨保持了高度及完整性，并且轴位X线上显示髌骨的伴随运动及整合度增加

接，但经常"包裹"外侧股骨髁，形状匹配（图15.18）。即使在股骨和胫骨部件的旋转位置理想的情况下，这也存在外脱位的风险，并且Q角不适于髌骨轨迹。

所谓的鸥翼截骨术是一种简单的手术，可以改变溶骨性髌骨的扁平或凹陷形状，使其在屈曲和伸直期间适合股骨髁之间。残留的髌骨从近端到远端分开，保持伸肌的连续性。残留部分都向前"破裂"，使得截骨术重建前髌骨关节面的顶部。截骨术的名称来源于髌股射线照片上的髌骨形状，类似于儿童的飞鸥图。

该方法是在可靠的骨小梁金属向内生长髌骨增强术和自体骨移植重建溶骨性缺损技术之前引入的，这两种手术都具有重建髌骨杠杆臂和增强伸肌力量的优势。相比之下，鸥翼截骨术需要很少的时间而且不需要额外的费用。

该手术不是为了纠正因膝关节置换术中髌骨脱位的常见原因，特别是胫骨和（或）股骨假体的内旋，或因为外翻畸形Q角增加。实际上，鸥翼截骨术的原始手稿被几个期刊的审稿员拒绝了，他们认为该程序主要是为了纠正髌骨轨迹。应通过纠正根本原因来治疗髌骨轨迹问题。鸥翼截骨术只是基于目的提出的处理，为可将溶骨性髌骨的形状与关节成形术的股骨滑车相匹配。

关于髌骨的翻修病例没有报道过。据推测，当髌骨厚度和伸肌杠杆臂保持完整时，这些膝关节将起到良好的作用。当髌骨组件被移除并在翻修膝关节置换术时未经修正时，临床评分通常低于髌骨翻修时。患者常诉他们无法恢复到翻修前的日常活动。症状通常不像功能丧失那样疼痛。结果是否来自薄髌骨无法从已发表的系列文章推导。

鸥翼截骨术改变了髌骨溶骨的凹形形状，并消除了这种外壳在外侧髁上容易进行关节的倾

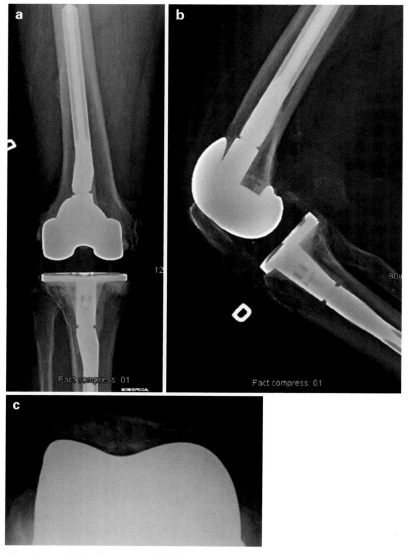

图15.21　术后8年。a.正位X线。b.侧位X线片。c.髌骨轴位X线片。　髌骨与滑车槽高度一致

向。最初的报告包括一个初次膝关节置换术和3个膝关节翻修术。所有患者年龄较大，平均年龄为80岁（范围75～82岁）。对伴有骨溶解的无菌性松动或对假体周围感染进行二期翻修。4个截骨患者仍可下床活动。一例有10°的伸肌迟滞。接受双侧初次关节置换并且一侧采用鸥翼截骨术的患者恢复了115°屈曲，但双侧屈曲挛缩15°且无伸膝迟滞。整体功能结果是老年人翻修膝关节置换术的典型结果，可能由于轨迹中立，髌骨切除，具有稍微良好的伸肌力量和舒适度。

首次12个病例系列研究发表于2010年。X线片显示在所有病例中髌骨在中位的髌骨轨迹及截骨术愈合。研究人员准确地将鸥翼截骨术描述为"最先进的髌骨骨折保留髌骨可行方法病例"。

在2015年美国矫形外科医师学会年会上发表的第二个系列报告称，对于无菌性的髌股关节并发症翻修，87％的髌骨在滑车内伴随运动，并且X线片显示发生于大多数截骨术后，治疗可愈合。

鸥翼截骨术的最新替代方案包括通过在髌骨组件的钉周围连接外科线而后将它们从后部穿过髌骨的残余残存骨并将它们系在髌骨的前部上

来增强固定的技术。推荐这种技术的适应证：髌骨厚度小于8毫米，否则将无法将传统聚乙烯假体固体水泥固定到残余壳体中。然而，若缝线有抵抗显著的应力，特别是弯曲力矩，我们预计缝线将疲劳并失效，从而导致松动。提供的代表性病例能吸引人的兴趣，因为大多数人表现出膝关节复发，这是一种不稳定的形式，表明伸肌结构较弱，患者通过将膝关节锁定在过度伸展而行走。许多展示的病例具有显著的髌骨感染，这种情况下表面重建的髌骨不一定有望发挥作用。

关键点

·鸥翼髌骨截骨术是一种简单且经济有效的方法，用于塑造严重的髌骨溶骨性外骨骼，仅保留皮质。

·不用于治疗由于胫骨和（或）股骨组件的内部旋转引起的髌骨畸形。

·它不能恢复髌骨厚度和杠杆臂。需要将伸肌同种异体移植或骨小梁金属髌骨假体固定到残留的髌骨上。

参考文献

[1] Dennis D. Patellofemoral complications in total knee arthroplasty[J]. Am J Knee Surg, 1992;5:156–166.

[2] Healy W, Wasilewski S, Takei R, et al. Patellofemoral complications following total knee arthroplasty: correlation with implant design and patient risk factors[J]. J Arthroplast, 1995;10(2):197–201.

[3] Abdel M, Parratte S, Budhiparama N. The patella in total knee arthroplasty: to resurface or not is the question[J]. Curr Rev Musculoskelet Med, 2014;7(2):117–124.

[4] Dalury D, Pomeroy D, Gorab R, et al. Why are total knee arthroplasties being revised? [J]. J Arthroplast, 2013;28(8 Suppl):120–121.

[5] Rhoads D, Noble P, Reuben J, et al. The effect of femoral component position on patellar tracking after total knee arthroplasty[J]. Clin Orthop Relat Res, 1990;(260):43–51.

[6] Rorabeck C, Mehin R, Barrack R. Patellar options in revision total knee arthroplasty[J]. Clin Orthop Relat Res, 2003;416:84–92.

[7] Tanikawa H, Tada M, Harato K, et al. Influence of total knee arthroplasty on patellar kinematics and patellofemoral pressure[J]. J Arthroplast, 2017;32(1):280–285.

[8] Hanssen AD. Bone grafting for severe patellar bone loss during revision knee arthroplasty[J]. J Bone Joint Surg Am, 2001;83–A(2):171–176.

[9] Nelson C, Lonner J, Lahiji A, et al. Use of trabecular metal patella for marked patella bone loss during revision total knee arthroplasty[J]. J Arthroplast, 2003;18(7 Suppl 1):37–41.

[10] Bracey D, Brown M, Beard H, et al. Effects of patellofemoral overstuffing on knee flexion and patellar kinematics following total knee arthroplasty: a cadaveric study[J]. Int Orthop, 2015;39(9):1715–1722.

[11] Abolghasemian M, Samiezadeh S, Sternheim A, et al. Effect of patellar thickness on knee flexion in total knee arthroplasty: a biomechanical and experimental study[J]. J Arthroplast, 2014; 29(1):80–84.

[12] Fornalski S, McGarry M, Bui C, et al. Biomechanical effects of joint line elevation in total knee arthroplasty[J]. Clin Biomech, 2012;27(8):824–829.

[13] Dennis D, Kim R, Johnson D, et al, The John Insall award: control–matched evaluation of painful

patellar crepitus after total knee arthroplasty[J]. Clin Orthop Relat Res, 2011;469(1):10–17.

[14] Hsu H, Luo Z, Rand J, et al. Influence of patellar thickness on patellar tracking and patellofemoral contact characteristics after total knee arthroplasty[J]. J Arthroplast, 1996; 11(1): 69–80.

[15] Cave E, Rowe C. The patella: its importance in derangement of the knee[J]. J Bone Joint Surg Am, 1950;32–A(3):542–553.

[16] Boettner F, Bou Monsef J. Achilles tendon allograft for augmentation of the Hanssen patellar bone grafting[J]. Knee Surg Sports Traumatol Arthrosc, 2015;23:1035–1038.

[17] Baldwin JL, House CK. Anatomic dimensions of the patella measured during total knee arthroplasty[J]. J Arthroplast, 2005;20(2):250–257.

[18] Mahmoud AN, Sundberg M, Flivik G. Comparable results with porous metal augments in combination with either cemented or uncemented cups in revision hip arthroplasty: an analysis of one hundred forty–seven revisions at a mean of five years. J Arthroplast. 2016. https://doi.org/10.1016/j.arth. 2016.12.007. pii: S0883–5403(16)30892–0 [Epub ahead of print]

[19] Mabry TM, Hanssen AD. The role of stems and augments for bone loss in revision knee arthroplasty[J]. J Arthroplast, 2007;22(4 Suppl 1):56–60.

[20] Hacking SA, Bobyn JD, Toh K, et al. Fibrous tissue ingrowth and attachment to porous tantalum[J]. J Biomed Mater Res, 2000;52(4):631–638.

[21] Nasser S, Poggie RA. Revision and salvage

[22] Tigani D, Trentani P, Trentani F, et al. Trabecular metal patella in total knee arthroplasty with patella bone deficiency[J]. Knee, 2009; 16(1): 46–49.

[23] Kamath AF, Gee AO, Nelson CL, et al. Porous tantalum patellar components in revision total knee arthroplasty minimum 5–year follow–up[J]. J Arthroplast, 2012;27(1):82–87.

[24] Ries MD, Cabalo A, Bozic KJ, et al. Porous tantalum patellar augmentation: the importance of residual bone stock[J]. Clin Orthop Relat Res, 2006;452:166–170.

[25] Kwong Y, Desai VK. The use of a tantalum–based augmentation patella in patients with a previous patellectomy[J]. Knee, 2008; 15(2): 91–94.

[26] Nanjayan SK, Wilton T. Trabecular metal patella—is it really doomed to fail in the totally patellar–deficient knee? [J]. A case report of patellar reconstruction with a novel technique. Knee, 2014;21(3):779–783.

[27] Hozack WJ, Parvizi J. New definition for periprosthetic joint infection[J]. J Arthroplast, 2011;26(8):1135.

[28] Vince K, Bedard M. Implanting the revision total knee arthroplasty. In: Lotke PA, Lonner J, editors. Master techniques in orthopedic surgery[M]. Baltimore: Lippincott, Williams and Wilkins, 2008.

[29] Garcia RM, Kraay MJ, Conroy–Smith PA, et al. Management of the deficient patella in revision total knee arthroplasty[J]. Clin Orthop Relat Res, 2008;466(11):2790–2797.

patel–lar arthroplasty using a porous tantalum implant[J]. J Arthroplast, 2004;19(5):562–572.

[30] Erak S, Bourne RB, Macdonald SJ, et al. The

cemented inset biconvex patella in revision knee arthroplasty[J]. Knee, 2009;16(3):211–215.

[31] Kitsugi T, Gustilo RB, Bechtold JE. Results of nonmetal–backed, high–density polyethylene, biconvex patellar prostheses. A 5–7–year follow–up evaluation[J]. J Arthroplast, 1994;9(2):151–162.

[32] Ritschl P, Machacek F, Strehn L, et al. Surgical techniques for patella replacement in cases of deficient bone stock in revision TKA[J]. Z Orthop Unfall, 2015;153(3):321–323.

[33] Kloiber J, Goldenitsch E, Ritschl P. Patellar bone deficiency in revision total knee arthroplasty[J]. Orthopade, 2016;45(5):433–438.

[34] Vince KG. Avoiding patellar maltracking in total knee arthroplasty. IN: Matsuda S, Lustig S, van der Merwe W, editors[M]. Soft tissue balancing in total knee arthroplasty: Springer, 2017.

[35] Vince K. Modes of failure in total knee arthroplasty. In: Lieberman JR, Berry DJ, Azar FM, editors. Advanced reconstruction of the knee[M]. Rosemont IL: American Academy of orthopedic surgeons, 2011.

[36] Vince KG. The problem total knee replacement: systematic, comprehensive and efficient evaluation[J]. Bone Joint J, 2014;96–B(11 Suppl A):105–111.

[37] The Australian Orthopaedic Association National Joint Replacement Registry (AOANJRR)[M]. Revision hip and knee arthroplasty supplementary report, 2016.

[38] Merchant AC, Mercer RL, Jacobsen RH, et al. Roentgenographic analysis of patellofemoral congruence[J]. J Bone Joint Surg Am, 1974;56(7):1391–1396.

[39] Wikipedia. Mercedes–Benz 300 SL 2016 [https:// en.wikipedia.org/wiki/Mercedes–Benz_300_SL. Accessed 9 Apr 2017.

[40] Hungerford DS, Barry M. Biomechanics of the patellofemoral joint[J]. Clin Orthop, 1979;144:9–15.

[41] Berger RA, Crossett LS, Jacobs JJ, et al. Malrotation causing patellofemoral complications after total knee arthroplasty[J]. Clin Orthop Relat Res, 1998;356:144–153.

[42] Smith TO, Hunt NJ, Donell ST. The reliability and validity of the Q–angle: a systematic review[J]. Knee Surg Sports Traumatol Arthrosc, 2008;16(12): 1068–1079.

[43] Vince K, Roidis N, Blackburn D. Gull–wing sagittal patellar osteotomy in total knee arthroplasty[J]. Techniques in Knee Surgery, 2002;1(2):106–112.

[44] Pagnano MW, Scuderi GR, Insall JN. Patellar component resection in revision and reimplantation total knee arthroplasty[J]. Clin Orthop Relat Res, 1998;356:134–138.

[45] Barrack RL, Matzkin E, Ingraham R,et al. Revision knee arthroplasty with patella replacement versus bony shell[J]. Clin Orthop Relat Res, 1998;356:139–143.

[46] Klein GR, Levine HB, Ambrose JF, et al. Gull–wing osteotomy for the treatment of the deficient patella in revision total knee arthroplasty[J]. J Arthroplast, 2010;25(2):249–253.

[47] Gililland J, Erickson J, Pelt C, Hamad N, et al. Patelloplasty with gullwing osteotomy for patellar deficiency in the setting of

revision total knee arthroplasty (abstract). Annual Meeting of the American Academy of Orthopedic Surgeons[J]. Las Vegas, NV, USA, 2015; (3):26.

[48] Seo JG, Moon YW, Lee BH, et al. Reconstruction of a deficient patella in revision total knee arthroplasty: results of a new surgical technique using transcortical wiring[J]. J Arthroplast, 2015;30(2):254–258.

[49] Seo JG, Moon YW, Lim SJ, et al. Augmentation with transcortical wiring of an onlaytype prosthesis for a deficient patella during revision total knee arthroplasty[J]. Clin Orthop Surg, 2012;4(2):163–166.

第 16 章　髌腱断裂的治疗

Giles R. Scuderi, Nicholas B.Frisch,

Richard A.Berger, James A.Browne,

Mark E. Mildren, Andrea Baldini,

Vincenzo Franceschini, Michele D'Amato

概述

　　髌腱断裂是膝关节置换术中或术后一个棘手的并发症。接下来介绍的病例是关于髌腱断裂后的几种外科手术处理方法的选择，但更重要的是应明确髌腱断裂的高危因素，包括肥胖、术前关节活动度、既往手术史，或者有代谢障碍及可能损害髌腱的结缔组织疾患。

　　胫骨结节撕脱骨折是膝关节置换术中髌腱损伤最常见的类型，预防发生比治疗更为重要。避免发生此类损伤的3个主要步骤包括：①延长远端内侧关节囊切口以保护髌腱止点，并沿着胫骨结节内侧剥离髌腱，以避免髌腱发生横向撕裂。②延长近端切口，进行股四头肌松解，使暴露范围更广，同时减轻髌腱的张力。③以上处理后暴露仍不充分并且存在髌腱止点撕脱的风险，则需进行胫骨结节截骨。

　　损伤的时间和部位可能影响手术方式的选择。目前存在多种技术，但还没有一个公认的金标准。重建方法包括直接修复、自体移植、同种异体移植和人工移植物移植。急性完全撕裂可以通过直接修复，通常用自体肌腱加固，如半腱肌。髌骨下极处的撕脱损伤，可直接修补止点。

胫骨结节处撕脱的修复难度大，因为很难将髌腱牢固地固定到胫骨结节上，在这种情况下，骨科医生需采用自体肌腱加固或通过异体或人工移植物进行重建。使用这些术式术后均需延长膝关节伸直位的制动时间，然后在可调式膝关节支具辅助下逐渐恢复活动度。

　　晚期髌腱断裂是一种罕见但灾难性的并发症，由于局部软组织受损，髌骨向近端挛缩，髌腱发生萎缩且质量变性，因此需行髌腱重建。可选用移植物包括异体跟腱、完整的异体伸膝装置和人工移植物，可以根据术者经验和局部软组织的质量来选择移植物。陈旧性髌腱断裂重建术后临床疗效不确切，有时可残留股四头肌无力和伸肌迟滞导致疗效不佳。以下病例报告将回顾陈旧性髌腱断裂的可选重建手术技术。

方案 1：髌腱断裂 – 同种异体髌腱移植

病例介绍

病史

　　患者，男性，54岁。5年前在外院因左膝

关节退行性骨关节炎行左全膝关节置换术。2年后，一次车祸导致左侧髌骨骨折，行髌骨部分切除及髌骨假体翻修。后期出现髌骨外侧半脱位伴膝前痛和肿胀，又行髌骨假体移除，膝内侧支持带紧缩术以解决髌骨外侧半脱位。但外侧半脱位未解决并加重了膝前痛。最后逐渐演变成髌骨完全脱位和不稳，初次手术的医生予支具固定并建议膝关节翻修。

体格检查

　　患者身高1.93米，体重96.7千克，左膝站立位时呈外翻状态，伴疼痛步态。查体：左髋活动正常。左膝前内侧可见因内侧半月板切除术

陈旧性手术瘢痕，愈合良好，左膝外侧中线可见过去几次手术的陈旧性手术瘢痕。左膝活动存在30°伸直迟滞，被动活动度良好。最大屈曲为125°。被动活动时髌骨轨迹偏向外侧，伸直位髌骨脱位。0°和30°位时，膝关节内-外翻应力下无不稳，无前后向不稳，左膝积液明显，浮髌试验阳性，无感觉或运动障碍。

　　在伸膝装置失败的情况下，查体至关重要，由于膝关节的血运来自内侧，因此，一般选择偏外的手术切口。此外，需同时检查主被动伸直情况（伸膝迟滞），以及抗阻实验包括模拟爬楼梯和坐起实验。膝关节屈曲挛缩，不能被动伸直，必须与伸膝迟滞区分。伸膝装置的轨迹不

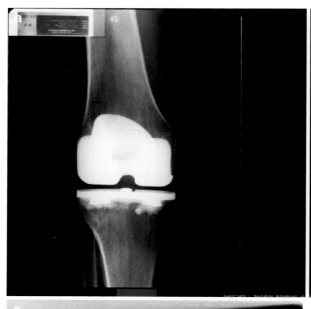
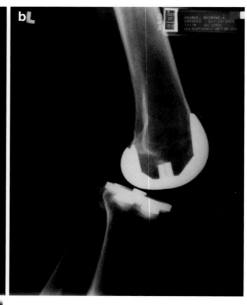
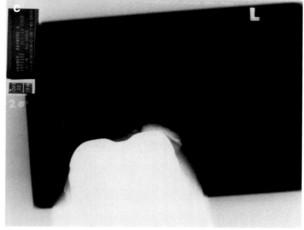

图16.1　膝关节X线片。a.前后位X线片。b.侧位X线片。c.轴位置X线片。显示假体固定良好，髌骨硬化，但尚无证据表明残存部分髌骨骨坏死。此外，髌骨轴位X线片显示髌骨外侧半脱位

良，通常是由于假体旋转不良，以及伸膝装置障碍造成。

影像学检查

X线片用于评估假体力线及固定情况，以及髌骨位置、轨迹及异位骨化的情况。若担心假体存在异常旋转，应行膝关节CT平扫。

在该患者的检查中，平片显示膝关节假体固定良好，髌骨硬化，未见髌骨假体，残存部分骨坏死髌骨。此外，髌骨轴位X线片显示髌骨外侧半脱位（图16.1），CT扫描显示股骨和胫骨假体内旋。

评估患者是否存在感染至关重要，若血沉及c-反应蛋白升高，必要时进行膝关节穿刺检

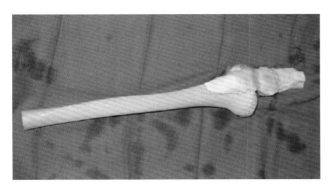

图16.2 由股四头肌腱（大于5厘米）、髌骨、髌腱和胫骨组成的标本

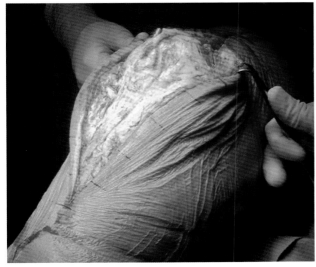

图16.3 入路应经过髌骨正前方，若髌骨存在，沿着支持带走向行纵向切开

查。本例无感染迹象。

手术入路

异体伸膝装置

同种异体伸膝装置难以获得，因此需要精细的计划，我们预订一个包括股四头肌腱（至少5厘米）、髌骨、髌腱和胫骨在内的标本（图16.2）。由于来自对侧的移植物将导致髌骨运动轨迹不良和早期失败，因此必须取同侧移植物。移植物要求新鲜冷冻未受辐射。冷冻干燥的移植物强度较弱，易出现并发症和手术失败。我们发现最好的标本是同种异体膝关节，以便术中塑形出合适的同种异体伸膝装置。

手术暴露

患者仰卧位，常规消毒铺巾，在屈曲位止血带充气。对于下肢较短患者，使用无菌止血带，必要时可以移除便于近端获得更多空间。注意既往手术切口，尽量使用正中切口；若存在多个切口，则使用最靠近中线的外侧切口以保持皮肤的血液供应，需强调的是这些既往手术切口会影响切口愈合。

在选择合适的切口后，切开皮肤至皮下，尽可能保留皮肤和皮下脂肪，暴露支持带和伸膝装置；通过残留的伸膝装置（股四头肌腱、髌骨和含胫骨结节的髌腱）做正中入路，保留完整的伸膝装置内外侧瓣，显露膝关节。此时取关节液培养和进行细胞计数。正中入路始于股四头肌的近端，注意保持内外侧软组织袖套完整，以便后续缝合。入路应经过髌骨正前方，若髌骨存在，沿着支持带走向纵向切开（图16.3）。切开后，去除髌骨，保留软组织以及内外侧皮瓣的连续性（图16.4）。最后，正中穿过髌腱进入到胫骨结节，将髌腱分别于胫骨结节内外侧掀开，以暴露胫骨结节（图16.5）。

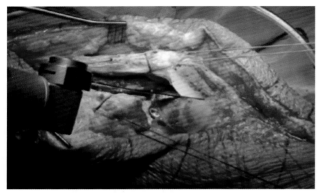

图16.4　截骨后，去除髌骨，保留软组织以及内外侧皮瓣的连续性

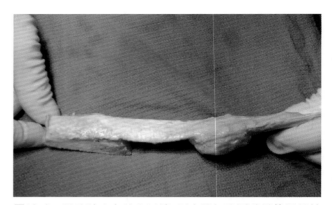

图16.6　距髌腱止点处和远端1厘米处切取同种异体胫骨结节

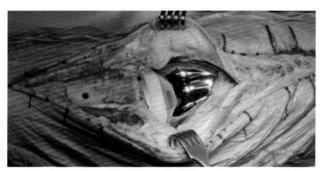

图16.5　正中穿过髌腱进入到胫骨结节，将髌腱分别于胫骨结节内外侧掀开，以暴露胫骨结节

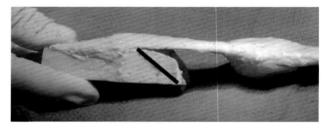

图16.7　楔形截骨面的准备，将楔形截骨面做一个斜向45°的标记，斜面指向近端和后侧，标记后，用薄锯片切割斜面

全膝关节假体翻修

我们在交叉韧带保留型、后稳定型、髁限制型和铰链膝等任意膝关节假体都成功地进行了伸膝装置同种异体骨移植。不管任何假体，股骨和胫骨假体的任何旋转不良都必须纠正，因为许多伸膝装置破坏是假体旋转不良造成的。同样，测试和平衡屈伸间隙也至关重要。如果需要，须进行假体翻修。在此情况下，需使用带延长杆的假体，在放置胫骨假体之前，将线缆穿过胫骨置于延长杆后方，以提供额外的固定，在异体伸膝装置移植物重建之前放入聚乙烯衬垫。

移植准备

当准备同种异体伸膝装置移植物时，首先在髌腱任一侧进行胫骨结节截骨。接着，以髌腱近端1厘米、远端为髌腱止点处为界，截取同种异体胫骨结节，长6～8厘米，宽1.5～2厘米。将

移植物胫骨结节的深度修整至近端1.5厘米，远端逐渐变细至1厘米（图16.6）。

然后准备移植物胫骨结节近端楔形截骨面，将楔形截骨面固定于胫骨槽中，抵抗移植物向近端移位，此外，楔形截骨面可以通过压配的方式把同种异体胫骨结节固定于宿主骨。将楔形截骨面做一个斜向45°的标记，斜面指向近端和后侧。标记后，用薄锯片切割斜面（图16.7），斜面的纵向长度为15～20毫米（图16.8）。

同种异体胫骨结节制作完成后，处理同种异体骨的近端，使用5号不可吸收缝线沿同种异体股四头肌腱的内侧和外侧方向编织缝合，使用Krackow锁边缝合法。一旦远端固定在主体胫骨上，将近端缝线收紧，保持同种异体骨移植物的紧张度。

胫骨近端骨槽准备

用标记笔标出宿主胫骨近端骨槽，以便与

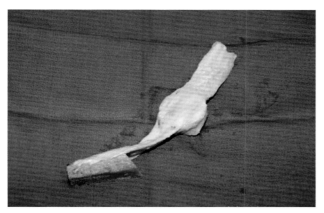

图16.8　斜面的纵向长度为15～20毫米

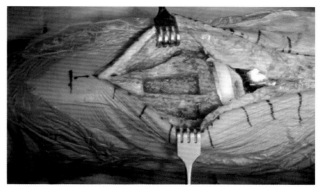

图16.9　胫骨结节凿出矩形骨槽，使宿主骨槽比同种异体移植胫骨结节的宽度窄1毫米以保证两者之间适当的压力

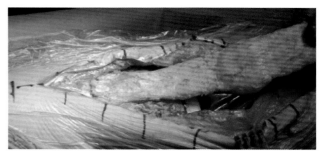

图16.10　同种异体胫骨结节在槽的近端、远端完全就位后，用摆锯修整超过槽面多余的骨质

已经制备的同种异体胫骨结节完全匹配。槽的近、远端位置对于确定髌骨与滑车位置是至关重要的。当肢体完全伸直时，同种异体髌骨置于滑车顶部，使关节匹配，并且移植胫骨结节和髌腱连接点的位置标记在宿主胫骨结节上。

　　然后用骨凿在胫骨结节做出矩形骨槽，使宿主骨槽比同种异体移植胫骨结节的宽度窄1毫米以保证两者压配。需非常小心地确保骨槽内侧壁和外侧壁完整，才能稳定同种异体胫骨结节。在近端，宿主骨被斜切，以接受同种异体胫骨结节的咬合卡压（图16.9）。

　　最后准备2根或3根18号不锈钢钢丝从胫骨内侧穿到外侧，这些线缆穿过胫骨槽底部，可以放置在胫骨假体周围，提供额外的固定。使用骨夯实器或打击器将同种异体胫骨移植伸膝装置轻轻地压入，胫骨结节移植物向上移位，从而将同种异体胫骨结节的楔形截骨面锁定在胫骨槽的适当位置。一旦移植物胫骨结节在槽的近端、远端完全就位，用摆锯修整超过槽的多余骨质（图16.10）。

　　移植物胫骨结节用2根或3根钢丝固定，这些线缆固定在宿主胫骨结节的外侧，使得它们位于小腿肌肉之下，而不是直接在皮肤之下（图16.11），或者可以添加带有垫圈的松质骨螺钉以进行额外的固定，注意不要过度拧紧螺钉导致移植物胫骨结节骨折。

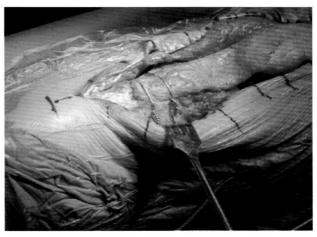

图16.11　同种异体胫骨结节用2～3根钢丝固定。这些线固定在宿主胫骨结节的侧面上，使其位于小腿肌肉之下，而不是直接在皮肤之下

宿主股四头肌远端的准备、拉紧和缝合

　　宿主股四头肌远端内侧和外侧各保留一根缝线，使宿主股四头肌可向远端拉动。膝关节完全伸直位，通过缝线向远端牵拉宿主股四头肌，通过移植股四头肌中的两条缝合线使其拉向近

端（图16.12），最后使得两者之间有一定的重叠，将两个股四头肌侧边缝合线打结以将其固定在合适位置（图16.13）。保持这种张力下，通过"背心套裤式缝合"法，用2号不可吸收的缝合线将同种异体的四头肌缝合在宿主股四头肌下面（图16.14）。保持宿主四头肌恒定的远端张力，使四头肌在膝关节伸直位的张力最大化。

一旦同种异体四头肌的近端被固定，接着延伸肌内外侧进行修补，尽量保留其周围足够的宿主支持带，使其可以完全覆盖移植物。当移植

物被缝合到肌腱的下方之后，宿主的四头肌被缝合在移植物上方（图16.15）。

我们没有常规屈曲膝进行牢固性测试，若行测试，由于缝合时保持较高的张力，建议弯曲不应超过30°。皮下组织以常规方式闭合，皮肤用皮钉或不可吸收缝线缝合。

术后康复和结果

术后膝关节在手术室即采用支具固定于完全伸直位，术后应关注患者的伤口愈合。因此使

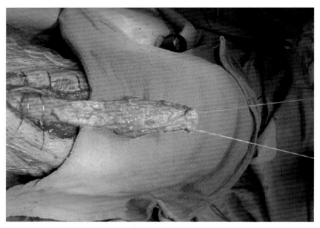

图16.12 宿主股四头肌远端内侧和外侧各保留一根缝线，使宿主股四头肌可向远端拉动。当膝关节完全伸直时，向远端牵拉宿主股四头肌，通过移植股四头肌中的两条缝合线使其拉向近端

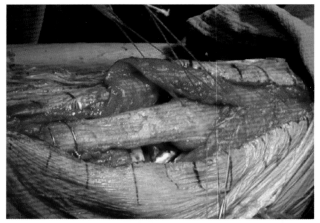

图16.14 保持这种张力下，通过"背心套裤式缝合"法，用2号不可吸收缝合线将移植物的四头肌缝合在宿主体四头肌下面

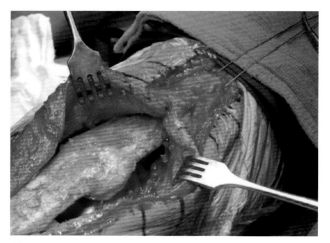

图16.13 宿主股四头肌远端与同种异体股四头肌近端两者之间有一定的重叠，将两个股四头肌侧边缝合线打结以将其固定在合适位置

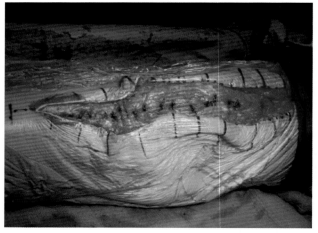

图16.15 一旦同种移植物四头肌的近端被固定，接着延伸肌内外侧进行修补，尽量保留其周围足够的宿主支持带，使其可以完全覆盖移植物。当移植物被缝合到肌腱的下方之后，宿主的四头肌被缝合在移植物上方

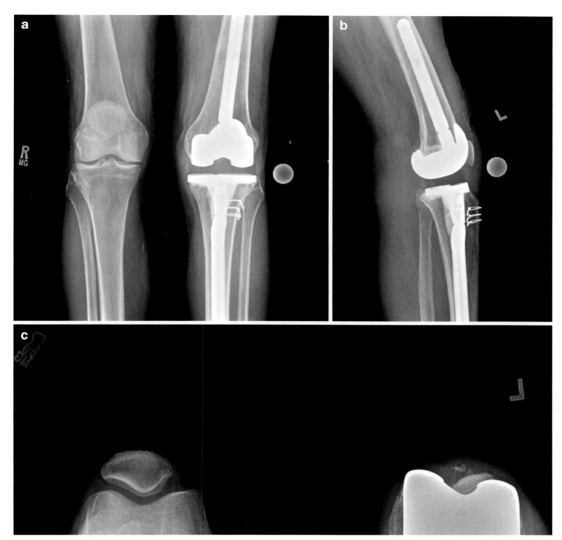

图16.16　X线包括：a.前后位。b.侧位。c.髌骨轴位。显示胫骨和股骨部分固定良好，没有松动的迹象，对位、对线良好，伸膝装置完整。值得注意的是，在X线片上有证据显示髌骨有部分吸收

用支具既有利于防止肌腱再次撕脱，也有益于伤口愈合。患者术后维持在完全伸直位8周。期间，允许负重，但不能屈曲，鼓励进行等长肌肉收缩锻炼。8周后，允许患者进行主动活动。最初，允许膝关节活动度30°～40°，逐渐增大。在支具保护下允许主动伸直活动也为8周，在此期间，患者在支具保护下负重。在12周时，移除支具，在可耐受情况下允许进一步屈曲活动，无支具保护下行走。

患者遵循上述方法，术后恢复效果不错。随访3.5年后，仅轻微肿胀，但活动几乎无障碍，过伸10°，屈曲达120°。随访10年时，伸

膝迟滞7°，但可被动完全伸直，屈曲达120°。影像学显示胫骨和股骨组件固定良好，没有松动的迹象。值得注意的是，X线片上显示髌骨部分吸收（图16.16）。在此情况下是否需要进行髌骨置换却存在争议。虽然我们没有进行髌骨表面置换的经验，但在长期移植物存活病例中，髌骨的骨吸收提示进行髌骨的表面置换可能是需要的。

临床结果

伸膝装置断裂是全膝关节置换术中最具破坏性的并发症，膝关节置换术中多种伸膝装置的

修复重建技术已被提出，但少有人能够可靠地重建伸膝装置。虽然自体伸膝装置的直接修复有令人满意的结果，但在全膝关节置换术中仍有较高的失败率。Emerson等报道了在膝关节置换中使用同种异体伸膝装置的移植物，获得了良好的短期结果，然而，随着时间的推移，会发展为伸膝迟滞。Nazarian和Booth改良了原来的技术，并建议移植物在完全伸直时保持紧绷，具有较好短期和中期结果。我们报告过一项对比研究，显示完全伸直时紧绷可获得较好的结果，术后平均伸膝迟滞4.3°，而移植物不紧绷则导致100%的失败率。

关键点

· 获得合适的伸膝装置供体来源用于重建是困难的，需要在手术前几周联系组织库，并确定左右侧，移植物尺寸大小对手术成功也很关键。移植物必须是新鲜冷冻、未辐照的由股四头肌腱、髌腱和胫骨组成。髌骨必须有至少3~5厘米的股四头肌腱。

· 手术暴露时必须建立良好的皮瓣，并选择利用既往手术切口的最外侧中间切口。伤口愈合是该手术的重点，因为患者通常有许多既往手术史。这些患者的皮肤已经非常脆弱，移植物和假体的植入都会使皮肤张力更大。

· 必要时应行假体的翻修。需要对胫骨和股骨假体细致的评估，以判断是否有畸形或不稳定存在。这些因素是伸膝装置破坏的一个促成因素，并且在未能解决假体位置、旋转或不稳定的情况下可能导致移植物早期失败。

· 必须制备移植物胫骨结节骨块并将其压入宿主胫骨槽内，以便为移植物提供内在的稳定。若未能提供这种机械稳定可能导致移植物与宿主骨愈合失败。

· 胫骨槽的远-近位置对于确定髌骨与滑车关节将在何处是至关重要的。当下肢完全伸直时，移植物髌骨位于滑车的顶部，如此可完全关节对位。将移植物胫骨结节和髌骨肌腱将来的位置标记在宿主胫骨结节上。

· 虽然伸膝装置看起来可能显得过于紧张，但移植物在伸直情况下必须绷紧。未能提供最大张力的移植物将导致术后的伸膝迟滞。

· 患者的内侧和外侧支持组织应尽可能地缝合覆盖过移植物表面，否则将导致持续皮下皮肤反应。

方案2：聚丙烯合成物治疗伸膝装置缺损

病例介绍

病史

患者，男性，65岁。外院行左全膝关节置换术后12年，因左膝进行性疼痛就诊。患者前4年股四头肌腱断裂，并接受了初次修复，当时没有进行增强固定，术后效果较差。就诊笔者医院前，患者伸膝功能已经完全丧失，伴有假体松动和假体周围感染，不能步行。由于保守治疗失败，为根治慢性感染，行二期翻修，一期行抗生素+间隔器+切除坏死髌骨。当炎症指标正常后他再次就诊。

体格检查

患者营养良好，体重指数（BMI）为34。膝前部显示伤口良好愈合，皮温正常，无发红。膝关节处于解剖位置，但由于间隔器存在，膝关节不能活动。踝部屈伸肌力均为5级，肢体远端感觉正常。

进行红细胞沉降率（ESR）、c-反应蛋白、细胞计数及培养等检查，结果均未发现感染迹象。

影像学检查

拍摄站立位前后位片和侧位片。符合间隔器植入术后改变，股骨远端、胫骨近端骨缺损。

手术入路

放置止血带后，患者取仰卧位，按全膝关节置换术的传统方式进行准备和铺巾。与大多数翻修手术一样，利用既往手术切口行正中切口进行显露伸膝装置，切口内侧和外侧都保留足量的支持组织（图16.17）。为扩大视野，股内侧肌和股外侧肌均可松解，放置撑开器来协助手术，移除抗生素骨水泥（图16.18）。

首先，按膝关节翻修术进行准备。通过试模寻找合适的假体型号和位置，以及确定侧副韧带的张力和稳定性。在伸膝装置阙如者，我们建议使用限制内-外翻的限制型假体或铰链式假体。试模满意后，将注意力转向膝关节伸膝装置重建的准备上。在后台准备人工合成物（Marlex mesh, CR Bard, Murray Hill NJ, USA），即将一个25厘米×35.5厘米大小片状材料，滚卷多圈（图16.19），使其形成8～10层厚、直径2～2.5厘米的管状。然后用不可吸收线缝合（图16.20）。

人工合成物固定在胫骨髓内位置，胫骨准备的具体方法取决于胫骨部件是否需要翻修。本病例中，使用钻子在胫骨的前内侧面上做出骨槽，作为移植物进出的通道（图16.21）。移植物在胫骨假体前方植入，并在前内侧方向穿出髓腔（图16.22）。注意确保几厘米长的移植物可以植入髓腔，并在胫骨假体周围水泥固化之前植入，以确保牢固固定。然后将甲基丙烯酸甲酯-胫骨假体及补片一起植入（图16.23）。用骨膜剥离子确定移植物留置在髓腔内并且被水泥牢固

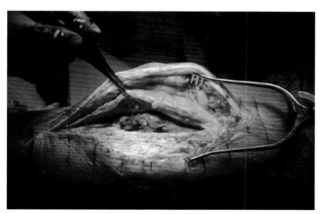

图16.17 暴露间隔器，切口内侧和外侧都保留足量的支持组织

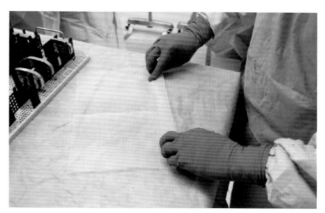

图16.19 将补片滚卷多圈使其形成8～10层厚、直径2～2.5厘米的管状

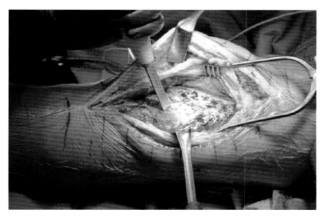

图16.18 除去抗生素骨水泥

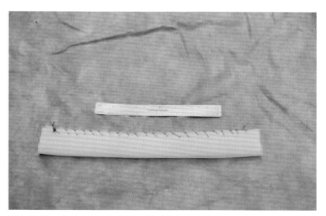

图16.20 用加强的不可吸收缝线缝合补片

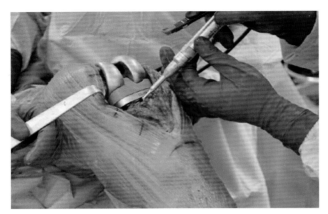

图16.21 使用钻子在胫骨的前内侧面上做出骨槽，放置补片，此过程可用试模协助定位

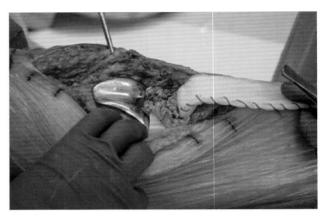

图16.24 在胫骨平台和补片之间用瘢痕或周围组织作为中间物隔开，以避免移植物与聚乙烯之间的磨损

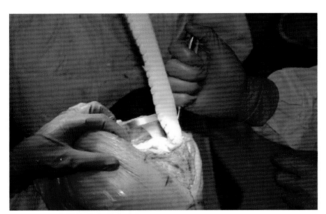

图16.22 移植物在胫骨假体前方髓内植入，并在此前开凿的前内侧骨槽穿出网-管状物，小心操作确保网-管状物固定在髓内

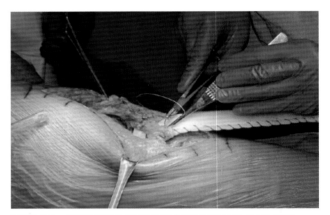

图16.25 用不可吸收缝线将组织缝合到补片的下表面

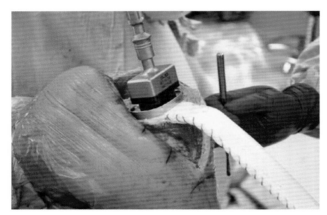

图16.23 补片放置在胫骨平台下方

地包绕，我们选择胫骨假体远端至少4~6厘米长，以便于移植物固定。

如果保留胫骨假体，则使用电钻在胫骨前内侧皮质开孔。该槽位于胫骨平台的远端，但位

于胫骨结节近端，最好在胫骨嵴偏内侧。甲基丙烯酸甲酯用于固定，如果干骺端有足够的空间，则用螺钉和垫圈用于增强固定。螺钉须指向偏内侧或外侧，以避开胫骨假体柄。

一旦甲基丙烯酸甲酯凝固，假体植入就位，通过将外侧组织放置到补片深层和胫骨平台的前方（图16.24），然后用不可吸收缝线将组织缝合到补片的下表面（图16.25），将胫骨平台和补片隔开，以避免移植物与胫骨平台之间的磨损。然后补片通过髌腱外侧或支持带的切口从深层推进到表层（图16.26、图16.27）。接着，股内外侧肌用钝性剥离器广泛松解，将膝关节伸直，股四头肌向远侧牵拉，以恢复髌骨高度（如果髌骨存在），然后将补片拉向近端，并将补片置于股外侧肌浅层，使得补片的内侧边缘与股

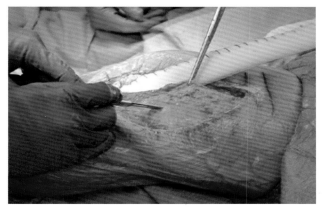

图16.26　用刀片在外侧开口使补片由深层通过至浅层

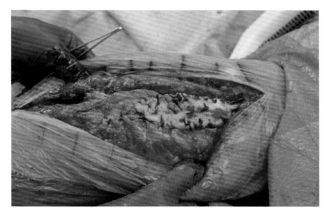

图16.29　用不可吸收线将补片与外侧支持带、股四头肌外侧和剩余的四头肌腱缝合，近端多余的补片需去除

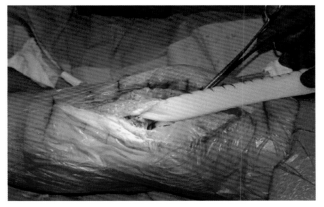

图16.27　补片通过切口

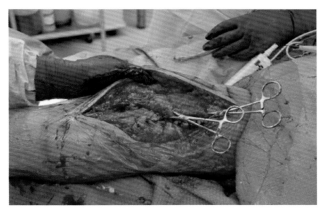

图16.30　股内侧肌充分覆盖补片前方和远端

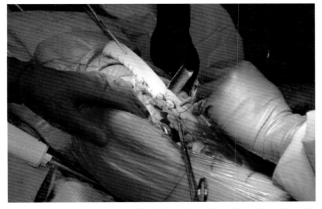

图16.28　将补片置于股外侧肌浅层，使得补片的内侧边缘与股外侧肌的内侧边缘对齐，用不可吸收线进行紧张性缝合

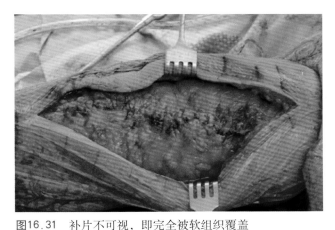

图16.31　补片不可视，即完全被软组织覆盖

外侧肌的内侧边缘对齐（图16.28）。在绷紧的张力下，用多个5号不可吸收线将补片与外侧支持带、股四头肌外侧和剩余的四头肌腱缝合（图16.29）。

伸直膝关节，牵拉股内侧肌，使其充分覆盖补片的前方和远端（图16.30），使其"裤子背心"式地封闭在深层的外侧组织与股内侧肌之间，即完全用宿主组织覆盖补片。采用不可吸收

5号线缝封闭补片周围组织，使其完全被软组织覆盖（图16.31）。

需要强调的是，这种重建是在膝关节完全伸直的情况下完成的，并且需要广泛拉伸股四头肌，尤其是内侧四头肌，使其在一定的张力下缝合。在缝合之后，不应该通过屈膝来测试修复的牢固性。引流管放置补片深层，伤口分层缝合。伤口闭合后，患肢用长腿夹板固定，出院前改为长腿管状石膏。患者在长腿石膏中固定12周，并在这段时间内允许触地负重。拆除石膏后，逐渐过渡到使用铰链支架全负重。随着时间的推移，膝关节活动量会慢慢增加。逐渐增加运动范围：第1个月0°～30°，第2个月0°～60°，第3个月0°～90°。

手术结果

患者术后康复良好，术后3周拆线，12周拆除石膏。本例一直保持足趾着地负重，直到石膏拆除，此后换成铰接的膝关节支具，开始完全负重。石膏拆除后继续支具保护3个月，期间进行膝关节活动训练；6个月后，其膝关节屈曲达90°。虽然有10°的伸膝迟滞，但他有一个功能性的伸膝装置，可以用扶拐行走。患肢轻微疼痛，但没有复发感染的迹象。

临床结果

暂无大型的研究结果证实此类型的手术效果。Browne和Hanssen对全膝关节置换术后单纯髌腱断裂进行补片重建的患者进行的随访，膝关节疼痛评分和功能均明显改善。除并发症外，患者的平均伸膝迟滞为2.8°。值得注意的是，采用生物治疗12个患者中有10个步态恢复良好，疼痛暂时得到了缓解，而采用跟腱移植的约10个中只有1个取得同样的效果。与单纯的无菌性假体手术失败患者相比，假体周围感染患者的伸膝装置重建结果可能更差。

关键点

·应告知患者，手术需要较长的恢复期，包括手术后3个月的石膏固定。

·行重建手术之前，必须排除感染。

·股四头肌须广泛松解，以便在绷紧的张力下固定补片。

·补片必须被软组织完全覆盖，术后应避免刺激皮下组织，防止伤口并发症。

·补片植入后应禁止活动膝关节。

方案3：结构性胫骨近端和髌腱重建处理慢性髌腱断裂

病例介绍

病史与体格检查

患者，男性，60岁，BMI为31。54岁时，右侧胫骨平台开放性骨折，并伴有坐骨神经麻痹，当时用骨折外固定支架治疗。6个月后，因骨折畸形愈合行全膝关节置换术。术后6个月，患者出现窦道，后行抗感染治疗，症状暂时缓解。经过3年的间歇性抗生素治疗，他最终采用间隔器行二期翻修，最后采用半限制型膝关节假体（图16.32）。

患者就诊时，右膝肿胀，疼痛，有明显的窦道，在胫骨近端的前内侧有脓性分泌物，膝关节的运动范围：0°～100°，伸膝迟滞20°，髌腱水平有明显的凹隙。尽管其用的是半限制型假体，但内-外翻试验膝关节不稳，关节腔穿刺结果耐氨苄西林粪肠球菌阳性。

运用抗生素骨水泥间隔器治疗不久后感染复发。术中培养提示肺炎克雷白杆菌阳性。由于感染的高侵袭性而进行关节成形术，予取出间隔器，进一步运用美罗培南和黏菌素联合抗生素治疗。5个月后，关节液抽吸细菌阴性，但细胞

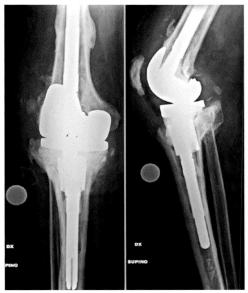
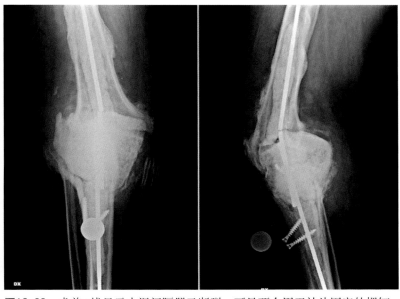

图16.32　患者感染复发时影像　　　图16.33　术前X线显示水泥间隔器已断裂，可见两个用于补片固定的螺钉

计数仍然很高。使用添加10克万古霉素和80毫克庆大霉素的骨水泥间隔物进行治疗。在此过程中，使用Hanssen等描述的在胫骨上用人工补片（Prolene, Ethicon, Somerville NJ, USA）加强无功能髌腱的技术。试图解决伸膝装置功能不足，避免手术过程中复杂的手术步骤。

在随后的几个月中，患者逐渐出现大约40°

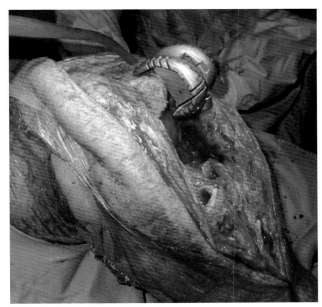

图16.34　胫骨严重骨缺损的伸直和屈曲间隙重建是一项挑战，图示外侧缺损深度距腓骨头达7厘米

的伸膝迟滞，表明补片修补术并不完全有效。查体：膝关节干燥，皮肤愈合良好，所有临床体征和实验室检查等感染指标均为阴性。然后计划用铰链型假体（Rotating Hinge Knee, RHK, Zimmer Biomet,Warsaw IN, USA）和包括伸膝装置在内的胫骨近端节段移植物进行全膝关节翻修术。

影像学检查

术前X线片见图16.33，前后位和侧位X线片显示胫骨近端大量骨缺损和髌骨骨溶解，起间隔器加强作用的外部股骨鞘经断裂，两个用于补片修补的治疗胫骨螺钉也很明显突出。

手术入路

取既往手术切口并延长，发现关节囊在上一次手术中用人工补片增强缝合修补术后是完整的，但髌腱显然没有功能。与伸膝装置移植一样，于关节正中内侧切开，并将髌骨的残余部分从骨膜下摘除。清除股骨内外侧，松解髌上囊和股直肌上的所有粘连，以获得关节的充分暴露。小心清除水泥碎片、间隔器，避免在胫骨和股骨侧出现额外的骨丢失。移除间隔器后，小心屈曲膝关节。

根据安德森骨科研究所骨缺损分型，股骨侧为2B型，胫骨侧为3型。选择铰链式假体植入进行手术，行股骨远端重塑切除内外侧髁状突减少内-外径，以减少软组织张力及方便关节囊闭合。

股骨需准备采用多种固定方式：非水泥固定的骨小梁金属补块；在硬化骨区域选择锥形补块（Cone）固定，同时在髓质骨区域使用骨水泥固定。据此，骨干骺端的固定可由无水泥的骨小梁金属补块（10毫米远侧，10毫米后内侧和后外侧）、干骺端放置一个非水泥TM-Cone（30毫米）来增强。将股骨假体用骨水泥固定于骨骺和干骺区，骨干柄长为17毫米×130毫米。

股骨远端关节线的建立既考虑到伸直时的关节间隙，又考虑残余胫骨外侧部分以及伸膝装

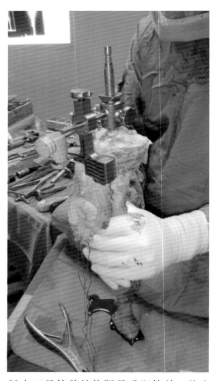

图16.36　髓内工具使移植物胫骨重塑简单、稳定

置在屈膝时的紧张度。因使用具有抗复发锁定机制的铰链式假体，注意不要使关节线距内收肌结节下降超过45毫米。

胫骨内侧缺损比外侧更广泛，外侧缺损深度距腓骨头达7厘米（图16.34），用锯片将骨缺损区域修整为阶梯状，以提高移植物-宿主骨合体的稳定性（图16.35），在移植体上也修整出类似的形状，然后将移植物放置在胫骨上，并在牵引下测试伸直间隙的大小。为接受带有股骨小梁金属补块的旋转铰链胫骨假体，对移植物进行塑模（图16.36、图16.37）。骨小梁金属补块采用临时固定装置，使其远端部分插入移植物髓内，近端半部分插入患者宿主骨。此区域的固定将提供胫骨长期固定，并抵抗沉降和旋转力作用，防止同种异体骨吸收。

胫骨平台使用多种固定技术，胫骨假体近端部分粘接到移植物的近端，并用骨干15毫米×130毫米的非骨水泥干柄获得在宿主骨中的固定，水泥硬化后，放入14毫米铰链聚乙烯衬垫。

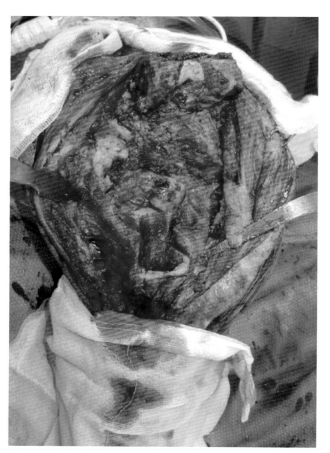

图16.35　用锯片将骨缺损区域修整为阶梯状，以提高移植物-宿主骨合体的稳定性，内侧骨缺损比外侧大

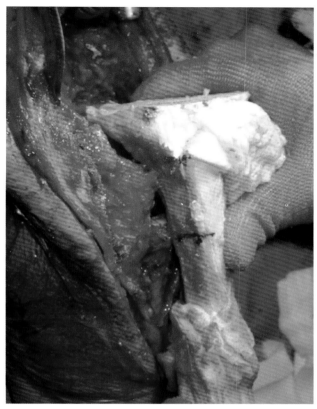

图16.37　移植物胫骨重塑，获得与宿主骨同样的大小和形状

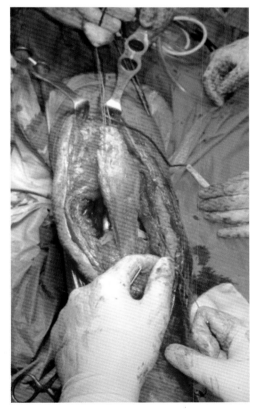

图16.38　在完全伸直位下与宿主剩余骨四头肌紧张缝合

一旦胫股关节被修复，伸膝装置的缺陷就通过将移植的胫骨四头肌腱与宿主四头肌的残余部分缝合来解决。在膝关节完全伸直下，采用Krackow缝合法用5号不可吸收线将移植物和宿主股四头肌残端完全紧张性缝合，自体组织和移植组织的重叠部分别用5号和2号不可吸收缝合线（Ethibond, Ethicon, Somerville NJ, USA）缝合。用自体组织尽可能覆盖移植体（图16.38）。选择正确的髌骨高度，以便在伸直情况下髌骨近端可以直接位于滑车顶端位置。接着，行彻底清洗和细致的伤口缝合。术后患者患肢用长腿管型石膏固定，以避免在四头肌愈合前有任何的四头肌紧张，术后的X线片见图16.39。

手术结果

管型石膏固定2个月，从伤口愈合后的第2周开始允许部分负重。2个月后，石膏取除，开始行物理治疗及允许缓慢的屈伸活动（0°～40°，然后每周增加15°）。在行走时，再使用2个月的辅助支架。术后6个月时，患者无感染复发，能独自行走3个街区，伸膝迟滞5°，最大屈曲达90°。患者在负重活动和休息时没有疼痛，但上下楼梯时需要拐杖和栏杆的帮助。患者术后很满意，因为医生建议他做关节融合术作为备选手术方案。随访3个月后，他停止口服抗生素（环丙沙星和阿莫西林），并且CRP值正常。密切随访，以检测可能的感染复发，并持续到中期。

讨论

严重胫骨缺损的膝关节翻修对外科医生是一个技术挑战。AORI 3型胫骨缺损的特征是干骺端骨质大量丧失，可能累及侧副韧带止点，以及与本病例一样累及伸膝装置（EM）。其余干骺端骨质通常硬化或易碎，不能提供足够骨水泥固定。对于大段3型胫骨缺损患者，手术选择包

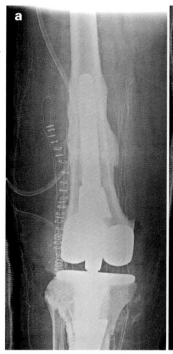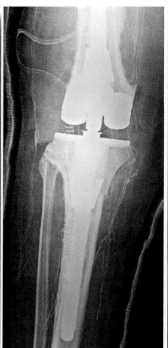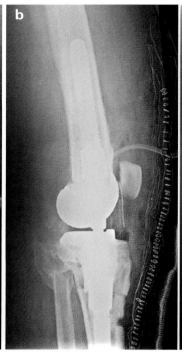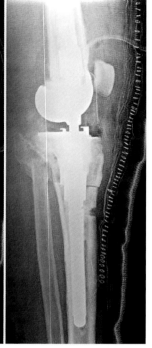

图16.39 a、b.术后的X线片

括结构性骨移植、干骺端袖套或者锥形补块重建以及假肢。

根据Dorr等的观点，结构性骨移植重建的适应证为超过50%的胫骨平台骨支撑缺失。然而，在本病例中，由于伸膝装置不理想，而且没有胫骨可用于肌腱固定，因此选择同种异体胫骨近端节段移植物重建干骺端。此外，本例既往用补片加强髌腱的手术失败后，患者出现显著性伸膝迟滞（40°）。因此，进行了包括伸膝装置在内的节段性胫骨近端同种异体骨移植。

结构性同种异体移植重建的优点包括能够根据骨缺损重塑任意形状或大小的结构、对植入物的极好支持以及骨修复的生物学优点。缺点包括小风险的传染病传播、骨不连、畸形愈合、塌陷或骨吸收的风险。这种重建方法需要详细的术前准备和精细的手术技术：①使移植物与宿主缺损大小相匹配。②形成健康的、出血的宿主受位。③最大限度地扩大同种异体骨与宿主骨之间的表面接触。④优化移植物和宿主之间的机械连锁。⑤保证植入物牢固，无不稳定或错位。

在本病例中，移植物和宿主之间交锁是通过使用骨小梁金属补块获得的，骨小梁金属补块还有助于增强胫骨抗沉降、旋转能力，采用近端骨水泥、胫骨干无骨水泥的混合技术行胫骨固定，选择正确的胫骨假体对结构性移植的成功至关重要。

在已有的研究结果中，由于移植物固定类型、延长杆长度类型以及假体的限制性方面存在不同，所以难以比较，数个研究报道的10年生存率平均为74%。

Engh等报道AORI 3型膝缺损46例，平均随访4.2年，优良率为87%，仅4例移植失败，其中2例为术后感染。在7.9年的平均随访时间内无移植物塌陷或无菌性松动发生。

然而，Clatworthy等报道了结构性同种异体骨移植治疗大节段骨缺损52例的翻修手术中，10年内同种异体骨移植存活率为72%。他们报告了11例手术失败，其中感染4例、移植物吸收5例和骨不连2例。

Bauman等回顾70例采用结构性同种异体移

植物重建病例，至少随访5年。结果发现8例移植失败，10年假体生存率为75.9%。

最后，最近一篇包括551个结构性同种异体移植物病例，平均随访5.9年的系统综述报道移植失败率为6.5%、无菌性松动率为3.4%、感染率为5.5%。

参考文献

[1] Lahav A, Hofmann A. The "banana peel" exposure method in revision total knee[J]. Am J Orthop, 2007;36(10):526–529.

[2] Garvin K, Scuderi GR, Insall JN. The evolution of the quadriceps snip[J]. Clin Orthop Relat Res, 1995;321:131–137.

[3] Whiteside LA. Exposure in difficult total knee arthroplasty using tibial tubercle osteotomy[J]. Clin Orthop Relat Res, 1995;321:32–35.

[4] Cadambi A, Engh GA. Use of a semitendinosus ten-don autogenous graft for rupture of the patellar ligament after total knee arthroplasty. A report of seven cases[J]. J Bone Joint Surg Am, 1992;74(7):974–979.

[5] Nazarian DG, Booth RE Jr. Extensor mechanism allografts in total knee arthroplasty[J]. Clin Orthop Relat Res, 1999;367:123–129.

[6] Brown JA, Hanssen AD. Reconstruction of patella tendon disruption after total knee[J]. J Bone Joint Surg Am, 2011;93(12):1137–1142.

[7] Berger RA, Crossett LS, Jacobs JJ, et al. Malrotation causing patellofemoral complications after total knee arthroplasty[J]. Clin Orthop Relat Res, 1998; 356:144–153.

[8] Emerson RH Jr, Head WC, Malinin TI. Reconstruction of patellar tendon rupture after total knee arthroplasty with an extensor mechanism allograft[J]. Clin Orthop Relat Res, 1990;(260):154–161.

[9] Emerson RH Jr, Head WC, Malinin TI. Extensor mechanism reconstruction with an allograft after total knee arthroplasty[J]. Clin Orthop Relat Res, 1994;(303):79–85.

[10] Bates MD, Springer BD. Extensor mechanism disrupttion after total knee arthroplasty[J]. J Am Acad Orthop Surg, 2015;23(2):95–106.

[11] Gilmore JH, Clayton-Smith ZJ, Aguilar M,et al. Reconstruction techniques and clinical results of patellar tendon ruptures: evidence today[J]. Knee, 2015;22(3):148–155.

[12] Burnett RS, Berger RA, Paprosky WG, et al. Extensor mechanism allograft reconstruction after total knee arthroplasty. A comparison of two techniques[J]. J Bone Joint Surg Am, 2004;86–A(12):2694–2699.

[13] Schoderbek RJ Jr, Brown TE, Mulhall KJ, et al. Extensor mechanism disruption after total knee arthroplasty[J]. Clin Orthop Relat Res, 2006;446:176–185.

[14] Fehring KA, Hanssen AD, Abdel MP. Extensor mechanism repair: a synthetic mesh approach[J]. Semin Arthroplast, 2015; 26(2): 100–103.

[15] Browne JA, Hanssen AD. Reconstruction of patellar tendon disruption after total knee arthroplasty: results of a new technique utilizing synthetic mesh[J]. J Bone Joint Surg Am, 2011;93(12):1137–1143.

[16] Nam D, Abdel MP, Cross MB, et al. The management of extensor mechanism complications in total knee arthroplasty. AAOS exhibit selection[J]. J Bone Joint Surg Am, 2014;96(6):e47.

[17] Engh GA, Ammeen DJ. Use of structural

allograft in revision total knee arthroplasty in knees with severe tibial bone loss[J]. J Bone Joint Surg Am, 2007;89(12):2640–2647.

[18] Dorr LD. Bone grafts for bone loss with total knee replacement[J]. Orthop Clin North Am, 1989;20(2):179–187.

[19] Bauman RD, Lewallen DG, Hanssen AD. Limitations of structural allograft in revision total knee arthroplasty[J]. Clin Orthop Relat Res, 2009;467(3):818–824.

[20] Clatworthy MG, Ballance J, Brick GW, et al. The use of structural allograft for uncontained defects in revision total knee arthroplasty. A minimum five–year review[J]. J Bone Joint Surg Am,2001;83–A(3):404–411.

[21] Sculco PK, Abdel MP, Hanssen AD, et al. The management of bone loss in revision total knee arthroplasty: rebuild, reinforce, and augment[J]. Bone Joint J, 2016;98–B(1 Suppl A):120–124.

[22] Beckmann NA, Mueller S, Gondan M, et al. Treatment of severe bone defects during revision total knee arthroplasty with structural allografts and porous metal cones a systematic review[J]. J Arthroplast, 2015;30(2):249–253.

第 17 章　股骨假体周围骨折的处理

Alfred J. Tria, Jason M. Jennings, Raymond H. Kim,
Aldo M. Riesgo, William L. Griffin

概述

　　股骨假体周围骨折是全膝关节置换术最常见的骨折类型。首先需要评估的是骨折端是否移位，未发生移位的骨折可使用各种各样的外支架保护，无须手术，骨折端移位的则需要手术干预，目的是恢复患者的日常需求及关节活动度。如果骨折端移位，必须评估股骨假体是否稳定，如果假体与股骨有足够的接触面，则可以进行保留假体的内固定。固定方式有髓内钉内固定与钢板内固定两种。如果股骨假体完全松动，则翻修是唯一的选择，目前争议较大的是临床上如何确定选择内固定还是翻修。内固定方式保留了原来的假体，但患者需要较长时间的恢复并且存在骨折不愈合的可能，翻修则更具有侵袭性，但结果可能更有预见性。缺乏大的系列研究对比这两种技术。以下病例将具体说明目前可选择的两种技术与结果。

方案 1：股骨假体周围骨折的处理：切开复位内固定术（ORIF）

病例介绍

病史

　　患者，女性，72岁。左膝简单初次全膝关节置换术后10个月发生股骨远端假体周围骨折。患者诉从摩托车上摔下，左膝着地，无其他相关损伤。

体格检查

　　患者左下肢查体示左膝前侧皮肤挫裂伤，下肢远端运动功能正常，然而，由于患者既往有神经疾病病史，左下肢感觉明显下降。患者足背动脉和胫后动脉可触及，左下肢血运良好。膝前正中切口愈合良好。大腿和小腿之间肌肉柔软无触痛。其余检查因骨折无法进行。既往病史显示受伤前膝关节的活动范围为3°～115°，髌骨轨迹良好，无不稳。

影像学检查

　　两张股骨远端X线片显示股骨远端假体周围骨折，无假体松动迹象（图17.1、图17.2）。该病例未进行进一步的影像学检查。然而，如果无法确定骨折是否延伸至假体内，可以采用CT平扫检查排除。

手术入路

　　患者平卧位躺在可透视的手术台上，同侧肢体下垫高，采用远端外侧切口，通过微创入路显露股骨髁，放置股骨远端锁定钢板。无须直接显露骨折端。切断髂胫束，抬起股外侧肌，尽可

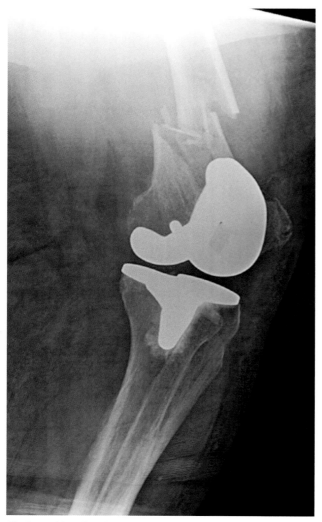

图17.1　前后位X线片显示股骨远端骨折

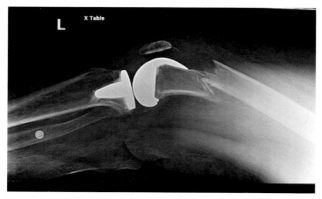

图17.2　侧位X线片显示股骨远端骨折且无假体松动迹象

能减少软组织的破坏。对假体进行检查以确保没有松动的迹象，确认和术前的X线片和CT所观察到的情况一致。选择合适尺寸的股骨远端锁定钢板，由远及近穿板放置于肌下，以避免广泛的软

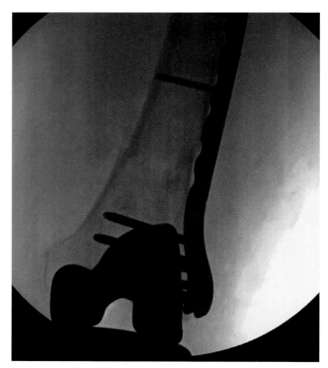

图17.3　术中透视前后位X线片显示股骨远端锁定钢板的位置与长度良好

组织剥离，并使钢板准确地定位在外侧髁的最远端上。此时或骨折复位后可以放置C臂引导经皮拧入近端螺钉。我们发现，对于体型较大的患者来说，在插入钢板后C臂透视是有利的，这可以避免在植入过程中损伤外侧软组织。在透视下可以确定钢板的长度，并确保其有足够长度放置在股骨远端处，然后用1～2枚克氏针暂时固定，通过牵引以及来自冠状面的压力使骨折端复位。矢状面上的畸形通常受腓肠肌肌力的影响，造成远端骨折端后移。通常由支撑物或可透视的三脚架垫于远端骨折端以形成向前的力量实现复位。麻醉医师在进行麻醉时，应使肌肉完全松弛，以便于复位，并在透视确定内固定物合适的长度和旋转，近端使用克氏针固定。再次透视前后位片和侧位片确认股骨远端锁定板位置合适。在拧入皮质螺钉和锁定螺钉时，可在冠状面和矢状面上做一些细微的调整，然后在远端植入锁定螺钉，接着植入4枚近端皮质螺钉（根据骨折的情况甚至可以更多）以桥接股骨远端骨折端（图17.3、图17.4）。

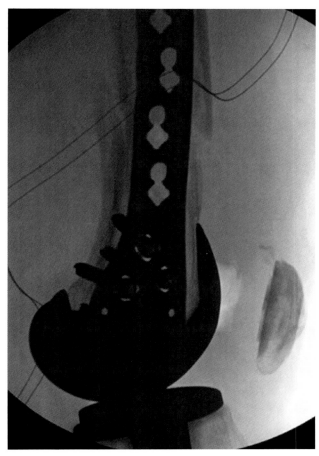

图17.4　术中透视侧位X线片显示矢状面复位良好

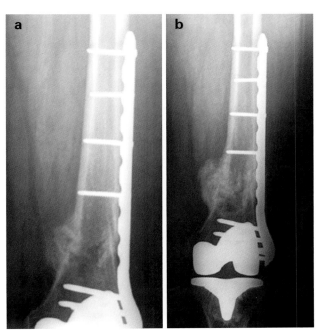

图17.5　a、b. 术后3个月和6个月的前后位X线片中可以看到大量骨痂形成

手术结果

在术后前12周，患者的负重仅限于铰链式膝关节支具辅助下脚尖触地。在前2周里，将患者的膝关节固定于伸直位，之后在患者能够承受的范围内，将其运动范围以每周增加20°，从0°增加到80°。一般来说，患肢的负重取决于骨折复位的情况和骨质，不少患者可能会比这位患者更早地开始进行功能锻炼，有些患者甚至在6~8周时就开始负重行走。

在末次随访时，患者的膝关节活动度为0°~115°且无疼痛，恢复到了受伤前的功能，日常生活无明显受限。随访的X线片显示股骨远端骨折愈合，术后3个月和6个月有大量骨痂形成（图17.5、图17.6）。

临床结果

膝关节置换术后假体周围骨折的发生率约为2.5%。股骨髁上假体周围骨折的处理取决于骨折位置和假体是否松动，既往的分类方法已经有系统的描述（表17.1）。假体牢固的假体周围骨折通常采用髓内钉或股骨远端锁定钢板治疗。为此，我们将重点阐述全膝关节假体牢固的股骨远端假体周围骨折。

髓内钉内固定是具有一定优势的，在减少软组织损伤和生物力学上可能优于锁定钢板。有证据表明，现代髓内钉内固定可能减少骨不连或延迟愈合。然而，大多数报道认为这两种固定方式（钢板和髓内钉）发生概率（骨不连或延迟愈合）相近。由于骨折位置、骨量以及髁间的问题，髓内钉在许多患者中无法使用，尤其是后稳定型假体。

上述病例阐述的锁定钢板复位适用于大多数患者或假体设计。与传统的非锁定钢板固定相比，锁定钢板除了具有优良的生物力学性能外，还具有减少软组织剥离的优势。锁定钢板内固定减少了骨不连、畸形愈合、复位丢失和再次手术

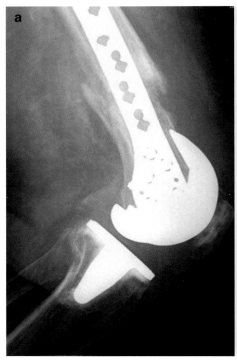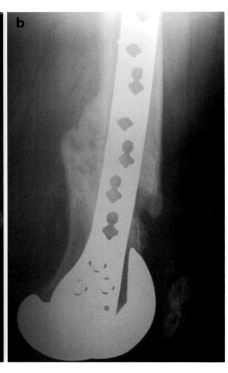

图17.6 a、b.术后3个月和6个月的侧位X线片中可以看到大量骨痂形成

表17.1 股骨髁上骨折假体周围骨折分型

	分型	描述
Neer et al.	I	骨折无移位［移位＜5毫米和（或）成角＜5°］
	II	骨折移位＞1厘米
	IIa	股骨向外侧移位
	IIb	股骨向内侧移位并粉碎
	III	骨折移位和粉碎性骨折
DiGioia and Rubash	I 型	关节外骨折，骨折无移位（移位＜5毫米，成角＜5°）
	II 型	关节外骨折，骨折移位（移位＞5毫米或成角＞5°）
	III 型	严重移位（失去皮质接触）或成角（＞10°）；可能具有髁间或T形骨折
Chen et al.	I 型	骨折无位移（Neer I 型）
	II 型	骨折移位和（或）粉碎性骨折（Neer II 和III 型）
Lewis and Rorabeck	I 型	骨折无移位，假体未松动
	II 型	骨折移位，假体未松动
	III 型	无论骨折是否移位，假体已松动或失败

等并发症的发生率。多项研究报告了锁定钢板治疗股骨远端假体周围骨折具有良好的愈合率。与髓内钉固定类似，锁定钢板能促进早期功能锻炼，并促进临床愈合，锁定加压钢板也被证明是治疗带延长杆的股骨远端假体周围骨折的有效方法。

大多数研究表明，股骨远端骨折采用髓内钉与锁定钢板内固定，在骨不连发生率、翻修率和临床结果分析中，两者之间均无显著性差异。Ristevski等最新的系统回顾研究发现骨不连或二次手术发生率，两者之间也没有显著性差异。与锁定钢板相比，髓内钉的畸形愈合率明显增高，但这一发现的意义尚不清楚。同样，Li等的Meta分析中发现，两种固定方法的6个月内愈合率、愈合时间或并发症发生率之间没有差异。相反的，有其他学者报道，在某些骨折类型中，锁定钢板可能会导致更高的愈合率，降低并发症的发生率。而另一些报道称，髓内钉内固定在骨不连和降低并发症发生率方面有优势。一项研究显示了锁定钢板固定失败的危险因素，包括开放性骨折、糖尿病、吸烟、体重指数增加和较短的钢板

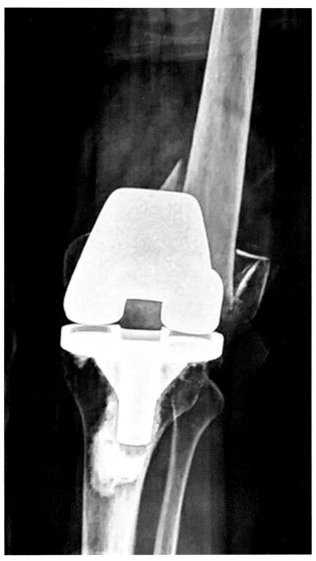

图17.7　正位X线片示股骨远端严重粉碎性骨折伴骨缺损

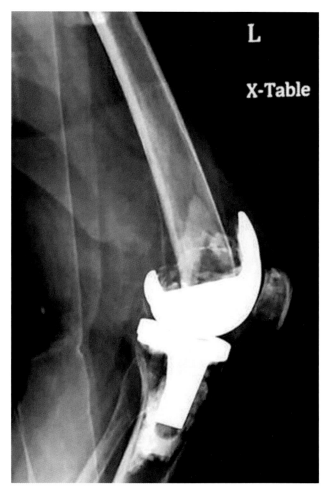

图17.8　侧位X线片显示股骨远端严重粉碎性骨折伴骨缺损

长度，然而，他们得出的结论大多数因素都是外科医生无法控制的。由于缺乏直接比较髓内钉和锁定钢板治疗股骨远端骨折的证据，因此有必要在这方面进行进一步的研究。无论选择哪种方式，都必须通过固定远端的骨折端来达到预期的愈合。

尽管手术技术（髓内钉与锁定钢板）有显著的进步，无论骨折类型或假体设计如何，膝关节置换术后股骨假体周围骨折的治疗仍然是一个挑战。该患者群体包括死亡率等并发症发生率都很高，并且许多患者将继续遭受永久性残疾。

低需求、假体松动和（或）骨质不佳的患者，可能需要采用股骨远端置换假体，最新的数据表明，在某些骨折类型中，股骨远端置换术可能会在术后1年有更好的功能效果（图17.7、图17.8）。最后，有文献记载，在严重骨质疏松的患者中，仅用标准的逆行髓内钉或钢板是不够的，可采用联合髓内钉和骨水泥技术。这种方法在这类患者中可能是相对合理的，但是因为我们没有在这类患者中使用这个技术，所以对本章的观点尚不作评论。

关键点

· 假体的稳定性和骨质将决定选择何种内固定。

· CT扫描有助于术前确定骨折类型和假体

的稳定性。

·根据骨折处理的基本原则，大多数骨折可以采用内固定（锁定钢板与髓内钉）。

·与传统的钢板固定方法相比，微创技术提高了愈合率，减少了整体并发症。

·尽管外科手术取得了这些进展，骨不连仍然是一个值得关注的问题，无论固定的类型如何，患者的总体并发症率仍然很高，包括死亡率。

·一般来说，股骨远端置换适合于低需求并伴有假体松动和（或）骨质不佳的患者。

方案2：人工股骨远端置换术

病例介绍

病史

患者，女性，74岁。从高处跌落后出现右膝疼痛和畸形，12年前因严重骨性关节炎伴外翻畸形于外院行全膝关节置换术。临床效果满意，无须助行器行走。摔倒后，患者被送到了外院的急诊室，随后转到笔者的医疗院接受进一步的外科治疗。

体格检查

患者身高1.67米，体重80.7千克，BMI值31.1，目前患者因摔伤后疼痛无法活动。查体显示右膝明显的内翻畸形和下肢短缩，皮肤无缺损，大腿轻度瘀血，膝关节前正中切口愈合良好。无法检查膝关节活动度，但之前的ROM为0°～115°，此次外伤未发现有明显的伸膝装置受损，下肢检查没有发现其他异常，可触及明显的脉搏，运动和感觉功能一般。

影像学检查

初次全膝关节置换术采用胫骨髓内杆和外侧垫块治疗外翻畸形（图17.9）。X线片显示股

骨远端骨折为假体周围粉碎性骨折，股骨髁上残留少量骨量（图17.10）。

手术入路

患者取膝关节置换标准的仰卧位，沿着先前的切口，切开皮肤至伸膝装置，保持全层皮瓣的完整性。在本病例中，我们采用标准的髌旁内侧入路并在股四头肌近端内侧肌腱预留1毫米腱性组织，切口延伸至胫骨结节水平。如果显露特别困难需要延长切口，我们建议切断股四头肌腱。由于股骨远端的移位创造明显的空间，假体周围骨折这种情况下通常不需要股四头肌掀开或者胫骨结节截骨术。

修整内外侧滑车沟，所有肥厚性瘢痕均清除至正常髁上脂肪垫和股内侧肌。确认前外侧血管束，保护血管束并对外侧进行部分松解。这有利于外侧沟的暴露。确认髌骨假体无松动，在本例中未对其进行翻修。

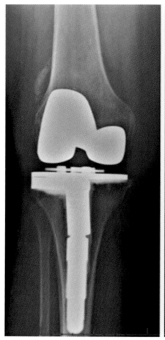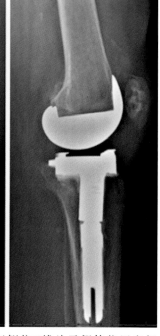

图17.9　外伤前右膝关节正侧位X线片示假体位置良好（Vanguard SSK膝关节翻修系统 捷迈–邦美），根据严重的外翻性骨关节炎引起的胫骨平台外侧骨缺损加强外侧高度，注意股骨后髁与胫骨平台下方有骨溶解现象

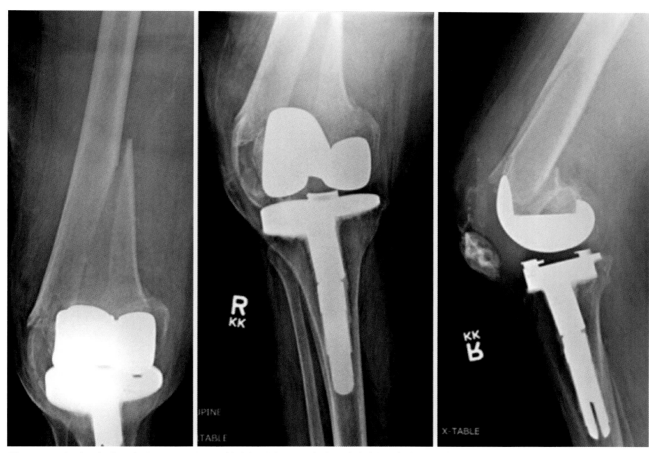

图17.10　右膝正侧位X线片显示股骨髁上粉碎性骨折，注意大的内侧蝶形碎片向近端延伸

如果可能的话，应该尝试采用骨性标志评估股骨远端的旋转。纵向牵引可以用来帮助确定合适的旋转指导假体的放置。如果粉碎太严重，股骨脊也可以被识别并用作骨性标志。此时，用电刀在骨膜下切除副韧带。将一个小的、锋利的骨钩、放置在股骨假体前缘，借助骨钩持续提供轻微的牵引，由近及远移除附着在股骨远端的假体组件。所有后关节囊维持原状不动，以保护神经、血管结构。然后取出股骨假体部件及其附着骨（图17.11）。对取出的节段进行测量，以选择合适的股骨远端假体进行恰当的重建。

显露股骨远端骨折端并使骨折端骨面新鲜化。股骨远端最小截骨使之与股骨远端假体相匹配。保护干骺端有助于使用补块或袖套来增强固定最终重建的干骺端。在该病例里，大的内侧骨折片进行解剖缩小修整并用两根钢丝固定。此

时，钢丝应扭转固定但不剪断。钢丝环可以作为股骨干的牵开器和牵引器，为进一步的准备过程中提供对股骨的控制。

将注意力转移到胫骨侧，胫骨前脱位并在外侧放置髋臼拉钩。确定假体-骨界面，并使用微矢状和往复锯以及骨刀取出胫骨侧假体。为显露外侧垫块，小心松解胫骨前外侧的关节囊，注意保护髌腱。

胫骨托下有明显的骨溶解，尽管假体取出过程中非常仔细，但在取出胫骨假体后，胫骨外侧仍有相当大的骨缺损。胫骨近端修整以使用非对称的胫骨袖套，我们更倾向于使用短的骨水泥柄且不需要完全与骨皮质接触，特别是使用干骺端进行内固定袖套的时候。

在股骨端侧，使用长的骨干延长杆以超过内侧骨折端。股骨干骺端并不足够去采用干骺端

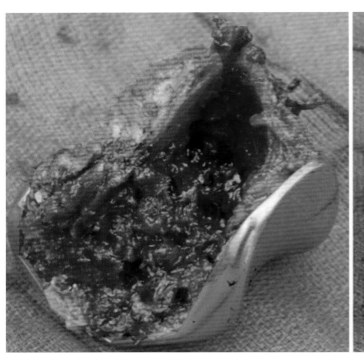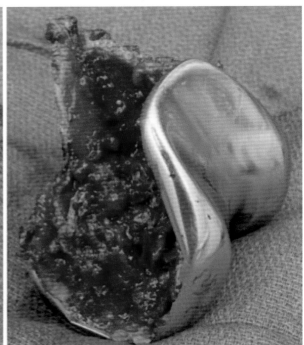

图17.11 术中股骨假体与相关缺损骨，可见溶骨和皮质骨受损，无法进行内固定

袖套，髓内杆尺寸和直径，只比最后的假体大了 2毫米左右，这样可以保存尽可能多的松质骨，以便于骨水泥的渗入。放置合适大小的试体，并进行了术中透视，以确定假体位置和大小，并评估医源性骨折的情况。此时，股骨假体的旋转已经被确定。当股骨上髁和侧副韧带缺失时，选择合适的外旋是很困难的。如果旋转合适的假体存在时，在假体摘除前评估骨皮质有助于安装假体时有适当的旋转。但在假体周围骨折的情况下，这是很难评估的。用粗线作为标记也可以确定合适的旋转角度。随着试体的测试，通常还可以增加3°～5°的外旋。髌股关节脱位是股骨远端置换失败的常见原因。在我们的经验中，在铰链装置中额外的假体外旋几乎没有什么坏处，但对于髌股轨迹却有很大的副作用。移除所有的试体，在准备好骨水泥后，在合适的位置装入假体。

手术结果

患者术后即刻在允许范围内负重并且恢复良好，3个月后日常行动能力同前，能够行走大约1.61千米，膝关节活动度为0°～110°（图17.12）。

临床结果

股骨远端骨折最常见膝关节置换术后假体周围骨折类型。股骨远端骨折的最佳治疗方法仍存在争议，在极远端的骨折同时合并骨溶解和骨缺损时通过标准的内固定很难获得稳定。当远端骨量不足以使用内固定时，股骨远端置换术是治疗骨缺损的可行性方法。一些学者认为，在假体周围骨折的置换术中，关节翻修术提供了更高的生存率并可避免再次手术。

目前很少有关于采用股骨远端置换术治疗股骨髁上假体周围骨折的文献报道。在治疗假体周围骨折中，股骨远端置换术相较于内固定来说尽管总体失败率低，短期内患者的预后也有所改善，但仍有很高的并发症率（高达33%）。

通过对笔者医院291例假体周围骨折的回顾性分析，发现1年内假体周围骨折的发生率为13%、翻修率为12%，与采用切开复位内固定的

图17.12　a、b.术后3个月的X线片显示骨水泥假体固定良好

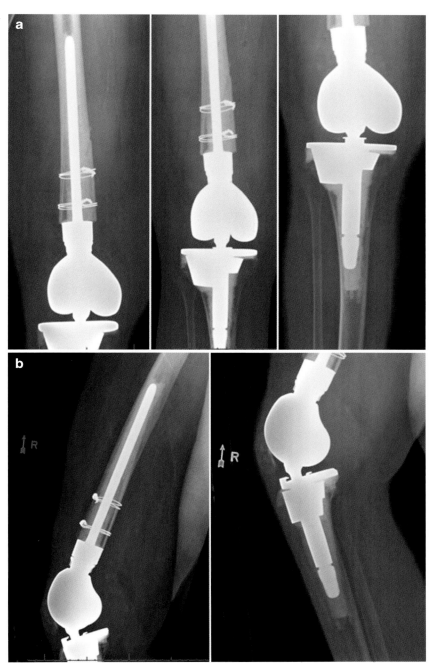

患者相比，股骨远端置换术的二次手术风险和生存率有所改善。

　　在老年患者中，股骨远端骨折切开复位内固定（ORIF）后骨不连和固定失败率较高。在我们研究所最近的一项无假体的股骨远端骨折研究中，我们发现在70岁以上的患者中，20%的患者在股骨远端骨折切开复位内固定发生骨不连。在1年随访里，股骨远端置换术（DRF）组

所有患者均可行走，而ORIF组每4名患者中就有1名患者需要坐轮椅。尽管该研究不包括假体周围骨折，但它确实突出了老年患者内固定的潜在缺点。DFR的短期结果似乎较为持久，最近的一项平均随访4年的研究显示，DFR患者的功能评分更高（Harris Hip评分，Oxford Hip评分，FFbH评分，和SF-36调查表），其视觉模拟评分（VAS）明显低于ORIF的患者。然而，在这些

老年患者中，长期大量的随访有限。

据报道，巨大假体的松动率很高，我们更倾向于使用较短的水泥柄做干骺端固定术，且未完全填充髓腔。将骨水泥固定在干骺端比固定在骨干有更好的渗入和固定作用。有大量的文献支持在全膝翻修术中使用干骺端固定的袖套或Sleeve。在可能的情况下，袖套或Sleeve假体应与DFR结合使用。在老年骨质疏松患者中，应避免使用非骨水泥固定。

关键点

· 髌旁内侧关节切开是首选的显露方式。

· 延长暴露通常是不必要的。

· 如果可能的话，股骨前皮质用一道粗线来标记旋转。如果没有，使用试模并增加适度的外旋。

· 必须测量截取的股骨部分、骨折部分，按术前计划进行截骨，以确保每个相应的假体与骨面都有足够的接触（比如捷迈的节段性假体要求90毫米的切除）。

· 移除假体时应系统地使用窄锯片和骨刀，动作要谨慎细致，避免骨质疏松患者不必要的骨缺损。

· 使用钢丝（Luque）围绕股骨剩余部分，预防骨折线延长，并在手术过程中稳定股骨。

· 如果注意到髌骨轨迹不良，应减少外侧副韧带的松解。

· 检查髌骨情况，一般很少需要翻修。

· 鼓励使用袖套/Sleeves对假体进行干骺端固定。

· 应使用较长的柄避开骨折端。

· 老年骨质疏松患者避免使用非骨水泥固定。

参考文献

[1] McGraw P, Kumar A. Periprosthetic fractures of the femur after total knee arthroplasty[J]. J Orthop Traumatol, 2010;11(3):135–141.

[2] Hart GP, Kneisl JS, Springer BD, et al.Open reduction vs distal femoral replacement arthroplasty for comminuted distal femur fractures in the patients 70 years and older[J]. J Arthroplast, 2017;32(1):202–206.

[3] Ricci WM, Loftus T, Cos BJ. Locked plates combined with minimally invasive insertion technique for the treatment of periprosthetic supracondylar femur fractures above a total knee arthroplasty[J]. J Orthop Trauma, 2006; 20:190–196.

[4] SM M, Kurd MF, Bender B, et al. Distal femoral arthroplasty for the treatment of periprosthetic fractures after total knee arthroplasty[J]. J Arthroplast, 2010;25(5):775–780.

[5] Konan S, Sandiford N, Unno F, et al. Periprosthetic fractures associated with total knee arthroplasty: an update[J]. Bone Joint J,2016; 98(11):1489–1496.

[6] Chen F, Mont MA, Bachner RS. Management of ipsilateral supracondylar femur fractures following total knee arthroplasty[J]. J Arthroplast, 1994;9(5):521–526.

[7] DiGioia AM, Rubash HE. Periprosthetic fractures of the femur after total knee arthroplasty. A literature review and treatment algorithm[J]. Clin Orthop Relat Res, 1991;(271):135–142.

[8] Neer CS, Grantham SA, Shelton ML. Supracondylar fracture of the adult femur. A study of one hundred and ten cases[J]. J Bone Joint Surg Am, 1967;49(4):591–613.

[9] Lewis P, Rorabeck C. Periprosthetic fractures. In: Engh GA, Rorabeck CH, editors. Revision total knee arthroplasty[M]. Baltimore: Williams

& Wilkins, 1997.

[10] Bong MR, Egol KA, Koval KJ, et al. Comparison of the LISS and a retrograde-inserted supracondylar intramedullary nail for fixation of a periprosthetic distal femur fracture proximal to a total knee arthroplasty[J]. J Arthroplast, 2002;17(7):876–881.

[11] Meneghini RM, Keyes BJ, Reddy KK, et al. Modern retrograde intramedullary nails versus periarticular locked plates for supracondylar femur fractures after total knee arthroplasty[J]. J Arthroplast, 2014;29(7):1478–1481.

[12] Li B, Gao P, Qiu G, et al. Locked plate versus retrograde intramedullary nail for periprosthetic femur fractures above total knee arthroplasty: a meta-analysis. Int Orthop. 2016;40(8):1689–95. https://doi. org/10.1007/s00264–015–2962–9.

[13] Ristevski B, Nauth A, Williams DS, et al. Systematic review of the treatment of periprosthetic distal femur fractures[J]. J Orthop Trauma, 2014;28(5):307–312.

[14] Mäkinen TJ, Dhotar HS, Fichman SG, et al. Periprosthetic supracondylar femoral fractures following knee arthroplasty: a biomechanical comparison of four methods of fixation[J]. Int Orthop, 2015;39(9):1737–1742.

[15] Bae DK, Song SJ, Yoon KH, et al. Periprosthetic supracondylar femoral fractures above total knee arthroplasty: comparison of the locking and nonlocking plating methods[J]. Knee Surg Sports Traumatol Arthrosc, 2014;22(11):2690–2697.

[16] Streubel PN, Gardner MJ, Morshed S, et al. Are extreme distal periprosthetic supracondylar fractures of the femur too distal to fix using a lateral locked plate? [J]. J Bone Joint Surg Br, 2010;92(4):527–534.

[17] Hoffmann MF, Jones CB, Sietsema DL, et al. Outcome of periprosthetic distal femoral fractures following knee arthroplasty[J]. Injury, 2012;43(7):1084–1089.

[18] Hou Z, Bowen TR, Irgit K, et al. Locked plating of periprosthetic femur fractures above total knee arthroplasty[J]. J Orthop Trauma, 2012;26(7):427–432.

[19] Kolb W, Guhlmann H, Windisch C, et al. Fixation of periprosthetic femur fractures above total knee arthroplasty with the less invasive stabilization system: a midterm follow-up study[J]. J Trauma, 2010;69(3):670–676.

[20] Kolb W, Guhlmann H, Windisch C, et al. Fixation of distal femoral fractures with the less invasive stabilization system: a minimally invasive treatment with locked fixed-angle screws[J]. J Trauma, 2008;65(6):1425–1434.

[21] Ebraheim NA, Carroll T, Bonaventura B, et al. Challenge of managing distal femur fractures with long-stemmed total knee implants[J]. Orthop Surg, 2014;6(3):217–222.

[22] Park J, Lee JH. Comparison of retrograde nailing and minimally invasive plating for treatment of periprosthetic supracondylar femur fractures (OTA 33–a) above total knee arthroplasty[J]. Arch Orthop Trauma Surg, 2016;136(3):331–338.

[23] Shin YS, Kim HJ, Lee DH. Similar outcomes of locking compression plating and retrograde intramedullary nailing for periprosthetic supracondylar femoral fractures following total knee arthroplasty: a meta-analysis[J]. Knee

Surg Sports Traumatol Arthrosc, 2016:1–8.

[24] Horneff JG, Scolaro JA, Jafari SM, et al. Intramedullary nailing versus locked plate for treating supracondylar periprosthetic femur fractures[J]. Orthopedics, 2013;36(5):e561–566.

[25] braheim NA, Kelley LH, Liu X, et al. Periprosthetic distal femur fracture after total knee arthroplasty: a systematic review[J]. Orthop Surg, 2015;7(4):297–305.

[26] Ricci WM, Streubel PN, Morshed S, et al. Risk factors for failure of locked plate fixation of distal femur fractures: an analysis of 335 cases[J]. J Orthop Trauma, 2014;28(2):83–89.

[27] Tosounidis TH, Giannoudis PV. What is new in distal femur periprosthetic fracture fixation? [J]. Injury, 2015;46(12):2293–2296.

[28] Platzer P, Schuster R, Aldrian S, et al. Management and outcome of periprosthetic fractures after total knee arthroplasty[J]. J Trauma, 2010;68(6):1464–1470.

[29] Hoffmann MF, Jones CB, Sietsema DL, et al. Clinical outcomes of locked plating of distal femoral fractures in a retrospective cohort[J]. J Orthop Surg Res, 2013;8:43.

[30] Hart GP, Kneisl JS, Springer BD, et al. Open reduction vs distal femoral replacement arthroplasty for comminuted distal femur fractures in the patients 70 years and older[J]. J Arthroplast, 2016;32(1):202–206.

[31] Bobak P, Polyzois I, Graham S, et al. Nailed cementoplasty: a salvage technique for roarbeck type II periprosthetic fractures in octogenarians[J]. J Arthroplast, 2010;25(6):939–944.

[32] Parvizi J, Jain N, Schmidt AH. Periprosthetic knee fractures[J]. J Orthop Trauma, 2008;22(9):663–671.

[33] Rahman WA, Vial TA, Backstein DJ. Distal femoral arthroplasty for management of periprosthetic supracondylar fractures of the femur. J Arthroplast[J]. 2016;31(3):676–9.int J, 2016;98–B(11):1489–1496.

[34] Streubel PN, Ricci WM, Wong A, et al. Mortality after distal femur fractures in elderly patients[J]. Clin Orthop Relat Res, 2011;469(4):1188–1196.

[35] Langenhan R, Trobisch P, Ricart P, et al. Aggressive surgical treatment of periprosthetic femur fractures can reduce mortality: comparison of open reduction and internal fixation versus a modular prosthesis nail[J]. J Orthop Trauma, 2012;26(2):80–85.

[36] Drew JM, Griffin WL, Odum SM, et al. Survivorship after periprosthetic femur fracture: factors affecting outcome[J]. J Arthroplast, 2016;31(6):1283–1288.

[37] Jassim SS, McNamara I, Hopgood P. Distal femoral replacement in periprosthetic fracture around total knee arthroplasty[J]. Injury, 2014;45(3):550–553.

[38] Herrera DA, Kregor PJ, Cole PA, et al. Treatment of acute distal femur fractures above a total knee arthroplasty: systematic review of 415 cases (1981–2006) [J]. Acta Orthop, 2008;79(1):22–27.

[39] Zwingmann J, Krieg M, Thielemann F, et al. Long–term function following periprosthetic fractures[J]. Acta Chir Orthop Traumatol Cechoslov, 2016;83(6):381–387.

[40] CC H, Chen SY, Chen CC, et al. Superior survivorship of cementless vs cemented diaphyseal fixed modular rotating–hinged knee

megaprosthesis at 7 years' follow-up[J]. J Arthroplast, 2016;32(6):1940–1945.

[41] Agarwal S, Azam A, Morgan-Jones R. Metal metaphyseal sleeves in revision total knee replacement[J]. Bone Joint J, 2013;95-B(12):1640–1644.

[42] Kamath AF, Lewallen DG, Hanssen AD. Porous tantalum metaphyseal cones for severe tibial bone loss in revision knee arthroplasty: a five to nine-year follow-up[J]. J Bone Joint Surg Am, 2015;97(3):216–223.

[43] Lachiewicz PF, Bolognesi MP, Henderson RA, et al. Can tantalum cones provide fixation in complex revision knee arthroplasty? [J]. Clin Orthop Relat Res, 2012;470(1):199–204.

第 18 章　膝关节单髁置换术失败的处理

Fred D. Cushner, Christopher Dodd,
Hemant Pandit, David J. Mayman

概述

单髁置换失败

　　文献报道了部分膝关节置换术的成功案例，不管是活动平台还是固定平台，其长期生存率都很高。虽然已有报道长期疗效很好，但仍需注意一部分失败和需要翻修的病例。因为只进行部分膝关节置换，因此认为治疗结果不满意的患者有潜在的翻修风险。例如，一个膝关节置换术后膝前痛的患者可能接受物理治疗，告诉他要减重，并要求改变活动方式。如若考虑到翻修，通常这只能作为最后的手段。但是如果是部分膝关节置换术后膝前痛的患者，那更可能出现翻修情况。也许是因为髌骨未修整或者其他可能导致患者不满意的原因翻修，但在部分膝关节置换术后翻修往往是难以抉择的。

　　Sierra等回顾了多个医学中心对部分膝关节置换术后翻修经验，发现14年内有175次翻修。翻修率为4.5%，失败的平均时间为71.5个月。翻修的最常见原因是股骨侧或胫骨侧假体松动（55%）和关节炎进展（34%）。少数原因是聚乙烯磨损（4%）和感染（3%）。

　　值得注意的是，另一项评估75岁以上患者

行单间室置换术对比全膝关节置换术的研究并没有得出类似的结果。接受部分膝关节置换术的患者手术时间和住院时间更短，失血和输血更少，而且在出院时，能表现出更好的膝关节活动度和活动时间。中期随访时膝关节功能评分和生存率没有区别。

　　从这些及其他研究中，可以清楚地看到，早期的失败经常与外科手术相关。例如，不良的骨水泥技术往往会导致胫骨侧的失败，而力线矫枉过正则会使对侧间室负荷过大，导致原本未受损的间室发生退行性改变。聚乙烯磨损甚至可能只是次于手术技术导致失败的原因。如果没有实现正确的力线，那么边缘负荷就会加速聚乙烯磨损，从而导致手术的失败。

　　从文献中可以清楚地看到，部分膝关节置换术存在一个学习曲线，手术量较少的术者出现早期失败风险更高。幸运的是，随着新技术的出现，学习曲线变短。机器人技术已显示出更好的放射学表现，但需要长期的随访观察是否可以提高假体生存率。

　　如果需要翻修，可以选择另外的部分膝关节置换术或者改为全膝置换术。

　　将部分膝关节置换术改为全膝关节置换术

是比较容易的，并不比初次置换困难多少，而且可以使用初次全膝置换假体。Sierra等在他们的翻修论文中发现通常不存在复杂畸形和骨缺损情况。

Thienpont描述了失败病例的早期翻修和避免后期翻修出现更严重的畸形。换句话说，早期干预可使用初次假体，而不是翻修假体。

与其他骨科手术一样，避免单髁置换术后翻修的关键是预防，而正确的外科技术是预防的关键。

方案1：人工全膝关节置换术治疗内侧单髁置换失败

病例介绍

病史

患者，男性，79岁。左膝进行性疼痛和肿胀，负重时加重，6个月前，左膝关节轻度退行性改变，内侧角度进行性加重。

该患者11年前接受牛津单髁置换术，过去10年取得了良好的临床效果和功能。患者就诊时OKS评分为31分（满分48分），相比过去10年常规随访结果显著降低（评分41，满分48）。该患者同时患有慢性阻塞性肺病，接受降压药治疗高血压以及抗凝药治疗相关疾病。

体格检查

临床检查发现左膝内侧髌旁切口愈合良好，大量积液。膝关节稳定，内翻应力试验可校正外翻畸形。肢端血运可，髋关节及脊柱检查无明显异常。

血液计数检查正常（特别是炎症指标未升高），患者予以行手术治疗（因为其并发症，理想的选择是局部麻醉和精简手术程序）。

影像学检查

患膝的负重X线片（图18.1）证实，外侧关节间隙明显减少，内侧牛津（Oxford）单髁骨水泥型假体固定牢固，没有任何明显的假体松动或明显聚乙烯磨损的证据，骨盆的影像学检查大致正常。

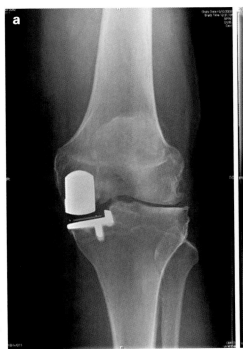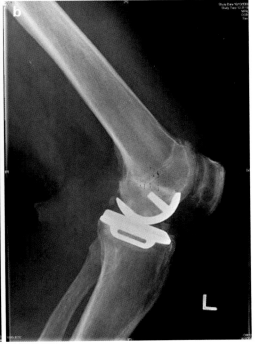

图18.1　术前：a.站立位前后位X线片显示内侧单髁置换术后11年外侧间室进展为骨性关节炎。b.术前侧位X线片

手术入路

向患者解释诊断（骨性关节炎进展）并告知患者可供选择的手术方案，即从单髁置换到全膝关节置换或者行外侧单髁置换术。告知患者手术相关风险以及患者身体健康状况。患者决定进行外侧单髁置换手术，因为其创伤性较小、更安全。康复快，并减少住院时间。

将患肢悬挂固定在支架上，沿用既往的手术切口并适当延长皮肤切口，采用髌旁外侧入路显露膝关节。膝关节积液清亮，关节液、软组织及骨组织送检细菌学和组织学检查以排除感染。前交叉韧带部分纵向撕裂，基本完整，股骨外侧髁和胫骨平台均出现软骨全层缺损，证实了外侧间室骨性关节炎的诊断。滑车和髌骨上均有骨赘形成，但髌骨轨迹良好，无髌骨外侧半脱位。决定行单纯外侧活动平台单髁置换术。

关键手术步骤

1.胫骨平台垂直截骨：膝关节伸直时平台倾向于向内侧移动，因此垂直内旋截骨，以防止垫片和内侧壁发生撞击。如果在髌腱外侧进行截骨较难实现，因此通过髌腱中心进行截骨。在外侧髁的内侧截骨，恰好位于胫骨平台棘顶端外侧，并且指向同侧髂前上棘。截骨深度为锯片深度。

2.胫骨平台水平截骨：一般来说，胫骨平台外侧截骨量要比内侧平台使用牛津单髁置换时更多，因为穹隆型的外侧胫骨平台假体更厚。胫骨侧髓外定位器的使用方式与内侧相同，后倾角为7°，定位器与胫骨前嵴平行放置。截骨面在骨缺损底部下方3毫米处，胫骨Gerdy结节的上方。使用Z形拉钩保护软组织，注意不要破坏胫骨平台髁间棘。

3.通过插入合适的胫骨试模和3毫米间隙测量片进行评估，以确保截骨充分，然后完全伸直膝关节评估韧带张力，在伸直位确定最终的垫片厚度，安装胫骨试体并完全伸直，伸直间隙即是垫片厚度。

4.股骨准备：与内侧单髁的原理有根本的不同。在外侧，韧带平衡是不可能的，因为外侧副韧带在屈曲时是松弛的。目的是将股骨假体放置在解剖位置。外侧OA在0°和屈曲90°时软骨是相对保留的。该技术的目的是将假体在0°和屈曲90°的位置与股骨髁表面平齐。这是通过使用标准的股骨磨钻，参考前后位后侧软骨，并用4个型号塞子在远端定位下进行磨钻。

5.股骨钻孔导向：在该步骤的过程中，操作者可能会出现股骨部件定位错误。目标是将6毫米的钻孔定位在髁的中心，平行于机械轴，屈曲约5°。髓内（IM）杆的定位位置至关重要。定位孔的高度为切口外缘上方1厘米、外侧0.5厘米处，然后插入髓内杆。沿着髁的中心向下画一条直线，目的以帮助解剖定位。根据患者的性别和身高选择适当大小的股骨部件（本例为中号）。通常比内侧髁小一个尺寸（我们在内侧使用了大一号的股骨髁假体）。设置合适的股骨钻导杆来准备屈曲间隙。外侧连接器被应用并固定到位。这使得股骨假体相对于髓内（IM）杆屈曲5°。将股骨钻导杆插入膝关节，并与髓内（IM）杆连接。调整导向器，使6毫米的孔位于股骨髁的中心，确保股骨假体在前外侧无外挂。在确定了钻头的位置满意后，进行了大小孔的磨钻。

6.股骨髁准备：按照标准程序使用后髁截骨器进行股骨后髁截骨，以准确恢复关节线，并在前后位方向解剖定位股骨假体位置。切除外侧半月板。下一步是将股骨假体放置在解剖位置，这通常是通过4个型号的磨钻研磨来实现的。首先使用0毫米的研磨栓，然后测量间隙，以确保屈曲间隙至少比伸直间隙大4毫米，该病例几乎是这样的。然后用4个型号的研磨栓进行股骨远端截骨。最后一步准备的目的是选择合适的伸直间隙厚度，以恢复正常的韧带张力和下肢力线。用骨刀及开槽导槽去除股骨后髁骨赘。前侧研磨器不能用于外侧，因为这将去除太多的骨量并且髌骨会嵌压进去，导致膝盖屈曲位绞索。安装试模假体，用适当大小的垫片（在本例中为4号）进行测试，以确认垫片没有与前侧或胫骨内侧壁撞击。如果在试验复位过程中，高屈曲状态下出现向前出现半脱位，且没有后侧撞击，则应松解腘肌腱。这可能有助于防止脱位。但是，在该病例中不需要松解腘肌腱。

7. 最后的胫骨准备与内侧准备相似。模板必须与后侧皮质齐平，不能在Gerdy结节区域无外挂。用水泥龙骨牙刷锯来准备龙骨槽。用水泥镐来清除龙骨槽底部的骨屑。

8. 然后开始仔细地进行固定。小心地清除所有残留的水泥，最后对垫片厚度进行评估。使用的垫片刚好可以完全伸直是最理想的状态，但屈曲位可能会松弛，如果从前侧放置垫片有困难，可以从前外侧进行放置。常规方式缝合手术切口。

手术结果

术后第1天早上，患者能够进行直腿抬高，且无明显疼痛，术后2天出院。X线片（图18.2）显示双侧单髁置换术后力线正常。

临床结果

6周随访，膝关节屈曲度恢复到100°左右，随访1年，OKS为39/48，下肢力线正常，没有残留症状。

我们最近发表25名患者进行该手术的经验，共27个膝关节进行双间室单髁置换术。初次内侧单髁置换与随后外侧单髁置换之间的平均时间间隔为8.1年（SD±4.6年）。双间室单髁置换的平均年龄为77.1岁（SD±6.5岁），没有明确的影像学证据表明手术的失败。所有患者都不需要输血，末次随访时无患者需要进一步的手术或翻修，也没有与手术相关的严重并发症。在我们的研究中，47%病例在两个间室中使用相同厚度垫片，24%病例外侧平台使用较薄的垫片。在该研究中，我们没有遇到胫骨结节撕脱的情况，并考虑它不太可能发生，因为是分期而非同时行双间室单髁置换，所以骨质有足够的时间愈合和稳固。

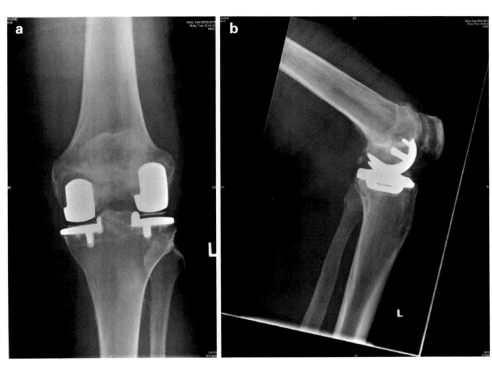

图18.2 双侧单髁置换术后。a.正位X线片。b.侧位X线片

单髁置换术是治疗终末期骨性关节炎一种行之有效的方法，但有文献报告单髁置换术后出现外侧间室（或）髌股关节骨性关节炎的进展。与全膝置换相比，单髁置换有许多优点。它创伤小，保留了交叉韧带，允许更好的活动度，恢复了正常的膝关节运动。在我们的经验中，1/3需要通过关节置换来解决骨性关节炎的患者，适合使用活动平台单髁置换术。因此，在过去10年，人们对单髁置换的兴趣增加。有很多大型系列研究证明了单髁置换术后长期的良好效果。然而，随着单髁置换的增加，翻修率也随之增加。在翻修开始前，手术医生必须熟悉单髁置换失败的可能原因。虽然本书的章节主要指的是牛津（Oxford）单髁置换（Zimmer Biomet, Warsaw IN, USA），但其原则可以扩展到其他类型的单髁置换。

牛津（Oxford）单髁置换设计特点是对髌骨相对比较友好，因此手术医生不必因为有症状的髌股关节骨性关节炎而翻修。另一方面，要注意外侧间室骨性关节炎的进展，尽管发病率很低。在学者研究中，1000例患者连续随访15年，外侧间室骨性关节炎发病率为2.5%，平均7年（1.9～11.4年）。

外侧间室骨性关节炎进展的诊断通常比较简单的，通常是膝关节外侧疼痛（并不总是）。影像学的第一个特征为外侧间室关节间隙变窄，这可能早于疼痛发作，最终发生软骨下硬化和关节间隙的消失。外侧骨赘非常常见，因此不一定是外侧间室骨性关节炎的进展，由于外侧间室骨性关节炎往往是屈曲性疾病，而不是伸直性疾病（内侧间室骨性关节炎），所以影像学可能不能直接诊断，在可疑病例中可能需要特殊的影像学检查。在有怀疑的情况下，研究人员经常使用罗森伯格位（Rosenberg view）X线片。

一些研究人员认为单髁置换对侧间室骨性关节炎是骨性关节炎逐渐扩散到整个膝关节的原因，可能因为假体异物存在关节腔内而加速进展。如果这是真的，失败率会随时间推移而稳步上升，一些证据表明，由于外侧骨性关节炎导致短期和中期失败。根据笔者的经验，内翻畸形过度矫正导致外翻是骨性关节炎进展的常见原因，因此应该残留轻度内翻以避免这种情况发生。全膝关节置换内翻畸形导致假体的偏心负荷、倾斜和松动；然而，在单髁置换中，尽管假体负荷增加，但这并不一定是偏心的，因此从长远来看不会产生有害的影响。内侧副韧带的完整对于避免初次手术时过度矫正是非常重要的。

在一些罕见的情况下，笔者发现外侧间室骨性关节炎的早期进展是由于股骨外侧髁或胫骨外侧髁发生骨坏死，或者是炎症性的关节炎和（或）风湿性关节炎导致的。在这些病例中，早期就出现快速进展的外侧间室软骨破坏；如果症状非常严重，建议将单髁置换转换为全膝置换。如果在翻修时小心地取出假体，确保没有去除更多的骨量，那么在大多数情况下，初次全膝关节置换假体（无延长杆、后交叉韧带保留型或后稳定型，取决于手术医生的选择）通常可以被植入并获得满意的效果。如果在翻修手术时，发现内侧单髁置换功能良好，没有任何松动的迹象，可进行外侧单髁置换，即前面所讨论的双间室单髁置换。

如果手术医生倾向于将单髁置换改为全膝关节置换来治疗外侧间室骨性关节炎的进展，那么手术医生应该延长之前的内侧切口并使用标准的髌旁内侧入路，然后可以比较容易外翻髌骨和去除垫片。在移除股骨远端之前，应根据股骨假体进行股骨远端截骨。取下股骨假体时要小心。手术医生必须在骨水泥-假体界面上操作，而不是在骨水泥-骨界面。另一个关键步骤是股骨假体旋转，使用常用标志来确保股骨合适的外旋。对于胫骨、半脱位胫骨，再次小心不要破坏太多骨质。可以使用摆锯，同时确保最小的骨丢失。去除胫骨假体后，评估内侧骨量的丢失。胫骨截骨应尽可能保守，通常位于内侧胫骨缺损的顶部，多为包容性骨缺损。可以用骨水泥或植骨填充（通常使用截下的骨质时进行自体骨移植）。通常，可以使用初次膝关节假体（聚乙烯垫片略微厚）。由手术医生决定使用后交叉韧带保留型还是后稳定型假体。我们更喜欢后交叉韧带保留型假体。

关键点

· 外侧单髁置换治疗内侧单髁置换术后骨性关节炎进展，恢复快、发病率低，是可行的治疗方案，有助于患者术后早期恢复以及良好的活动度。

· 仅限内侧单髁置换假体固定牢固并且功能良好。

· 可以使用活动平台（半球形）假体进行

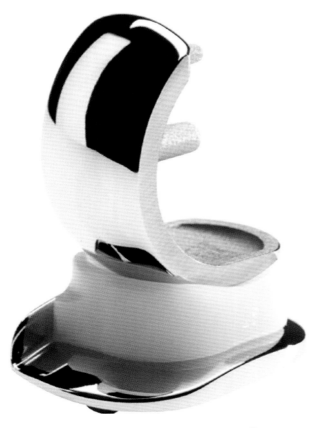

图18.3　牛津半球形膝关节外侧单髁置换假体（Zimmer Biomet, Warsaw, IN, USA）

外侧单髁置换（图18.3），因为它是恢复正常膝关节动力学的理想选择，但在美国无法使用该假体，可以使用相同手术技术采用固定平台假体。

· 在这种情况下，使用先前的皮肤切口和髌旁外侧入路可以提供良好的显露。

· 胫骨通过髌腱做垂直截骨，以确保最佳方向。

· 当进行外侧单髁置换时，可以忽略内侧单髁置换假体的位置和方向，内旋或外旋并非特别重要，因为它们的球形设计和完全一致的活动平台。虽然胫骨假体的后倾角应该一致（如胫骨所设置的大约7°），但是假体的高度并不重要，因为可以调整外侧垫片的厚度。

· 如果内侧单髁功能不佳或前交叉韧带不完整，手术医生可能希望将单髁置换转换为全膝置换。在这种情况下，用标准的髌旁内侧入路延长之前的手术切口，并小心地移除单髁假体。在移除固定良好的假体时，必须确保有最小的骨丢失，并注意在准备股骨和胫骨时实现最佳的假体旋转。在几乎所有病例中，手术医生都能够使用初次全膝置换假体，与初次全膝置换相比，可能需要使用较厚的聚乙烯垫片。

方案2：人工全膝关节置换术治疗外侧单髁置换失败

病例介绍

病史

患者，女性，53岁。单纯膝关节外侧间室骨性关节炎（OA），其疼痛和肿胀仅出现在膝外侧。患者保守治疗无效，包括抗炎药、理疗、皮质类固醇注射和黏性补给注射，患者仍持续疼痛。体格检查显示可复的外翻畸形，活动范围正常。下肢负重片证实为单纯的膝关节外侧间室骨关节炎（图18.4）。根据患者的症状、体格检查和X线片，决定进行外侧单髁置换术（UKA）。患者进行机器人辅助下外侧单髁置换（图18.5）。在最初12个月效果良好，但随后出现疼痛进行性加重。其疼痛范围局限在膝关节外侧。初次手术后伤口愈合良好，患者表示过去的几个月疼痛加剧。一直配戴支具，症状缓解。

体格检查

膝关节中度积液，活动范围0°～115°。关节外侧压痛，髌骨有轻微捻发音。膝关节切口愈合良好，没有伤口并发症的迹象。膝关节稳定，下肢轻度外翻。无远侧神经、血管损伤，髋关节检查和下肢神经、血管检查无明显异常。跛行步态，站立位的下肢长度没有变化，有明显的屈曲挛缩。

实验室检查显示血沉为12毫米/小时，c-反应蛋白为0.9毫克/升。两种炎症标志物均在正常范围内，临床上没有怀疑感染。抽取膝关节关节液，进行细胞计数、分类以及培养。白细胞计数为400/微升，培养阴性。根据她的实验室检查和关节液结果，临床排除感染。

影像学检查

X线片显示胫骨假体周围有透亮线（图18.6、图18.7）。

经过充分的讨论，患者选择使用全膝关节置换术进行翻修。

手术入路

右下肢消毒铺巾。驱血带驱血，止血带充气至250毫米汞柱。根据之前手术瘢痕，做纵向切口长度约15厘米，向近端延伸。在髌骨上方剥离软组织皮瓣，以便显露髌骨内侧。髌旁内侧切开关节，软组织从胫骨近端向内侧拉开以显露膝关节。髌骨外脱位。屈曲膝关节，将OrthAlign计算机导航系统（OrthAlign, Aliso Viejo CA, USA）固定在股骨远端。膝关节中心到髋关节中心取股骨的机械轴。股骨远端截骨块设置为解剖轴中立位屈曲3°的位置，移除OrthAlign导航系统，留下股骨远端截骨块。为便于假体取出，股骨远端增加2毫米截骨，尽可能保留骨量的情况下取出假体。股骨远端截骨面与股骨机械轴垂直。可以使用髓内导向器设置成适当的外翻角或使用计算机导航装置完成。截骨深度应以完整的股骨内侧髁为基准。一旦股骨截骨完成，就可以取出股骨假体。此时，需要评估标准股骨远端截骨量是否足够。如果外侧单髁假体位置良好，那么应留有

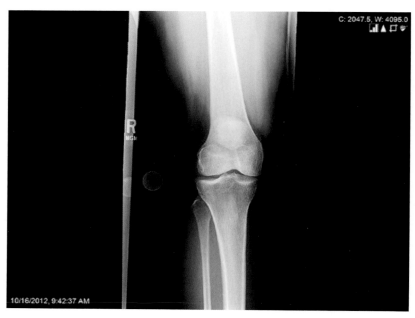

图18.4 术前、前后屈曲位X线片

图18.5　a~c.膝关节外侧单髁置换术后X线片

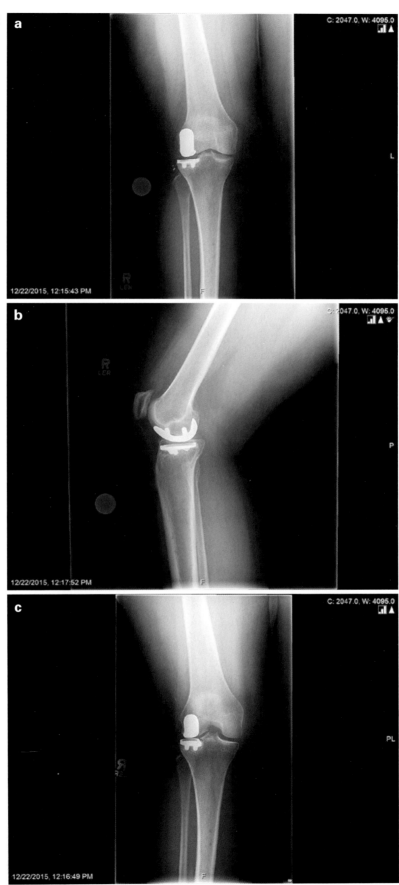

图18.6　X线显示胫骨周围的透亮线

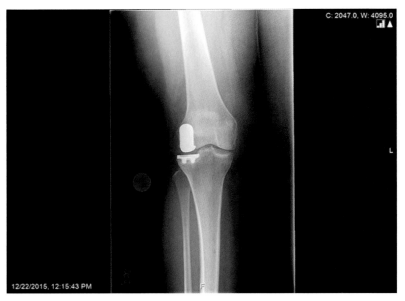

图18.7　X线显示假体下方有应力反应

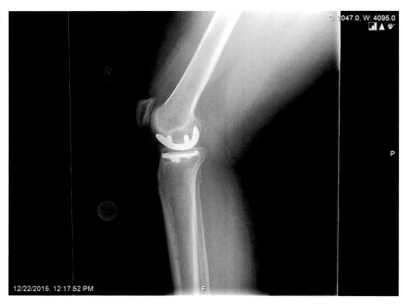

足够的骨量进行截骨。如果截骨量不足，可以选择以下两种方法：第一，增加股骨远端截骨，以获得良好的外侧骨质，增加2毫米截骨合理的。第二，使用带有股骨远端外侧垫块的翻修假体。如果需要增加大于2毫米截骨，为了避免关节线的过度抬高，使用带垫块的翻修假体是更好的选择。

将OrthAlign导航系统固定在胫骨近端，从膝关节中心到内外踝中点以获得胫骨的机械轴。然后将胫骨截骨块固定在后倾3°机械轴中立位

位置。胫骨外侧平台下截骨8毫米，即假体的厚度。内侧大约截骨10毫米。全膝关节置换术中截骨量过多会导致聚乙烯衬垫相对较厚，然而为了获得良好的外侧胫骨基底，这是可以接受的。移除胫骨假体，尽可能保留骨量。与股骨远端相似的方法评估胫骨近端截骨。使用标准的胫骨截骨导板（髓外、髓内或导航）。垂直于机械轴且后倾角合适。术前计划将有助于评估标准截骨高度是否低于胫骨假体，是否需要稍微增加胫骨截

骨，或是否需要使用胫骨外侧垫块。较厚的胫骨截骨需要较厚的聚乙烯垫片，但不会影响关节线。较厚的胫骨截骨的缺点是由于胫骨近端的形状和胫骨软骨下方的骨质降低，胫骨和股骨尺寸可能不匹配。

使用 13 毫米厚度测试伸直间隙，平衡良好。股骨尺寸导向器参照前后轴和上髁轴固定在适当的位置。因为先前外侧单髁置换时，股骨外侧后髁部分切除，因此后髁不能用于参考。下一个将外侧单髁置换成功变成全膝关节置换的关键步骤是评估股骨的旋转和大小。一定要记住，股骨外侧后髁骨量丢失。将股骨截骨模块固定在合适的位置，股骨侧所有截骨完成。确定胫骨大小，安装胫骨试体并注意适当的旋转。完成股骨髁间截骨。放入聚乙烯垫片试体，活动并伸直膝关节。复位髌骨。在胫骨侧使用髓内杆以增加稳定性。胫骨通过中心孔扩孔至 16 毫米，使用 14 毫米的水泥型延长杆。

一旦完成股骨远端和胫骨近端截骨，就应对骨量进行评估，以决定是否需要翻修假体、垫块、延长杆或植骨。

股骨的大小应该测量内侧股骨后髁和前皮质。必须正确调整旋转角度，不要对股骨内侧后髁过度截骨。股骨内旋会导致髌骨错位和屈曲间隙外侧松弛。股骨内侧后髁过度截骨可导致屈曲不稳定。应评估外侧后髁，如果需要，应使用后侧股骨髁垫块以确保适当的股骨旋转。

截骨完成后，应进行软组织平衡。

尽管将外侧单髁转换为全膝关节置换时倾向于使用初次置换假体，但只有在不影响关节线、胫骨截骨高度、股骨大小和股骨旋转的情况下选择。如果有任何问题，则应使用带有延长杆和垫块的翻修假体。

手术结果

术后 6 个月，患者情况良好。活动范围屈曲

0° ~ 115°，恢复了正常的活动度。负重站立位 X 线片显示假体位置良好（图 18.8）。虽然使用厚聚乙烯垫片，但关节线恢复。重建关节线和使用半限制型聚乙烯垫片。

临床结果

传统治疗上，骨性关节炎的治疗通常是全膝关节置换，然而，随着技术的发展和微创技术的出现，患者可以选择传统的全膝关节置换或单髁置换手术。单髁置换术在 20 世纪 70 年代首次引入时争议较大。最近的研究证明单髁置换术是可靠的方法，可以持续 8 ~ 10 年，已经成为治疗膝骨性关节炎的更可行的手术选择。单髁置换的适应证非常广泛，手术医生之间没有明确的适应证范围。2001 年，Deshmukh 等定义单髁的适应证为：①非炎症性关节炎。②膝内翻不超过 10°，外翻不超过 5°。③前交叉韧带应完整，无胫骨股骨外侧半脱位的迹象。④髌股间室可以 II 级或 III 级的改变，而没有髌股关节症状。人口学特点也是争议的问题之一。在历史上，单髁置换是一种新的治疗方法，但近年来，单髁置换已成为治疗单间室骨性关节炎的一种成熟的治疗方案。

目前的研究主要集中于单髁置换的预后，8 ~ 10 年随访效果良好，然而，这些预后是内侧单髁和外侧单髁置换的结果。外侧单髁置换在解剖和运动学特征上与内侧不同。因此，它们的失败模式也不同，不应该和内侧单髁置换结果一起呈现。自从 Skolinck 等引入了单髁置换，1964 年，单髁置换占所有膝关节置换术的 8% ~ 12%，然而，这些手术中只有 5% ~ 10% 是外侧单髁置换。因此，可用来评估其结果的研究是有限的。外侧单髁的失败可能的原因与内侧相同，然而，膝关节外侧独特的解剖结构和活动性引入了一些其他的失败机制。

常见的失败原因

1.感染。

2.垫片脱位（活动平台）。

3.胫骨或股骨假体无菌性松动。

4.持续性不明原因疼痛。

5.胫骨平台骨折。

6.内侧间室骨性关节炎。

7.腘肌腱炎。

8.髂胫束痛。

内侧间室骨性关节炎

膝外侧比膝内侧灵活得多，单髁置换只用于可复性畸形的患者。因此，容易造成外侧间室过度填充，下肢力线过度矫正。如果外侧间室过度填充，将增加内侧间室负荷，增加内侧间室骨关节炎进展的风险。通过计算机或机器人技术，可以在手术过程中观察力线是否良好，有助于避免这些问题。

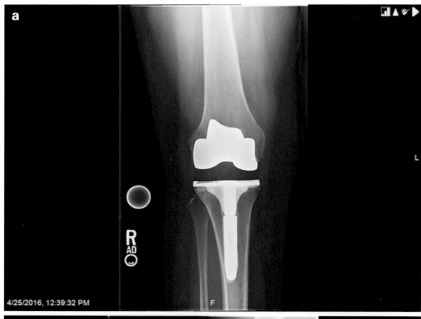

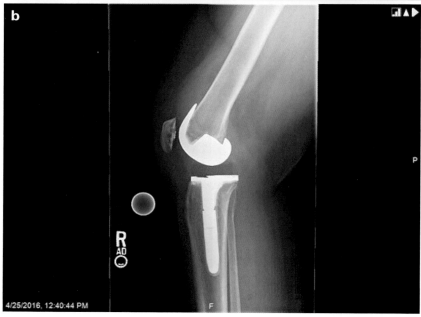

图18.8　a、b.翻修术后X线片显示带延长干胫骨假体，力线良好

假体轨迹不良与边缘负荷

膝关节外侧的解剖和动力学与膝关节内侧不同，目前大多数外侧单髁置换都是使用与内侧相同假体，这使得假体的形合度和动力学的匹配非常困难。在外侧单髁置换中假体放置时必须考虑外侧回滚。不考虑这些因素可能导致假体边缘过载、聚乙烯磨损以及假体的最终失败。

胫骨或股骨松动

外侧单髁置换中的胫骨松动率高于内侧单髁，这可能是由于动力学原因。当关节屈曲时，膝关节生理性的外侧回滚机制外侧移位可达到15毫米或更大。假体后侧的负荷可导致假体后侧的压力以及前侧的抬起。

腘肌腱炎

腘肌腱炎是一种外侧单髁置换的并发症而非内侧单髁置换。腘肌腱包裹在外侧股骨髁的后面，假体外挂时与假体边缘摩擦或折断。在进行外侧单髁置换术时，没有出现股骨外侧后髁悬挂是非常重要的。通过超声引导利多卡因注射入腘肌腱鞘可以诊断。如果症状缓解，便足以诊断。治疗时需要翻修或松解腘肌腱，腘肌腱的松解是有效的，而且不会引起膝关节的不稳定。

髂胫束痛

在外侧单髁置换和全膝置换中，都有膝外侧疼痛的报道。这种疼痛的原因有几种理论，但很难减轻这种症状。最常见和可解释的原因是假体的部分悬挂。胫骨假体前外侧悬挂是髂胫束嵌入，引起膝关节外侧疼痛。某些假体设计牵涉过多的外侧回滚，增加了膝关节屈曲时的张力。

外侧失败模式

骨性关节炎进展和平台脱位是队列研究中最常见的失败模式（53%），而基于注册的研究发现无菌性松动和骨性关节炎进展是最常见的失败模式（52%）。这种差异可能归因于这样一个事实，即基于注册的研究90%是内侧单髁置换组成的，因此被评估的外侧单髁置换数量较少，而队列研究仅由外侧单髁置换组成。内侧和外侧单髁置换之间不同的机械和动力学差异解释了所报告的失效模式的差异，外侧单髁置换需要与内侧单髁置换分别评估。最近关于外侧单髁置换失败率的Meta分析表明，骨性关节炎进展是外侧单髁置换最常见的失败原因，而无菌性松动是内侧单髁置换失败的更常见原因。

关键点

- 排除感染。
- 评估机械失败的原因。
- 了解原手术切口。
- 移除股骨假体后的股骨解剖。
  - 股骨远端不要过度截骨和抬高关节线。
  - 股骨不要内旋。
  - 股骨后髁不要过度截骨。
- 胫骨截骨-胫骨的过度截骨会导致股骨和胫骨之间的尺寸不匹配以及较差的胫骨质量。
- 必要时使用翻修假体。

参考文献

[1] Sierra RJ, Kassel CA, Wetters NG, et al. Revision of a unicompartmental arthroplasty to a total knee arthroplasty: not always a slam dunk! [J]. J Arthroplasty, 2013;28(8 Suppl): 128–132.

[2] Siman H, Kamath AF, Carrillo N, et al. Unicompartmental knee arthroplasty vs total knee arthroplasty for medial compartment arthritis in patients older than 75 years: comparable reoperation, revision, and complica–tion rates[J]. J Arthroplasty, 2017;32(6):1792–7. pii:

SO883–5403(17)30052–9.

[3] Thienpont E. Conversion of a unicompartmental knee arthroplasty to a total knee arthroplasty: can we achieve a primary result? [J]. Bone Joint J, 2017;99–B(1 Suppl A):65–69.

[4] Hang JR, Stanford TE, Graves SE, et al. Outcome of revision of unicompartmental knee replacement[J]. Acta Orthop, 2010;81(1):95–98.

[5] Pandit H, Mancuso F, Jenkins C, et al. Lateral Unicompartmental knee replacement for the treatment of arthritis progression after medial unicompartmental replacement[J]. Knee Surg Sports Traumatol Arthrosc, 2017;25(3):669–674.

[6] Pandit H, Hamilton TW, Jenkins C, et al. The clinical outcome of minimally invasive Phase 3 Oxford unicompartmental knee arthroplasty: a 15–year follow–up of 1000 UKAs[J]. Bone Joint J, 2015;97–B(11):1493–1500.

[7] Liddle AD, Judge A, Pandit H, et al. Adverse outcomes after total and unicompartmental knee replacement in 101,330 matched patients: a study of data from the National Joint Registry for England and Wales[J]. Lancet, 2014;384(9952):1437–1445.

[8] Mukherjee K, Pandit H, Dodd CA, et al. The Oxford unicompartmental knee arthroplasty: a radiological perspective[J]. Clin Radiol, 2008; 63(10):1169–1176.

[9] Bolognesi MP, Greiner MA, Attarian DE, et al. Unicompartmental knee arthroplasty and total knee arthroplasty among Medicare beneficiaries, 2000 to 2009. J Bone Joint Surg Am, 2013;95:e174. https://doi.org/10.2106/JBJS.L.00652.

[10] Price AJ, Svard U. A second decade lifetable survival analysis of the Oxford unicompartmental knee arthroplasty[J]. Clin Orthop. 2011; 469: 174–179.

[11] Price AJ, Dodd CAF, Svard UGC, et al. Oxford medial unicompartmental knee arthroplasty in patients younger and older than 60 years of age[J]. J Bone Joint Surg Br, 2005;87:1488–1492.

[12] Pandit H, Jenkins C, Gill HS, et al. Minimally invasive Oxford phase 3 unicompartmental knee replacement: results of 1000 cases[J]. J Bone Joint Surg Br, 2011;93:198–204.

[13] Deshmukh RV, Scott RD. Unicompartmental knee arthroplasty: long–term results[J]. Clin Orthop, 2001:272–278.

[14] Riddle DL, Jiranek WA, McGlynn FJ. Yearly incidence of unicompartmental knee arthroplasty in the United States[J]. J Arthroplast, 2008; 23: 408–412.

[15] Australian Orthopaedic Association National Joint Replacement Registry. n.d.. https://aoanjrr.sahmri. com/en. Accessed 14 Mar 2017.

[16] The Swedish Knee Arthroplasty Register. n.d.. http:// www.myknee.se/en/. Accessed 14 Mar 2017.

[17] The New Zealand Joint Registry: Fourteen Year Report 2013. http://nzoa.org.nz/nz–joint–registry. Accessed 14 May 2017.

[18] Baker P, Jameson S, Critchley R, et al. Center and surgeon volume influence the revision rate following unicondylar knee replacement: an analysis of 23400 medial cemented uni–condylar knee replacements[J]. J Bone Joint Surg Am, 2013;95:702–709.

[19] Baker PN, Jameson SS, Deehan DJ, et al. Mid–

term equivalent survival of medial and lateral unicondylar knee replacement: an analysis of data from a National Joint Registry[J]. J Bone Joint Surg Br, 2012;94:1641–1648.

[20] Lewold S, Robertsson O, Knutson K, et al. Revision of unicompartmental knee arthroplasty: outcome in 1,135 cases from the Swedish Knee Arthroplasty study[J]. Acta Orthop Scand, 1998;69:469–474.

[21] van der List JP, Zuiderbaan HA, Pearle AD. Why do lateral unicompartmental knee arthroplasties fail today? [J]. Am J Orthop (Belle Mead NJ), 2016;45:432–462.

[22] Liddle AD, Pandit H, O'Brien S, et al. Cementless fixation in Oxford unicompartmental knee replacement: a multicentre study of 1000 knees[J]. Bone Joint J, 2013;95–B:181–187.

第 19 章　髌股关节置换术后失败的处理

Fred D. Cushner, Adam W. Norwood,
Giles R.Scuderi

概述

随着技术的发展，过去的10年里髌股关节置换术越来越普遍。如今成功完成一台髌股关节置换术已经容易得多了。

进步的原因一部分要归功于假体设计的改进。在过去，嵌入式的假体发生髌骨脱位或松动的概率高，而现在的假体设计通常是高嵌体设计，它允许术者在术中纠正早期导致髌股关节炎发展的因素。Lonner回顾了两种假体的髌股关节炎并发症发生率，发现高嵌体假体的并发症发生率显著降低。更少的并发症意味着更少的翻修，因此髌股关节成形术越来越普遍。

另外由于技术的进步，使得髌股关节假体放置得更好。现在不仅有为患者量身定制的模具，还有先进的机器人技术，这都有助于提高假体安置的精确度。

现在的固定方式也得到改善，因此现在翻修的主要原因是关节炎进展到另一个间室中，而不是髌骨或者股骨假体的松动。

当然，如果关节炎继续进展，也有几种方法来处理新受累的间室。一种是转变成双间室膝关节置换，可以利用原有的切口完成一个标准的部分置换术。术者不仅要选择大小合适的股骨假体，同时要避免与滑车的撞击。这往往需要使用小一号的股骨侧假体。

另一种方法是进行取出髌股关节假体的全膝关节翻修术。如果髌骨假体位置良好，通常是可以保留下来的，因为去除一个固定良好的髌骨需要破坏大量骨质，这会增加髌股关节翻修假体安放的难度。如果选择保留髌骨假体，前提是必须确定没有任何松动的迹象。髌骨假体周围的瘢痕需要清除，才能显露髌骨假体的形态，有利于判断是否存在髌骨假体的松动和过度磨损。可以使用刀片在髌骨骨水泥界面往前推动帮助确认假体固定合适。如果没有磨损的迹象，并且固定牢靠，即使与新的植入物不完全匹配，也可以保留髌骨假体。

移除原先的股骨髁假体通常比较简单，通过利用小的往复锯和薄的骨刀就可以完成，这样即便是固定牢靠的股骨髁假体也可以在很小的骨量丢失的情况下被移除。即使有一部分的骨量丢失，通常也是发生在股骨髁前侧的包容性缺损，并不影响翻修假体的固定。绝大部分情况下，使用普通的股骨假体就可以，不需要使用翻修的假体，也不需要延长杆或者垫块。

正如所有的翻修一样，除非医生能明确假

体失效的原因，否则不应当进行翻修手术。翻修后患者仍可能遗留与术前相似的疼痛。

方案：髌股关节置换术失败案例的处理

病例介绍

病史

患者，女性，46岁。负重及屈曲过程中左膝持续性疼痛。在康复治疗和非甾体类抗炎药治疗后有左膝关节镜手术史，术中行内侧半月板部分切除和髌股关节软骨成形术。2年后，由于持续的膝前疼痛和髌股关节炎，她进行了左膝髌股关节置换术及外侧支持带松解。术后发生了复发性的髌骨不稳及髌骨半脱位，1年后又进行了一次髌骨近端调整。虽然这些方法使得髌骨稳定了一段时间，但是负重活动时的疼痛依然存在，使得她不得不限制日常活动，最终导致了左侧膝关节的功能障碍。

体格检查

检查中，患者呈左侧疼痛步态，左膝前正中切口见一陈旧性手术瘢痕。左膝关节内外侧均压痛，关节主动活动度0°～135°，当膝关节活动过程中出现疼痛及髌骨捻发音。Q角增大及J征阳性提示髌骨运动轨迹不良。膝关节周围韧带稳定，股四头肌肌力良好。

影像学检查

术前影像学检查（图19.1）显示股骨侧假体内旋，髌骨侧假体外倾。胫股关节间隙变窄，符合骨性关节炎表现。

手术入路

结合患者病史、症状、体征及影像学检查，

患者髌股关节置换术失败主要由于股骨侧假体内旋导致的髌骨不稳以及关节炎进展导致的，决定行髌股关节置换翻修为全膝关节置换。

区域神经阻滞麻醉成功后，左下肢常规消毒铺巾。利用并延长原正中切口，切开皮下层，显露伸膝装置。行髌旁内侧关节切开，显露膝关节。髌骨外侧脱位，可以看到股骨假体（图19.2）。用薄的弹簧骨刀，小心地分离水泥-假体界面，取出股骨侧假体，尽量保留股骨的骨量（图19.3）。

使用常规标准器械，选择后稳定型（PS）膝关节假体翻修，股骨远端截骨时，要特别注意以股骨通髁轴线为参考，确定股骨假体的旋转，从而保证合适的髌骨轨迹。取出股骨假体造成的骨缺损在股骨前侧和远端的截骨后可以忽略不计（图19.4）。术中见髌骨假体厚度合适，固定良好，无聚乙烯磨损迹象，故予保留（图19.5）。

使用骨水泥固定假体（图19.6）。最后，检查膝关节稳定，髌骨轨迹位于正中，无任何倾斜或脱位迹象。术后X线片示假体位置良好，力线良好（图19.7）。

手术结果

术后常规使用抗生素预防感染，预防深静脉血栓，进行标准的康复锻炼。术后第3天出院，无术后并发症。2年后随访，患者的左膝活动范围0°～130°，无髌骨不稳，股四头肌肌力良好。

临床结果

单纯的髌股关节炎并不罕见，50岁以上女性发病率为17.1%～34%，男性为18.5%～19%。髌股关节置换术适用于保守治疗无效后的单纯的髌股关节炎。第一例单独的髌骨置换术由McKeever完成，他在1955年用一枚螺钉固定钴铬合金髌骨壳。早期对这类假体的报道显示疗效满

图19.1 术前影像。正位X线片
（a）、侧位X线片（b）、轴位X
线片（c）示假体内旋及胫股关节
炎

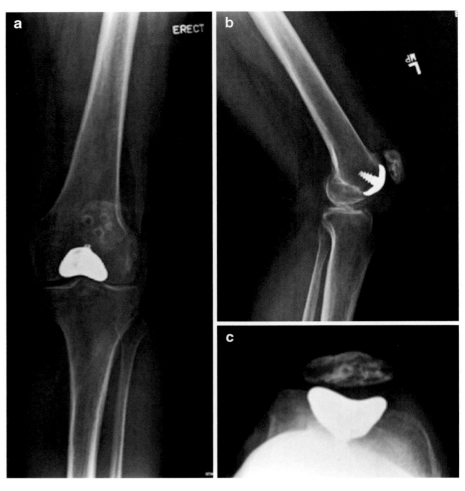

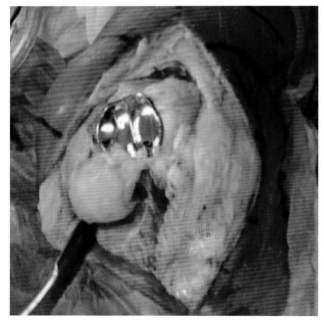

图19.2 术中髌股关节假体

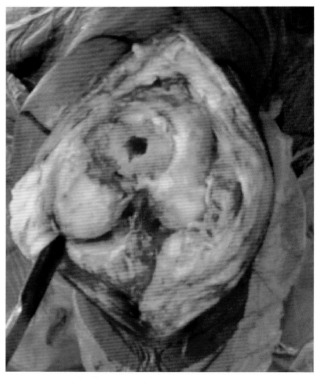

图19.3 股骨假体的取出及保留周围骨量

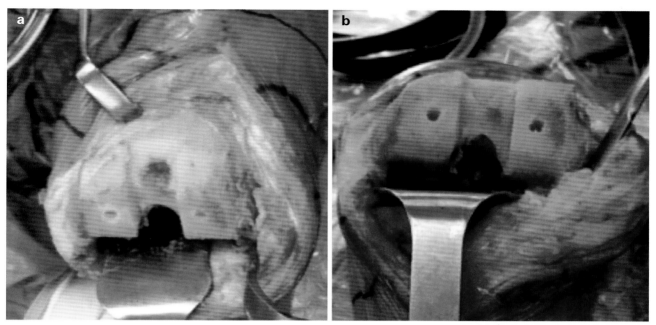

图19.4　通过股骨前侧截骨（a）和股骨远端截骨（b）后并不存在骨缺损

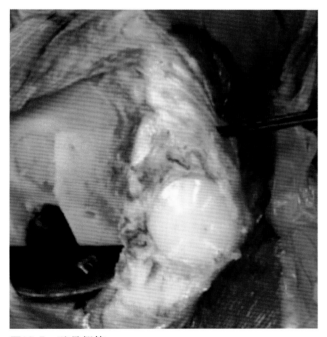

图19.5　髌骨假体

意，但合并有其他关节间室骨关节炎的患者满意度差。Lubinus和Blazina在1979年提出了髌股关节置换的概念。但由于患者的选择、手术技术、伸膝装置并发症和假体寿命的问题，最终结果差强人意。有报道，嵌入式设计10～17年后有15%～44%需要进行全膝关节置换，高嵌体式设计在6～10年后有10%～21%需翻修。Ackroyd报

道髌股关节置换术5年假体生存率约为96.4%。然而，选择合适的患者及精确的手术操作，加上对软组织的平衡和髌股轨迹的关注，是髌股关节置换术成功的关键。

翻修成TKA的原因包括关节炎的进展，髌骨轨迹不良及髌骨半脱位、持续的疼痛和感染。骨性关节炎进展到股胫关节炎并不少见，有报道称多达15%的患者在髌股关节置换术后4～10年内出现膝关节其他间室症状性关节炎，特别是那些有炎症性关节炎和软骨钙质沉着病的患者。据临床观察BMI＞30的患者更容易发生髌股关节置换术失效及需要翻修成全膝关节置换。

股骨假体位置不当，特别是内旋时，会导致髌骨轨迹不良和不稳。股骨假体位置不良及髌骨或股骨假体过大也是导致膝前持续性疼痛的原因。关节假体偏大使得髌股关节过度填充，最近的一项研究表明，在髌股关节置换术后功能差的患者往往术后髌骨厚度增加。

有报道称髌股关节置换术后感染的比率高达3%，往往需要去除假体并使用抗生素，为分期再次置换做好准备。文献中仅有少量病例需要

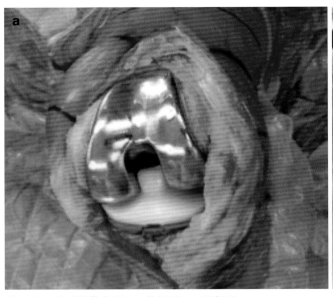
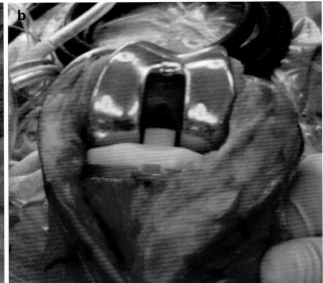

图19.6 术后假体位置：a.前面观。b.远侧观

图19.7 术后影像：a.正位X线片。b.侧位X线片

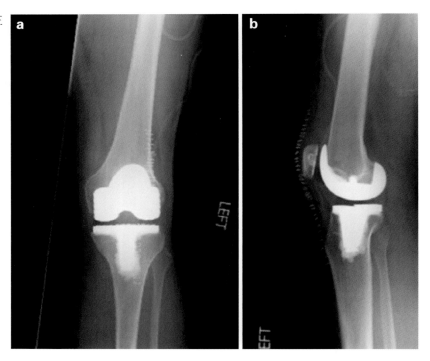

放置抗生素间隔器，这可能因为涉及的骨量少，而且很少有髌股关节置换术后感染的案例。再置换之前，需要进行移除假体和充分的抗生素治疗。

髌股关节置换术后失败转换成全膝关节置换在小心移除股骨髁假体、保留股骨远端的完整性后是一个相对容易的过程，这样可以行全膝关节置换标准的股骨侧的准备。在大多数情况下，不需要使用股骨延长杆固定，因为移除股骨侧假体造成的骨缺损在股骨前侧和远端的截骨后可以忽略不计。根据髌骨假体的形状、髌骨及假体的厚度、髌骨截骨的角度以及髌骨聚乙烯表面的完整性，原来的髌骨假体或许可以保留。当转换成全膝关节置换后，需要做到在任何情况下，髌骨轨迹位于滑车沟内且没有任何倾斜或者半脱位。

Van Jonbergen比较了14例由髌股关节置换转换成全膝关节置换与14例直接行全膝关节置换的

结果。发现虽然在膝关节评分和骨关节炎指数（WOMAC）评分上二者相差无几，但转换组有3例需要处理，因此他认为髌股关节置换术对未来行全膝关节置换术有不良影响。Parratte等在另一组对照试验中得出结论：尽管再置换组的并发症发生率更高，再置换组和初次全膝关节置换组在各方面都相似。

第一代髌股关节置换术的再手术率和翻修率较高。现代假体的引入更注重于解剖设计，加上更精细的手术操作，使得手术效果得到改善。尽管中-短期效果令人满意，仍需更多的长期随访。当需要转换成全膝关节置换术的时候，使用初次简单的全膝关节置换术假体及工具就足够了。

关键点

　　·仔细地取出股骨假体，为行标准的全膝关节置换做股骨侧准备。

　　·如果高嵌体髌骨假体位置良好，厚度合适，可予以保留。

　　·为了避免髌骨轨迹不良，股骨假体旋转需要注意参照AP轴或者通髁线。

参考文献

[1] Hendrix MR, Ackroyd CE, Lonner JH. Revision patellofemoral arthroplasty: threeto seven-year follow-up[J]. J Arthroplasty, 2008;23(7):977–983.

[2] Davies AP, Vince AS, Shepstone L,et al. The radiologic prevalence of patellofemoral osteoarthritis[J]. Clin Orthop Relat Res, 2002; 402:206–212.

[3] McKeever DC. Patellar prosthesis[J]. J Bone Joint Surg, 1955;37-A(5):1074–1084.

[4] Lubinus HH. Patella glide bearing total replacement[J]. Orthopedics, 1979;2(2):119–127.

[5] Blazina ME, Fox JM, Del Pizzo W, et al. Patellofemoral replacement[J]. Clin Orthop Relat Res, 1979;(144):98–102.

[6] Ackroyd CE, Newman JH, Evans R, et al. The Avon patellofemoral arthroplasty. Five-year survivorship and functional results[J]. J Bone Joint Surg Br, 2007;89(3):310–315.

[7] Van Jonbergen HPW, Werkman DM, van Kampen A. Conversion of patellofemoral arthroplasty to total knee arthroplasty. A matched case-control study of 13 patients[J]. Acta Orthop, 2009;80(1):62–66.

[8] Liow MHL, Goh GSH, Tay DKJ,et al. Obesity and the absence of trochlear dysplasia increase the risk of revision in patellofemoral arthroplasty[J]. Knee, 2016;23(2):331–337.

[9] Gadeyne S, Besse JL, Galand-Desme S, et al. Results of self-centering patellofemoral prosthesis: a retrospective study of 57 implants[J]. Rev Chir Orthop Reparatrice Appar Mot, 2008;94(3):228–240.

[10] Mofidi A, Bajada S, Holt MD, et al. Functional relevance of patellofemoral thickness before and after unicompartmental patellofemoral replacement[J]. Knee, 2012;19(3):180–184.

[11] Hoogervorst P, De Jong RJ, Hannink G, et al. A 21% conversion rate to total knee arthroplasty of a first-generation patellofemoral prosthesis at a mean follow-up of 9.7 years[J]. Int Orthop, 2015;39(9):1857–1864.

[12] Lonner JH, Jasko JG, Booth RE Jr. Revision of a failed patellofemoral arthroplasty to a total knee arthroplasty[J]. J Bone Joint Surg Am, 2006;88(11):2337–2342.

[13] Parratte S, Lunebourg A, Ollivier M, et al. Are

revisions of patellofemoral arthroplasties more like primary or revision TKA's[J]. Clin Orthop Relat Res, 2015;473(1):213–219.

[14] Dy CJ, Franco N, Ma Y, et al. Complications after patellofemoral versus total knee replacement in the treatment of isolated patellofemoral osteoarthritis. A meta–analysis[J]. Knee Surg Sports Traumatol Arthrosc, 2012;20(11):2174–2190.

第 20 章　膝关节融合的处理

Alfred J.Tria, Dror Paley

概述

膝关节融合是一项高难度的手术。手术适应证通常是由于多次膝关节手术后导致的慢性感染，复杂的膝关节外伤导致关节面破坏严重而无法进行膝关节置换术，或肿瘤疾病。膝关节置换术后失败而成功行膝关节融合往往需要不止一次的手术。膝关节融合使用外固定、髓内钉或钢板来固定。在某些特殊情况下，需要在膝关节融合成功后，再进行膝关节置换，这是膝关节重建术中难度最高的一种手术。必须要排除感染，评估伸膝装置的功能及皮肤条件。本节所展示的病例主要回顾手术的适应证及技术上的考虑。

方案：人工全膝关节置换术联合 Paley 改良 Judet 股四头肌成形术治疗膝强直或融合膝

病例介绍

病史

病例1：患者，男性，26岁。双下肢屈曲畸形。有双侧先天性马蹄足内翻畸形治疗病史，现仍残留右足畸形。6岁时左侧膝关节融合。诉无法弯曲左侧膝关节。由于踝关节僵硬和足部畸形，他无法代偿膝关节融合，要求行膝关节置换术。

病例2：患者，女性，24岁。20岁时因创伤术后感染导致右膝关节融合，目前无感染残留迹象。患者要求行膝关节置换术。关节融合严重影响她的日常生活，包括爬楼梯及乘坐公交车、飞机，进出电影院等。她在平地行走没问题，但是没办法跑步。

体格检查

病例1：左侧膝关节伸直位融合，右足呈马蹄形内翻，左足能行走但踝关节完全僵直。髋部活动正常，髋周肌肉正常。左侧股四头肌无收缩，右侧股四头肌功能正常。右侧膝关节活动度90°，可完全伸直，无伸膝迟滞。由于左侧膝关节和右足的原因平地步态不稳，左髋明显上提。

病例2：右侧膝关节在屈曲10°位置融合伴轻度内翻，右下肢较健侧短缩3厘米。左侧膝关节活动度正常伴有轻度外翻畸形。双髋、双踝、双足以及左侧膝关节活动度正常。右侧膝关节无明显疼痛，膝前正中可见一陈旧性手术瘢痕。平路步态基本正常，患侧提髋步态。

影像学检查

病例1（图20.1）：术前前后位和侧位X线片显示髌骨、股骨与胫骨融合在伸直位，髌骨低位。

病例2（图20.2）：下肢站立位全长X线片显示左膝关节融合伴轻度内翻，侧位X线片显示髌骨高位及骨质疏松。

手术入路

病例1（图20.3 a～i）、病例2（图20.4 a～k）：

全麻后，患者取仰卧位，采用可透视的手术床。硬膜外置管以进行术中和术后疼痛的持续性管理。麻醉医生依据手术医生的要求，给予可维持术后1周的量，并用胶布固定。下肢常规消毒、铺巾，消毒范围从肋骨到脚趾，手术的前半程使用无菌止血带。为了尽可能地暴露术区，建议使用小的止血带，笔者推荐使用HemaClear止血带（OHK医疗设备公司，美国密歇根州）。

步骤1：切口。切口有多种选择，主要依据之前的手术瘢痕。如果之前是正中切口，则沿原切口向远端延长。如果原切口是外侧切口，Paley. D报道过利用原切口进行外侧切口延长的入路。

取前正中切口，从胫骨结节下方到大腿下1/3，沿切口显露至筋膜下，显露髌韧带、髌骨及股四头肌。向正中及两边显露出股四头肌的边界。在外侧，显露髂胫束的两边并解剖至肌间隔。

步骤2：膝关节融合截骨。有两种方法进行截骨，一种是利用季格利（Gigli）线锯经皮环绕膝关节截骨，另一种方法是用普通电锯。季格利线锯的优点是可以安全地穿过膝关节后侧，使操作时远离重要的神经、血管组织，而普通的电锯操作时是朝向神经、血管组织的。

为穿过季格利线锯，透视并标记膝关节后方的内外侧位置。利用这两处标记沿直线在内、

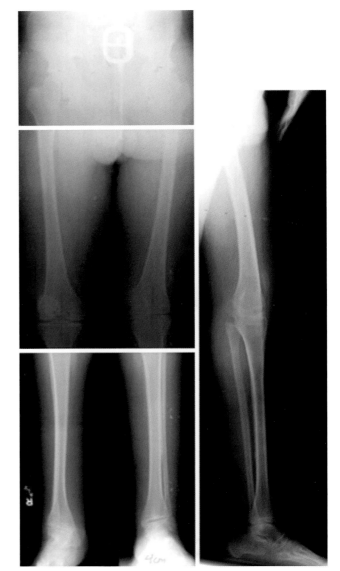

图20.1　病例1：26岁男性，膝关节挛缩和融合病史，站立位正位X线片（AP）（左）和侧位X线片（右）显示其右足马蹄内翻畸形，膝关节融合在大约在屈曲5°位置

外侧各做一个小切口。用骨膜剥离子沿膝关节后侧钝性分离骨面与后方的软组织，使之形成一个通道。然后用一把长的直钳，把缝线从膝关节后方的通道穿过。在股骨前内、外侧再各做一个1厘米的切口，从前往后行双侧股骨骨膜下剥离，将缝线从前侧抽出。将季格利线锯系在缝线的一端，随缝线将其绕膝关节拉出。季格利线锯环绕膝关节，锯开膝关节融合部，这使得术中膝关节可以弯曲并行开放楔形截骨。

股四头肌需要从股骨上完全剥离后才能使

图20.2　病例2：24岁女性，正位X线片（AP）（左）和侧位X线片（右）显示右膝关节融合

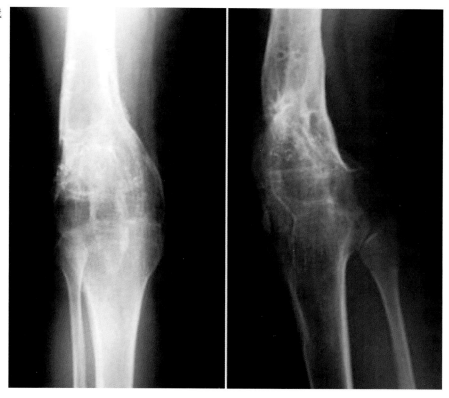

用电锯截骨，这是一种保留股肌的入路，不采用髌旁切口，从股四头肌的内外侧边界向中间剥离。如果髌骨也融合，这时候需要将髌骨从股骨上截下，髌韧带也可以切断，保留远端附着在胫骨结节上。在前后侧及内外侧各插入一根导丝，用电锯沿着两根导丝的方向进行截骨，锯到接近后侧皮质的时候停止。透视下测定截骨深度，利用骨刀来完成最后的截骨。骨刀柄可以扭转90°以打开后侧骨皮质。

步骤3：股四头肌远端成形术。股四头肌从远端向近端，内侧和外侧逐步松解，以一种筋膜外的方式从股骨剥离。根据膝关节的活动程度决定近端需要松解的程度，一旦膝关节可以屈曲到90°，说明已获得足够的松解。

步骤4：内侧股四头肌成形术。股内侧肌在手术入路中被牵开，经过持续的牵拉，从股骨上分离出来。最近的一项研究进展表明，应当注意不要损伤股血管。这些组织通常位于非常薄的股内侧肌间隔。

步骤5：髂胫束的松解和股外侧肌远端成形术。髂胫束应该在前侧切口的上端切断，并与皮下脂肪分离。这段髂胫束可以用作手术结束时韧带修补的材料。股外侧肌以骨膜外的形式与肌间隔和股骨分离，从后侧与分离的股内侧肌相通。

步骤6：内侧副韧带（MCL）的松解。远端袖套样松解内侧副韧带以使膝关节弯曲（在屈膝60°时内侧副韧带最长）。偶尔内侧副韧带会从股骨止点处撕裂。这需要在手术结束时修复以获得膝关节的稳定性。

步骤7：第二个切口。大多数情况下需要彻底的股四头肌成形术。切口需要向近端延长或者再做一个切口。延长或是新的切口位于大腿外侧中间。可以通过S形设计与原来的切口相连。远端的术区用弹力绷带包扎，去除止血带。

步骤8：股四头肌近端松解。股外侧肌沿股骨向上延续到大粗隆嵴松解。需要保持从后往前剥离，以免发生去神经支配。每一层的血管穿支需要电凝或者剪断结扎。将股四头肌从股骨大粗

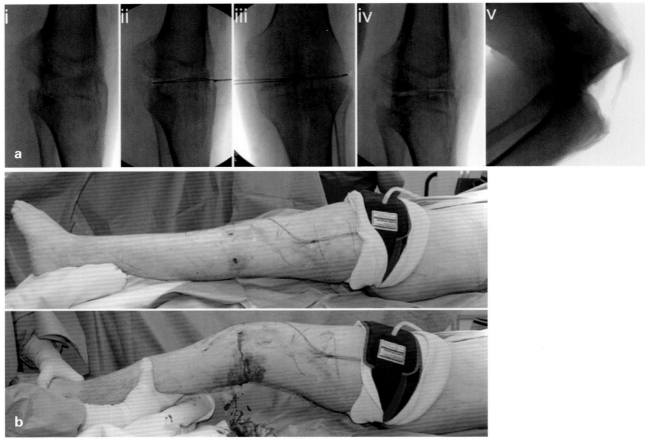

图20.3 病例1：a.将季格利线锯绕股骨一圈。侧位X线片示膝关节融合（i）。通过膝关节后侧的两个小切口，将膝关节后侧的通道分离出来，利用缝线紧贴膝关节后侧将季格利线锯穿过（ii）。在缝线的引导下，再将季格利线锯从后侧穿至前方，从而使季格利线锯绕股骨一圈穿出表皮（iii）。现在可以用季格利线锯对膝关节融合的地方进行截骨（iv）。如果完成改良Judet股四头肌成形术，膝关节就可以在截骨过程中弯曲（v）。b.术中图片显示用季格利线锯很快完成了关节融合的截骨，而且仅用了4个1厘米的小切口来穿过季格利线锯（前面两个切口可以看到）。在锯骨后，做前正中切口之前，膝关节已经有20°左右的屈曲角度。上无菌充气式止血带（这里所指的是HemaClear止血带，能占用更少的位置）。c.股四头肌成形术的远端侧方部分已经完成（上）。髌骨已经和股骨分离，膝关节活动度增加到了40°（下）。d.经股内侧肌保留入路剥离股四头肌，显露内侧副韧带（标记，上）并进行远端的松解（下）。e.内侧松解及股四头肌成形术后，再次检查膝关节的弯曲程度（下），发现已经增加到60°。远端的切口用弹力绷带包扎，去除止血带以便做近端切口（上）。f.做中间外侧S形切口与前正中切口相续。股四头肌从股骨近端行骨膜外剥离，剥离至转子脊和股骨粗隆。将股直肌从髂前上棘的附着点处松解（上）。这时膝关节已经屈曲超过100°，不需要再进行松解了。g.在Paley改良式Judet股四头肌成形术的最后，除了近端内侧，大部分股四头肌都从股骨上剥离了（从外侧可以看到后方）。髌韧带没有剥离。股四头肌可以向两侧拉开，方便膝关节置换术的操作（从内侧可以看到）。股四头肌松解后可向远端滑动，这使得膝关节能够完全屈曲，这就是经常提及的肌肉滑动。h.膝关节置换术：截骨，试模，装假体。i.因为患膝已经融合20年，需要测试一下屈曲时缝合的伤口是否会撑开。在膝关节伸直位，用两把巾钳夹住切口两侧的皮肤，然后再将膝盖弯曲。结果表明切口处的皮肤可以承受膝关节的弯曲

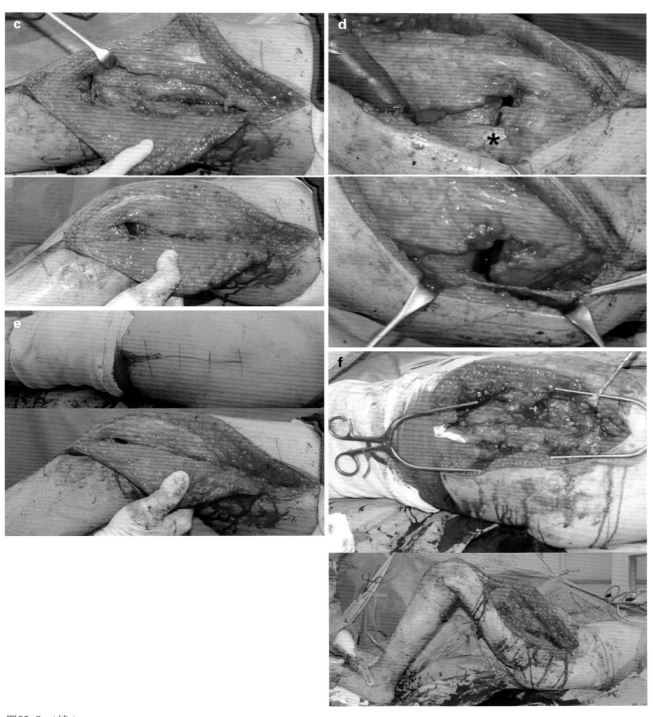

图20.3（续）

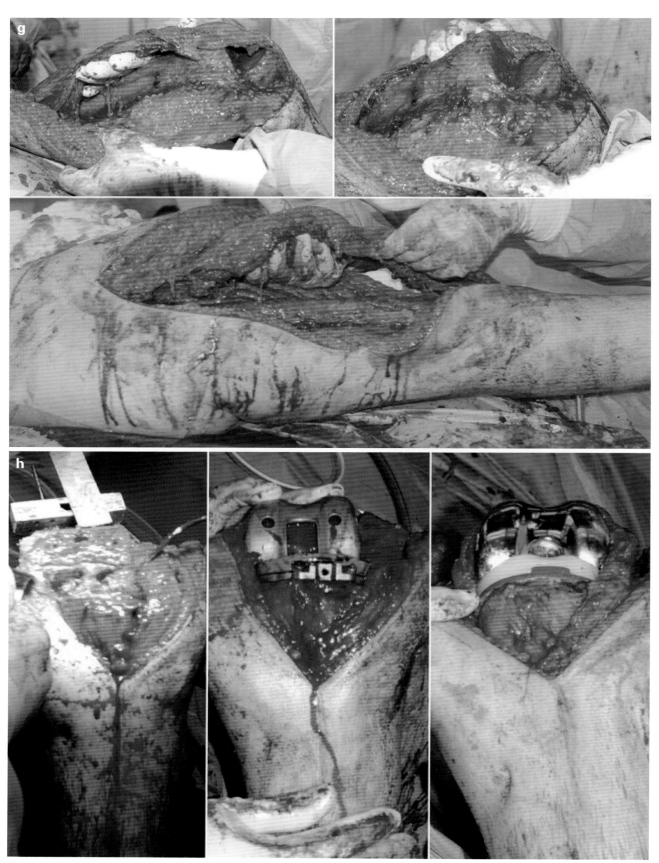

图20.3 （续）

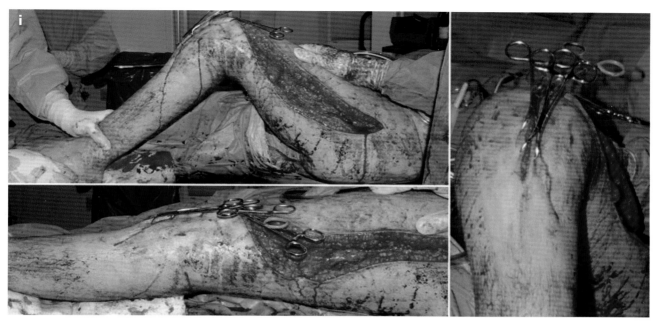

图20.3（续）

隆嵴及股骨近端向转子间线方向剥离。这样一来，股四头肌就可以由外到内从转子上剥离。只要保持在深部操作，就不会损伤到股神经。

步骤9：股直肌髂前下棘（AIIS）止点的松解。股直肌韧带覆盖在股中间肌的表面，可以轻松辨别出来。切口可能需要向近端延长以直视股直肌的起点。为了检查股直肌是否过紧，将髋关节轻度外展，膝关节弯曲放置手术台侧使髋关节完全伸展。如果膝关节在这个位置上比在髋关节屈曲位时弯曲更受限，那说明股直肌过紧，需要行髂前下棘上股直肌止点松解术。注意内侧不要松解过多，因为股神经从股直肌韧带的内侧，沿髂腰肌前内侧面走行。

步骤10：股四头肌近端内侧松解。如果这时候膝关节仍没有完全屈曲，需要从股四头肌内侧向近端松解，要避免损伤内侧的血管束。

步骤11：外侧副韧带。外侧副韧带通常予以保留，但需要时也可以进行松解。操作与膝关节置换术中的松解一样，通常在股骨侧袖套样松解。

步骤12：后方松解。到这一步的时候，膝盖已经可以完全弯曲，股四头肌也可以向内侧或外侧脱位。可以像所有的膝关节置换术一样从股骨后侧进入膝关节后方。通常先做胫骨和股骨截骨，后方关节囊如果有需要也可以松解。如果因为膝关节屈曲畸形需要额外的松解，可以利用前外侧切口来显露股二头肌腱，腓肠肌外侧头和腓总神经。需要行腓总神经减压以避免因为快速矫正屈曲或外翻畸形后导致的急性腓神经牵拉损伤。可以从外侧进入后方关节囊，这对切除异位骨化，行后方松解，或者是不进行关节置换的情况下后方松解都是有帮助的。

步骤13：膝关节置换术。膝关节置换术根据选择的假体而定，限制的程度取决于内外侧副韧带的完整性及韧性。

步骤14：髌骨及髌韧带。如果保留髌骨，需要考虑是否需要行髌骨表面置换术。这取决于髌骨的大小及完整性。如果髌韧带太短，髌骨低位，需要进一步决定是否行除胫骨结节截骨，并将其上移。在大部分情况下应该避免胫骨凹痕以免影响康复。

步骤15：侧副韧带修复。需要检查侧副韧带的完整性，如果侧副韧带袖套样松解，需要进行修补。大部分情况下，可以把侧副韧带缝合在胫骨或股骨侧。极少情况下需要用异体韧带的移

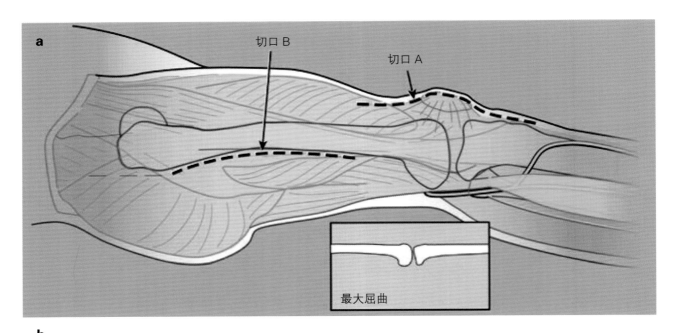

最大屈曲

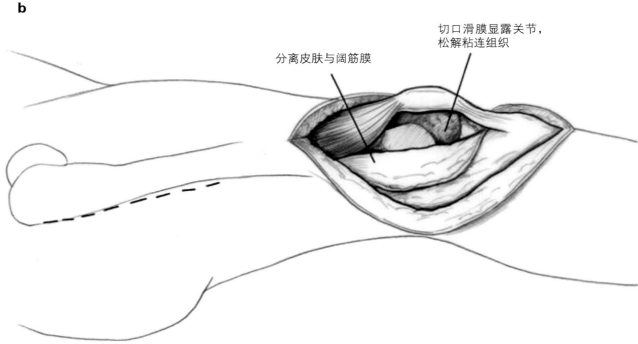

图20.4 病例2：a.远端切口A：前正中切口至胫骨结节。外侧切口B：沿股骨外侧纵向切口。如果需要显露并切断股直肌肌腱，切口可以延伸到髂前下棘水平（虚线所示）。b.如果膝关节是正常的，从外侧开始松解，采用股直肌保留入路，将髌骨与股骨分离。如果膝关节融合，则需要决定采用锐性分离或是截骨的方式来使髌骨-股骨分离，这取决于髌骨与股骨是否融合，而其余的操作相同。将髂胫束（阔筋膜）剥离出来，与股四头肌分离并反折以备后续使用。c.在切口允许的情况下，尽可能地从股骨上行骨膜外股四头肌剥离。d.内侧同样如此，经股内侧肌保留入路行股四头肌骨膜下剥离。向近端剥离的时候需注意避免损伤紧挨着内侧肌间隔下的股动、静脉。每一步操作都需要检查膝关节的屈曲程度。这里没有内侧副韧带松解的插图。e.利用第2个切口继续向近端松解。从外侧肌间隔分离对股四头肌行骨膜下剥离。f.将股四头肌在大转子和转子间的附着点切断（RF：股直肌；AIIS：髂前下棘）。g.从髂前下棘上松解股直肌直头。h.这时膝关节的屈曲功能已经得到恢复，如果需要进一步显露以解决屈曲畸形及进行腓总神经减压，可以利用外侧切口，暴露股二头肌腱、腓肠肌外侧头及腓总神经。行股二头肌腱Z形延长术，在矫正膝关节屈曲或外翻畸形前行腓总神经减压。i.松解腓肠肌外侧头可以帮助膝关节屈曲及显露膝关节后方关节囊。j.如果膝关节前侧截骨不充分，可以打开后侧关节囊，来切除异位的骨化，松解膝关节。k.缝合伤口前可以用阔筋膜来修补膝关节外侧韧带，覆盖关节。膝关节内侧，假体通过股内侧肌覆盖

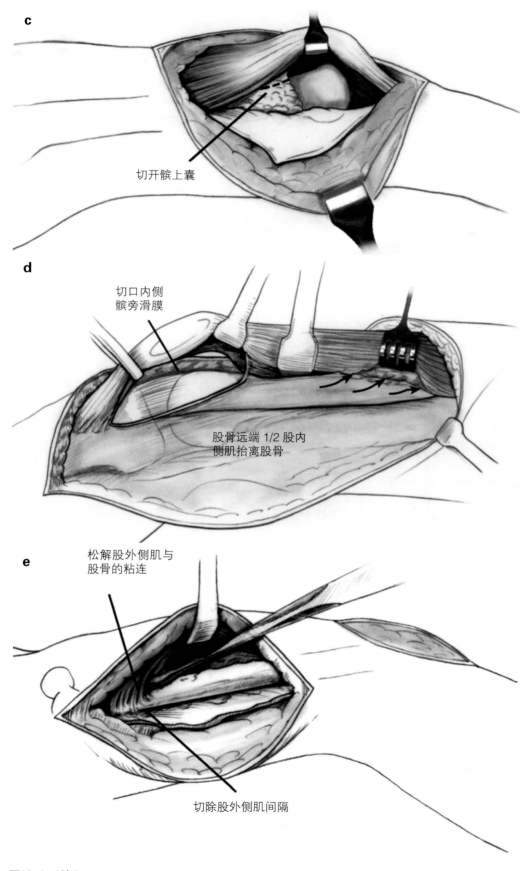

c

切开髌上囊

d

切口内侧
髌旁滑膜

股骨远端 1/2 股内
侧肌抬离股骨

e

松解股外侧肌与
股骨的粘连

切除股外侧肌间隔

图20.4（续）

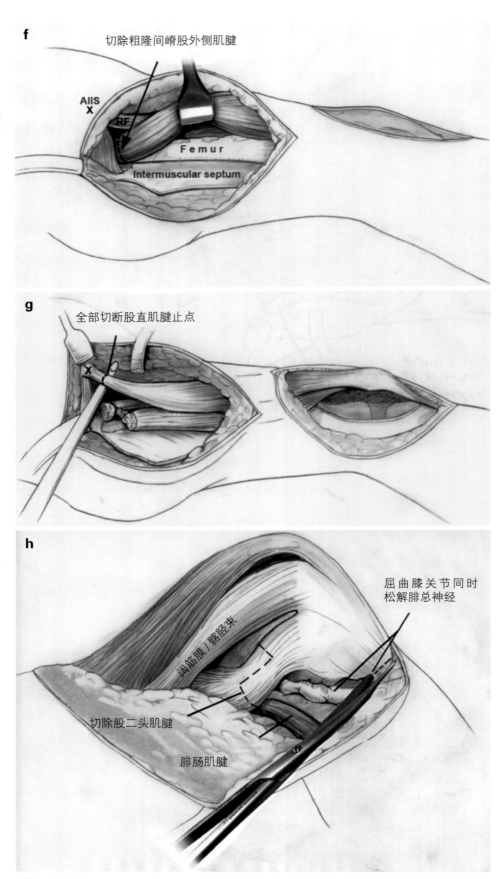

图20.4 （续）

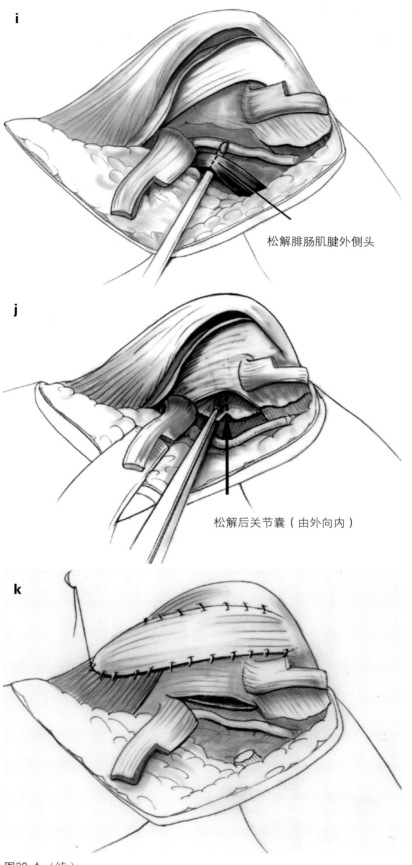

i

松解腓肠肌腱外侧头

j

松解后关节囊（由外向内）

k

图20.4（续）

植加强。

步骤16：髂胫束成形术。在步骤5中松解的远端髂胫束，可以用来修补外侧韧带。内侧通常用股直肌内侧来覆盖膝关节内侧，必要时也可以用缝匠肌。

步骤17：留置引流管。放置两根引流管。在远离切口的近端留置两条引流管，引流管从近端伸向远端，将液体引流出来，消灭死腔。

步骤18：关闭切口。逐层缝合切口，远端髂胫束被松解的地方，用脂肪层组织作为筋膜层。用订皮钉缝皮，可以防止膝关节反复屈曲导致的皮肤裂开。在屈膝90°位置贴透气贴膜（3M，美国明尼苏达州）。

术后护理

患者在复苏室就可以开始做被动关节松动训练（CPM），回病房后在硬膜外麻醉下，继续被动关节松动锻炼1周。在某些情况下，如果判断软组织血供不良，需要在24小时内行高压氧仓治疗，以防止皮瓣坏死。可以进行冷疗，但需要考虑冷疗导致的皮瓣血运减少问题。由于切口引流的问题，第1周避免使用消炎及抗凝药物。当引流量极少，或是术后7天，应予以拔除引流管。引流管拔除后，可以开始应用萘普生以防止异位骨化，使用时间为6周。被动关节松动训练范围从60°开始，每天增加5°，每天20小时，包括在晚上。医生需要指导患者下地，以及如何在助行器或拐杖的帮助下行走。像同种类型假体的膝关节置换术后患者一样，允许患者负重。患者在行走及负重的过程中，需要有可锁定的膝关节铰链支具。出院后患者需租用被动关节松动训练机在家继续锻炼，白天锻炼半天，晚上锻炼整夜，持续6周。患者出院后就应开始门诊行物理治疗。物理治疗的目标是在被动活动下获得膝关节的最大弯曲角度和完全伸直。可以开始电刺激股四头肌锻炼。开始股四头肌等长及主动收缩锻炼。根据患者的进展逐渐加强股四头肌功能锻炼。前6周内，被动活动度的锻炼，比主动锻炼更重要。术后2周，股四头肌开始形成瘢痕，瘢痕收缩导致膝关节活动范围快速减少。因此物理治疗最主要的目的就是防止活动范围的减少。当被动活动范围得到保障后，再进行主动锻炼。6周以后，膝关节被动活动范围基本不会再丢失，继续行物理治疗可以增加活动范围。再经过第二个6周的物理治疗，股四头肌迟滞开始减少。12周后，需要继续进行物理治疗，肌力训练及伸展训练至少3个月。

手术结果

病例1（图20.5a～d）：手术时间是2003年3月，末次随访时间2017年3月（随访14年），患者被动活动范围0°～90°，股四头肌伸肌迟滞25°。他现在不需要靠任何东西辅助行走，经营着自己的公司。他之前膝关节融合病史20年（从6岁到26岁）。手术后，他可以坐在任何地方，爬楼梯或是斜坡，比以前更积极，更享受生活。现在他的日常生活没有受限，也不会觉得疼痛，膝关节没有发生过绞锁。手术使他可以在自行车或是椭圆机上锻炼，做一些他之前不能做的运动。用他的话来说，这是改变他命运的一次手术。术后的头1年，功能进步明显，术后3年仍有一些进步。这个案例对于膝关节融合20年甚至是成年膝关节屈曲畸形的患者进行手术治疗，都是鼓舞。

病例2（图20.6a、b）：在2006年做手术之前，这个患者膝关节融合已4年。10年的随访中，患者没有出现膝关节疼痛，无股四头肌伸肌迟滞，没有跛行，膝关节活动范围0°～110°。她的股四头肌肌力恢复正常，可以进行正常的体育运动和日常生活。她觉得这次手术使她的生活质量得到巨大的改善。

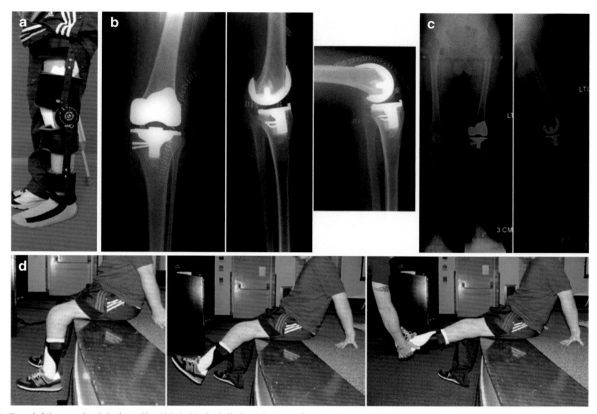

图20.5　病例1：a.术后患者配戴可锁定的膝关节支具行走，直到患者可以控制股四头肌，行走时膝关节不会屈曲。b.术后马上拍摄膝关节伸直位正侧位X线片及屈曲位侧位X线片。前后位片上内外侧引流管在位，皮肤订书钉缝合以对抗被动关节松动锻炼中屈膝产生的张力。c.术后14年拍摄的站立位X线片显示膝关节假体位置良好，无松动迹象。侧位X线片示膝关节最大屈曲位仍遗留10°左右的屈曲畸形。d.膝关节屈曲90°，主动伸膝遗留20°左右股四头肌伸膝阻滞。被动伸膝仍有10°屈曲畸形

临床结果

最近发表的两篇关于膝关节融合行膝关节置换的文献总结了这类手术的结果，文中使用更标准的髌旁手术入路，伴或不伴胫骨结节截骨。大多数还需使用组织扩张器和V-Y股四头肌成形术。Jauregui等做了一个Meta分析，收集了10篇已发表的研究，98例膝关节融合后行膝关节置换术的病例。大多数患者对术后结果满意，对比之前的膝关节融合，膝关节置换术术后患者更满意。总体的满意度47%，翻修率25%。当分析并发症的时候，有70例病例是可用的。这70例膝关节融合膝关节置换术的病例中有28例发生了并发症。有8例术后感染，有15例皮缘坏死，2例伸膝装置失效，17例进行了翻修，6例再发融合，1例截肢。绝大部分报道中膝关节可以屈曲到90°。

10篇报道中有6篇仍残余部分屈曲畸形。

Kernkamp等做了123例膝关节融合行膝关节置换术的Meta分析，报道称65%术后出现并发症，25%出现皮肤坏死，13%出现膝关节纤维性强直，翻修率11%，感染率11%，5.6%出现伸膝装置障碍，4.9%出现复发性膝关节融合，死亡率2.7%，截肢率2.2%还有1.8%的骨化性肌炎。膝关节活动范围从60°到100°不等。

笔者在20年前对Judet股四头肌成形术进行了改良，并在2000年将其应用于膝关节置换术中。膝关节僵直行全膝关节置换术与膝关节融合行TKA唯一的不同点在于截骨。从2001年到2015年，笔者总共做了10例膝关节融合行全膝关节置换术的手术，平均随访6年，最少的随访了2年。前期的经验参考2004年由Conway等的报道。未

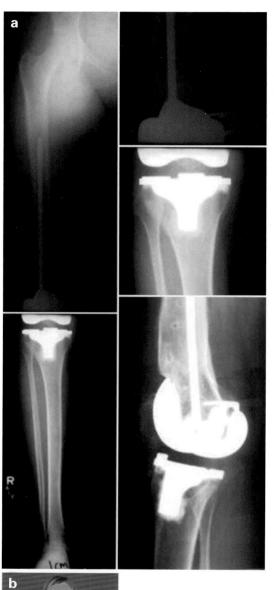

图20.6　病例2：a.术后2年随访时拍摄的前后位图像。股四头肌成形术并膝关节置换术后正侧位片示关节线平行，膝关节完全伸直。用来修复内侧副韧带的铆钉固定在股骨远端。用1根6毫米的不锈钢钉植入股骨，防止股骨远端前侧开槽发生的骨折。b.2年随访后拍摄的图像显示，前后位上右膝关节线呈直线水平，侧位片上膝关节可以屈曲95°，主动伸膝可以完全伸直无伴伸膝迟滞。外侧S形切口愈合良好。本例病例和前者一样，远端前侧切口和近端外侧切口连成一条（见图20.1）

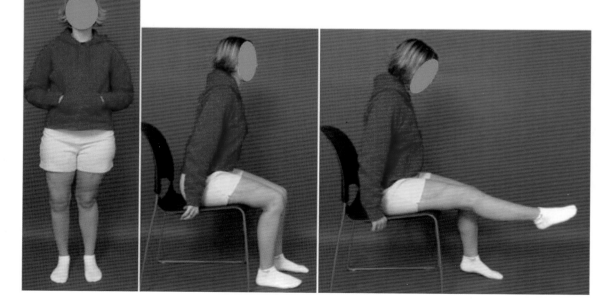

报道的这10例病例的结果中并没有需要翻修、融合或是截肢。有1例切口皮缘坏死，需要行清创+植皮术。有1例之前膝关节感染的患者，α-防御素阳性但没有周围组织的感染，最终发展为关节再次僵硬并异位骨化。患者要求再次行股四头肌成形术及异位骨化切除术。现在他的膝关节活动度恢复到110°。除了这个病例之外，没有其他感染或是异位骨化的病例。所有病例术后膝关节活动度至少90°，除了1例活动度为60°。膝关节可以完全伸直或最多10°左右的屈曲畸形。约5/10的患者股四头肌伸膝阻滞平均20°左右。所有的病例中膝关节稳定性良好，患者满意度高。

关键点

· Paley改良Judet股四头肌成形术可以和膝关节置换术结合。

· 股四头肌成形术是股四头肌近端肌肉的滑动，要避免改变肌肉-肌腱的长度比，从而减少因为远端股四头肌V-Y成形术或是Thompson术式导致的肌力下降。

· 股四头肌成形术前需先进行膝关节融合截骨术，这样随着肌肉的松解，膝关节可以逐渐弯曲，从而减少需要松解的程度。

· 髌骨内侧或外侧行股四头肌保留入路，以免损伤股四头肌的神经及血管。

· 髂胫束可以用来做韧带成形术，以覆盖膝关节外侧。

· 硬膜外麻醉和被动关节松动训练对术后保持膝关节活动范围有帮助。

· 物理治疗对术后头6～12周保持膝关节活动范围至关重要。

参考文献

[1] Ulstrup AK, Folkmar K, Broeng L. Knee arthrodesis with the Sheffield external ring fixator: fusion in 6 of 10 consecutive patients[J]. Acta Orthop, 2007;78(3): 371–376.

[2] McQueen DA, Cooke FW, Hahn DL. Knee arthrodesis with the Wichita fusion nail: an outcome comparison[J]. Clin Orthop Relat Res, 2006;446:132–139.

[3] Kuo AC, Meehan JP, Lee M. Knee fusion using dual platings with the locking compression plate[J]. J Arthroplasty, 2005;20(6):772–776.

[4] Henkel TR, Boldt JG, Drobny TK, et al. Total knee arthroplasty after formal knee fusion using unconstrained and semiconstrained compo-nents: a report of 7 cases[J]. J Arthroplasty, 2001;16(6): 768–776.

[5] Clemens D, Lereim P, Holm I, et al. Conversion of knee fusion to total arthroplasty: complications in 8 patients[J]. Acta Orthop, 2005;76(3):370–374.

[6] Paley D. Principles of deformity correction[M]. Heidelberg: Springer, 2002.

[7] Jauregui JJ, Buitrago CA, Pushilin SA, et al. Conversion of a surgically arthrodesed knee to a total knee arthroplastyis it worth it? A meta-analysis[J]. J Arthroplasty, 2016;31(8):1736–1741.

[8] Kernkamp WA, Verra WC, Pijls BG, et al. Conversion from knee arthrodesis to arthroplasty: systematic review[J]. Int Orthop, 2016;40(10):2069–2074.

[9] Conway JD, Mont MA, Bezwada HP. Arthrodesis of the knee[J]. J Bone Joint Surg Am, 2004;86-A(4):835–848.

第 21 章　软组织缺损的处理

Giles R. Scuderi, Michael P. Nett,
Germán A. Norambuena, H. John Cooper,
Oren Z. Lerman, Irena Karanetz

概述

伤口并发症是全膝关节置换术（TKA）后一类严重的、具有挑战性的并发症。随着膝关节置换术数量逐年增加，并发症的数量也随之升高。伤口愈合受损和软组织损伤可以导致比如伸膝装置的断裂、感染等更严重的并发症。规范处理这类并发症的方法是确认软组织受损、受损严重程度、缺损的深度和合适的治疗方案。最佳的治疗方法是需要矫形外科与整形外科之间跨学科的通力合作。能够获得成功以及保留假体的关键是对伤口、软组织问题的及时反应和有效处理。

目前处理伤口并发症的方法主要集中在早期恢复受损伸膝装置和假体周围软组织功能，目的是为了不影响将来可能需要的二次手术。假如一旦发现伤口并发症（图21.1），那么应该立即制订一个合适的治疗方案。术后早期单纯的渗血、渗液需要休息和制动，持续的伤口渗出可能就需要重返手术室进行探查、冲洗和清创。伤口轻微坏死或伤口裂开在清创后，皮肤活动度足够，可以选择一期无张力缝合。伤口负压引流治疗（NPWT）作为一种辅助的伤口治疗方法，提供了一个能持续引出伤口表面的渗液，促进上皮

细胞向伤口中心移行的环境。虽然伤口负压引流治疗（NPWT）在早期伤口并发症管理中可能存在一定价值，但可能需要更多的证据来证实。

皮瓣移植在治疗那些具有肉芽组织形成而

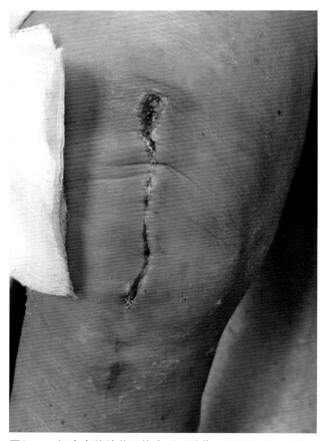

图21.1　初次全膝关节置换术后近端伤口裂开及延迟愈合

没有深入到皮下组织的非感染伤口损伤具有一定的优势。越过膝关节假体的皮瓣移植作用是有限的，因为移植后的皮瓣挛缩会限制膝关节假体的活动度，并且可能会因为皮瓣移植影响二次手术。

根据伤口缺损的三维形状选择软组织重建、筋膜皮瓣或肌肉皮瓣。腓肠肌内侧皮瓣的旋转是膝关节内侧软组织缺损重建的主要部位，主要为位于髌腱和胫骨平台之间的区域。腓肠肌外侧皮瓣旋转虽然较小，但可用于治疗前外侧的软组织缺损。筋膜皮瓣由皮肤和具有深层筋膜的皮下组织组成，它们的血液供应是由穿动脉提供的，这些皮瓣有利于重建膝关节周围的缺损，因为它们既薄又易于弯曲，能够很好地形成一个覆盖软组织缺损的轮廓。包含微血管的游离组织对于修复较大缺损的、暴露假体或者感染的复杂伤口具有比较实用的价值，当没有就近的组织可以使用时，游离皮瓣可以起到作用。

全膝关节置换术后的伤口并发症可能造成毁灭性的影响，因此掌握系统的软组织管理方法对成功起到至关重要的作用。有多种治疗方法可根据软组织缺损的位置和严重程度进行选择。下面的案例分析将会描述解决这些复杂问题的适应证和方法。

方案 1：局部伤口的处理

病例介绍

病史

患者，男性，58岁。表现为渐进性膝关节疼痛和畸形。年轻时膝关节受伤后未进行治疗。目前正在接受针对具有药物滥用史患者的治疗，患肢疼痛与内翻畸形在过去3年显著增加。非甾体类抗炎药、关节腔注射和物理治疗等保守治疗均未缓解症状。目前患者无法行走多于3个街区，上下楼梯疼痛症状明显增加，强烈要求行膝关节置换手术治疗。

体格检查

患者，身高 155厘米，体重90 千克，蓬头垢面。拄拐行走，疼痛步态，双膝严重内翻畸形。无明显积液。双膝内翻15°伴屈曲挛缩10°。无任何先前切口。膝关节活动范围10°～90°，研磨试验阳性，双下肢轻度静脉曲张。

影像学检查

患者左膝关节前后位片、侧位片和髌骨轴位片（图21.2）显示严重的骨性关节炎伴内翻畸形，后内侧骨缺损。

手术入路

取膝关节前正中手术切口，上至髌骨上极上两横指，下至胫骨结节内侧，切开皮肤，分离完整皮下组织，取髌旁内侧入路切开关节囊。在膝关节屈曲位时切除前交叉韧带（ACL）。胫骨前脱位。采用 OrthAlign® 装置（OrthAlign, Aliso Viejo, CA, USA）进行胫骨截骨（图21.3a）。截骨面垂直于胫骨的机械轴，前后位平面设置3°后倾（图21.3b）。

植入股骨髓内定位杆，外翻5°。由于术前存在屈曲挛缩，通过股骨远端截骨加截1毫米，轻微抬高关节线来增加伸直间隙（图21.4），股骨远端使用四合一股骨截骨板进行截骨（图21.5）。屈曲膝关节90°，将撑开钳放置于膝关节外侧间室，切除前交叉韧带、后交叉韧带和半月板组织。将力线杆放置在间隔器末端并确定其远端与踝关节中心对齐。选取合适的间隙器确定膝关节屈曲位时软组织平衡后，伸直膝关节（图21.6）。然后评估侧副韧带确保膝关节合适的平衡。在该固定性内翻膝中，需要广泛松解内侧软组织。使用骨膜剥离子松解内侧副韧带浅层。重要的是，在对内侧副韧带（MCL）的深层和胫骨

图21.2 患者术前：a.前后位片（AP）。b.侧位X线片。c.髌骨轴位X线片。见严重的骨性关节炎伴内翻畸形，后内侧骨缺损

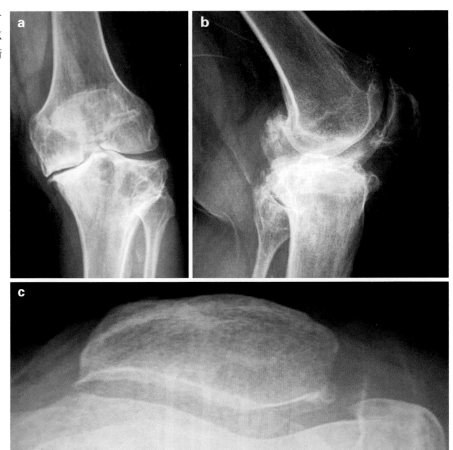

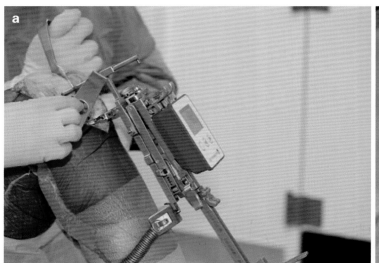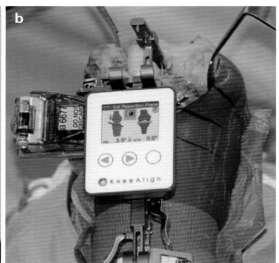

图21.3 a.使用OrthAlign器械。b.垂直于胫骨的机械轴，后倾3°截骨

侧半膜肌部分进行松解时需要将下肢外旋（图21.7）。完成剩下的截骨。由于使用小一点的胫骨假体，我们需要对胫骨进行减容，以减少胫骨后内侧骨缺损（图21.8）。胫骨假体的旋转定位于胫骨结节内1/3。由于胫骨骨缺损，故使用扩髓器扩髓，选用15毫米 × 30毫米延长杆。然后

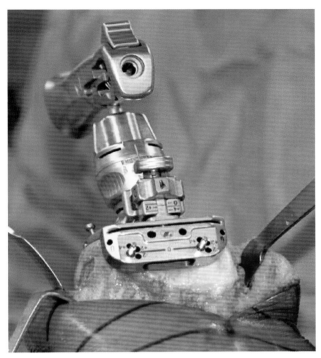

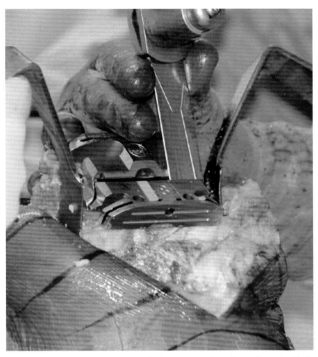

图21.4　在这种情况下，通过股骨远端加截1毫米以增加伸直间隙，解决膝关节屈曲挛缩

图21.5　使用前参导向器确定股骨尺寸，将四合一股骨截骨板固定到股骨远端，股骨外旋3° 进行截骨

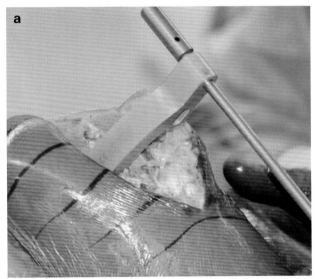

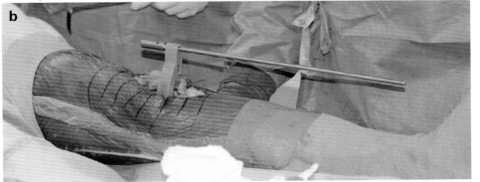

图21.6　a、b.使用间隙垫片和力线杆来确定胫骨截骨的力线，并检查膝关节的韧带平衡

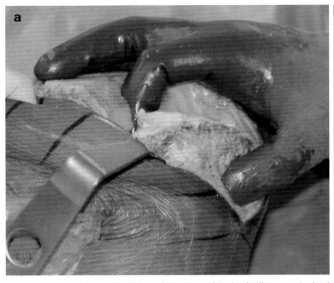

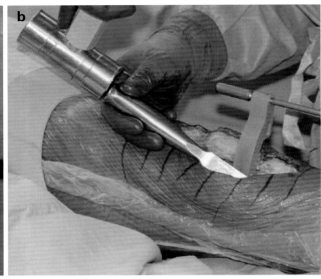

图21.7　a.首先用骨膜剥离子在胫骨近端松解半膜肌。b.松解内侧副韧带浅层（MCL）以矫正内翻畸形

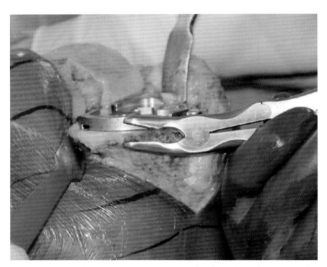

图21.8　膝关节内翻时，胫骨通常采用小一点的胫骨假体，放置在胫骨平台外侧缘。这样可以获得适当的旋转，胫骨平台减容以解决内侧挛缩

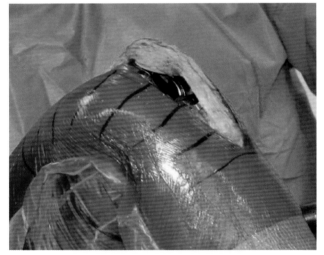

图21.9　安装试体后，评估髌骨轨迹，确认软组织平衡

将股骨试体安装在股骨远端。

对髌骨行髌骨置换术后，放置聚乙烯垫片试体。检查膝关节确保侧副韧带适当的平衡。检查下肢力线。最后，确保膝关节活动度，无屈曲挛缩，无过紧或过松。检查髌骨轨迹（图21.9）。在胫骨后内侧骨缺损处放置两枚3.5毫米螺钉，作为"水泥和螺钉"技术。骨水泥固定膝关节假体，待"水泥"凝固、完成关节腔注射后将膝关节浸泡在碘伏溶液中（图21.10）。最后植入聚乙烯垫片。使用倒刺线连续缝合关节囊，皮肤使

用Prineo®公司产品（美国新泽西州爱惜康公司）（图21.11），最后X线检查（图21.12），使用无菌敷料包扎伤口，将患者护送至恢复室。

术后伤口并发症

术后第5周伤口远端出现小范围伤口裂开及渗液（图21.13）。在换药室进行了局部的伤口清创处理。伤口直接使用Santyl®胶原酶，每天2次，并用稍微潮湿的4厘米×4厘米无菌敷料覆盖。术后近4周随访，无并发症，二次愈合。

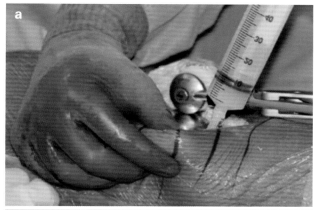

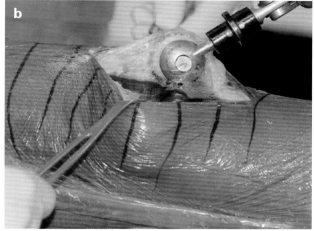

图21.10　关节腔注射周围注射丁哌卡因（a）水泥凝固后，膝关节浸泡在碘伏溶液中（b）

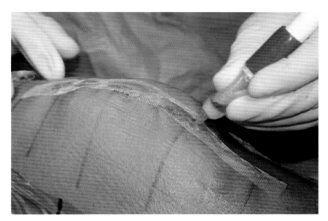

图21.11　Prineo® 皮肤闭合黏合剂（美国新泽西州爱惜康公司产品），含皮肤黏合剂和柔韧的自粘网构成

讨论

梅奥诊所的大量回顾性研究表明，初次全膝关节置换术（TKA）术后早期浅表伤口并发症需要手术干预的患者，与不需要早期手术干预的

患者相比，2年内需要二次手术和深部感染概率分别增加了5.3%和6.0%，分别为0.6%和0.8%。这项研究不仅强调了避免术后早期伤口并发症的重要性，而且也说明了在局部伤口护理下处理简单伤口并发症的重要性，以防止病情进展，再次返回手术室。

术前管理

膝关节由较薄的软组织包裹需要进行保护、充足的血供，并且足够柔软，以满足膝关节最大限度的屈伸功能运动。虽然大多数膝关节置换和膝关节翻修术可以通过标准的方案进行，但是在一些复杂的情况下，软组织的管理是必须做到的。膝关节置换的术前评估应该不仅包括完整的病史和体格检查，还应包括通过影像学对畸形程度和关节间隙狭窄程度的临床评估，同时也对皮肤进行全面的评估和管理。全身并发症风险包括血管损害、肥胖、营养不良、长期使用皮质类固醇或非甾体类抗炎药、糖尿病、免疫功能受损和吸烟史等。糖尿病与膝关节置换需要手术干预的早期伤口并发症有显著的相关性。影响伤口愈合的局部因素包括无法在计划的切口中加入早先的切口，在先前的切口和计划的切口之间皮桥过小，局部辐射或烧伤，以及致密的、黏附的瘢痕组织。严重畸形的矫正可能会使伤口的缝合变得困难，特别是严重的内翻和旋转畸形的患者，可能在胫骨侧没有足够的皮下组织进行闭合。既往有膝关节创伤的患者也可能因为之前的瘢痕、皮肤的缺损导致皮肤切口无法闭合。同时伴有全身或局部伤口并发症的危险因素的复杂膝关节手术患者，建议详细了解病史，这有利于术前、术后的管理。

先前的手术切口不仅关系到对术前手术计划，还会影响皮肤及皮下组织的愈合能力。必须在通过先前的手术切口暴露膝关节与避免皮下皮瓣大面积坏死之间取得一个平衡。

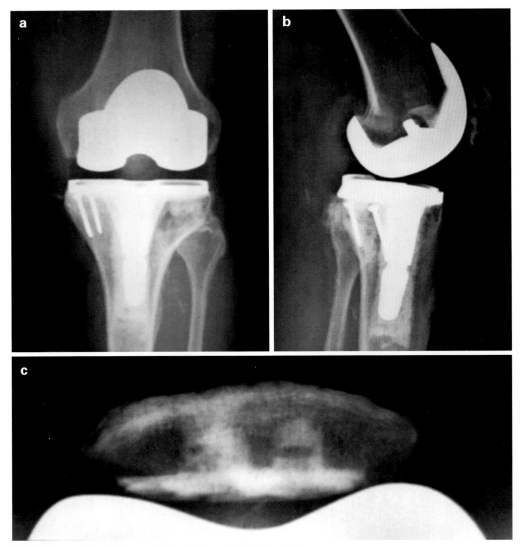

图21.12　a.正位X线片。b.侧位X线片。c.髌骨轴位X线片

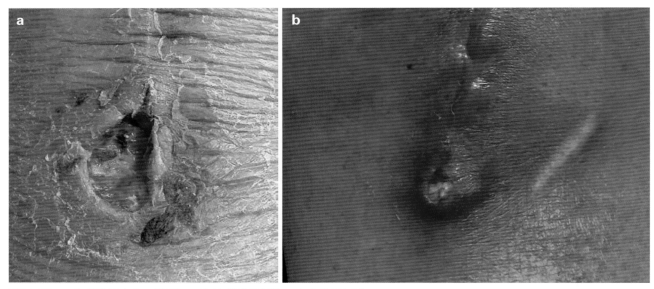

图21.13　a.典型的浅表伤口裂开。b.能够帮助局部伤口愈合的胶原酶

胫前返动静脉的分支为髌前皮肤及皮下组织提供了大部分血运。因此，膝关节前外侧的皮瓣及皮下筋膜必须得到保护，所以皮肤正中切口是最理想的，应该尽可能在术中使用。这种方法可以减小外侧皮瓣的尺寸，因为外侧皮瓣的皮肤氧张力较低，故以前的纵向切口可以安全使用。对先前的正中切口周围的皮瓣需要进行一定程度的修补。如果存在多个平行的纵向切口，由于主要的血供位于中央，所以要选择最外侧的切口。Johnson通过经皮氧含量的测量得出皮肤外侧部分的氧化在膝盖周围的皮肤切口会减少的结论，所以先前膝关节手术或者截骨术的横向切口也可以安全地使膝关节屈曲接近90°。如以前的半月板切除术造成的短斜切口往往可以忽略不计。当遇到较长的斜切口或斜切口穿过中线时要小心，因为术中切口穿过这些切口可能形成一个两切口相交的一个狭窄区域。当遇到计划切口与先前的切口会形成一个小于60°的夹角时，选择的手术方案需要考虑到皮瓣覆盖或软组织扩张的问题。

术中软组织缺损处理

膝关节周围软组织缺损的治疗方法取决于缺损部位、是否存在感染，最重要的是判断是否有骨质、肌腱和假体裸露。术中坏死组织和污染体外材料必须清楚。判断软组织缺损的大小应在术中根据膝关节的最大屈曲程度来决定，术中软组织的处理应根据"相似组织替代"原则。一般来说，选择保守处理伤口并发症要根据清创程度是否彻底来决定，如果伤口缺损比较深，骨或内植物裸露，或者已经深度感染，那么就需要移植皮瓣来关闭伤口。总之，在伤口无法愈合的复杂病例中，进行腓肠肌内侧皮瓣和皮肤移植是一项非常有效的措施。

目前的经验

对伤口的闭合和管理在过去5年里有较大的改变。这些改变明显改善了患者的术后满意度，方便了外科医生对伤口的管理，降低了表面伤口并发症的发生率，随之也降低了膝关节置换术后感染率。

常规使用2号双向聚二噁烷酮倒刺线对膝关节置换手术伤口进行缝合，皮下脂肪层使用0号线倒刺线缝合，皮下组织使用3号线倒刺线缝合。使用倒刺线对膝关节置换伤口闭合总时间与普通方法相比缩短了50%，一般在12～22分钟内。缝皮使用Prineo®公司产品（美国新泽西州爱惜康公司），是一种局部皮肤胶黏剂。根据我们的经验，使用这种胶黏剂减少了伤口的渗血渗液，这使得我们进行外敷料包扎时更加方便，只需一层无菌纱布与一层透明薄膜（3M Tegaderm®，圣保罗，明尼苏达，美国）即可。

伤口负压治疗（NPWT）方法用于高危患者，器材的大小尺寸可根据切口的长度和形状制定。我们的方法并没有建立严格的原则，但是对于病态肥胖（BMI>50）的患者，行翻修术的患者，该方法是我们积极抗感染的一种措施。术后切口[伤口负压治疗（CNPWT）]敷料保留7天后去除。

轻微浅表伤口并发症

在一般伤口反应中，伤口处理无须抗生素，均能使伤口愈合，并且没有并发症发生。如果需要口服抗生素，我们的意见是应该先行膝关节穿刺。如果伤口表面并发症是深部感染的一个迹象，这对后续使用抗生素治疗会起到关键作用。目前，直接局部使用Clostridium hemolyticus胶原酶（施乐辉，美国得克萨斯州沃思堡）治疗糖尿病足溃疡得到了证实，虽然没有文献支持使用这种清创软膏能够治疗膝关节手术切口并发症，但我们采用这种方法治疗了相关的浅表切口裂开，初步结果令人满意。方法是用无菌生理盐水清洗伤口，每天将胶原酶直接应用于开放性伤口，并用无菌纱布包扎，胶原酶在潮湿的环境中是最有效的，所以如果伤口非常干燥，可以在伤口表面浸润少许生理盐水，它的作用会一直持续到伤口愈合为止。

切口渗液

如果术后3天发现手术敷料有轻微渗出，我们不会改变术后伤口的管理方案，如果术后3天内伤口外敷料持续渗出较多或渗液持续超过3天，那么我们会采取干预措施。最初的干预计划包括停止较强的抗凝治疗（将低分子量肝素换成阿司匹林），加厚外敷料和膝关节制动，然后进行每日更换敷料，待伤口干燥24小时后，再恢复常规的术后护理。如果渗出在膝关节制动和加厚外敷料后仍持续2天以上，或者渗出非常严重，我们将考虑使用NPWT敷料。一般常规的NPWT敷料可以使用，如果引流量较大，那么我们就需要制定专门的NPWT方法进行治疗。伤口负压治疗（NPWT）敷料一般最多使用至术后7天，如果渗液在1周后仍然存在，那么我们将返回手术室进行二次手术。

关键点

· 早期伤口并发症的患者有较大的深部感染和二次手术的风险。

· 术前评估必须充分了解伤口并发症的局部危险因素和整体危险因素。

· 外科医生与内科医生需要密切合作，降低风险，并优化患者的手术方案。

· 如果存在包括多次手术前切口等局部危险因素，术前病史采集与手术方案的制定是必要的，术中我们可能需要进行适当的皮瓣移植。

· 皮肤的倒刺缝合和液体黏合剂有助于减少早期伤口引流。

· 制定术后干预方案，迅速处理术后伤口渗出。

· 如果术后持续伤口渗出，必须考虑早期手术干预。

· 我们的实践中，局部使用Clostridium hemolyticus胶原酶软膏在处理浅表伤口并发症方面效果显著。

方案 2：负压装置的伤口处理

负压治疗（NPT）在许多外科分支学科中都有丰富的临床经验，近年来越来越多地用于治疗各种骨科问题。负压引流是在多种机制共同协同下起到作用，它将物理作用和生物作用一起运用于伤口，起到改善局部环境从而促进伤口愈合。在宏观上，该方法将伤口边缘拉在一起，清除了渗出物和感染性物质，在微观上，减少了组织水肿，促进组织灌注，促进肉芽组织的形成，并增加细胞繁殖。随机对照试验表明，在骨科应用中，负压引流比传统引流更具有优势，愈合时间短，而且对再生软组织的要求较低。

本章介绍的负压治疗（NPT），通过两种不同的机制，用于处理复杂的全膝关节置换术中受损的周围软组织。本章的目的是：第一，通过一个示范性的病例来演示手术技巧。第二，简要介绍负压治疗（NPT）的作用机制与支持学科。第三，综述NPT在处理手术伤口方面的临床成果。

病例介绍

病史

患者，女性，65岁。以"左膝关节剧烈疼痛伴畏寒发热2天"为主诉，就诊于当地急诊科，急性疼痛发作之前，膝关节有2周的轻微不适，有高血压病史、心房颤动病史，平素接受华法林抗凝治疗，糖尿病病史（未注射胰岛素），体重数为37.0，无吸烟史，职业是一名退休工人。

患者左膝关节在16年前行全膝关节置换术（TKA），随后进行了两次翻修手术，手术均都由其同一外科医生进行。第一次翻修是在几年前，原因是用于股骨胫骨假体的无菌性松动和内侧髁骨折，两年半后，因为股骨侧松动、膝关节僵硬和严重的滑膜炎又再次行翻修手术。患者自述，除了前2周感觉不适外，膝关节翻修术后关节功能良好，无任何明显的疼痛或功能受限。考虑到感染的问题，她被紧急转移到三级医疗中心继续治疗。

体格检查

经检查，患者切口较长，愈合良好，切口近侧皮肤较薄，瘢痕增宽、扩大，切口远侧皮肤较紧，紧贴胫骨近端（图21.14）。在远端，可能因为之前的多次手术的关系，远侧小腿皮肤情况欠佳。

无明显的瘀斑，膝关节触诊皮温稍高，膝关节积液明显，活动受限，疼痛弧在膝关节屈曲10°～70°。患者因为疼痛无法负重。

影像学和实验室检查

膝关节正、侧位X线片显示了膝关节假体（图21.15a）。虽然在股骨远端和胫骨近端周围存在部分干骺端透亮线，但假体整体显示出固定牢固，而股骨和胫骨袖套和延长杆周围无透亮线。与以往的影像学检查相比，患者的干骺端在翻修术后并无特别改变。侧位X线片（图21.15b）显示前、后软组织肿胀明显、低位髌骨及存在轻度异位骨化。侧位X线片也提示髌骨假体松动，在聚乙烯垫片周围提示完整的透亮线。

转移至三级医疗中心后的首次抽血记录显示c-反应蛋白为208毫克/升（正常<9毫克/升）。膝关节穿刺抽出脓液，送实验室化验。白细胞计数为47×10⁹/升，多核细胞百分比96%。关节液标本进行需氧培养和厌氧培养，培养出凝血酶阴性

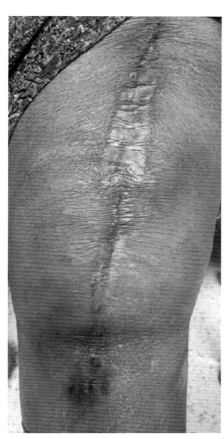

图21.14　膝关节术前照片，65岁女性，伴有急性假体周围感染，既往已行3次膝关节置换术。注意切口远端紧密粘连的外观

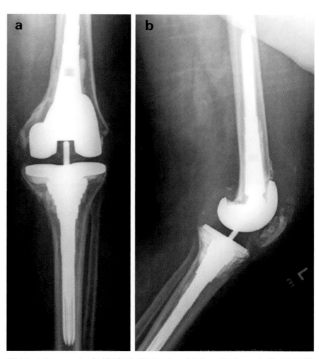

图21.15　a、b.术前膝关节的正、侧位X线片，未发现假体松动

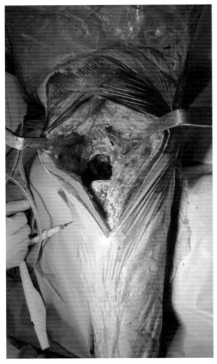

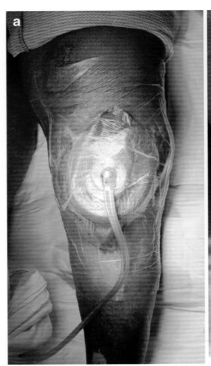

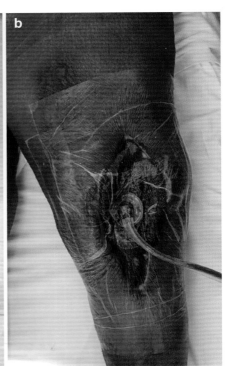

图21.16 术中照片显示移除聚乙烯衬垫、股骨假体和松动的髌骨假体

图21.17 术后使用负压治疗前（a）和使用专为灌洗治疗设计的网状泡沫海绵后（b）

葡萄球菌，结果需要两天的时间才能获得。

手术入路

根据查体及实验室结果分析，患者可诊断为膝关节翻修术后假体周围感染（PJI）。但不能确定患者症状是否是慢性的。患者行翻修术后几年内膝关节功能良好，但是有2周急性发作性疼痛和发烧病史，这表明她患有急性血源性感染。然而，她的部分干骺端影像学可表明其病情应该有一个漫长的发展史。

该患者目前治疗方法有几个选择：①放置间隔器后行二期翻修手术。②更换聚乙烯垫片，对伤口进行彻底清创灌洗。该病例比较复杂的原因主要是患者有几个特有的危险因素，包括糖尿病、肥胖、多次膝关节翻修术，以及包裹的软组织有限，每一个因素都会导致患者治疗失败。考虑到移除假体后仍有潜在的复发危险，以及感染时间的不确定性，她决定选择第三种治疗方案。

③分期灌洗和清创。分期灌洗和清创在第9章已经有详细阐述，首先要对患膝进行急诊清创，移除假体，后根据培养结果使用敏感抗生素。该方法还可以尽可能地保留假体，但是在特殊情况下可能需要对胫骨和股骨进行截骨。

患者被紧急送往急诊手术间，选择在原切口的基础上延长切口，从胫骨近端取软组织作为全层皮瓣，以保证内侧皮肤具有活性。进入膝关节后，可见大量的脓液，对脓液送检3次组织培养，每次培养均发现凝血酶阴性葡萄球菌。髌骨假体明显松动，移除髌骨假体。取出聚乙烯垫片和股骨假体，允许能够彻底对股骨后方进行冲洗清创（图21.16），配合使用摆锯将胫骨假体移除后进行彻底清创。根据术前的影像学可发现股骨与胫骨假体并未出现松动。用电刀将感染坏死的软组织和滑膜进行彻底清除、止血，用3升含抗生素冲洗液彻底冲洗，然后用500毫升碘伏溶液浸泡。第一阶段清创完成后，制作一个特殊

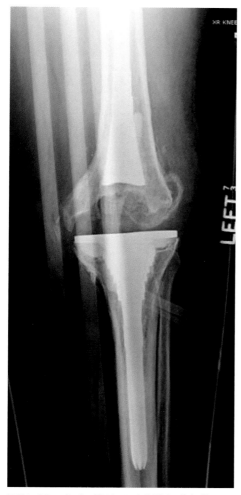

图21.18　术后X线片显示移除部分假体

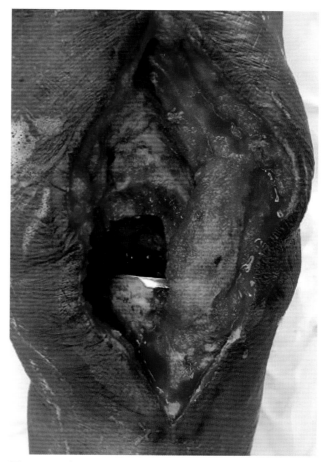

图21.19　术后3天负压治疗后取下敷料行二期手术前即刻外观照。注意与图21.16对比，我们可以看见健康的、新鲜的肉芽组织

的负压引流装置（图21.17a），然后从125毫米汞柱开始进行负压灌注疗法（NPTi，又叫负压引流疗法）（图21.17b），然后进行术后常规管理。术后第一阶段X线片如图21.18所示。

术后，膝关节允许用膝关节固定器转移到椅子上，但是禁止负重。手术敷料循环灌注治疗，负压维持3小时循环灌注150毫升含有聚己缩胍和甜菜碱的抗微生物表面活性剂组合剂（Prontosan® B.Braun Medical Ltd，Sheffield，UK），在负压灌注治疗的下一个3小时循环开始至吸出之前，膝关节内停留20分钟。

术后静脉注射抗生素3天后，清洗负压引流，患者送手术室完成二期手术。取下敷料，可见健康、新鲜的肉芽组织（图21.19）。在铺巾

完成后，在植入新假体之前进行二次冲洗和清创，更换新的无菌假体。安置新的髌骨假体。将1克万古霉素粉末和1.2克妥布霉素粉末与硫酸钙混合物混合，形成可吸收的颗粒，撒在整个膝关节中。关闭伤口（图21.20）。负压引流装置由特殊的无菌敷料覆盖，可持续维持在125毫米汞柱下进行冲洗引流，为期7天（图21.21）。术后，按照传染科医生的建议，通过静脉注射万古霉素和口服利福平治疗感染，术后第1天使用华法林抗凝，目标是使国际标准化比值（INR）维持在2.0。

术后结果

术后X线片如图21.22所示，患者能够耐受手

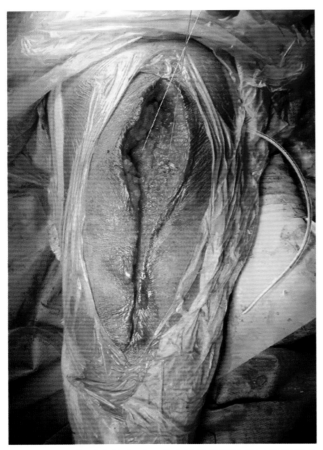

图21.20 二期手术结束后，术中膝关节照片显示软组织已经愈合

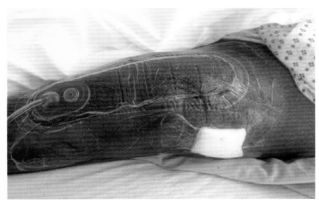

图21.21 负压治疗应用于二期手术后有高危因素的闭合性切口

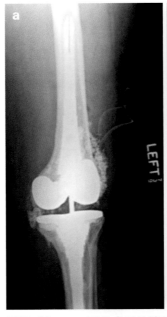
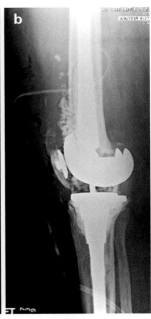

图21.22 a、b.可见术后的膝关节正、侧位X线片，片中高密度影代表可吸收的含抗生素的硫酸钙颗粒

疗后大约8周时出现轻微的膝关节疼痛。考虑到对感染复发的担忧，进行了额外的检查，结果显示c-反应蛋白13.6毫克/升，关节液常规显示白细胞325/微升，中性粒细胞百分比为78%，关节液细菌有氧及无氧培养阴性。这些结果都提示了未出现感染，患者对结果感到满意。

最近19个月随诊发现，患者未出现疼痛或者其他感染的临床症状或体征，关节活动范围也达到了0°～100°，术后切口愈合良好（图21.24）。

临床结果

负压灌注疗法（NPTi）

与传统的负压治疗相比，额外的循环灌注的治疗方法有几个优点，灌注有助于清洗和治疗伤口，清除感染物质。选择的灌洗液可以为伤口提供特定的治疗，研究表明，不仅使用各种抗菌剂、洗涤剂、抗菌剂和伤口清洁剂，甚至使用生理盐水。关于本例中所选择的灌洗液有大量的证据表明其是一种结合洗涤剂和抗菌治疗的双重功效的药剂。此外，动物模型研究发现，与传统的

术治疗和抗生素治疗，无并发症。患者最终切口愈合良好，没有伤口渗出或裂开，去除负压引流治疗敷料后，无须其他特殊处理。术后7天伤口照片如图21.23所示。

患者术后3.5个月，即在停止所有抗生素治

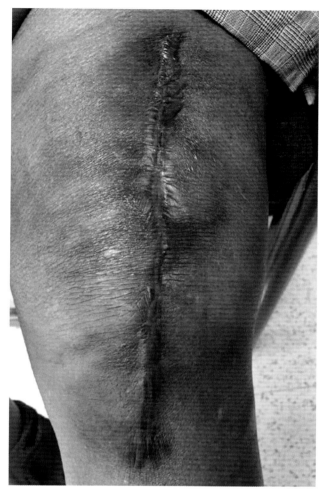

图21.23　术后7周切口照片，伤口无渗出或裂开，愈合良好

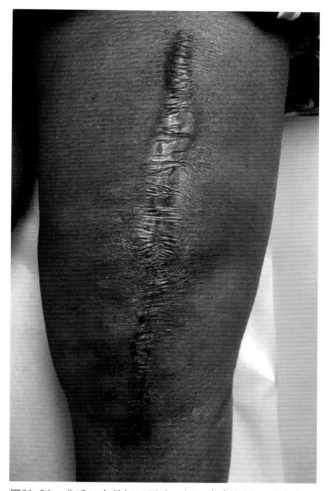

图21.24　术后19个月切口照片，切口愈合良好，无感染

负压治疗相比，添加循环灌注能够显著性加速肉芽组织的生长。

相对于传统负压疗法相比，负压灌注疗法具有更明显的临床优势，多项研究表明，与负压疗法相比较时，负压灌注疗法具有加速伤口愈合、缩短住院时间、减少手术次数等优点。虽然负压灌注疗法在欧洲已作为治疗感染的辅助治疗进行研究，但其疗效仍不确定。

闭合切口的负压治疗（ciNPT）

闭合切口的负压治疗方法在2006年首次提出，最开始用于骨科创伤伤口管理。从那时起，有几十篇文章都记录了该方法在多个外科使用，具有减少伤口并发症和降低手术部位感染率的优

点。最近一项对14个不同专业的比较研究的数据分析表明，总结了4600多名患者的治疗结果，发现与现有的治疗方法相比，使用闭合切口负压治疗手术部位感染的风险相对降低了30%。

与传统的负压治疗很相似，闭合切口负压治疗的优点包括减少切口张力、减少皮下血肿的形成，改善皮肤边缘局部血运，减少水肿；改善淋巴回流，促进伤口恢复。

一项骨科前瞻性随机试验发现，在接受手术治疗的下肢高能量创伤患者中，与标准伤口处理方法相比，闭合切口负压治疗的使用可显著降低手术部位感染的发生率（10% 比19%，$P = 0.049$）和伤口裂开率（9%比17%，$P = 0.044$）。Reddix和他的同事也发现，接受

髋臼骨折手术的患者中，闭合切口负压治疗感染风险明显低于传统伤口处理的患者（1.3%比6.2%）。此外，最近的一项试验表明，在138例翻修的髋关节和膝关节置换术患者中，使用闭合切口负压治疗与使用最新的抗菌敷料相比，研究者注意到使用闭合切口负压治疗的伤口并发症的发生率显著降低（7%比27%；$P = 0.024$），手术部位感染显著降低（3%比18%；$P = 0.045$），并且有降低再手术率和阻止关节周围深度感染的优势。

理想情况下，闭合切口负压治疗应该在手术室进行，目的是预防伤口裂开和持续引流。然而，也证明了它对术后早期切口的管理是有益的，大多数未愈合的伤口在使用闭合切口负压治疗后得到解决。

关键点

· 负压治疗（NPT）有着长期的临床应用历史，有超过30年的临床经验表明，它已经成为治疗多种慢性不愈合伤口的金标准。

· 负压治疗通过宏观和微观的多种作用机制发挥作用，包括将伤口边缘缝合在一起，增加局部组织灌注，增加细胞增殖，刺激肉芽组织生长，减少水肿，清除渗出物和感染性物质。

· 与传统的负压治疗相比，使用负压灌注疗法（NPTi）在开放性伤口的治疗上有几个优势。它能以更快的速度刺激肉芽组织的生长，并能让更快速的治疗各种慢性感染伤口。它还能够持续为局部伤口提供各种抗菌剂的循环灌注。

· 负压灌注疗法在治疗感染性疾病的具体作用尚不清楚，然而，它可能是一种能够有效帮助受损的假体周围软组织愈合的治疗方法。

· 闭合切口使用负压治疗治疗的作用主要是减少切口张力，减少皮下血肿的形成，改善皮肤边缘局部血运，减少水肿，改善淋巴回流，促进伤口更快恢复。

· 闭合切口负压治疗已经在多个外科分支领域反复证明，它可以降低高危患者伤口并发症风险和术后感染率。

· 回顾性资料表明，闭合切口负压治疗可有效降低膝关节翻修术后切口并发症的发生率。目前多项前瞻性试验正在进行。

方案 3：皮瓣转移重建

病例介绍

病史

患者，女性，71岁。右膝持续疼痛和活动受限，关节炎进行性加重。尝试保守治疗失败后，于外院接受了全膝关节置换手术治疗。术后康复过程中出现切口愈合不良、皮肤坏死伴随假体外露。随后，对坏死组织清除切除，并用带血管蒂的腓肠肌内侧头皮瓣移植修补。约术后2周，在移植的腓肠肌皮瓣处出现伤口裂开，后期有发展为假体外露的潜在风险。为了保留假体，患者随即转诊笔者医院行进一步治疗。

皮肤软组织的管理是全膝关节置换术后成功与否的关键之一。20%的患者出现手术切口延迟愈合，可能导致皮肤坏死、感染、甚至假体外露，最终需要手术干预。包裹膝关节周围的皮肤很薄具有良好的柔韧性，允许膝关节极度的屈伸活动。其软组织的特点保证了膝关节正常活动需要。但是，当出现切口愈合问题时，同样薄的软组织覆盖以及周围软组织移动范围有限，对重建的外科医生来讲是一个巨大的挑战。

体格检查

患者全膝关节置换术后，右膝全层软组织缺损，伴随髌骨、肌腱外露。膝关节周围都是僵硬的瘢痕组织。右膝关节周围无明显软组织红肿、渗出（图21.25）。患者疼痛明显，右膝关

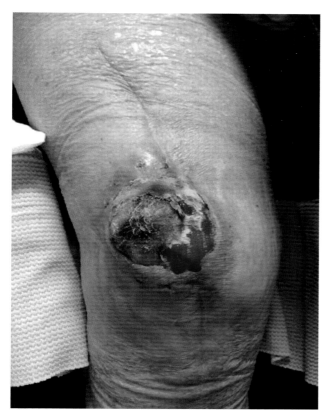

图21.25　右膝全层软组织缺损，伴随髌骨外露（照片由Oren Lerman医生提供）

节主被动活动均受限。

影像学检查

右膝站立位前后位及侧位X线片显示非特异性的软组织肿胀，并没有发现骨膜反应或假体松动的迹象。

手术入路

首先，行右膝关节清创术。联合矫形外科手术，充分清洗伤口，更换聚乙烯垫片和髌骨假体。彻底切除膝关节周围瘢痕组织。伤口周围的皮肤彻底清创，并将其与先前转移来的腓肠肌内侧头皮瓣分离开。小腿前内侧做一切口，以便彻底显露腓肠肌内侧头皮瓣，并进一步解剖带血管蒂的腓骨内侧血管，以增加皮瓣的移动度实现充分的伤口软组织覆盖。尽管尽量游离腓肠肌内侧头，但依旧很难实现伤口软组织的稳定覆盖。最

后决定用腓肠肌内侧头皮瓣联合带血管蒂的半腱肌皮瓣一起覆盖伤口。

此时，腓肠肌内侧切口向下延伸，显露比目鱼肌。用电刀沿胫骨内侧缘分离，分离并保护胫后血管神经束。结扎比目鱼肌远端血管分支，保留其近端血供。沿肌肉的中线分开，将其一分为二。沿半腱肌止点处切开，注意保护外侧肌腱。这样做之后半腱肌内侧部可以轻松地翻转上移。将皮瓣编织在腓肠肌皮瓣内侧一起固定于股四头肌腱上。这样，通过上述两块皮瓣一起包裹假体，重建了关节腔的密闭性。

为了获得覆盖更持久的皮瓣，不同于移植皮肤的皮瓣，可通过大腿外侧横切口设计基于大腿外侧的高度可移动性皮瓣。采用这种广基底的皮瓣，大腿外侧皮瓣可用来实现初始的闭合。分层缝合伤口，皮下可使用2-0薇乔（Vicryl）线进行缝合，然后用3-0不可吸收缝合线（Nylon）全层间断缝合。分别放置大腿和小腿负压引流管，并用切口敷料覆盖，然后将患肢膝关节固定制动，以便皮瓣愈合。

术后结果

全膝关节置换术后右膝的软组织缺损通过移动的原先的内侧腓肠肌皮瓣及新设计的半腱肌皮瓣共同完成覆盖。这个患者后续出现了继发的小范围伤口愈合不良，我们通过手术清创，并用大腿内侧表浅的转移皮瓣来覆盖伤口，设计的皮瓣带有血管蒂以保证其活力，并通过分层皮肤移植缝合关闭大腿部软组织缺损。术后患者膝关节软组织覆盖良好并获得良好的活动功能（图21.26）。

临床结果

处理原则

全膝关节置换术后复杂的伤口愈合问题管理的目的是达到良好的血液供应、稳定的软组织

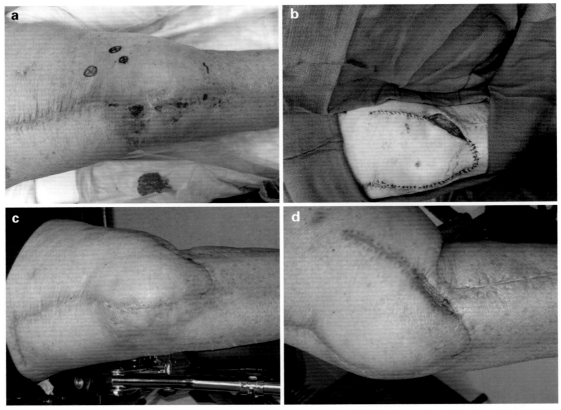

图21.26　a.小范围的伤口愈合不良伴随先前旋转的腓肠肌和半腱肌皮瓣处假体外露。b.基于游离穿支血管和供体部位的分层移植的内侧大腿旋转筋膜皮瓣。c、d.术后外观照显示手术切口及皮瓣愈合良好（照片由Oren Lerman博士提供）

覆盖，尽量避免供皮区病变以及保持下肢功能完整。为了达到上述目标，我们经常考虑各种各样的重建选择，从基本的治疗，如伤口二期愈合或负压伤口护理到更加复杂的方法，包括局部转移皮瓣、带血管蒂肌肉或筋膜皮瓣，以及最后的显微外科远端皮瓣的转移。这种选择的进展称为"重建的阶梯性治疗"（图21.27）。治疗方案的选择根据伤口缺损大小、感染的情况，以及外露的骨、肌腱、假体的情况而定。

早期诊断并对失活组织彻底清创，冲洗关节假体及关节腔，早期实现软组织对假体的覆盖，避免其暴露在可能导致感染的环境中是至关重要的，这将影响到肢体本身的功能。

对于只有浅表皮肤问题伴部分皮肤缺损的患者，早期皮肤移植优于伤口二期愈合以避免膝关节周围瘢痕形成。对于深层的伤口问题但未发生骨、肌腱、假体外露的患者，可以实施真空辅助闭合（VAC）治疗以加速肉芽组织生长，去除渗出物和控制细菌微生物生长，为二期植皮准备。但是，如果出现骨或者假体外露情况，就必须通过皮瓣移植的方法治疗了。

阶梯性重建

虽然"阶梯性重建"对整形外科有重要的指导意义，但是面对假体感染的风险时，往往要选择可以获得稳定软组织覆盖和保护肢体功能的方案而不是尝试一个简单的成功率不高的方案。有时不按照阶梯的重建步骤，而是一次性使用最"高级"的重建方案往往可成功保留假体，避免翻修。

新皮瓣选择

尽管文献中已经有详细描述了解剖稳定变异率低的膝关节带血管蒂肌皮瓣，如腓肠肌皮瓣

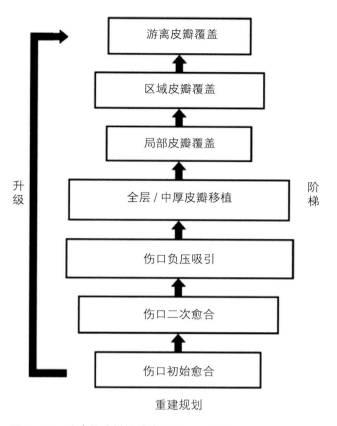

图21.27　重建的阶梯性治疗（Rao, et al.）

或比目鱼肌皮瓣。一种新的以局部命名或游离的带血管蒂的筋膜皮瓣已经开始广泛应用，并随着穿支血管解剖技术的普及，越来越为更多的人接受。这些皮瓣由于局部解剖结构的特点具有高度可定制性，可避免牺牲肌肉功能，因此称为"游离"皮瓣。反向带血管蒂的大腿前外侧皮瓣（ALT）是游离或旋转穿支血管皮瓣的一种。这些新的重建选择方案，不如传统带蒂的肌皮瓣流行，因为膝关节周围血管解剖高度变异，并且很多解剖标志因为膝关节置换而发生改变。

带血管蒂肌皮瓣

　　带血管蒂肌皮瓣是治疗膝关节缺损的主要成分，因为其具有稳定的血管解剖结构、丰富的血液供应以及填补消除缺损的功能。肌瓣通常包括皮肤附件，然而考虑供皮区软组织缺损的问题，通常会选择皮肤移植术。

　　腓肠肌皮瓣联合皮肤移植是膝关节软组织重建最常见组合方式。最初于1987年由Feidman提出，这种皮瓣提供充分的轴向血液供应并且易于解剖分离。腓肠肌有两个独立内外侧头，始于股骨髁并向远端形成跟腱部分。内外侧头都有独立的来自腘动脉分出的腓肠动脉单独的血液供应。腓肠肌内侧头比较发达，血管蒂比较长，可以比较容易地转移到膝关节上（图21.28）。通过分离肌肉表面筋膜，将肌肉起点从股骨髁上分离下来，并仔细解剖血管蒂，可进一步增加肌瓣的旋转活动性。当取腓肠肌外侧头时，要注意避免损失腓总神经，因为后者就环绕着腓骨头。术前应告之患者有5%的神经麻木症状可能。

　　比目鱼肌血液供应起自腘动脉，另外来自胫动脉和腓动脉的近端分支额外滋养肌肉。由于比目鱼肌肌瓣近端能可靠地达到膝关节下方区域，或者通过穿支血管其与腓肠肌的中间部分组成联合皮瓣，用于大范围的髌下软组织缺损。

　　近来，有关于股薄肌和缝匠肌的肌瓣用于覆盖膝关节软组织缺损的报道。他们都具有供皮区伤口并发症发生率低以及具有良好的血液供应的特点。带有从股浅动脉（SFA）起源的节段性血管蒂的反向股薄肌肌瓣可覆盖膝关节近端软组织缺损或者可联合腓肠肌肌瓣覆盖髌前较大面积的缺损。缝匠肌肌瓣由来自股浅动脉的多节段血管供应，并且通过远端的血管蒂可转移到膝关节处。

　　带血管蒂股外侧肌肌瓣是一种高度通用的皮瓣，具有宽的旋转弧，并且供皮区可实现一期缝合。其供应血管是旋股外侧动脉降支（LCFA），另外其也可以通过外侧膝上动脉分支的远端血液供应来覆盖膝关节及小腿近端软组织缺损。股内侧肌可以通过同样的方式使用，通过膝外上动脉降支的远端血液供应。

　　尽管有各种各样可选择的肌瓣，但由于供体部位发病率和许多肌腱的血管蒂的移动范围有

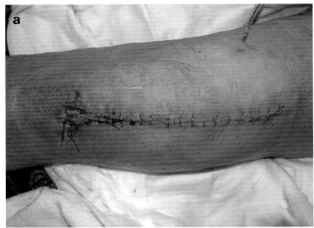

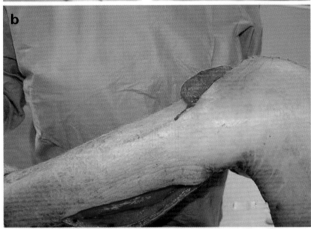

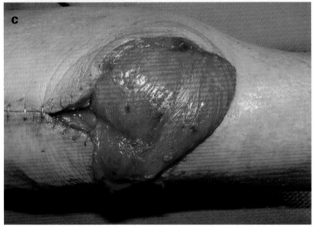

图21.28 a.全膝关节置换术后膝关节前下方软组织缺损，并可能向膝关节延伸。b.小腿内侧切口将腓肠肌内侧头转移到前方，在软组织皮瓣修补前进行膝关节的翻修。c.腓肠肌内侧头肌瓣覆盖后前面观，通过分层皮瓣移植实现覆盖（引自Soltanian, et al.）

限，往往要求一定的解剖知识。大多数带血管蒂肌肉皮瓣的致命弱点是它们有限的旋转弧度，以

及最重要的需要用于覆盖的远端部分的肌瓣的软组织薄弱，血管分布差。

局部筋膜皮瓣

局部筋膜皮瓣较少用于膝关节区域的软组织缺损，然而，随着穿支血管和倒转皮瓣的不断发展，他们已成为特定病例肌肉皮瓣的可替代方案，二期用于降低供皮区发病率及改善其外观。穿支血管皮瓣多数带血管蒂或者游离血管在穿过筋膜到达皮肤之前"穿孔"并穿过肌肉或沿着投射筋膜和肌肉群的肌肉之间穿过肌肉组，如"皮下"穿支血管。Hyakusoku等提出了倒转皮瓣的概念。他将其描述为基于中央皮下蒂的脂肪皮瓣，其形状类似于旋转90°的螺旋桨。2006年，结合了倒转皮瓣和穿支血管的皮瓣概念，Hallock报道了一种皮瓣，其外形与Hyakusoku描述的相似，但是基于一个骨化血管点偏心轴上旋转180°的皮瓣（图21.29）。

腓动脉穿支皮瓣可以以倒转方式旋转，来覆盖膝关节下方缺损。理想情况下，供应的穿支血管应位于足够近端，以满足充分的旋转以覆盖膝关节。

这种皮瓣的不足之处是穿支血管的数量和位置是多变的。双功能超声或者血管造影（CTA）的术前成像有助于术前计划。胫前动脉穿支皮瓣由于可预测的穿支血管，位于股骨髁远端10～12厘米处，可用于覆盖膝关节和髌骨区域的软组织缺损。

大腿前外侧皮瓣（ALT）远端的基底倒转最初由Zhang等提出，通过分离穿支血管后可以用于覆盖整个膝关节区域。大腿前外侧皮瓣比腓肠肌皮瓣薄，颜色和触感更接近膝关节周围皮肤，同时可以实现长弧度旋转以覆盖膝关节远端皮肤缺损。供皮区可以一期缝合或者通过分层皮肤移植来闭合。大腿前外侧皮瓣的血供由膝外上动脉和旋股外侧动脉降支联合供应，出现静脉供应不

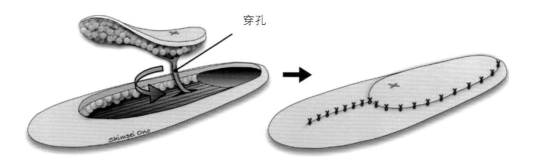

图21.29　带有穿支血管的倒转皮瓣，旋转180°填补缺损处。红色交叉：穿支血管穿过筋膜的点（引自Ono et al.）

足时，可以进行微血管静脉增压。大腿前内侧穿支皮瓣可以位于旋股外侧动脉（LCFA）穿支的下行分支远端，穿过股直肌而不是股外侧肌，就如大腿前外侧皮瓣一样。

　　膝外上动脉（SLGA）穿支皮瓣是基于膝外上动脉穿支血管的筋膜皮瓣，是膝关节周围软组织重建的一种选择。该皮瓣比较薄并且柔韧性好，符合膝关节软组织重建需要。但是，其旋转弧度有限，特别是用于膝关节前方或者下方区域软组织重建时，这是这种皮瓣的不足之处。另外，这种皮瓣供皮区的软组织可良好愈合并不留下明显瘢痕。由腓肠动脉穿支血管供养的腓肠肌近端皮瓣根据膝关节软组织缺损的位置可设计成为内侧或者外侧皮瓣。

　　过去20年间，游离穿支血管皮瓣因为其较小的供皮区并发症及良好的外观而被广泛使用，术前使用多普勒超声定位，可根据只要穿支血管分布来设计皮瓣。最初仅在设计皮瓣的前缘做切口，然后进行皮瓣显微解剖、识别、离断所需的穿支血管，随后沿着切口后缘上提皮瓣。皮瓣远端或者整个皮瓣的静脉供应不良是常见的皮瓣并发症，多数由于穿支血管选择不理想或者血管蒂周围解剖不充分，导致穿支血管血液流量不足引起。这可以通过使用吲哚菁绿（ICG）荧光血管造影技术的术中血流动力学分析来解决，后者可以识别和区分所需皮瓣的血管功能是否健全。

　　通过吲哚菁绿血管造影、术前血管造影成像（CTA）检测和细致的穿支血管的解剖可使这种游离穿支血管可靠、重复、稳定地覆盖膝关节置换术后软组织缺损。但是，这对解剖要求高而这种技术仅仅在微血管组织转移时使用，平时往往对这项技术熟悉程度不够。

游离皮瓣

　　显微外科游离软组织转移通常表现为膝关节较大或广泛的软组织缺损或局部皮瓣选择不可用或不充分的情况。从伤口外侧转移来带有丰富血液灌注的游离皮瓣，避免进一步的瘢痕形成，并且供皮区愈合情况良好，不增加患肢额外的伤害。游离皮瓣由供皮区自带血管提供血液供应，不受皮瓣旋转的影响，这是穿支血管或者带血管蒂肌皮瓣不能实现的。另外，转移的组织的血管分布通常优于带血管蒂或局部皮瓣，特别是皮瓣远端或者缺少灌注的部分，而这正好是覆盖缺损的重要部分。

　　受体血管的可用性和选择性应单独考虑，并且通常是膝关节微血管游离皮瓣重建的最复杂部分。膝关节区域软组织缺损的程度及深度也会影响受体血管的可用性和微血管吻合的适应性。面对这些限制，通常需要静脉移植或者动静脉环来增加血管蒂到达受体血管的范围，无形中增加了手术难度。动脉吻合技术可以使用下肢（胫前、胫后）的主要血管之一以及更近端地选择[如腓肠肌，膝动脉前支、中间支、降支，旋股

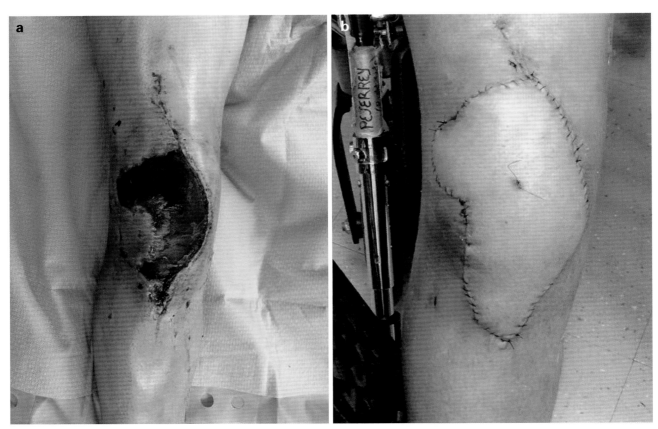

图21.30 a.右膝置换术后广泛的软组织全层坏死。b.取左侧大腿前外侧筋膜皮瓣进行重建，覆盖满意，且形状合适（照片由Oren Lerman医生提供）

外侧动脉（LCFA）的降支，股动脉浅表的众多分支之一]以端对端或端对边的方式进行。术前CTA有助于辨别受体血管的可用性，同时应注意患有糖尿病或者外周血管疾病的患者，或者临床检查有血管疾病的患者。

随着新的游离皮瓣、穿支血管皮瓣的普及，对于供皮区的部位选择也在增加。根据缺损的大小，像腹直肌、背阔肌、股薄肌的皮瓣被提倡使用于覆盖缺损，因为它们具有易于获取、能够填补缺损和空腔，以及丰富的血供可在感染存在的条件下改善抗生素灌注和促进伤口愈合等优点。在决定供皮区位置时，应考虑患者的体位以及术中的可调整性，因为要同时满足供皮区和受皮区的良好愈合。腹直肌和股薄肌皮瓣在仰卧位时易于获取，但是，在获取腹直肌皮瓣时应特别注意避免腹直肌薄弱、隆起甚至疝气的形成。尽管股薄肌皮瓣供皮区的并发症低，但是，皮瓣大

小有限而且血管蒂短。面对大面积缺损时背阔肌皮瓣是比较理想的，但获取皮瓣时对体位要求高。

游离筋膜皮瓣是大、小缺损的可行替代方案，避免了肌皮瓣的一些并发症。许多显微外科医生的皮瓣选择多数是大腿前外侧皮瓣，具有高度的通用性。其靠近膝关节的近端变异率低，并且术后不增加患肢的并发症。它拥有较长的血管蒂，无须静脉移植，可以被设计用于或小或大的膝关节周围软组织缺损（图21.30）。与肌皮瓣不同，筋膜皮瓣不会随时间推移而萎缩，但可以以急性或慢性的方式变薄，以提供柔韧性及美观的伤口覆盖。此外，筋膜皮瓣允许更大的肌腱或髌骨在其深层面下滑动，而不会像肌皮瓣那样产生瘢痕，并且如果需要翻修或者再次手术时，可二次利用。筋膜皮瓣的其他例子包括胸背动脉穿支皮瓣（TDAP）和旋髂浅静脉管穿支皮瓣

（SCIP）。另外，如果伤口受到污染或者需要更大面积，可以通过嵌合方式组成更大的皮瓣，其中可使用的包括以下肌肉：具有大腿前外侧皮瓣的股外侧肌和具有胸背动脉穿支皮瓣的背阔肌。

对于游离皮瓣重建的患者术后管理应通过连续皮瓣评估进行密切监测，早期辨别血管损伤的迹象，避免发生皮瓣坏死，特别是移植皮瓣后的第一个24～48小时。术后患者体位、营养情况、患肢抬高等都是微血管皮瓣以及大多数带血管蒂皮瓣移植术后应该注意的。另外，移植皮瓣同样受静脉灌注以及血管损伤的影响。

关键点

·彻底清创，充分冲洗，覆盖具有丰富血液供应的稳定的皮瓣是挽救假体避免翻修的关键。

·传动的带血管蒂肌皮瓣（如腓肠肌）被验证是有效的方法，但也具有其局限性。

·当术前规划治疗方案时，应同时考虑供皮区及受皮区缺损情况。

·新的技术，如带血管蒂的筋膜皮瓣和穿支血管的游离皮瓣有效补充了肌皮瓣的不足。往往一种或多种上述技术联合一起解决软组织缺损问题。

·当局部皮瓣选择不可用时，应考虑微血管游离组织转移。此时，不用过分遵循重建的阶梯性，可以一次性选择最高级重建方案。

参考文献

[1] Osei DA, Rebehn KA, Boyer MI. Soft tissue defects after total knee arthroplasty: management and reconstruction[J]. J Am Acad Orthop Surg, 2016;24(11):769–779.

[2] Simons M, Amin N, Scuderi GR. Prevention and management of acute wound complications following total knee arthroplasty[M]. J Am Acad Orthop Surg, 2017.

[3] Galat DD, McGovern SC, Larson DR, et al. Surgical treatment of early wound complications following primary total knee arthroplasty[J]. J Bone Joint Surg Am, 2009;91(1):48–54.

[4] Cruse PJ, Foord R. A five-year prospective study of 23,649 surgical wounds[J]. Arch Surg, 1973;107(2):206–210.

[5] Escalante A, Beardmore TD. Risk factors for early wound complications after orthopedic surgery for rheumatoid arthritis[J]. J Rheumatol, 1995;22(10):1844–1851.

[6] Vince K, Chivas D, Droll KP. Wound complications after total knee arthroplasty[J]. J Arthroplasty, 2007;22(4 Suppl 1):39–44.

[7] Sorensen LT. Wound healing and infection in surgery: the pathophysiological impact of smoking, smoking cessation, and nicotine replacement therapy: a systematic review[J]. Ann Surg, 2012;255(6):1069–1079.

[8] Johnson DP. Midline or parapatellar incision for knee arthroplasty. A comparative study of wound viability[J]. J Bone Joint Surg Br, 1988;70(4):656–658.

[9] Long WJ, Wilson CH, Scott SM, et al. 15-year experience with soft tissue expansion in total knee arthroplasty[J]. J Arthroplasty, 2012;27(3):362–367.

[10] Nahabedian MY, Orlando JC, Delanois RE, et al. Salvage procedures for complex soft tissue defects of the knee[J]. Clin Orthop Relat Res, 1998;356:119–124.

[11] Motley TA, Gilligan AM, Lange DL, et al. Cost-effectiveness of clostridial collagenase ointment on wound closure in patients with

diabetic foot ulcers: economic analysis of results from a multicenter, randomized, open-label trial[J]. J Foot Ankle Res. 2015;8:7. Erratum. J Foot Ankle Res, 2016;9:28.

[12] Tallis A, Motley TA, Wunderlich RP, et al. Collagenase Diabetic Foot Ulcer Study Group. Clinical and economic assessment of diabetic foot ulcer debridement with collagenase: results of a randomized controlled study[J]. Clin Ther, 2013;35(11):1805–1820.

[13] Novak A, Khan WS, Palmer J. The evidence-based principles of negative pressure wound therapy in trauma & orthopedics[J]. Open Orthop J, 2014;8:168–177.

[14] Stannard JP, Volgas DA, Stewart R, et al. Negative pressure wound therapy after severe open fractures: a prospective randomized study[J]. J Orthop Trauma, 2009;23(8):552–557.

[15] Sinha K, Chauhan VD, Maheshwari R, et al. Vacuum assisted closure therapy versus standard wound therapy for open musculoskeletal injuries[J]. Adv Orthop, 2013; 2013:245940.

[16] Rycerz AM, Allen D, Lessing MC. Science supporting negative pressure wound therapy with instillation[J]. Int Wound J, 2013;10(Suppl 1):20–24.

[17] Kim PJ, Attinger CE, Oliver N, et al. Comparison of outcomes for normal saline and an antiseptic solution for negative-pressure wound therapy with instillation[J]. Plast Reconstr Surg, 2015;136(5):657e–664e.

[18] Lessing MC, James RB, Ingram SC. Comparison of the effects of different negative pressure wound therapy modes—continuous, noncontinuous,and with saline instillation—in non-infected porcine wounds[J]. Eplasty, 2013; 13:443–454.

[19] Kim PJ, Attinger CE, Steinberg JS, et al. The impact of negative pressure wound therapy with instillation compared to negative pressure wound therapy: a retrospective historical cohort controlled study[J]. Plast Reconstr Surg, 2014;133(3):709–716.

[20] Omar M, Gathen M, Liodakis E, et al. A comparative study of negative pressure wound therapy with and without instilllation of saline on wound healing[J]. J Wound Care, 2016;25(8):475–478.

[21] Gabriel A, Kahn K, Karmy-Jones R. Use of negative pressure wound therapy with automated, volumetric instillation for the treatment of extremity and trunk wounds: clinical outcomes and potential cost-effectiveness[J]. Eplasty, 2014;14:e41.

[22] Gomoll AH, Lin A, Harris MB. Incisional vacuum-assisted closure therapy[J]. J Orthop Trauma, 2006;20(10):705–709.

[23] Stannard JP, Robinson JT, Anderson ER, et al. Negative pressure wound therapy to treat hematomas and surgical incisions following high-energy trauma[J]. J Trauma, 2006;60(6):1301–1306.

[24] Semsarzadeh NN, Tadisina KK, Maddox J, et al. Closed incision negative pressure therapy is associated with decreased surgical site infections: a metaanalysis[J]. Plast Reconstr Surg, 2015;136(3):592–602.

[25] Cooper HJ, Bas MA. Closedincision negative pressure therapy versus antimicrobial dressings after revision hip and knee surgery: a comparative study[J]. J Arthroplasty, 2016;31:1047–1052.

[26] Stannard JP, Volgas DA, McGwin G, et al. Incisional negative pressure wound therapy after high-risk lower extremity fractures[J]. J Orthop Trauma, 2012;26:37–42.

[27] Reddix RN Jr, Leng XI, Woodall J, et al. The effect of incisional negative pressure therapy on wound complications after acetabular fracture surgery[J]. J Surg Orthop Adv, 2010;19(2):91–97.

[28] Hansen E, Durinka JB, Costanzo JA, et al. Negative pressure wound therapy is associated with resolution of incisional drainage in most wounds after hip arthroplasty[J]. Clin Orthop Relat Res, 2013;471(10):3230–3236.

[29] Vince KG, Abdeen A. Wound problems in total knee arthroplasty[J]. Clin Orthop Relat Res, 2006;452:88–90.

[30] Dennis DA. Wound complications in TKA[J]. Orthopedics, 2002;25(9):973–974.

[31] Rao AJ, Kempton SJ, Erickson BJ, et al. Soft tissue reconstruction and flap coverage for revision total knee arthroplasty[J]. J Arthroplasty, 2016;31(7):1529–1538.

[32] Siqueira MB, Ramanathan D, Klika AK, et al. Role of negative pressure wound therapy in total hip and knee arthroplasty[J]. World J Orthop, 2016;7(1):30–37.

[33] Klayman MH, Trowbridge CC, Stammers AH, et al. Autologous platelet concentrate and vacuum-assisted closure device use in a nonhealing total knee replacement[J]. J Extra Corpor Technol, 2006;38(1):44–47.

[34] Jentzsch T, Osterhoff G, Zwolak P, et al. Bacterial reduction and shift with NPWT after surgical debridements: a retrospective cohort study[J]. Arch Orthop Trauma Surg, 2017;137(1):55–62.

[35] Feldman JJ, Cohen BE, May JW. The medial gastrocnemius myocutaneous flap[J]. Plast Reconstr Surg, 1978;61(4):531–539.

[36] Mathes SJ, Nahai F. Classification of the vascular anatomy of muscles: experimental and clinical correlation[J]. Plast Reconstr Surg, 1981;67(2):177–187.

[37] Veber M, Vaz G, Braye F, et al. Anatomical study of the medial gastrocnemius muscle flap: a quantitative assessment of the arc of rotation[J]. Plast Reconstr Surg, 2011;128(1):181–187.

[38] Soltanian H, Garcia RM, Hollenbeck ST. Current concepts in lower extremity reconstruction[J]. Plast Reconstr Surg, 2015;136(6):815e–829e.

[39] Hyodo I, Nakayama B, Takahashi M, et al. The gastrocnemius with soleus bimuscle flap[J]. Br J Plast Surg, 2004;57(1):77–82.

[40] Tiengo C, Macchi V, Vigato E, et al. Reversed gracilis pedicle flap for coverage of a total knee prosthesis[J]. J Bone Joint Surg Am, 2010;92(7):1640–1646.

[41] Hong JP, Lee HB, Chung YK, et al. Coverage of difficult wounds around the knee joint with prefabricated, distally based sartorius muscle flaps[J]. Ann Plast Surg, 2003;50(5):484–490.

[42] Shen YM, Yu DN, Hu XH, et al. Repairing proximal and middle lower-leg wounds with retrograde sartorius myocutaneous flap pedicled by perforating branches of medial inferior genicular artery or posterior tibial artery[J]. J Plast Reconstr Aesthet Surg, 2012;65(9):1158–1164.

[43] Swartz WM, Ramasastry SS, McGill JR, et al. Distally based vastus lateralis muscle flap for coverage of wounds about the knee[J]. Plast

Reconstr Surg, 1987;80(2):255–265.

[44] Sahasrabudhe P, Panse N, Baheti B, et al. Reconstruction of complex soft–tissue defects around the knee joint with dis–tally based split vastus lateralis musculocutaneous flap: a new technique[J]. J Plast Reconstr Aesthet Surg, 2015;68(1):35–39.

[45] Arnold PG, F. Vastus medialis muscle flap for functional closure of the exposed knee joint[J]. Plast Reconstr Surg, 1981;68(1):69–72.

[46] Bravo FG, Schwarze HP. Free–style local perforator flaps: concept and classification system[J]. J Plast Reconstr Aesthet Surg, 2009;62(5):602–608; discussion 609.

[47] Gobel F, Pélissier P, Casoli V. Perforator propeller flap for cutaneous coverage of the knee[J]. Ann Chir Plast Esthet, 2011;56(4):280–286. [Article in French].

[48] Hyakusoku H, Yamamoto T, Fumiiri M. The propeller flap method[J]. Br J Plast Surg, 1991;44(1):53–54.

[49] Hallock G. The propeller flap version of the adductor muscle perforator flap for coverage of ischial or trochanteric pressure sores[J]. Ann Plast Surg, 2006;56(5):540–542.

[50] Ono S, Hayashi H, Ohi H, et al. Imaging studies for preoperative planning of perforator flaps: an overview[J]. Clin Plast Surg, 2017;44(1):21–30.

[51] Ruan HJ, Cai PH, Schleich AR, et al. The extended peroneal artery perforator flap for lower extremity reconstruction[J]. Ann Plast Surg, 2010;64(4):451–457.

[52] Adhikari S, Bandyopadhyay T, Saha JK. Anterior tibial artery perforator plus flaps for reconstruction of post–burn flexion contractures of the knee joint[J]. Ann Burns Fire Disasters, 2012;25(2):86–91.

[53] Rad AN, Christy MR, Rodriguez ED, et al. The anterior tibialis artery perforator (ATAP) flap for traumatic knee and patella defects: clinical cases and anatomic study[J]. Ann Plast Surg, 2010;64(2):210–216.

[54] Zhang G. Reversed anterolateral thigh island flap and myocutaneous flap transplantation[J]. Zhonghua Yi Xue Za Zhi, 1990;70(12):676–8, 46. [Article in Chinese].

[55] Collins J, Ayeni O, Thoma A. A systematic review of anterolateral thigh flap donor site morbidity[J]. Can J Plast Surg, 2012;20(1):17–23.

[56] Gravvanis A, Britto JA. Venous augmentation of distally based pedicled ALT flap to reconstruct the tibial tuberosity in a severely injured leg[J]. Ann Plast Surg, 2009;62(3):290–292.

[57] Wiedner M, Koch H, Scharnagl E. The superior lateral genicular artery flap for soft–tissue reconstruction around the knee: clinical experience and review of the literature[J]. Ann Plast Surg, 2011;66(4):388–392.

[58] Li Z, Liu K, Lin Y, et al . Lateral sural cutaneous artery island flap in the treatment of soft tissue defects at the knee[J]. Br J Plast Surg, 1990;43(5):546–550.

[59] Shim JS, Kim HH. A novel reconstruction technique for the knee and upper one third of lower leg[J]. J Plast Reconstr Aesthet Surg, 2006;59(9):919–926; discussion 927.

[60] SaintCyr M, Schaverien MV, Rohrich RJ. Perforator flaps: history, controversies, physiology, anatomy, and use in reconstruction[J]. Plast Reconstr Surg,

2009;123(4):132e–145e.

[61] Lee GK. Invited discussion: harvesting of forearm perforator flaps based on intraoperative vascular exploration: clinical experiences and literature review[J]. Microsurgery, 2008;28(5):331–332.

[62] Lin CH, Mardini S, Lin YT, et al. Sixty–five clinical cases of free tissue transfer using long arteriovenous fistulas or vein grafts[J]. J Trauma, 2004;56(5):1107–1117.

[63] Park S, Eom JS. Selection of the recipient vessel in the free flap around the knee: the superior medial genicular vessels and the descending genicular vessels[J]. Plast Reconstr Surg, 2001;107(5):1177–1182.

[64] Yuen JC, Zhou AT. Free flap coverage for knee salvage[J]. Ann Plast Surg, 1996;37(2):158–166.

[65] Johnson PE, Harris GD, Nagle DJ, et al. The sural artery and vein as recipient vessels in free flap reconstruction about the knee[J]. J Reconstr Microsurg, 1987;3(3):233–241.

[66] Fang T, Zhang EW, Lineaweaver WC, et al. Recipient vessels in the free flap reconstruction around the knee[J]. Ann Plast Surg, 2013;71(4):429–433.

[67] Louer CR, Garcia RM, Earle SA, et al, Levin LS. Free flap reconstruction of the knee: an outcome study of 34 cases[J]. Ann Plast Surg, 2015;74(1):57–63.

[68] Topham NS. Reconstruction for lower extremity limb salvage in soft tissue carcinoma[J]. Curr Treat Options Oncol, 2003;4(6):465–475.

[69] Duymaz A, Karabekmez FE, Vrtiska TJ, et al. Free tissue transfer for lower extremeity reconstruction: a study of the role of computed angiography in the planning of free tissue transfer in the posttraumatic setting[J]. Plast Reconstr Surg, 2009;124(2):523–529.

[70] Cetrulo CL, Shiba T, Friel MT, et al. Management of exposed total knee prostheses with microvascular tissue transfer[J]. Microsurgery, 2008;28(8):617–622.

[71] Askouni EP, Topping A, Ball S, et al. Outcomes of anterolateral thigh free flap thinning using liposuction following lower limb trauma[J]. J Plast Reconstr Aesthet Surg, 2012;65(4):474–481.

[72] Kuo YR, An PC, Kuo MH,et al. Reconstruction of knee joint soft tissue and patellar tendon defects using a composite anterolateral thigh flap with vascularized fascia lata[J]. J Plast Reconstr Aesthet Surg, 2008;61(2):195–199.

[73] Lineaweaver WC. The implantable Doppler probe [J]. Plast Reconstr Surg, 1988; 82(6): 1099–1100.